PATOLOGIA GERAL
VETERINÁRIA APLICADA

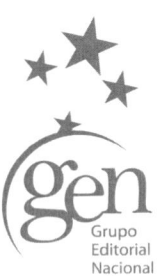

O GEN | Grupo Editorial Nacional – maior plataforma editorial brasileira no segmento científico, técnico e profissional – publica conteúdos nas áreas de ciências da saúde, exatas, humanas, jurídicas e sociais aplicadas, além de prover serviços direcionados à educação continuada e à preparação para concursos.

As editoras que integram o GEN, das mais respeitadas no mercado editorial, construíram catálogos inigualáveis, com obras decisivas para a formação acadêmica e o aperfeiçoamento de várias gerações de profissionais e estudantes, tendo se tornado sinônimo de qualidade e seriedade.

A missão do GEN e dos núcleos de conteúdo que o compõem é prover a melhor informação científica e distribuí-la de maneira flexível e conveniente, a preços justos, gerando benefícios e servindo a autores, docentes, livreiros, funcionários, colaboradores e acionistas.

Nosso comportamento ético incondicional e nossa responsabilidade social e ambiental são reforçados pela natureza educacional de nossa atividade e dão sustentabilidade ao crescimento contínuo e à rentabilidade do grupo.

PATOLOGIA GERAL VETERINÁRIA APLICADA

Pedro R. Werner, Vet., MMV, Ph.D

Professor Titular de Patologia Veterinária (aposentado) da Universidade Federal do Paraná (UFPR). Ex-professor de Patologia Veterinária da Universidade Paranaense (Unipar) e da Universidade Tuiuti do Paraná (UTP). Membro do Colégio Brasileiro de Patologia Animal. Membro da Academia Paranaense de Medicina Veterinária.

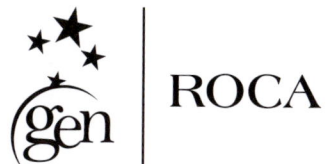

- O autor e a EDITORA ROCA LTDA. empenharam seus melhores esforços para assegurar que as informações e os procedimentos apresentados no texto estejam em acordo com os padrões aceitos à época da publicação, *e todos os dados foram atualizados pelo autor até a data da entrega dos originais à editora.* Entretanto, tendo em conta a evolução das ciências da saúde, as mudanças regulamentares governamentais e o constante fluxo de novas informações sobre terapêutica medicamentosa e reações adversas a fármacos, recomendamos enfaticamente que os leitores consultem sempre outras fontes fidedignas, de modo a se certificarem de que as informações contidas neste livro estão corretas e de que não houve alterações nas dosagens recomendadas ou na legislação regulamentadora.

- O autor e a editora se empenharam para citar adequadamente e dar o devido crédito a todos os detentores de direitos autorais de qualquer material utilizado neste livro, dispondo-se a possíveis acertos posteriores caso, inadvertida e involuntariamente, a identificação de algum deles tenha sido omitida.

- **Atendimento ao cliente:** (11) 5080-0751 | faleconosco@grupogen.com.br

- Direitos exclusivos para a língua portuguesa
  Copyright © 2011 pela
  EDITORA ROCA LTDA.
  Uma editora integrante do GEN | Grupo Editorial Nacional
  Travessa do Ouvidor, 11
  Rio de Janeiro – RJ – CEP 20040-040
  www.grupogen.com.br

  Reservados todos os direitos. São proibidas a duplicação ou a reprodução deste volume, no todo ou em parte, em quaisquer formas ou por quaisquer meios (eletrônico, mecânico, gravação, fotocópia, distribuição pela Internet ou outros), sem permissão, por escrito, da Editora Guanabara Koogan Ltda.

CIP-BRASIL. CATALOGAÇÃO-NA-FONTE
SINDICATO NACIONAL DOS EDITORES DE LIVROS, RJ.

W525p

Werner, Pedro R.
  Patologia geral veterinária aplicada / Pedro R. Werner. – [Reimpr.]. – São Paulo : Roca, 2021.

  Inclui bibliografia
  ISBN: 978-85-7241-880-5

  1. Patologia veterinária. I. Título.

10-3666   CDD 636.089607
                                CDU 636.09

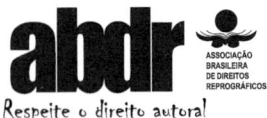

Agradecimentos

Em primeiro lugar, agradeço aos membros de minha família, por tantas vezes terem seus planos colocados em segundo lugar em favor dos meus. À Dra. Juliana Werner, filha, colega e colaboradora, pelo auxílio na preparação de parte do material que ilustra esta obra. Aos colegas que me brindaram com imagens ou que enviaram casos que ilustram ou enriquecem este texto, ao mesmo tempo em que peço perdão caso tenha esquecido o nome de alguns deles. A todos os colegas e amigos que me estimularam a enfrentar a tarefa nada fácil de escrever um livro, especialmente o Dr. Zalmir S. Cubas, ex-aluno e hoje colega e confrade. Finalmente, sinto-me honrado por ter a Editora Roca por trás deste livro, uma editora cujo nome empresta credibilidade à obra publicada.

Apresentação

Este livro tem um enfoque um pouco diferente dos tradicionais livros de patologia geral, principalmente na maneira como os diversos assuntos são tratados. Tentou-se fugir do academicismo, muitas vezes excessivo, presente nos textos tradicionais ligados à patologia geral, para se aproximar mais da prática rotineira da medicina veterinária. Deu-se ênfase à morfologia e à patogênese das lesões básicas, correlacionando-as com o diagnóstico morfológico das doenças e usando, sempre que possível, muitos exemplos e ilustrações, com enfoque teórico-prático conciso, direto e aplicável. Contudo, apesar da abundante iconografia, tentou-se também fugir do tradicional "atlas" de patologia. As imagens não são meramente ilustrativas e as legendas das figuras trazem muitas informações adicionais, principalmente quanto ao diagnóstico das alterações apresentadas.

Sempre que possível, abordam-se técnicas e procedimentos necroscópicos e avaliação macroscópica de lesões, na tentativa de estimular a execução de necropsias. Além de ser o mais prático e preciso método diagnóstico disponível aos médicos veterinários, o exame necroscópico oferece uma oportunidade inestimável para estudo e revisão de conhecimentos médicos, para confirmação, ou não, de diagnósticos clínicos e para avaliação da eficiência e qualidade dos métodos terapêuticos empregados naquele paciente.

Por fim, além de ser dirigido ao estudante, tentando fazer do estudo da patologia geral algo realmente interessante, este texto poderá ser utilizado também pelo profissional médico veterinário como fonte de consulta rápida e confiável tanto para revisão de conceitos como para auxílio no reconhecimento e na interpretação das lesões básicas.

Sumário

Capítulo 1
Introdução à Patologia Animal 1

Capítulo 2
Etiologia 15

Capítulo 3
Agressão à Célula 49

Capítulo 4
Adaptações Celulares às Agressões 63

Capítulo 5
Anomalias no Desenvolvimento 81

Capítulo 6
Acúmulos ou Deposições de Substâncias 103

Capítulo 7
Morte Somática – Alterações *Post Mortem* 145

Capítulo 8
Morte Celular – Apoptose e Necrose 163

Capítulo 9
Neoplasia 189

Capítulo 10
Inflamação 233

Capítulo 11
Reparação 271

Capítulo 12
Distúrbios Hidro e Hemodinâmicos 293

Capítulo 13
Doenças Imunológicas 337

Índice Remissivo 363

Capítulo 1

Introdução à Patologia Animal

Patologia é o *estudo (logos) da doença (pathos)*. A identificação de uma doença com base nas alterações morfológicas induzidas nos órgãos e tecidos é o mais antigo e universal método de diagnóstico da prática médica. No passado, e em seu nível mais simples, a patologia interessava-se primariamente pelas manifestações morfológicas das doenças nos órgãos e tecidos, o que lhe valeu a alcunha de *anatomia patológica*. Com a evolução e a exigência de conhecimento mais refinado, a patologia deixou de se interessar apenas pelas alterações morfológicas causadas pelas doenças e passou a estudar as doenças em si. Passou-se a considerar não mais apenas *o quê*, mas também o *porquê* e o *como* das doenças. Hoje, como disciplina acadêmica e além de seu papel basicamente diagnóstico, a patologia atua como ponte entre as ciências básicas e a prática efetiva da medicina veterinária.

Embora na prática médica essa divisão não exista, academicamente a patologia é dividida em geral e especial. A *patologia geral* estuda as *alterações básicas e comuns a várias células, tecidos e órgãos das várias espécies animais*; a *patologia especial* (ou sistêmica), *a presença, as causas e os efeitos daquelas alterações básicas em órgãos, sistemas e aparelhos orgânicos específicos*. É muito importante considerar que qualquer das alterações básicas estudadas na patologia geral é estrutural e funcionalmente muito semelhante, para não dizer idêntica, seja qual for a causa, o tecido, o órgão ou a espécie animal onde se apresenta. Assim, por exemplo, a reação inflamatória básica observada no pulmão de um herbívoro é muito semelhante àquela observada no fígado de um carnívoro ou no intestino de uma ave. O mesmo vale para todas as outras alterações estudadas na patologia geral, como a neoplasia, o edema, etc. O que varia são certas nuanças morfológicas, ou a intensidade ou o quadro clínico exibido pelo animal. Nunca se deve esquecer que existem muito mais semelhanças que diferenças entre as espécies animais.

Na patologia, a doença é estudada em seus quatro aspectos principais: sua causa (*etiologia*); os processos envolvidos em seu desenvolvimento (*patogênese*); as alterações morfológicas induzidas nos órgãos e tecidos (as *lesões*) e as consequências funcionais dessas alterações (as *manifestações clínicas*). Apesar desse papel amplo, seu foco principal continua sendo a *lesão*, que é a *alteração morfológica consequente à doença*. Alguns autores consideram também as alterações funcionais e bioquímicas como lesões. O exercício da patologia diagnóstica se faz estudando e identificando as alterações morfológicas e bioquímicas causadas pela doença no organismo animal.

A iniciação e a evolução do processo mórbido são pontos de grande interesse na patologia, estudados na *patogênese*. Na patogênese, estuda-se a *sequência de eventos que constitui a resposta das células e tecidos aos agentes causais, desde seu primeiro contato com o organismo até a deflagração do processo mórbido*. Os agentes causais da doença, ou agentes etiológicos, são estudados na *etiologia*. É necessário certo cuidado no uso do termo etiologia, pois existe uma tendência em utilizá-lo como sinônimo de "causa" da doença, o que é errado. O fator que causa ou desencadeia a doença é o agente causal ou agente etiológico; *etiologia é o estudo desses agentes*. Existem duas grandes classes de fatores capazes de desencadear doenças: os fatores intrínsecos ou genéticos e os fatores adquiridos, como agentes infecciosos, nutricionais, químicos ou físicos, os quais serão estudados no Capítulo 2.

Virtualmente todas as formas de lesão iniciam-se com alterações em nível molecular nas células, um conceito já posto em prática no século XIX por Rudolf Virchow, conhecido como "o pai da patologia moderna ou da patologia celular". Pela facilidade de se reconhecer e estudar as alterações patológicas em nível microscópico, duas importantes especializações na patologia diagnóstica foram criadas: a *citopatologia* e a *histopatologia*. A primeira estuda as alterações morfológicas observadas nas células isoladamente; a segunda se dedica às mudanças observadas na arquitetura dos tecidos, bem como nas próprias células. Em vista da vastidão do conhecimento envolvido e das exigências das ciências médicas, a patologia passou a ter diversas subespecialidades voltadas ao estudo das doenças de órgãos, aparelhos ou sistemas orgânicos específicos, ou mesmo de espécies ou grupos de animais específicos. Assim, por exemplo, passaram a existir a neuropatologia, a imunopatologia, a ornitopatologia e muitas outras.

Neste texto, dar-se-á maior ênfase ao estudo e ao diagnóstico das alterações patológicas macroscópicas, como são vistas à necropsia, por exemplo. O estudo das alterações em níveis histológico e citológico é intencionalmente minimizado, com a intenção de trazer a patologia geral mais perto do exercício rotineiro da medicina veterinária, na tentativa de despertar, nos estudantes e profissionais, maior interesse e dedicação pela patologia.

Diagnóstico

Todo médico veterinário que atua na prática médica da profissão é, na essência, um patologista. Ao examinar um paciente, seu objetivo inicial é reconhecer, identificar e nomear a lesão observada e, em seguida, apontar a doença que causou aquela lesão. Em outras palavras, seu objetivo é diagnosticar. A chave para o diagnóstico é a habilidade de reconhecer lesões no animal, seja durante o exame físico ou durante o exame necroscópico (necropsia). De posse do diagnóstico, ele pode estabelecer o tratamento e o prognóstico. Em medicina, *prognóstico é a previsão da evolução de um processo mórbido*. De acordo com o enfoque, existem vários tipos de diagnóstico.

Tipos de Diagnóstico

Diagnóstico Morfológico

O diagnóstico morfológico informa o órgão alterado e a lesão observada (por exemplo, *enterite granulomatosa*). Deve-se lembrar que o sufixo *ite*, quando adicionado à raiz latina ou grega que nomeia um órgão, sempre indica *inflamação* do órgão em questão. Já o sufixo *ose* indica doenças não inflamatórias, em geral degenerativas (por exemplo, *hepatose nutricional* ou *nefrose tóxica*). Uma técnica muito interessante para designar uma doença cujo diagnóstico ainda não está bem definido, ou quando se deseja usar um termo genérico e absolutamente não específico, é utilizar o sufixo *patia* após a raiz que indica o órgão (por exemplo, hepatopatia, nefropatia, etc.).

O diagnóstico morfológico *ideal* informa o órgão lesado, o tipo de lesão básica, a distribuição das lesões e o tempo de evolução da lesão (por exemplo, *hepatite necrótico-purulenta multifocal crônica* informa que o fígado tem uma doença inflamatória de longa duração caracterizada pela presença de muitos focos necróticos contendo pus).

Diagnóstico Etiológico

O diagnóstico etiológico informa, além do diagnóstico morfológico, o agente causador (por exemplo, *enterite granulomatosa* por *Mycobacterium avium* subespécie *paratuberculosis* [MAP]).

Diagnóstico Definitivo

O diagnóstico definitivo informa o nome da doença responsável pelas lesões observadas. A menção do nome da doença dispensa demais informações (por exemplo, *paratuberculose* ou *doença de Johne* [*enterite granulomatosa por* M. avium]).

Diagnóstico Presuntivo

Quando o diagnóstico definitivo, por qualquer razão, ainda não pode ser definido, emite-se o diagnóstico presuntivo, um diagnóstico apenas de presunção ou suspeição. Alguns o denominam *diagnóstico provisório,* que, por indicar apenas uma suspeita, depende de confirmação posterior.

Reconhecimento das Lesões

Existem muitas alterações não patológicas que simulam lesões e podem confundir o profissional, por isso chamadas de *falsas lesões.* Dessa maneira, o exercício do diagnóstico em patologia deve se iniciar pelo reconhecimento se a alteração examinada é ou não resultante de um processo mórbido, ou seja, se é ou não uma lesão. Para isso, ao se deparar com uma alteração supostamente patológica, antes de considerá-la uma lesão deve-se responder três questões sequenciais: (1) *É normal?*; (2) *É um artefato?*; (3) *É uma alteração* post mortem*?*

1. *É normal?* Várias particularidades anatômicas – normais, portanto – podem ser confundidas com lesões ao serem vistas pela primeira vez. Um exemplo clássico é o *tórulo do piloro* (Fig. 1.1), muito desenvolvido em suínos e um pouco menos em bezerros, e que alguns estudantes costumam confundir com tumoração capaz de causar obstrução gastrintestinal. Situações semelhantes acontecem, por exemplo, ao se palpar membros ou examinar radiografias, quando algumas características ou acidentes anatômicos deixam dúvidas se são ou não normais.
2. *É um artefato?* Artefatos são alterações resultantes de fatores não ligados ao processo patológico; alguns deles podem ser confundidos com lesões. Por exemplo, rupturas ou deslocamentos de vísceras, ou mesmo ferimentos resultantes do manuseio do cadáver, simulam lesões. Vários sinais permitem comprovar se a alteração é ou não um artefato. A presença de hemorragia ou de fibrina nas bordas do ferimento ou ruptura, por exemplo, é um sinal claro de que a alteração aconteceu antes da morte do animal, não sendo um artefato, mas uma lesão, portanto. Outro sinal é a distribuição do conteúdo extravasado do órgão roto: nas rupturas *post mortem* o conteúdo extravasado coleciona-se apenas na vizinhança do órgão roto, enquanto nas rupturas *ante-mortem* o conteúdo espalha-se por toda a cavidade peritoneal, por exemplo.
3. *É uma alteração* post mortem*?* Várias alterações resultantes dos processos normais se instalam no cadáver em consequência da morte (alterações cadavéricas) e podem simular lesões. São exemplos clássicos o acúmulo de sangue nas partes baixas do corpo, a congestão hipostática (que, no pulmão, pode ser confundida com pneumonia e, nas mamas, pode ser confundida com mastite), o timpanismo ruminal (que, além de ser uma alteração *post mortem* muito

frequente, pode ser também uma lesão responsável pela morte do paciente) e o destacamento da mucosa ruminal (que, apesar de ser uma alteração *post mortem*, ocorre mais precocemente em animais que sofreram fermentação do conteúdo ruminal). Em virtude da importância das alterações *post mortem*, todo um capítulo deste livro será dedicado ao seu estudo, onde poderão ser encontradas várias figuras que ilustram as alterações mencionadas.

Se as respostas àquelas três perguntas forem negativas, a alteração observada é uma lesão. Resta agora identificá-la e estabelecer sua relevância, pois muitas lesões não devem ser levadas em consideração por não terem a menor importância no quadro clínico do paciente.

Descrição das Lesões

Antes de ser interpretada, toda lesão deve ser *descrita*. Em relatórios de necropsias executadas por patologistas, é praxe a descrição minuciosa das lesões encontradas, fato que não costuma acontecer em necropsias realizadas por clínicos, o que é perfeitamente compreensível. Deve-se ter em mente que a descrição das lesões é um excelente exercício de aprendizado e que, com a repetição do procedimento, a capacidade de perceber os detalhes mais sutis aumenta muito e permite diagnósticos mais precisos. Assim, na impossibilidade de escrever a descrição,

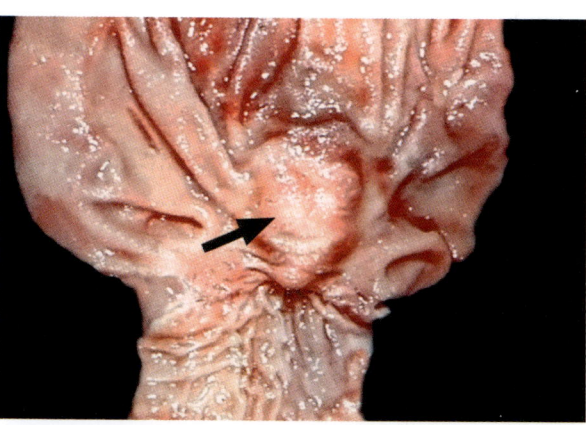

Figura 1.1 – Tórulo do piloro. Bovino. A palavra tórulo (tórus) indica uma projeção anatômica, ou um aumento de volume localizado, com forma que lembra um mamilo. Suínos e ruminantes apresentam um tórulo carnoso bem desenvolvido e revestido de mucosa localizado no piloro (*seta*). O tórulo do piloro não tem função definida, provavelmente atuando como parte do mecanismo valvular que controla o fluxo de conteúdo que passa do estômago para o duodeno. Não raramente o tórulo duodenal é confundido com algum tipo de tumoração, geralmente neoplasia, durante a realização de necropsia por pessoas inexperientes.

deve-se ao menos fazer uma descrição mental das lesões. Não existe uma sequência ou um padrão a ser obedecido; contudo, sempre que possível e quando aplicável, localização, cor, tamanho, volume, peso, forma, consistência, número, extensão, conteúdo, odor, distribuição e tempo de evolução são características que devem ser descritas.

Localização. Mencionar exatamente onde a lesão se localiza utilizando termos anatômicos corretos ou apropriados. Deve-se notar se as lesões localizadas bilateralmente no corpo são ou não simétricas. Em geral, simetria na distribuição das lesões indica causa sistêmica e que elas não foram ocasionadas por um fator de ação apenas local.

Para maior precisão nas descrições e mesmo para aprendizado continuado, recomenda-se revisar os planos anatômicos e os termos direcionais que indicam a posição e a direção das estruturas anatômicas em relação ao corpo do animal, como mediano, sagital, dorsal, ventral, caudal, anterior, rostral, aboral, coronal, etc.

Cor. Embora a percepção de cores seja absolutamente subjetiva e individual, a menção das cores observadas auxilia na interpretação. Devem-se usar as cores básicas e, quando necessário, qualquer combinação de cores para descrever a cor de, por exemplo, fluidos corporais, de maneira a dar uma ideia muito aproximada à realidade, como amarelo, amarelado ou amarelo citrino, etc.

Tamanho. Informar o tamanho em centímetros, de preferência medindo a lesão com uma régua. Muitos patologistas marcam a lâmina da faca de necropsia a cada 0,5cm e usam-na para medir o que for necessário. Medidas comparativas, como "do tamanho de um ovo de pata" ou "do tamanho de uma bola de golfe", devem ser evitadas. É possível que quem leia a descrição nunca tenha visto um ovo de pata ou uma bola de golfe. Pelo mesmo motivo, a exatidão, não se devem usar expressões subjetivas, como *grande*, *enorme* ou *pequeno*, para descrever o tamanho da lesão, pois o conceito de apreciação do tamanho varia entre as pessoas.

Volume. Informar a quantidade de fluido presente em mililitros ou litros. Em razão da dificuldade de efetivamente medir o volume em certas situações, na maioria das vezes informa-se uma medida aproximada. Novamente, devem-se evitar avaliações subjetivas, como *muito*, *pouco*, *grande volume* ou *pequeno volume*.

Peso. Sempre que possível, informar o peso exato do órgão ou da alteração. Aliás, a balança é um instrumento absolutamente necessário tanto na sala de exames quanto na sala de necropsias. Na impossibilidade de pesar o órgão ou a lesão, informar seu peso aproximado. Também é necessário conhecer ou informar o peso corporal do animal. A informação de que *o fígado pesa 2kg* não tem o menor valor se não se conhece o peso ou, pelo menos, o porte do paciente.

Forma. Usar formas facilmente identificáveis para comparar a lesão, como esférico, ovoide, plano, nodular, fusiforme, discoide, pediculado, séssil, etc.

Introdução à Patologia Animal 7

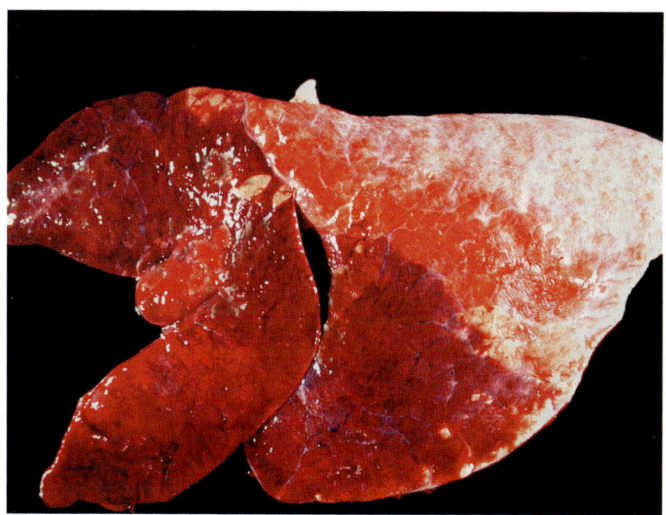

Figura 1.2 – Pulmão. Bovino adulto. Broncopneumonia localmente extensiva restrita à região cranioventral do pulmão, atingindo mais de 50% do órgão. A lesão, apesar de extensa, limita-se aos lobos craniais e é característica das pneumonias por *Mannheimia (Pasteurella) haemolytica* que acometem bovinos debilitados por situações estressantes, como transporte ou agrupamento com animais desconhecidos, por exemplo, situações comuns em feiras agropecuárias.

Consistência. Geralmente, por consistência entende-se a *firmeza* do órgão ou da lesão. Embora seja importante para quaisquer órgãos parenquimatosos, nos pulmões e nas mamas a avaliação da consistência é imprescindível, uma vez que a inflamação desses órgãos pode ser diagnosticada apenas pela palpação. Na descrição da consistência, sugere-se usar a seguinte escala: *macio, firme* ou *duro*. Como orientação, pode-se fazer a seguinte comparação: macio como seus próprios lábios, firme como a ponta de seu nariz ou duro como sua testa. A consistência também é utilizada para descrever a fluidez ou o grau de solidez de conteúdos, como *fluido, pastoso, semissólido, sólido, arenoso, rochoso*, etc.

Número. Por número subentende-se a quantidade de lesões similares presentes. Para números pequenos, de 1 a 10, ou mesmo 20, por exemplo, devem-se usar números exatos. Para números maiores, deve-se informar o número aproximado de dezenas ou mesmo de centenas. Sempre que possível, deve-se evitar a utilização de termos subjetivos, como *muitos, numerosos* ou *poucos*.

Extensão. Indicar a porcentagem ou a razão (um terço, três quintos, etc.) do órgão afetado pela lesão em questão. Muitas doenças caracterizam-se pela extensão das lesões. Por exemplo, a consolidação de aproximadamente dois terços das regiões cranioventrais do pulmão é característica da broncopneumonia por *Mannheimia (Pasteurella) haemolytica* em bovinos (Fig. 1.2). Quando as lesões são múltiplas ou numerosas, deve-se referir à extensão atingida pelo conjunto das lesões, e não à extensão das lesões em particular.

Conteúdo. Caso a lesão se caracterize por conter algo, deve-se descrever a lesão em si e o aspecto, a cor, o cheiro, a consistência e o volume de seu conteúdo.

Odor. Muitas lesões ou doenças têm odores característicos. Como descrever um odor é impossível (tente descrever o cheiro do alho, por exemplo), deve-se compará-lo ao odor de algo conhecido ou mencionar a sensação provocada pelo odor em questão. Por exemplo, o odor de manteiga rançosa (ácido butírico) nas fases iniciais das infecções por *Clostridium* sp (gangrena gasosa) e por *Clostridium chauvoei* (carbúnculo sintomático); o cheiro putrefato das gangrenas em geral; o odor agressivo ou nauseabundo da pododermatite infecciosa dos ovinos (*foot rot*).

Distribuição. Por distribuição entende-se o modo e a extensão em que uma lesão aparece em um órgão. As possibilidades são as seguintes:

- *Difusa*: quando a totalidade ou a quase-totalidade do órgão é atingida (Fig. 1.3).
- *Focal*: quando a lesão é única e de tamanho relativamente pequeno (Fig. 1.4).
- *Multifocal*: quando a lesão é múltipla ou formada por vários focos (Fig. 1.5).
- *Extensa localizada* (ou localmente extensiva): quando atinge grande parte, mas não a totalidade, de um órgão (ver Fig. 1.2). Neste caso, deve-se informar a porcentagem do órgão que está comprometida.

Indiscutivelmente, a distribuição é a mais importante das características morfológicas a serem consideradas em qualquer lesão. Em primeiro lugar, porque

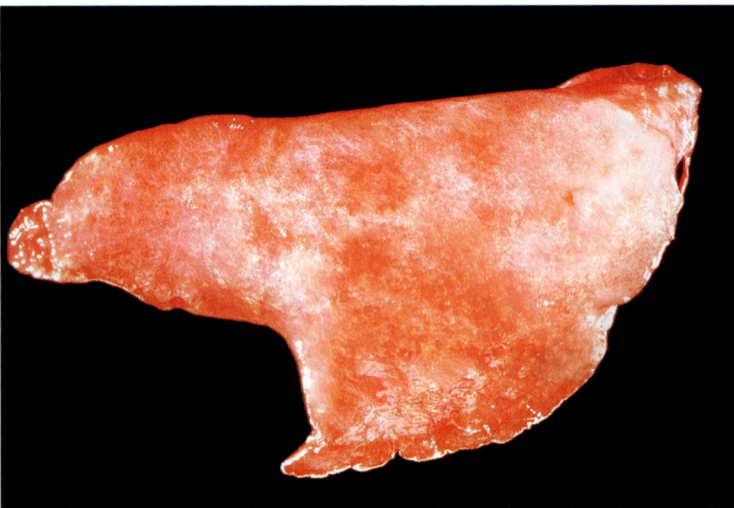

Figura 1.3 – Pulmão. Lhama. Pneumonia difusa por *Adenovirus*. Esse tipo de distribuição é típico das pneumonias intersticiais por vírus ou por algumas substâncias tóxicas que atingem o pulmão pela corrente sanguínea. O termo *difusa* indica que todo, ou quase todo, o parênquima pulmonar está comprometido de forma uniforme.

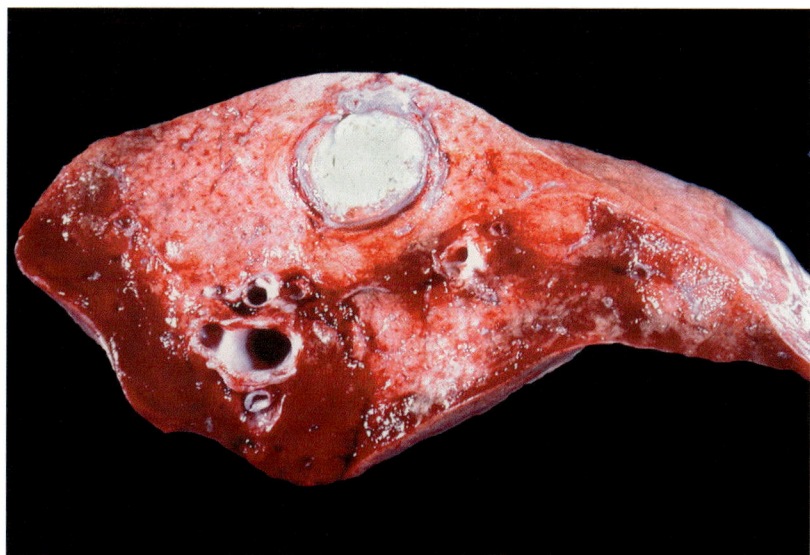

Figura 1.4 – Pulmão. Cabra. Pneumonia purulenta (abscedente) focal crônica por *Corynebacterium pseudotuberculosis*. Este é um exemplo de distribuição focal de uma lesão. O pus contido no abscesso tem consistência pastosa e aspecto caseoso, isto é, sua consistência lembra o queijo (*caseum*) ricota, daí o nome. Pode-se afirmar que a lesão é crônica pela presença de proliferação de tecido, que aparece como uma cápsula fibrosa em torno do abscesso. Considerando-se as características morfológicas da lesão e a espécie animal envolvida, pode-se emitir o diagnóstico definitivo de linfadenite caseosa ou pseudotuberculose.

algumas doenças têm lesões com distribuição distinta e característica que, muitas vezes, permite seu diagnóstico definitivo. Em segundo, porque é a única das características morfológicas macroscópicas que obrigatoriamente integram a composição do diagnóstico morfológico das lesões. As Figuras 1.2 a 1.5 mostram exemplos das várias formas de distribuição, seu diagnóstico morfológico e das doenças que representam.

Tempo de evolução. A evolução de uma lesão, ou mesmo de uma doença, pode ser *aguda* ou *crônica*. Esses termos indicam, respectivamente, que ela está presente no paciente há pouco ou há muito tempo. Existe alguma confusão com o termo agudo, pois se tende a utilizá-lo no sentido de severo, o que não é correto. Evidentemente, o tempo de evolução não é uma característica morfológica; todavia, no exame macroscópico, frequentemente é possível estimar se a lesão é recente ou se existe há muito tempo. Por exemplo, quando a lesão é crônica, muitas vezes ocorre uma alteração perceptível ao exame macroscópico: a proliferação de tecido associada à lesão, geralmente fibrose (Figs. 1.4 e 1.6). Já a lesão aguda exibe apenas fenômenos vasculares, geralmente hiperemia (Figs. 1.5 e 1.7).

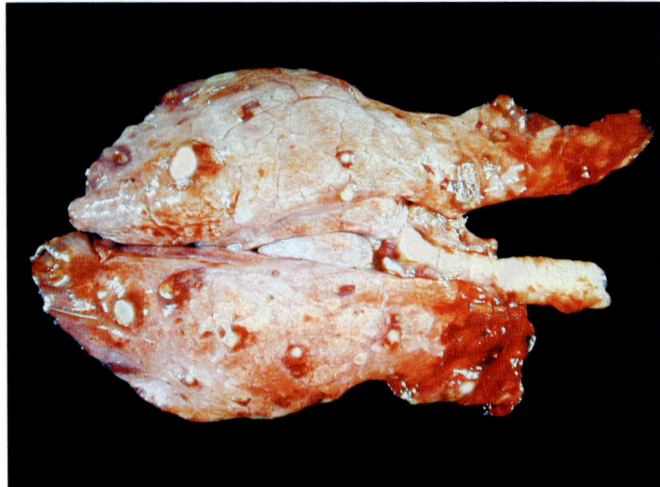

Figura 1.5 – Pulmão. Suíno jovem. Pneumonia purulenta (abscedente) multifocal aguda. Note como os abscessos são múltiplos; em torno de cada um, observa-se hiperemia, o que caracteriza a reação como aguda. Esta é uma lesão classicamente produzida por bactérias piogênicas, no caso *Streptococcus* sp, que chegam ao pulmão por via hemática sob a forma de êmbolos sépticos.

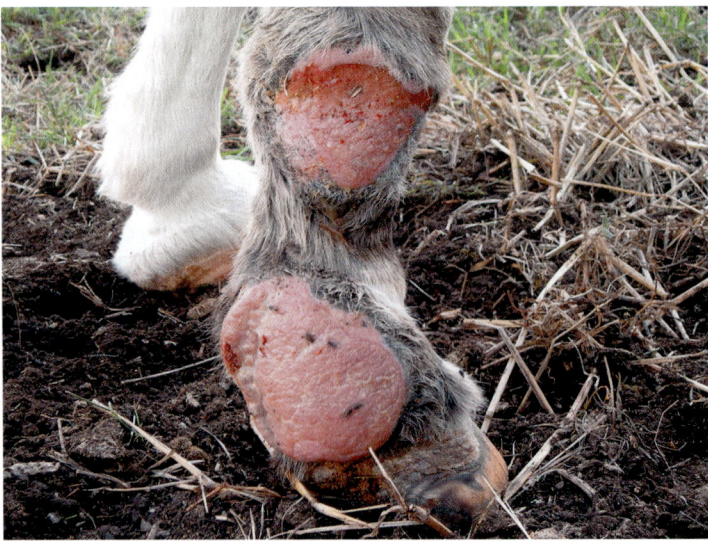

Figura 1.6 – Lesão crônica – tecido de granulação exuberante. Jumento. O tecido de granulação é o arquétipo da reação crônica. Ele recebe esse nome em virtude do aspecto granular de sua superfície, causado pela proliferação de tecido conjuntivo fibroso e vasos neoformados. Ferimentos cutâneos em equídeos, sobretudo nas extremidades, são particularmente sujeitos a apresentar excesso de tecido de granulação, que decorre de trauma repetido, infecção bacteriana persistente e larvas de moscas.

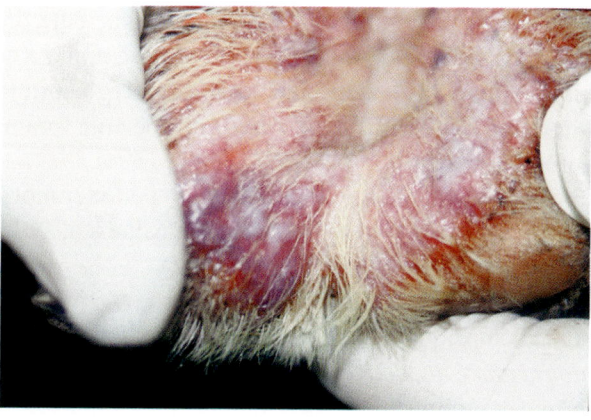

Figura 1.7 – Lesão aguda. Piodermite. Cão. A piodermite é uma inflamação purulenta, geralmente aguda, da pele. A lesão inflamatória aguda caracteriza-se por reação apenas circulatória e exsudativa, não proliferativa. Note a presença de hiperemia e de vesículas contendo exsudato purulento. Foto: Dra. Juliana Werner.

Emprego Correto de alguns Termos

É no estudo da patologia que o estudante faz o primeiro contato com a maioria dos termos que constituirão seu vocabulário médico. Contudo, em vista da massificação e da disponibilidade das informações, o estudante inicia seu curso já conhecendo muitos termos médicos. O problema é que o vocabulário médico dos estudantes reflete o da população em geral, caracterizado por termos mal empregados cujo uso repetido, até por alguns profissionais médicos, os perpetua e faz com que pareçam corretos. Neste livro, o emprego correto de termos médicos será enfatizado e, neste contexto de "introdução à patologia", iniciamos esclarecendo o emprego de alguns dos termos mais usados.

Autópsia, necropsia e biópsia. O termo *autópsia* é mais bem empregado quando o procedimento é realizado em pessoas, uma vez que o termo original foi criado exatamente em referência aos seres humanos. Quando se faz uma autópsia, é como se examinasse a si próprio, daí o nome (*auto* = si próprio + *opsis* = olhar ou examinar). *Necropsia* (escrito assim mesmo, sem acento), por outro lado, refere-se ao exame do cadáver (*necro* = morte, cadáver), seja ele de pessoas ou de animais. Embora os franceses usem autópsia tanto para pessoas quanto para animais, necropsia é o melhor termo a ser empregado, sempre. Biópsia é o exame de um fragmento colhido do paciente vivo (*bio* = vivo) e não se aplica ao exame de amostras colhidas durante a necropsia.

Colher e coletar. Colher significa retirar uma porção de um todo, como uma fruta de uma árvore. Muitas vezes, porções de órgãos, tecidos ou fluidos orgânicos (referidas como *amostras*) são retiradas do paciente para exame posterior em laboratório. Portanto, uma amostra é *colhida* do paciente. Por outro lado, *coletar* subentende colecionar ou juntar várias porções, como a coleta das doações dos fiéis na igreja ou a coleta do lixo. Veja o emprego correto de ambos os verbos na seguinte frase: "as amostras *colhidas* do paciente foram *coletadas* em um frasco com formol".

Lesão. É a alteração consequente à doença; tanto pode ser morfológica quanto bioquímica ou funcional. Como sempre resulta de doença, é *redundante* dizer "lesão patológica".

Doença. Este é o termo a ser empregado para se referir à presença de uma anormalidade física ou psíquica. Curiosamente, muitos usam o termo *patologia* para isso. *Patologia não é doença, é o estudo da doença.* Além de doença, outras palavras poderiam ser empregadas: enfermidade, mal, moléstia, etc.

Etiologia. Muitos dizem, por exemplo: "a etiologia do carbúnculo é o *C. chauvoei*". É preciso tomar cuidado com essa confusão muito frequente. Etiologia significa *estudo* das causas das doenças, e não a causa das doenças. O termo correto para essa última finalidade é "agente causal" ou "agente etiológico".

Sinal e sintoma. As doenças ou estados mórbidos manifestam-se por meio de sinais e sintomas. Enquanto sinal *indica as manifestações objetivas* da doença (aquelas que se vê), sintoma *refere-se às manifestações subjetivas* (aquelas que se sente). Assim, ao passo que os sinais são *exibidos* pelo paciente, os sintomas são *sentidos* e *relatados* por ele ao médico. Por exemplo, uma pessoa entra claudicando (um sinal) no consultório e relata ao médico que claudica porque sente dor (um sintoma) ao andar. Um cão não relata sua dor ao médico veterinário; no máximo manifesta seu desconforto ganindo, o que é um sinal clínico. *Note, portanto, que o termo sintoma não tem aplicação em medicina veterinária.*

Importância da Necropsia

Ao contrário da medicina de seres humanos, na medicina veterinária a eutanásia pode ser proposta como parte do procedimento diagnóstico em medicina populacional ou de rebanhos. Da mesma maneira, na medicina veterinária é comum os pacientes serem necropsiados pelo mesmo profissional que os atendeu clinicamente. Essas duas características dão aos médicos veterinários uma enorme vantagem sobre as demais profissões médicas. Isso porque, além de ser um dos mais eficazes métodos diagnósticos, a necropsia é o mais completo e eficiente instrumento de aprendizado e treinamento que o médico veterinário tem a seu dispor. Ao fazer uma necropsia, ele pode examinar de forma direta e irrestrita o exterior e todas as cavidades e órgãos internos do paciente. Nesse exame, ele pode confirmar ou não seu diagnóstico clínico presuntivo ou suas suspeitas; pode avaliar a eficácia da terapêutica empregada; pode avaliar sua técnica operatória; e pode, por fim, estudar e revisar seus conhecimentos de anatomia, fisiologia e patologia. Contudo, apesar de tão útil, muitos veterinários relutam em utilizá-la, o que é lamentável. Como prova do que se disse, note que todos os grandes clínicos e cirurgiões veterinários sempre foram assíduos frequentadores das salas de necropsia em suas universidades de origem e, no exercício profissional, quando não realizam as necropsias eles mesmos, frequentemente acompanham as necropsias de seus pacientes quando feitas por patologistas.

O material necessário para executar uma necropsia é extremamente simples: equipamento de proteção individual (EPI), uma faca de boa qualidade, uma tesoura e uma pinça de dissecação são suficientes. Quanto ao EPI, que tipo de equipamento usar e quando depende apenas do bom senso. Alguns médicos veterinários costumam negligenciar o perigo a que estão constantemente expostos e não utilizam EPI adequado, ou equipamento nenhum, muitas vezes nem luvas; e não são poucos os que já pagaram muito caro pela negligência, muitas vezes com as próprias vidas.

Bibliografia

ANDREWS, J. J. The veterinary clinics of North America – Food animal practice. Philadelphia: WB Saunders, 1986.
DORLAND'S ILLUSTRATED. *Medical Dictionary*. 29. ed. Philadelphia: WB Saunders, 2000. 2088p.
FERREIRA, A. B. H. *Novo Dicionário Aurélio*. 5. ed. Curitiba: Positivo, 2008 (CD-ROM).
KING, J. M.; ROTH-JOHNSON, L., DODD, D. C.; NEWSON, M. E. *The Necropsy Book*. 4. ed. Ithaca: New York State College of Veterinary Medicine – Cornell University, 2005. 242p.
SCHALLER, O. *Illustrated Veterinary Nomenclature*. Sttugart: Enke Verlag, 1992. 614p.

Capítulo 2

Etiologia

Etiologia é o estudo das causas das doenças e, por extensão, também da maneira como as lesões são produzidas. Quando se tenta esclarecer ou definir quais são as causas e como uma lesão específica foi produzida, o termo a ser empregado é *etiopatogenia*.

É necessário considerar que, assim como existem fatores que, diretamente, causam a doença, existem outros que predispõem o organismo à sua ocorrência. Esses fatores são denominados, respectivamente, predisponentes e determinantes da doença.

Fatores Predisponentes

Os fatores que predispõem o organismo às doenças são chamados de *intrínsecos*, quando próprios do indivíduo, ou *extrínsecos*, quando estranhos ao organismo ou pertencentes ao meio externo.

O fato de algumas espécies animais serem suscetíveis à ação de determinado agente infeccioso, enquanto outras não se infectam com ele, não se considera fator predisponente. A capacidade de infectar ou não determinada espécie animal é uma característica adaptativa do agente infeccioso, não do animal que seria infectado.

Fatores Intrínsecos

Fatores intrínsecos são aqueles que fazem parte do fenótipo individual e podem ou não ter a ver com seu perfil genético. Em outras palavras, embora sejam inatos, podem ou não ser hereditários.

Espécie, raça e família. Esse tipo de predisposição é nitidamente hereditário. Exemplos clássicos de características raciais ou de gênero e espécie influenciam a incidência de algumas doenças. Cães, por exemplo, são mais suscetíveis que outros animais a certos tipos de neoplasias e, dentre as diversas raças caninas, os da raça Boxer são notoriamente mais suscetíveis que as demais ao mastocitoma, uma das mais importantes e graves neoplasias de cães. Já algumas doenças são mais prevalentes em indivíduos com graus de parentesco entre si, caracterizando as chamadas *doenças familiares*.

Idade. É verdade que a idade não mata ninguém; quem mata o indivíduo velho são as doenças que acompanham a velhice. Contudo, existem doenças que são próprias ou mais prevalentes na velhice, da mesma maneira que existem doenças próprias da juventude. As neoplasias, em geral, atingem ou os indivíduos mais jovens ou os indivíduos mais velhos, sendo menos comuns nas faixas etárias intermediárias. O mesmo vale para muitas outras doenças, principalmente as degenerativas e as resultantes da senescência dos mecanismos de reparação de danos no ácido desoxirribonucleico (DNA, *deoxyribonucleic acid*) e dos danos causados por radicais livres.

Gênero. Existem muitos exemplos de doenças cuja incidência é maior em um dos gêneros. Talvez o exemplo mais dramático seja o dos tumores da glândula mamária, que, apesar de ocorrerem com frequência absolutamente maior nas fêmeas, não são exclusividade do gênero. Embora incomuns, eles ocorrem, sim, nos indivíduos do gênero masculino. Todo macho tem glândulas mamárias rudimentares e esses resquícios de tecido glandular podem desenvolver neoplasia. Os únicos machos que não têm mamilos são os equídeos.

Cor. A prevalência de muitas doenças depende da pigmentação da pele e dos pelos do indivíduo. Cavalos tordilhos, isto é, cuja pelagem é negra quando jovens e branca quando mais velhos, apresentam altíssima incidência de melanomas, principalmente na região do períneo (Fig. 2.1). Diz-se que 100% dos cavalos tordilhos apresentariam melanomas caso se permitisse que vivessem o suficiente. Outro exemplo são as doenças consequentes à radiação solar, cuja prevalência é evidentemente maior nos indivíduos de pele e pelos claros. Cães da raça Pit Bull, de pelagem frequentemente branca, têm grande incidência de dermatites actínicas (Fig. 2.2). Esses cães sentem grande prazer em deitar-se com a barriga exposta ao sol, e esse é o local de maior incidência de carcinomas nessa raça. Gatos brancos e ovelhas de pelagem clara também têm grande incidência de dermatite actínica e, por conseguinte, de carcinomas espinocelulares na extremidade das orelhas (ver Cap. 9). Em ovelhas, o pavilhão das orelhas, por ser desprovido de lã, é mais suscetível a queimaduras solares repetidas. Além disso, as dermatites actínicas podem estar ligadas à fotossensibilização de origem hepática.

Imunodeficiências congênitas. Animais imunodeficientes têm maior suscetibilidade a infecções causadas por qualquer agente infeccioso. Algumas doenças congênitas envolvem o sistema imunitário, como a imunodeficiência congênita combinada (B e T) dos potros da raça Árabe, cujos portadores morrem muito cedo, em geral por adenovirose. Esse tipo de imunodeficiência pode, portanto, ser considerado um fator intrínseco predisponente de origem racial.

Fatores Extrínsecos

Nutrição. A desnutrição predispõe o indivíduo a doenças. Dietas hipoproteicas induzem imunodeficiência relativa que aumenta a suscetibilidade do indivíduo

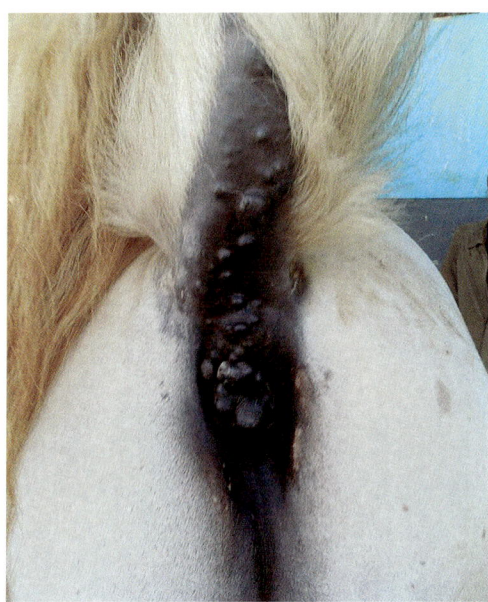

Figura 2.1 – Melanoma. Cavalo. Cada um dos nódulos evidentes em torno do ânus e na região inferior da cauda desse paciente é um melanoma. A prevalência de melanomas em cavalos tordilhos, sobretudo no períneo, é extremamente alta, podendo chegar a 100% em animais idosos. Foto: Dr. Arnaldo Garcez de Barros Jr.

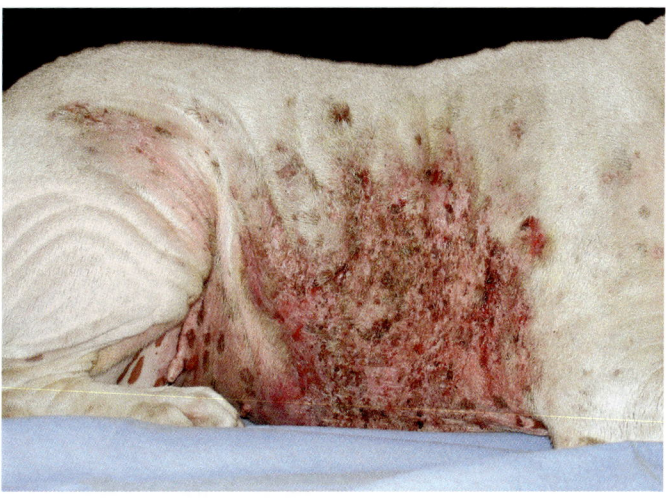

Figura 2.2 – Dermatite actínica. Cão da raça Pit Bull. Actínica refere-se ao fato de a lesão resultar da exposição à radiação ultravioleta da luz solar. Cães de pelagem branca que ficam bastante tempo deitados ao sol desenvolvem essa dermatite que, frequentemente, evolui para neoplasias da pele. Foto: Dra. Juliana Werner.

18 Etiologia

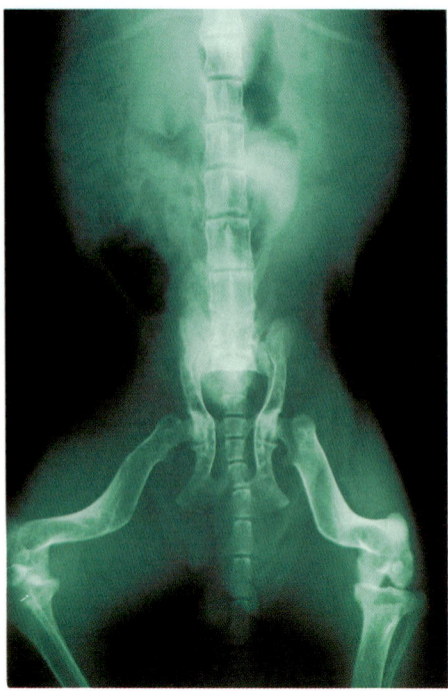

Figura 2.3 – Osteodistrofia fibrosa secundária nutricional. Gato adulto. Neste paciente, a osteopenia foi causada por alimentação com dieta muito rica em fósforo e pobre em cálcio, composta basicamente de carne e arroz, durante o crescimento do animal. Como resultado, os ossos tornaram-se frágeis e suscetíveis a fraturas espontâneas, o que pode ser comprovado pela deformação dos fêmures, consequência de fraturas já consolidadas.

a doenças infecciosas. A falta de vitamina D ou de cálcio ou o excesso de fósforo na dieta predispõe o indivíduo a fraturas ósseas (Fig. 2.3). Além de predisponente, a nutrição também é um fator determinante de doenças.

Caquexia. É a desnutrição extrema. Muito mais que a desnutrição relativa, a caquexia predispõe o indivíduo a doenças graves.

Umidade e temperatura. Em razão de fatores principalmente ligados ao estresse, indivíduos submetidos a condições adversas de umidade e temperatura apresentam maior incidência de doenças. Esses fatores são muito importantes em grandes criações de aves de corte ou postura.

Estresse. O estresse é o conjunto de reações do organismo a agressões de qualquer natureza capazes de perturbar sua homeostase. Na realidade, o estresse é benéfico e desejável, pois ajuda a garantir a sobrevivência do indivíduo. O problema ocorre quando as reações são desproporcionais, muito intensas ou prolongadas. A principal consequência é diminuição da imunidade e da capacidade de reagir a agentes infecciosos. Entre as situações mais comuns de estresse em animais estão captura, contenção transporte, proximidade forçada a animais estranhos ao grupo, superpopulação, alojamento fora da zona de conforto térmico e doenças infecciosas.

Drogas e substâncias imunossupressoras. A terapia com drogas antineoplásicas ou corticosteroides induz imunodeficiência. Da mesma maneira, algumas substâncias tóxicas também têm efeito deletério sobre o sistema imunitário, como alguns derivados de mercúrio, iodo, chumbo e cádmio e o inseticida diclorodifeniltricloroetano (DDT).

Doenças imunossupressoras. Muitas doenças virais atingem, direta ou indiretamente, o sistema imunitário e deixam o indivíduo suscetível a infecções secundárias. São exemplos a leucemia felina e a imunodeficiência felina – ambas causadas por retrovírus similares ao vírus da imunodeficiência humana –, a doença de Gumboro em aves, a diarreia viral bovina, a parvovirose em cães e gatos e a cinomose em cães, entre outras.

Fatores Determinantes

Ao contrário dos predisponentes, fatores determinantes são aqueles que, diretamente, causam a doença.

Nutrição

O papel da nutrição na origem das doenças é muito importante em medicina veterinária. Ela tanto pode ser um fator *predisponente* quanto um fator *determinante* de doenças. Como fator determinante, os melhores exemplos são as deficiências nutricionais em geral que, em si, são consideradas doenças, como as hipovitaminoses em geral. Outro exemplo clássico é o excesso de fósforo na alimentação, causando hiperplasia e aumento da secreção hormonal das paratireoides, com todas as consequências diretas e indiretas que advêm da hiperfunção glandular (ver Fig. 2.3).

Temperatura

Hipertermia e Febre

Hipertermia é o aumento da temperatura central. Não se deve confundi-la com a febre que, apesar de ser uma forma de hipertermia, é uma resposta fisiológica e desejável, não uma doença. Na realidade, considera-se hipertermia todos os aumentos de temperatura corporal cujas características não sejam compatíveis com a definição de febre (ver a seguir). Existem dois tipos de hipertermia: intermação e insolação.

Intermação. É a hipertermia resultante da geração interna de calor que excede a capacidade de dissipação para o exterior, como a resultante de atividade muscular ou de tetania, ou quando o organismo adquire calor a partir do meio externo, mas não por incidência direta dos raios solares.

Insolação. É um termo empregado apenas para a hipertermia resultante da exposição excessiva aos raios solares. Quando a umidade do ambiente é alta, os efeitos da hipertermia são mais acentuados. Em qualquer das formas, quando a temperatura central do corpo excede aproximadamente 42°C, cessa a atividade enzimática e ocorre, inclusive, desnaturação de enzimas, podendo a morte acontecer rapidamente. As lesões observadas à necropsia, embora inespecíficas, caracterizam-se por hiperemia, congestão generalizada – mais intensa nos pulmões e na mucosa respiratória – e edema pulmonar. A autólise *post mortem* é mais precoce e intensa, principalmente em cães e suínos, e as lesões histológicas são compatíveis com as observações macroscópicas. Em vista da inespecificidade das lesões, para o diagnóstico é absolutamente necessário conhecer-se a história clínica.

Febre é apenas um sinal, não uma doença; portanto, sua discussão aqui parece inadequada. No entanto, já que mencionamos que as hipertermias devem ser diferenciadas da febre, vamos discuti-la rapidamente. *Febre é um sinal clínico sistêmico da fase aguda da inflamação, caracterizado por aumento da temperatura central em resposta à ação de citocinas no hipotálamo.* É uma reação aparentemente de proteção que já foi provocada experimentalmente até em peixes, répteis e anfíbios. Muitos recém-nascidos, como bebês, cordeiros e porquinhos-da-índia, não exibem febre na presença de infecções. O papel da febre no animal doente ainda não foi bem elucidado, mas parece evidente que a capacidade de reagir com febre às infecções tem efeitos benéficos, senão essa resposta não seria preservada durante a evolução em tantas espécies animais. A febre tem várias características específicas que a diferenciam das outras formas de hipertermia:

- A elevação da temperatura corporal é feita somente por termorregulação, em resposta à ação de citocinas no hipotálamo.
- O indivíduo febril, seja homem ou animal, especialmente no início da febre, procura e sente-se mais confortável em ambientes mais aquecidos.
- A temperatura é mantida mais elevada por um sistema termorregulador completamente funcional, como se o termostato natural fosse regulado para uma temperatura mais elevada.
- Drogas antipiréticas, como o ácido acetilsalicílico, podem baixar a temperatura corporal.

Queimaduras

Por queimadura entende-se a desnaturação local de proteínas em decorrência do aumento da temperatura a partir do exterior. Macroscopicamente e segundo a sua gravidade, as queimaduras externas da pele classificam-se em:

- *Primeiro grau*: lesão leve, com apenas eritema (avermelhamento) da pele.
- *Segundo grau*: a lesão restringe-se à epiderme e caracteriza-se, além de eritema, pela presença de vesículas.

- *Terceiro grau*: há necrose de todas as camadas da pele, atingindo e comprometendo inclusive o tecido subcutâneo.
- *Quarto grau*: há carbonização da pele.

Microscopicamente, as queimaduras externas de segundo grau são reconhecidas por necrose de coagulação da epiderme, com graus variados de espongiose e formação de vesículas subepidermais. Com a evolução do processo, formam-se crostas compostas de proteínas desidratadas e neutrófilos. As queimaduras de terceiro grau caracterizam-se por necrose de todas as camadas da pele, atingindo o colágeno da derme, glândulas anexas, folículos pilosos e vasos sanguíneos. Invariavelmente, esses casos resultam em cicatriz (Fig. 2.4). Casos mais graves exibem necrose inclusive do tecido adiposo subcutâneo. Muitas vezes, observa-se trombose dos vasos sanguíneos.

Hipotermia

Apesar de vivermos em uma região de temperaturas amenas, a hipotermia é muito mais comum do que se pensa. Animais recém-nascidos ainda não têm boa capacidade de termorregulação e morrem se não forem aquecidos. Isso acontece com ninhadas inteiras de leitões, bem como com pintainhos. Animais anestesiados, inconscientes ou imobilizados sobre mesas metálicas, sobretudo

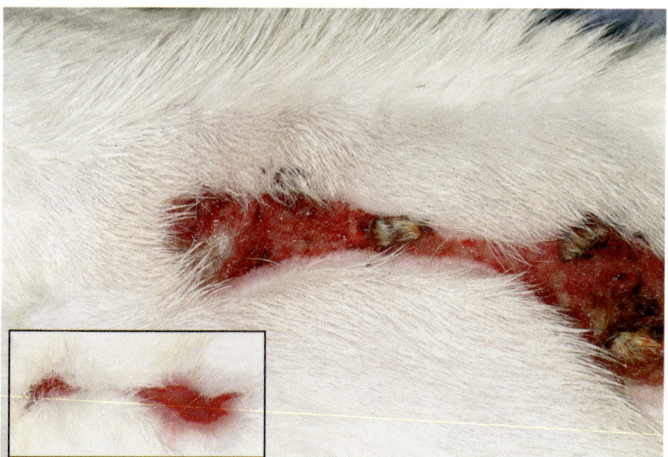

Figura 2.4 – Queimadura de terceiro grau da pele. Gato doméstico. Essa queimadura localizava-se próximo à linha mediana dorsal e suspeita-se que tenha sido causada pela almofada térmica da mesa cirúrgica. Queimaduras dessa gravidade atingem toda a espessura da pele e sua reparação sempre resulta em cicatriz. O detalhe, no canto inferior esquerdo, exibe a mesma lesão seis semanas mais tarde. Felizmente, em virtude da contração do ferimento e da cobertura de pelos do animal, a cicatriz resultante ficou quase invisível. Foto: Dra. Juliana Werner.

se estiverem molhados, também sofrem hipotermia frequentemente. Aliás, a hipotermia está por trás de muitos insucessos nos pós-operatórios. Em temperaturas corporais iguais ou menores que 35°C, toda a atividade metabólica cessa, inclusive a metabolização dos anestésicos injetáveis.

Congelamento

No Brasil, as temperaturas ambientes não são suficientemente baixas para causar congelamento de extremidades, mas nunca se pode subestimar a possibilidade de sua ocorrência em situações excepcionais. Ao congelamento das extremidades segue-se a gangrena, que será vista no Capítulo 7. O congelamento intencional, geralmente por nitrogênio líquido (crioterapia), é uma forma de terapia muito utilizada para o tratamento de neoplasias cutâneas, como os fibropapilomas e o sarcoide equino.

Pressão Atmosférica

É muito improvável a ocorrência de lesões consequentes à pressão atmosférica em medicina veterinária. Em pessoas, existe a embolia gasosa dos mergulhadores, consequente a mudanças súbitas da pressão atmosférica durante a ascensão rápida de mergulhos profundos ou prolongados. Uma curiosidade: no passado, o quadro clínico resultante desse tipo de embolia era conhecido como *bends* ou doença de *caisson*. O termo *bends* vem da posição assumida pelo doente, que se curva de dor, numa posição semelhante à assumida pelas damas na dança medieval de mesmo nome; *caisson* eram as caixas estanques que permitiam o trabalho subaquático na construção de túneis e fundação de pontes. Trabalhadores que passavam muitas horas nessas caixas frequentemente ficavam paraplégicos, e só mais tarde se descobriu que a causa da paralisia era embolia gasosa na medula espinhal.

Pressão Localizada

A pressão localizada provoca diminuição no aporte sanguíneo e, como consequência, atrofia progressiva. Se a compressão for mais intensa, provoca morte e necrose isquêmica das células da região. Um exemplo são as úlceras de decúbito, áreas de morte e necrose da pele sobre proeminências ósseas consequentes ao decúbito prolongado (Fig. 2.5), ou lesões similares no esôfago consequentes às obstruções por corpo estranho (Fig. 2.6).

Luz

A radiação luminosa, principalmente a luz ultravioleta (UV), produz uma série de alterações na pele e nas mucosas expostas, as chamadas *lesões actínicas*. Actínica refere-se a qualquer tipo de radiação, não apenas à UV. Alguns exemplos de lesões actínicas são descritos a seguir.

Etiologia 23

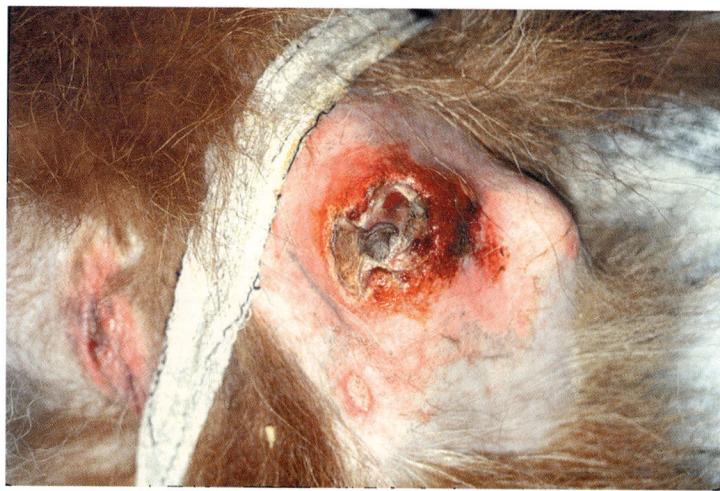

Figura 2.5 – Úlcera de decúbito. Lobo-guará (*Chrysocyon brachyurus*). Este é o mesmo animal das Figuras 2.9 e 2.11, que foi atropelado e ficou muitos dias sem receber tratamento médico. O decúbito prolongado frequentemente causa lesões como esta na pele sobre proeminências ósseas – neste caso, o côndilo umeral esquerdo – em decorrência da isquemia causada por pressão localizada. Pode-se observar uma espessa crosta sobre o ferimento, o que motiva o nome alternativo de "escara de decúbito" para a lesão.

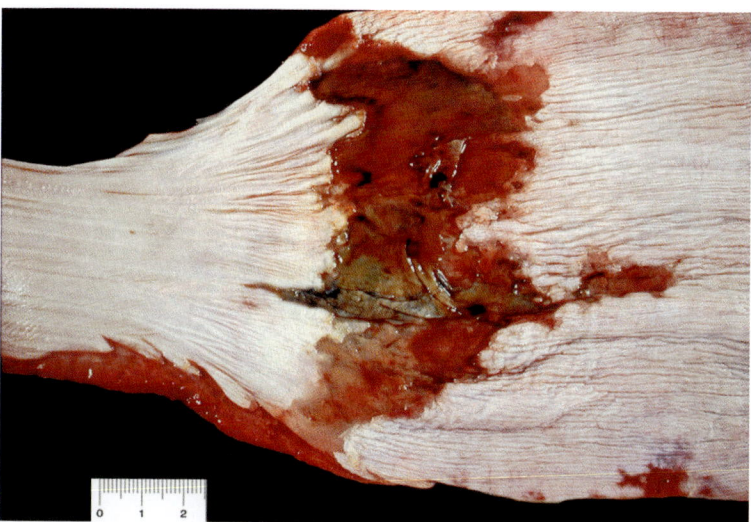

Figura 2.6 – Necrose de coagulação do epitélio consequente à obstrução do esôfago. Bovino. O esôfago foi incisado longitudinalmente e pode-se observar área de necrose em forma de cintura correspondente à localização de um corpo estranho que obturava a luz do órgão. Esse tipo de lesão resulta da pressão localizada exercida pelo corpo estranho, o que causa isquemia e necrose do epitélio.

Queimadura solar. A exposição excessiva da pele não protegida ao sol provoca queimaduras que podem ser de primeiro, segundo e até terceiro graus. Muitos animais desenvolvem lesões crônicas resultantes de exposições repetidas.

Dermatite solar. Resulta da exposição repetida da pele não protegida à luz UV. Comum no dorso do nariz (*collie nose*) e nas áreas de pele clara de cães (ver Fig. 2.2), nas orelhas de gatos e ovelhas brancos, no dorso de porcos Landrace ou Large White e na pálpebra inferior e vulva de bovinos de raças europeias. A consequência mais comum é a *ceratose actínica*, que pode evoluir para neoplasias cutâneas (Fig. 2.7).

Neoplasias. A radiação UV é responsável por grande número de neoplasias cutâneas, principalmente em regiões de pele clara com sinais prévios de dermatite solar. Essas neoplasias, geralmente carcinomas basais ou espinocelulares, aparecem com maior frequência nas orelhas de ovelhas e gatos brancos e nas pálpebras e vulva de algumas raças bovinas (Fig. 2.7).

Fotossensibilização. É a hipersensibilidade *adquirida* à luz solar, isto é, a pele que *era* resistente torna-se sensível aos raios UV em razão da deposição na pele de um agente "fotodinâmico". Agentes fotodinâmicos são substâncias que, quando expostas à radiação UV, emitem luz em comprimento de onda diferente ou liberam radicais livres que lesam os tecidos. A fotossensibilização é um dos sinais clínicos mais importantes em herbívoros portadores de lesão

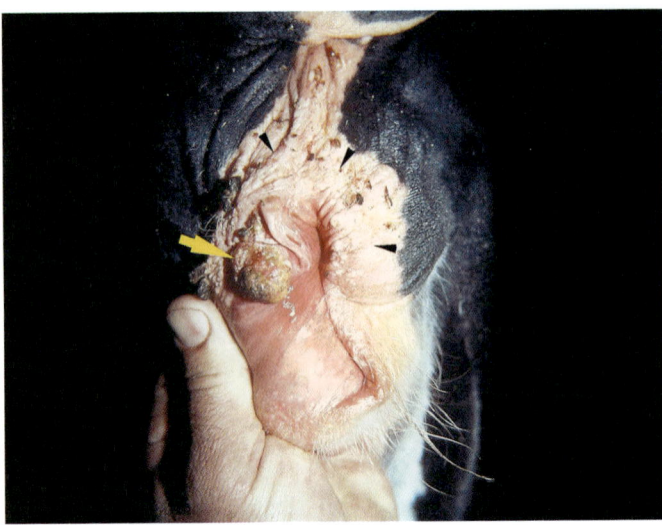

Figura 2.7 – Carcinoma epidermoide na vulva. Bovino. A pele da vulva de bovinos da raça Holandesa Preto e Branco é frequentemente acometida por carcinomas epidermoides (*seta*) causados pela irradiação ultravioleta da luz solar. A lesão prévia é a ceratose actínica, que, nesta imagem, aparece como áreas de espessamento (hiperceratose) da pele vulvar (*pontas de seta*). Note também que as lesões restringem-se à pele despigmentada.

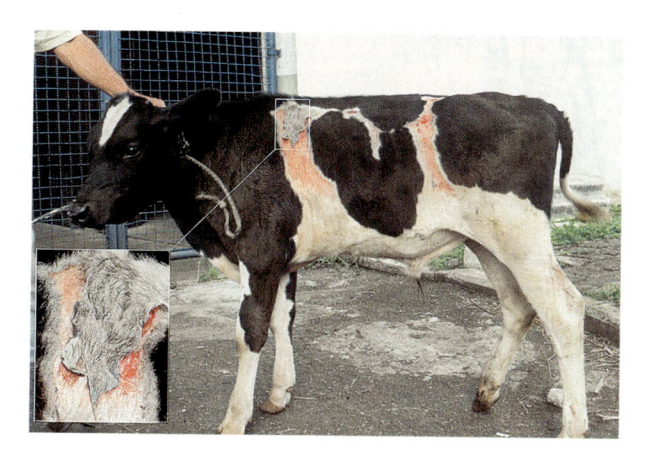

Figura 2.8 – Fotossensibilização de origem hepática. Bovino. Este animal, anteriormente saudável, repentinamente passou a exibir sinais de queimadura solar na pele caracterizados por eritema e descamação do epitélio, mais intensos nas áreas de pelagem branca (*detalhe*). Neste caso, a fotossensibilização deveu-se à deposição na pele de filoeritrina, um agente tóxico fotodinâmico originado da clorofila e cuja destoxificação é feita pelo fígado. A necropsia revelou doença hepática grave causada por consumo de plantas tóxicas.

hepática grave (Fig. 2.8). A fotossensibilização de origem hepática em herbívoros é causada pela *filoeritrina*, um composto tóxico fotodinâmico formado no intestino a partir da clorofila. Em situações normais, a filoeritrina é neutralizada no fígado, mas na vigência de hepatopatia grave ela deixa de ser neutralizada e se deposita nos tecidos, causando a queimadura solar. As substâncias que causam fotossensibilização são discutidas com mais detalhes no Capítulo 6.

Eletricidade

A passagem de corrente elétrica pelo corpo pode provocar lesão de três maneiras diretas: *queimaduras*, consequentes ao aumento de temperatura local; *fibrilação e parada cardíaca*, quando o coração está interposto no curso da corrente elétrica pelo corpo; ou *alterações no padrão elétrico do cérebro*, quando a passagem da corrente elétrica atinge o encéfalo, causando convulsões, perda de consciência e parada cardíaca por lesão cerebral (Fig. 2.9). Desde que precedida de sedação, a eletrocussão pode ser utilizada como método para eutanásia de animais[1].

Outros Agentes Etiológicos

Muitos fatores, como agentes químicos (tóxicos) e biológicos (parasitas, fungos, bactérias e vírus), causam doenças. O estudo detalhado desses agentes ultrapassa os objetivos deste livro. Contudo, lesões básicas resultantes de sua ação serão estudadas nos capítulos subsequentes.

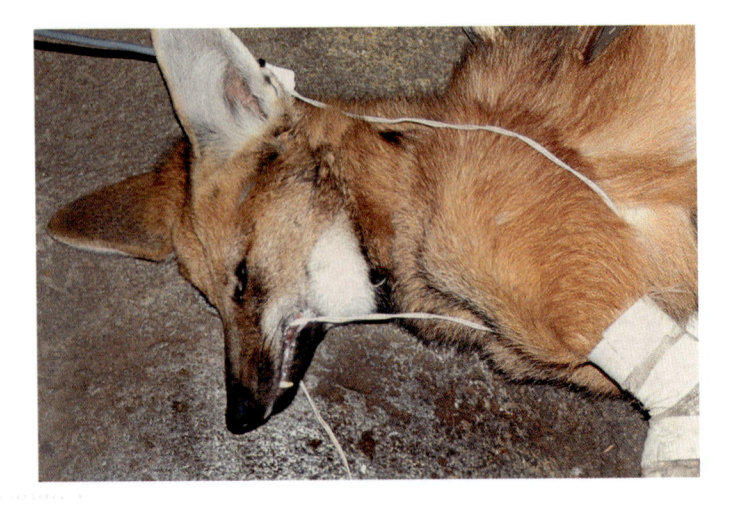

Figura 2.9 – Eletrocussão acidental. Lobo-guará (*Chrysocyon brachyurus*). Este é o mesmo animal das Figuras 2.5 e 2.11. Este animal havia sido atropelado e, após algumas semanas de internação hospitalar, quando estava quase completamente recuperado, conseguiu fugir da gaiola, alcançar e morder o fio que alimentava o aquecedor elétrico da sala. Felizmente, a morte aconteceu por parada cardíaca e foi extremamente rápida.

Causas Mecânicas

Mecânica é a ciência que trata dos movimentos. Assim, várias alterações patológicas muito importantes podem ser estudadas sob esse tópico: os traumas, os deslocamentos e as obstruções. São lesões básicas, comuns a todos os tecidos e órgãos e a todas as espécies animais, e, portanto, também estudadas na patologia geral. Em vista de sua importância, um tópico especial deste capítulo é dedicado a elas.

Trauma

Trauma, ou traumatismo, é a lesão resultante de uma ação mecânica, e deriva da palavra grega que indica *ferimento*. Outro emprego correto da palavra trauma é para designar as eventuais alterações psicológicas resultantes de uma agressão emocional muito forte, mas esse enfoque não tem lugar neste livro. Voltando à patologia, muita gente chama de trauma a força que produz a lesão, dizendo algo como "essa contusão resultou de um trauma". Atenção, isso é errado! Trauma é a contusão, não o golpe que a produziu.

Mecanismos do Trauma

Ferimentos são, portanto, o resultado de uma força mecânica agindo sobre os tecidos. Por um simples entendimento das leis da mecânica, sabe-se que esse resultado depende do tipo e da intensidade da força aplicada e da resistência e da massa do tecido sobre o qual ela agiu. Assim, qualquer tipo de ferimento é, de certa forma, previsível quando aquelas variáveis são conhecidas. Raciocinando inversamente, ao examinarmos determinado ferimento presente em determinado tecido, podemos deduzir que tipo de força ou instrumento o produziu. Esse é a base do que discutiremos a seguir: os principais traumas e suas características morfológicas, correlacionando-os com o tipo de instrumento ou força que o produziu. O estudo das imagens e das legendas das figuras que ilustram as lesões discutidas fornecerá informações adicionais e complementares importantes.

Contusão

Contusão é a lesão resultante do golpe de um objeto não pontiagudo e não cortante que não penetra a pele ou a superfície que recebeu o golpe. Devido à sua resistência e/ou elasticidade, a superfície permanece íntegra e a lesão aparente, geralmente hemorragia focal, ocorre nos planos mais profundos. Contusões são observadas no tecido subcutâneo, na musculatura, no encéfalo ou em muitos outros órgãos internos (Fig. 2.10). À necropsia, muitas vezes as contusões só se tornam evidentes após a remoção da pele, sobretudo em animais de pelagem espessa ou pele escura. Até mesmo contusões muito graves são, com frequência, inaparentes ao exame externo.

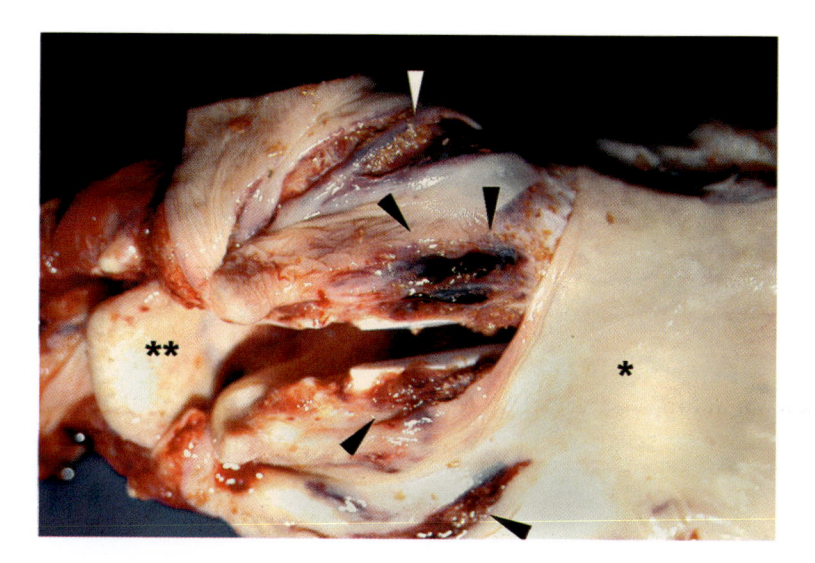

Figura 2.10 – Contusão do epitélio perilaringiano. Bovino. As incisões evidentes na foto foram feitas durante a necropsia do paciente. O epitélio da faringe e o esôfago (*) foram parcialmente afastados da laringe (**), exibindo áreas hemorrágicas no tecido subjacente (*pontas de seta*). As características morfológicas da lesão, isto é, superfície intacta e lesão presente apenas nos tecidos profundos, garantem o diagnóstico de contusão. Essa lesão resultou de repetidas tentativas de passagem de sonda esofágica pouco flexível.

Abrasão

Abrasão é a lesão resultante da ação de uma superfície abrasiva (áspera) movendo-se tangencialmente a uma região corporal. Pode ser muito superficial, caracterizando apenas erosão, ou mais grave, com ulceração que pode atingir desde o tecido subcutâneo até o osso subjacente. A abrasão é extremamente comum em animais atropelados (Fig. 2.11) ou em animais que, em decúbito, são arrastados sobre um piso áspero.

Incisão

Incisão é a lesão resultante da ação de um instrumento ou objeto cortante de qualquer tipo aplicado contra uma superfície. Pode ser acidental ou cirúrgica e caracteriza-se por bordas regulares, coincidência entre os diversos planos atingidos e hemorragia geralmente abundante (Fig. 2.12, A e B). Para avaliação de sua gravidade, é extremamente importante considerar sua localização, posição, dimensões e os planos atingidos. Aliás, isso é válido para qualquer tipo de trauma. Conhecimentos mais aprofundados de anatomia topográfica auxiliam consideravelmente nessa avaliação.

Laceração

É o ferimento provocado pela distensão excessiva e consequente ruptura de determinado tecido, órgão ou região. Caracteriza-se pelas bordas irregulares e

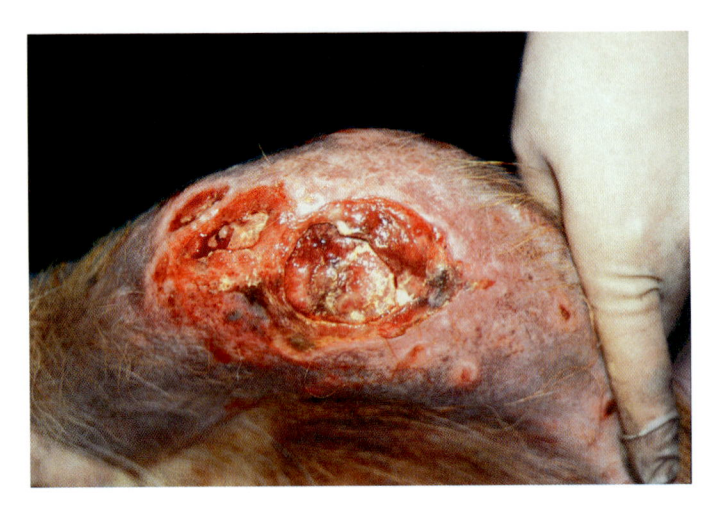

Figura 2.11 – Abrasão da pele e tecido subcutâneo na região do joelho. Lobo-guará (*Chrysocyon brachyurus*). A lesão foi produzida quando este lobo foi atropelado e o membro foi arrastado no solo. É particularmente grave por ser profunda e estar infectada. Nota-se que a lesão não é recente pela presença de tecido de granulação proliferando em suas bordas. Este animal foi encontrado atropelado na estrada e só muitos dias mais tarde foi encaminhado para tratamento médico-veterinário.

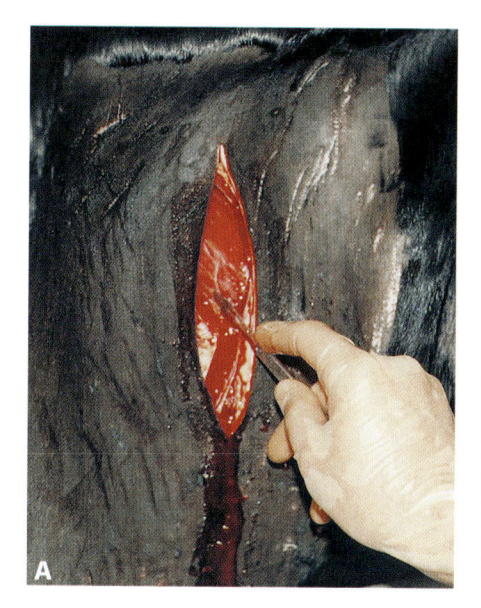

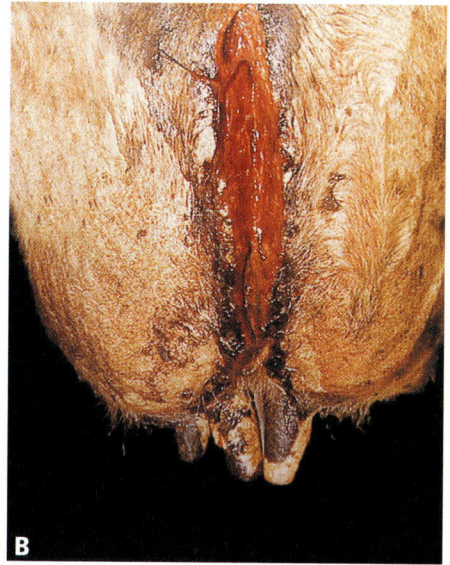

Figura 2.12 – Incisão cirúrgica no flanco (*A*) e incisão acidental no úbere (*B*). Bovino. Mesmo desconsiderando a presença do bisturi e da mão do cirurgião na imagem à esquerda, em ambas é possível reconhecer que as lesões foram produzidas por instrumento cortante. Note que, em ambas, as bordas da lesão são regulares, existe coincidência da lesão nos planos superficiais e profundos e a hemorragia é bastante pronunciada. Como em qualquer trauma, é absolutamente necessário que se avalie a gravidade da lesão determinando quais foram os planos atingidos. No primeiro caso, a incisão atingiu, além da pele e do tecido subcutâneo, os músculos oblíquos abdominais externo e interno; no segundo caso, apenas a pele, o tecido subcutâneo e a lâmina medial entre as glândulas mamárias.

anfractuosas e pelo aspecto grave (Fig. 2.13). Em geral, a hemorragia não é intensa, pois a ruptura das paredes dos vasos estimula a oclusão das extremidades dos vasos por coagulação, promovendo hemostasia natural. Isso pode não acontecer em órgãos abundantemente irrigados, como baço e fígado. Em muitas situações, confunde-se laceração com ruptura e vice-versa, como no caso da laceração do períneo durante o parto (ver *Ruptura*, a seguir).

Punctura

Punctura, ou ferimento puntiforme, é o ferimento produzido por um objeto fino e pontiagudo, que pode ser desde uma agulha hipodérmica até o projétil de uma arma de fogo, e caracteriza-se pela pequena dimensão da lesão resultante (Fig. 2.14). Durante o exame físico do paciente, existe a possibilidade de subestimar a gravidade de um ferimento como esse, pois ele pode atingir estruturas profundas sem sinais externos aparentes. As puncturas podem ser:

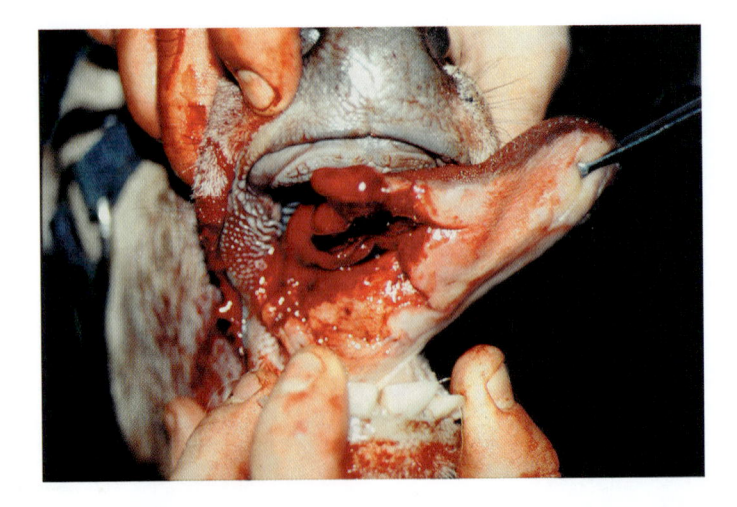

Figura 2.13 – Laceração da língua. Bovino. Este animal sofreu grave laceração da língua quando esta ficou presa entre dois fios de arame da cerca. Note as características morfológicas desse trauma: bordas irregulares e anfractuosas e aspecto grave. A hemorragia aqui é mais grave que o usual nesse tipo de lesão devido à abundante irrigação da língua. Em geral, lacerações sangram menos que incisões de gravidade similar.

- *Penetrantes*, quando o objeto causador atinge apenas, por exemplo, a pele ou a parede do órgão.
- *Perfurantes*, quando o objeto causador penetra e atravessa, por exemplo, a pele ou a parede do órgão oco, atingindo sua luz.
- *Transfixantes*, quando o objeto causador penetra e atravessa as duas paredes do órgão oco, tanto a mais superficial quanto a mais profunda.

Note que esses termos se aplicam a qualquer estrutura anatômica examinada, seja ela a pele, um vaso sanguíneo, um órgão interno ou o próprio corpo do paciente. Essas situações são representadas esquematicamente na Figura 2.15.

Ruptura

Ruptura é o rompimento de uma estrutura em decorrência de seu estiramento excessivo. Quando as bordas rompidas são irregulares ou fragmentadas, alguns profissionais chamam a alteração de *laceração* com a finalidade de enfatizar a gravidade da lesão. Em muitas situações, ruptura e laceração se confundem, pois ambas têm a mesma origem: a distensão extensiva. Assim, uma laceração do períneo consequente ao parto, comum em éguas, pode também ser chamada de ruptura do períneo (Fig. 2.16). Apesar dessa dualidade, o termo *ruptura* é mais bem empregado para designar rompimentos das estruturas normalmente submetidas a forças de tração, como ligamentos, tendões, fáscias e músculos (Fig. 2.17).

Etiologia 31

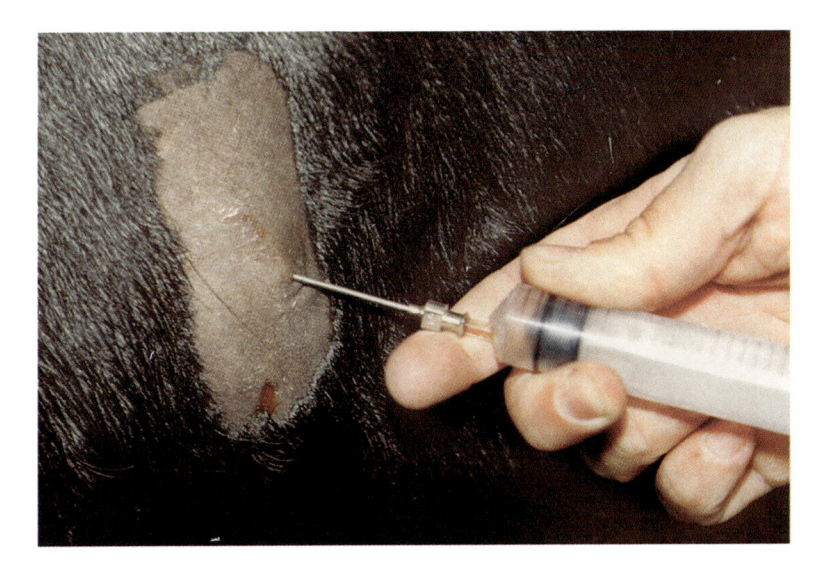

Figura 2.14 – Punctura. Pele. Bovino. Punctura é o ferimento resultante da ação de um instrumento ou objeto de pequeno diâmetro que penetra o organismo do animal. A figura exibe uma agulha sendo introduzida através da pele no linfonodo para obtenção de material para exame citológico num caso suspeito de leucose (linfossarcoma infeccioso bovino). A gravidade das puncturas pode ser grosseiramente subestimada, pois não há como saber a profundidade do ferimento e quais planos ou órgãos foram atingidos. Ver também a Figura 2.15.

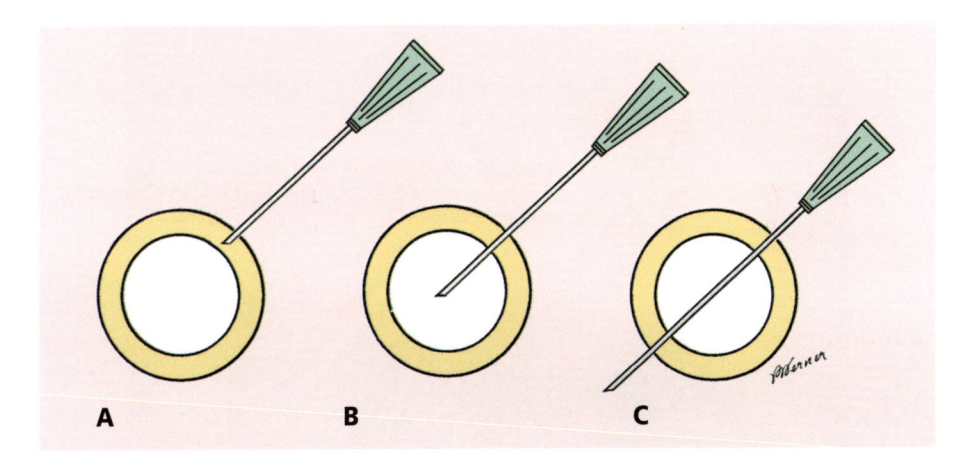

Figura 2.15 – Diagrama representando a posição de uma agulha ou qualquer instrumento ou objeto de pequeno diâmetro sendo introduzido em um órgão oco, por exemplo, um vaso sanguíneo, ou mesmo no corpo de um paciente. Este é o padrão a ser seguido e os termos a serem utilizados ao descrever o comprometimento das estruturas envolvidas em todos os ferimentos penetrantes. (*A*) A agulha penetrou a parede do vaso. (*B*) A agulha perfurou a parede e penetrou a luz do vaso. (*C*) A agulha transfixou o vaso. Os ferimentos resultantes são denominados, respectivamente, penetrantes, perfurantes e transfixantes.

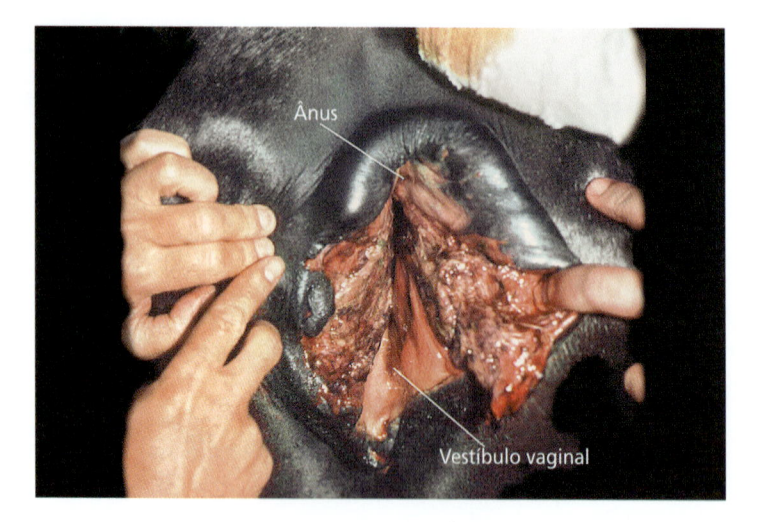

Figura 2.16 – Laceração ou ruptura do períneo. Égua. Este é um exemplo clássico de quando os termos laceração e ruptura são utilizados indistintamente. Além de o ferimento ter sido causado por distensão excessiva da pele do períneo, as extremidades rompidas têm aspecto característico de uma laceração. A lesão representada aqui é de grau IV, o mais grave, caracterizado pela fusão completa do ânus e do vestíbulo vaginal em uma só estrutura contínua.

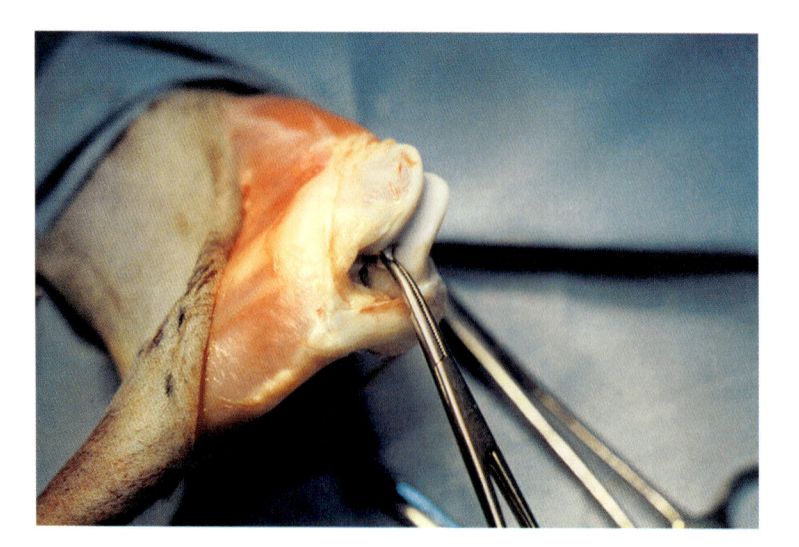

Figura 2.17 – Ruptura do ligamento cruzado anterior. Cão. A extremidade proximal do ligamento roto está aprisionada pela pinça hemostática. Caso a extremidade rompida fosse irregular e fragmentada, muitos cirurgiões utilizariam o termo "laceração" para designar a ruptura. Não existe nada de errado nessa nomenclatura, visto que laceração e ruptura se confundem, uma vez que ambas resultam da distensão excessiva da estrutura. Contudo, recomenda-se utilizar "ruptura" ao se referir às estruturas normalmente sujeitas a tração, como ligamentos, tendões, fáscias, etc.

Fratura

Por fratura entende-se a solução de continuidade de um osso ou cartilagem. Cada tipo de fratura resulta de uma combinação específica de forças. Por exemplo, fraturas em "espiral" (o nome correto deveria ser helicoide) de ossos longos resultam da compressão longitudinal ao mesmo tempo em que o osso sofre torção: imagine um cavalo com o peso apoiado sobre uma perna, o casco de apoio firme no solo e o corpo girando lateralmente. A fratura por compressão de uma vértebra, como o nome indica, resulta da compressão do osso por forças convergentes e diametralmente opostas. Existem muitas outras fraturas, classificadas segundo seu aspecto morfológico, mas esse assunto foge dos objetivos deste livro.

É importante ressaltar que a fratura acontece quando a força aplicada ao osso excede sua capacidade de resistência. Na ocorrência de uma fratura, duas situações merecem discussão. Na primeira, quando o osso é saudável e sua resistência está inalterada, ocorre fratura porque as forças aplicadas sobre ele excedem em muito as forças aplicadas em situações normais ou aquelas para as quais ele foi "projetado". Na segunda, em que a resistência do osso está comprometida em razão de alguma doença prévia, o osso sofre fratura ao ser submetido a esforços mínimos e decorrentes de atividades triviais. Embora ambas as situações resultem em fraturas, elas são denominadas de modo a estabelecer a diferença etiológica entre elas. Assim, embora seja uma redundância, no primeiro caso elas são chamadas de *fraturas traumáticas* (Fig. 2.18). Já aquelas que ocorrem em ossos enfraquecidos por doença prévia são classificadas como *fraturas espontâneas,* quando se deseja o enfoque na força causadora da fratura, ou como *fraturas patológicas,* quando se deseja enfatizar a saúde do osso (Fig. 2.19).

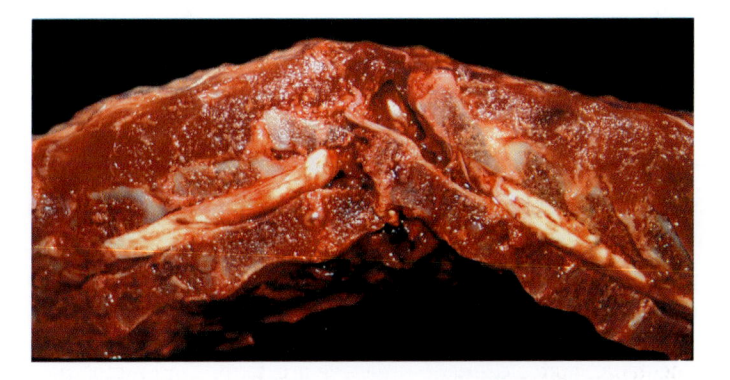

Figura 2.18 – Fratura traumática da coluna vertebral. Cão adulto. Este cão foi atropelado. Sua ossatura era saudável e, ao observar a gravidade da lesão, é possível imaginar a violência do golpe que recebeu. Este é o conceito por trás do nome fratura traumática: as forças que causam a fratura excedem a capacidade do osso saudável de resistir a elas. Compare com a Figura 2.19.

34 Etiologia

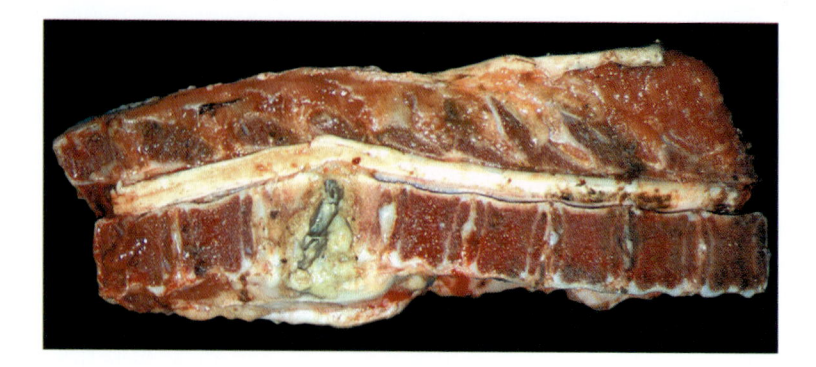

Figura 2.19 – Fratura patológica da coluna vertebral. Espondilite abscedente. Ovino jovem. Os corpos de duas vértebras adjacentes foram destruídos por grave inflamação purulenta, o que reduziu drasticamente a resistência óssea e permitiu o colapso praticamente espontâneo da vértebra. Esta é uma complicação relativamente comum da amputação da cauda, quando realizada sem antissepsia, em ovelhas. Resulta de infecção ascendente através do plexo venoso vertebral localizado no interior do canal vertebral.

Outra situação na qual o nome da fratura dá indicação quanto à etiologia são as fraturas que ocorrem em ossos frágeis devido à deficiência de cálcio ou de vitamina D ou ao excesso de fósforo. Esses ossos sofrem *fratura incompleta*, isto é, os fragmentos não se separam, permanecendo parcialmente unidos. Pela semelhança, essa fratura é chamada *"em ramo (vara ou galho) verde"*, ao contrário do que aconteceria se fosse um ramo seco. Essa característica é utilizada durante a necropsia para avaliar o grau de calcificação e a resistência óssea: isola-se e flexiona-se uma costela contra a sua curvatura até que ela se quebre. Ossos saudáveis quebram-se com dificuldade, produzindo ruído claro e forte e os fragmentos resultantes da fratura se separam; ossos doentes quebram-se com facilidade, quase silenciosamente e os fragmentos não se separam. Caso se constate a fragilidade óssea, o próximo passo é avaliar as paratireoides em busca de sinais de hiperplasia.

Luxação

Luxação é o deslocamento permanente das superfícies que compõem uma articulação que, assim, perde suas relações anatômicas normais (Fig. 2.20). A luxação, quando incompleta, é chamada de *subluxação*. Nem toda luxação ou subluxação é considerada traumática, pois algumas resultam de malformações congênitas ou de distúrbios de desenvolvimento das superfícies articulares. É o caso de certas doenças genéticas, como a displasia coxofemoral em cães ou o desvio medial da patela devido à deformidade angular do fêmur ou da tíbia (Fig. 2.21). Diferenças na velocidade de crescimento de ossos paralelos, como o rádio e a ulna, também resultam em subluxação da articulação do cotovelo. A *entorse*, trauma articular mais comum, poderia até ser considerada uma luxação temporária. Caracteriza-se por deslocamento momentâneo das superfícies articulares seguido de rápido restabelecimento das relações anatômicas normais. No processo ocorre distensão e até ruptura da cápsula articular e/ou de ligamentos.

Em bovinos e equídeos, a *fixação dorsal da patela* é erroneamente considerada uma forma de luxação da patela. Caracteriza-se por uma falha no mecanismo – característico daqueles animais – que trava a articulação do joelho e lhes permite permanecer em pé sem gastar energia. Quando bovinos e equídeos estão em pé e imóveis, suas patelas são fixadas dorsalmente pelo ligamento medial da patela, que passa por sobre o côndilo medial do fêmur e imobiliza a articulação do joelho, permitindo que todos os grupos musculares da coxa permaneçam em repouso e economizando energia. Em animais portadores da anomalia, existe uma falha na liberação da patela e, em consequência, a articulação continua "travada" quando o animal tenta andar.

Obstrução

Todos os órgãos tubulares do organismo têm como principal função transportar seu conteúdo de um local a outro, o chamado fluxo ou trânsito. Isso acontece tanto em nível microscópico, em ductos e túbulos de glândulas exócrinas, testículo, epidídimo, etc., quanto nos grandes órgãos tubulares dos aparelhos digestório, respiratório, circulatório, etc. Em qualquer situação em que se impeça o fluxo do conteúdo, tem-se uma obstrução. *Obstrução é, portanto, o bloqueio*

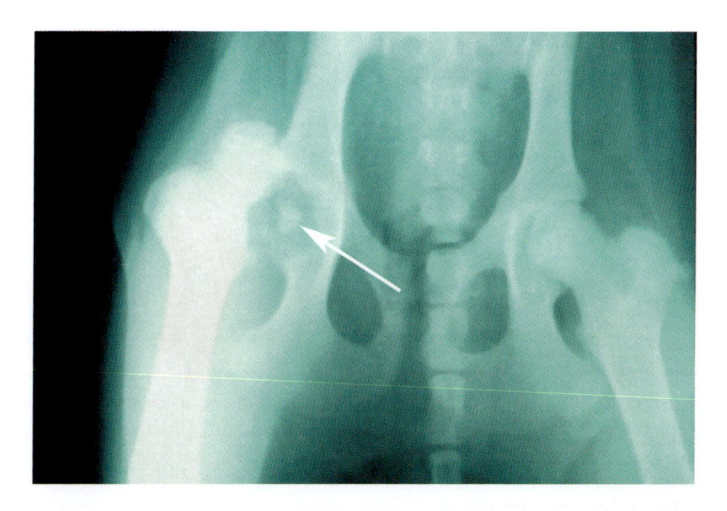

Figura 2.20 – Luxação coxofemoral traumática. Cão. Note a desarticulação entre a cabeça do fêmur e o acetábulo, o que caracteriza a luxação. Note também que um pequeno fragmento da cabeça do fêmur, onde o ligamento da cabeça do fêmur se inseria na fóvea, sofreu fratura e permaneceu no interior do acetábulo (*seta*).

36 Etiologia

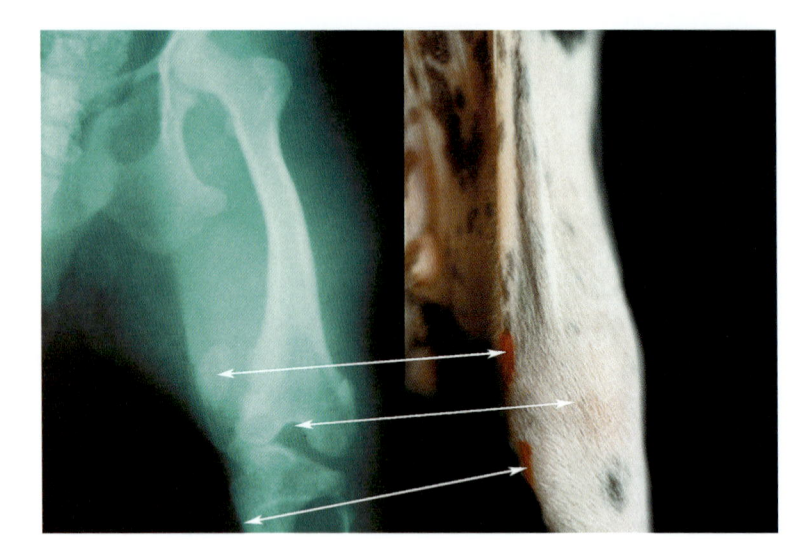

Figura 2.21 – Luxação da patela. Cão. Ao contrário da figura anterior, esta luxação resultou de um distúrbio no desenvolvimento ósseo deste animal, que causou alteração do eixo longitudinal do membro e desvio medial do ponto de inserção do ligamento patelar na tuberosidade da tíbia. As três linhas (*setas*) apontam, de cima para baixo, para a patela, a fossa intercondiliana e a tuberosidade da tíbia.

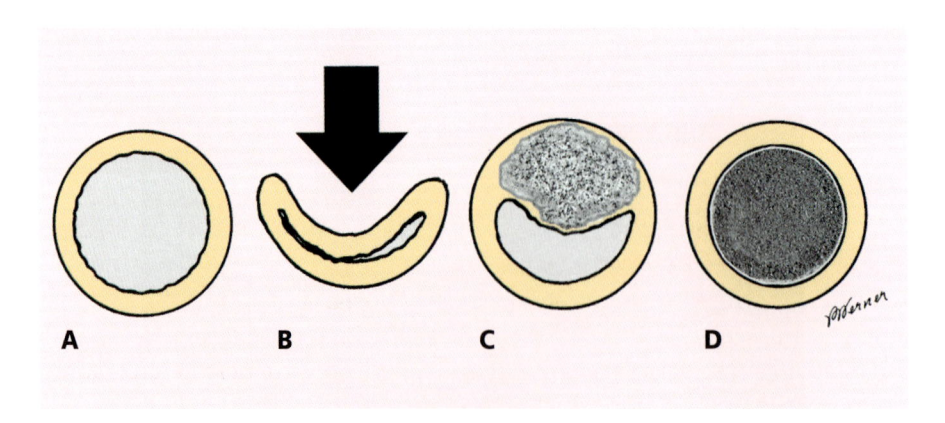

Figura 2.22 – Representação esquemática de três formas possíveis de obstrução de qualquer órgão ou estrutura tubular. As figuras representam um órgão oco seccionado transversalmente. (*A*) *Normal*: a luz do órgão está completamente desimpedida. (*B*) *Obstrução por compressão ou extramural*: um fator *externo ao órgão* exerce pressão sobre sua parede, diminuindo sua luz. (*C*) *Obstrução por estenose ou mural*: há estreitamento da luz do órgão em decorrência do comprometimento de sua *própria parede*, seja por neoplasia, cicatriz ou desenvolvimento inadequado. (*D*) *Obstrução por obturação ou intraluminal*: algo que fazia parte do conteúdo do órgão é retido em algum ponto, obliterando total ou parcialmente sua luz. O quarto tipo de obstrução é a *obstrução funcional*, não representada aqui, na qual o fluxo do conteúdo não acontece por algum distúrbio funcional do órgão, geralmente paralisia.

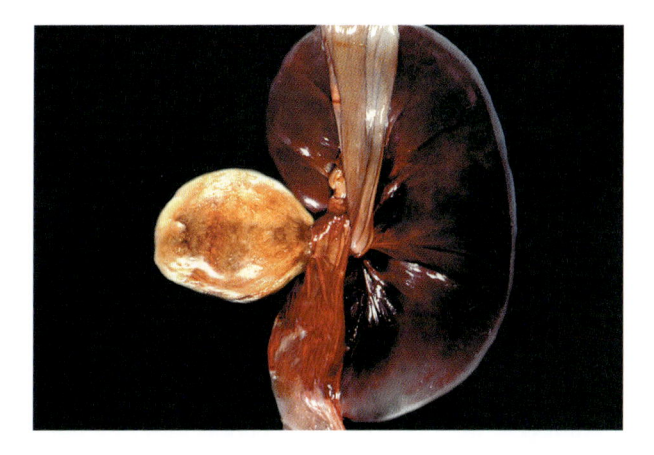

Figura 2.23 – Obstrução intestinal por compressão por fragmento de tecido adiposo necrótico pediculado. Equino. Ocasionalmente fragmentos de tecido adiposo que sofreram necrose enzimática permanecem ligados ao mesentério por longo pedículo e podem, eventualmente, enlaçar e estrangular uma alça intestinal (Cap. 8, tópico acerca de esteatonecrose). Note que a obstrução foi causada por algo externo à parede intestinal, uma compressão, portanto.

parcial ou completo do fluxo, ou trânsito, do conteúdo de um órgão ou estrutura tubular. Existem quatro tipos possíveis de obstrução: compressão, estenose, obturação e obstrução funcional. A Figura 2.22 representa graficamente os três primeiros tipos. O quarto tipo, a obstrução funcional (ver a seguir), é impossível de ser representado graficamente. Além de cada uma das formas de obstrução, discutiremos brevemente uma de suas complicações, a estase.

Compressão

Compressão é a obstrução resultante de pressão exercida por algo localizado externamente ao órgão tubular, seja por uma lesão expansiva próxima a ele ou por qualquer estrutura que o envolva e comprima (Fig. 2.23). A obstrução de alças intestinais em hérnias estranguladas, da circulação venosa de um membro por uma bandagem muito apertada ou do esôfago por persistência do arco aórtico direito são exemplos de obstrução por compressão.

Estenose

Estenose, literalmente, significa estreitamento da luz do órgão. Por extensão, quando se refere à obstrução, estenose indica que a alteração responsável pelo impedimento do fluxo localiza-se na própria parede do órgão. Outro termo que indica que a alteração se localiza na parede do órgão é *mural*. A estenose, isto é, a redução do diâmetro da luz do órgão, pode decorrer do espessamento da parede por inflamação, hipertrofia ou neoplasia, ou da retração da parede por processo cicatricial ou defeito congênito (Figs. 2.24 *A* e *B* e 2.25). Cavalos, aparentemente os mais nervosos, têm um tipo curioso de estenose do esôfago caracterizado por severa hipertrofia da musculatura da porção proximal do órgão. Como nunca se sabe a causa, essa forma de hipertrofia é considerada idiopática, ou seja, própria do indivíduo.

Obturação

Obturação é a obstrução causada por algo localizado na luz do órgão. Em medicina veterinária, as obturações são a forma mais comum de obstrução de órgãos ocos. As obturações são causadas por material ingerido ou inalado ou por cíbalos, cálculos e êmbolos (Figs. 2.26 e 2.27). *Cíbalos* são concreções formadas por fezes compactadas, geralmente de forma concêntrica em torno de um núcleo. Em se falando de cíbalos, uma palavra de cautela: as fezes em formato de bola, características de alguns herbívoros, *não* devem ser chamadas de cíbalos, pois estes constituem uma alteração patológica, exatamente o oposto das fezes em pelotas daquelas espécies. Outra causa comum de obstrução em órgãos ocos são os *cálculos*. Cálculos também são concreções, mas têm aspecto rochoso ou de seixo. Aliás, em latim, seixo é *calculus*; em grego, é *lithos*. Assim, caso a concreção fecal tenha aspecto de rocha, deve receber o nome de *cálculo fecal* ou *coprólito*. Cálculos podem se formar, virtualmente, em qualquer órgão oco. Já *êmbolo* refere-se a qualquer material insolúvel e estranho às circulações sanguínea ou linfática sendo transportado por elas. Esse assunto será discutido em detalhes no Capítulo 12. Algumas obstruções causadas por neoplasias pediculadas podem ser consideradas obturações, não estenoses, em vista de suas características morfológicas.

Obstrução Funcional

A obstrução funcional ocorre quando se impede a circulação ou o fluxo do conteúdo por alguma razão diversa das mencionadas anteriormente, em geral por paralisação das funções do órgão. No aparelho digestório, as obstruções funcionais são causadas por atonia dos órgãos e, como resultado, suas contrações e o peristaltismo são paralisados. No intestino, as causas mais comuns são as manipulações excessivas durante procedimentos cirúrgicos, peritonite ou dor abdominal intensa. No pulmão, a doença pulmonar obstrutiva crônica é uma forma de obstrução funcional. Caracteriza-se por retenção de ar nos alvéolos (*air trapping*) decorrente da perda da elasticidade dos sacos alveolares enfisematosos e da fibrose do parênquima pulmonar. Se o ar é impedido de circular, considera-se uma obstrução.

Estase

Na maioria das vezes, o enfoque do diagnóstico e do tratamento é a obstrução em si, pouco se prestando atenção a uma das complicações da interrupção do trânsito, a estase. Estase é o acúmulo de conteúdo na porção a montante do

Etiologia 39

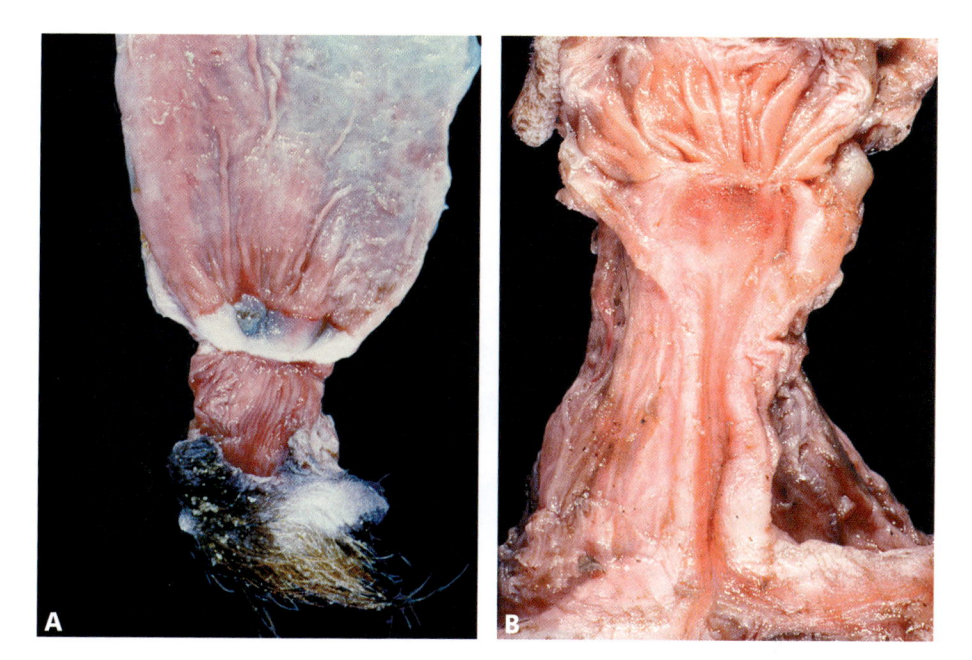

Figura 2.24 – Estenose do reto. Suíno. Observam-se dois tipos de estenose: (*A*) por sequela de prolapso retal e (*B*) por hipoplasia segmentar do reto. No primeiro caso, há retração cicatricial da região da mucosa que sofreu necrose em consequência do prolapso; no segundo, a luz está diminuída em decorrência da falta de desenvolvimento de um segmento do intestino. Em ambos os casos, houve redução da luz por uma alteração localizada *na parede* do órgão, o que caracteriza a estenose.

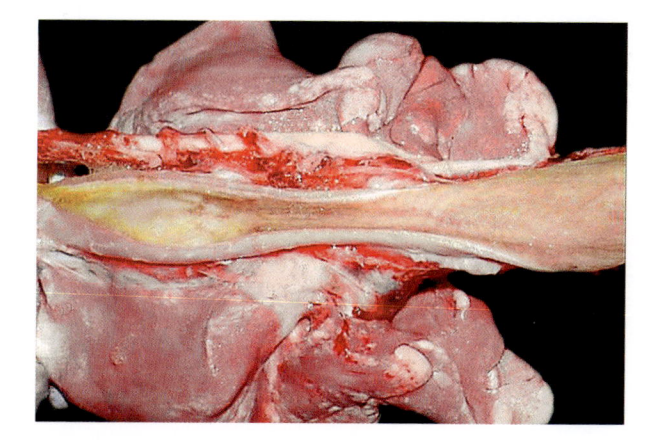

Figura 2.25 – Estenose idiopática do esôfago. Cão. Note o estreitamento na porção torácica do esôfago. Observe também que existe uma discreta dilatação localizada cranialmente, isto é, à esquerda do ponto de estenose, causada por retenção de alimento.

40 Etiologia

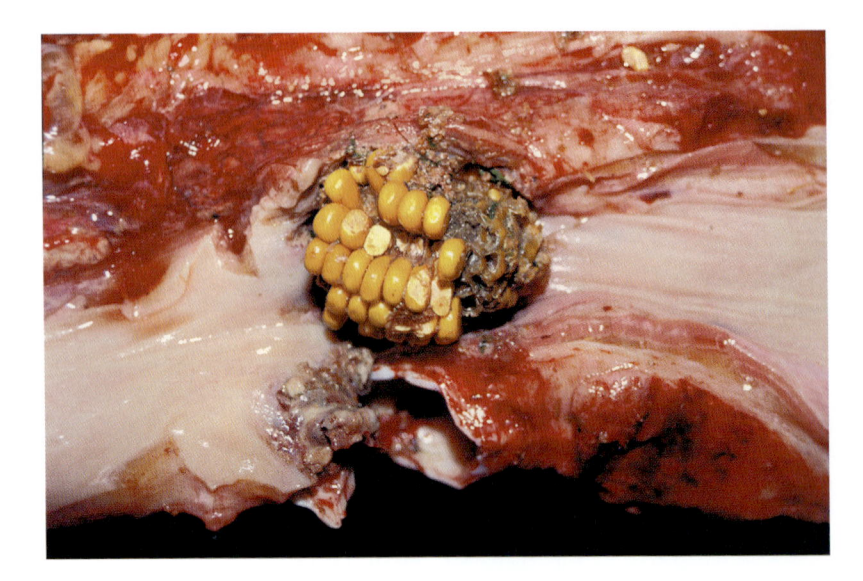

Figura 2.26 – Obstrução do esôfago por corpo estranho. Bovino. As obturações do esôfago por material ingerido, geralmente alimento, são muito comuns em bovinos – neste caso uma espiga de milho, resultado da prática comum de deixar os bovinos pastarem nos restos da plantação após a colheita ("palhada"). Esse animal sofreu necrose e perfuração do esôfago, que evoluiu para mediastinite grave e fatal.

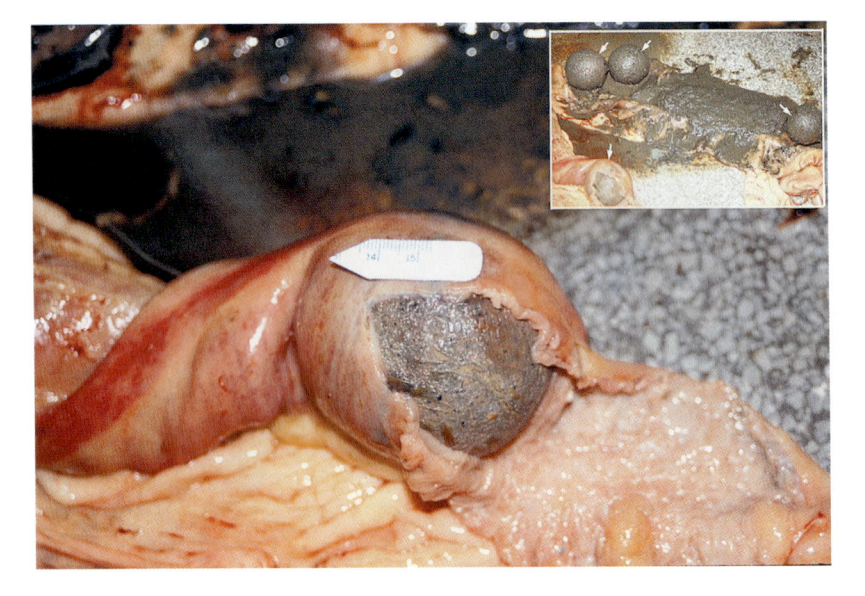

Figura 2.27 – Obstrução (obturação) do cólon por cíbalos. Cavalo. Cíbalos são essas concreções formadas por fezes compactadas. Havia quatro cíbalos no cólon desse cavalo (*detalhe*), mas apenas um deles realmente obturava a luz do intestino.

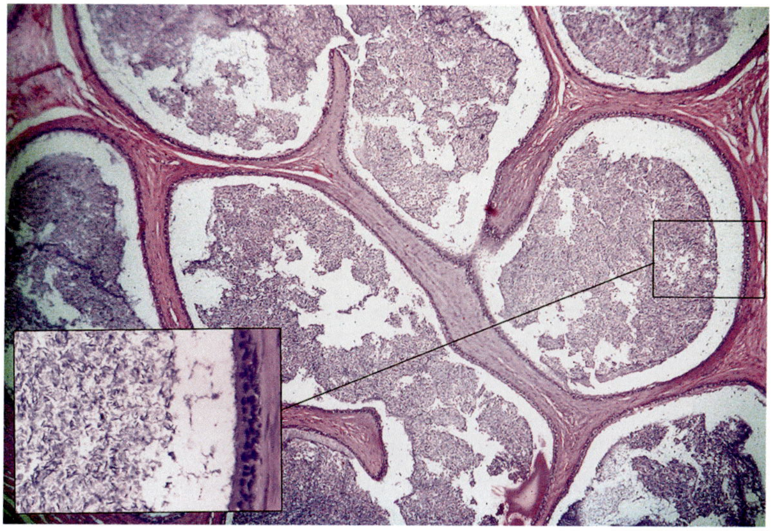

Figura 2.28 – Espermiostase e espermatocele. Epidídimo. Cão. Em consequência de obstrução de ductos epididimários, a porção a montante da obstrução sofre estase e dilatação progressiva por espermatozoides (espermatocele). Caso o ducto dilatado se rompa, os espermatozoides atingem o tecido intersticial e provocam grave reação inflamatória, o granuloma espermático.

ponto de obstrução, com consequente dilatação do segmento envolvido. Em raras situações, a estase toma proporções como na estase de espermatozoides após obstruções de ductos do epidídimo (Fig. 2.28). Essa alteração chama-se *espermiostase* ou *espermatocele* e, quando se rompe, derramando espermatozoides no interstício, dá origem aos granulomas espermáticos. A estase está por trás de muitas outras alterações importantes, como os linfedemas e as complicações das cardiopatias congestivas.

Deslocamentos (ou Paratopias)

Por deslocamento entende-se alteração de posição. Não se deve confundir *paratopias*, que são os deslocamentos adquiridos, isto é, órgãos que se deslocam ou se afastam de suas posições anatômicas normais, com *distopias* ou *ectopias congênitas*, que são as más posições resultantes do desenvolvimento de órgãos ou tecidos em locais anômalos (Cap. 5).

A posição dos órgãos nas cavidades corporais é mais ou menos constante; suas relações anatômicas variam apenas discretamente. Contudo, muitos órgãos podem deslocar-se e ter sua posição anatômica completamente alterada em consequência de trauma, movimentação corporal excessiva, quedas, pressão de órgãos vizinhos, atonia, dilatação, obstrução, parturição, etc. Os deslocamentos mais comuns são torção, vólvulo, intussuscepção, hérnia e prolapso.

Torção

Na torção, o órgão ou parte dele sofre rotação em torno de seu eixo longitudinal. A torção é mais comum em pedículos vasculares, como o cordão umbilical e o cordão espermático; em órgãos que tenham a extremidade livre, como o ceco ou os lobos pulmonares e hepáticos; ou tenham a parte central mais volumosa e as extremidades mais estreitas, como o estômago ou o útero (Figs. 2.29 e 2.30). É importante salientar que, em alguns animais, o intestino delgado e partes do intestino grosso não sofrem torção porque o mesentério impede que o órgão gire em torno de seu eixo longitudinal. Essas alças intestinais sofrem, isto sim, vólvulo, uma forma especial de rotação.

Vólvulo (ou Volvo)

Vólvulo é um tipo de rotação que acontece no intestino, naquelas áreas que não sofrem torção devido à interferência do mesentério. No vólvulo, a alça intestinal gira em torno do mesentério (Fig. 2.31), e não em torno do eixo longitudinal do intestino. Assim, o que sofre torção é o mesentério, não o intestino. Exceto nos casos mais graves, a obstrução observada no vólvulo é do tipo funcional, e não compressiva, como a que acontece na torção. A torção do mesentério causa obstrução por compressão dos vasos mesentéricos, principalmente das veias, o que resulta em hipóxia estagnante (Cap. 3), atonia e obstrução funcional da alça intestinal envolvida no processo (Fig. 2.32).

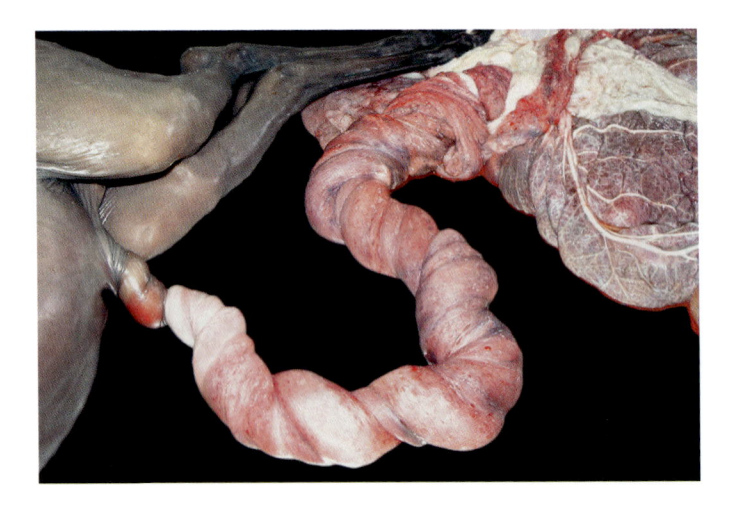

Figura 2.29 – Torção de cordão umbilical. Feto equino. Torções do cordão umbilical são muito comuns em equinos, cujos cordões normalmente têm até mais de oito voltas, sem sinais de comprometimento vascular ou efeitos danosos para o feto. Para que a torção seja considerada patológica, é necessário que se evidenciem sinais de comprometimento vascular e deposição de fibrina no cordão torcido, como é evidente no caso apresentado nesta figura. Foto: Dr. Joaquim Lopes de Alda.

Etiologia 43

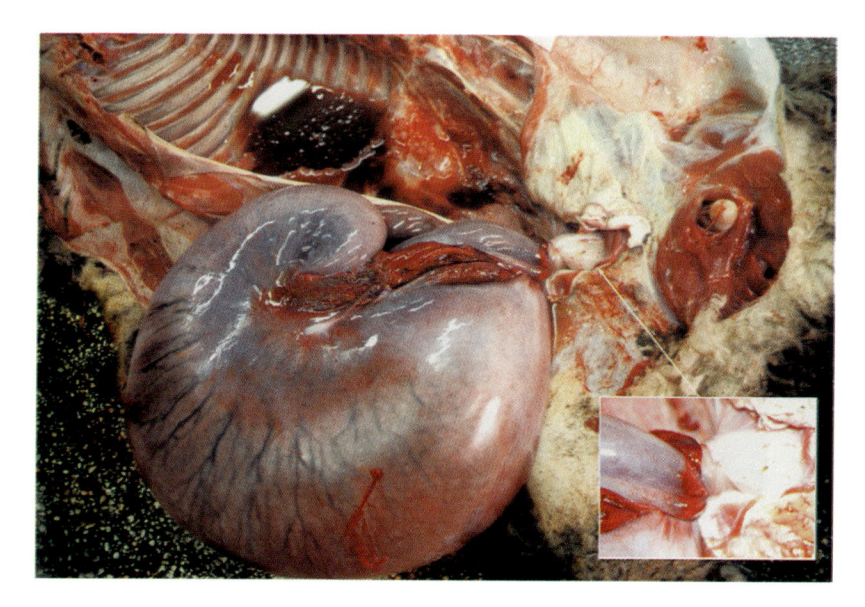

Figura 2.30 – Torção do útero. Ovelha. A torção do útero grávido acontece, em geral, quando a fêmea sofre uma queda seguida de rolagem. Torções de até 180° não necessariamente comprometem a irrigação sanguínea do útero, mas comprometem a parturição. Torções mais graves (ver o *detalhe* do ponto de torção distal, na vagina) causam isquemia uterina, morte fetal e, muitas vezes, morte da mãe.

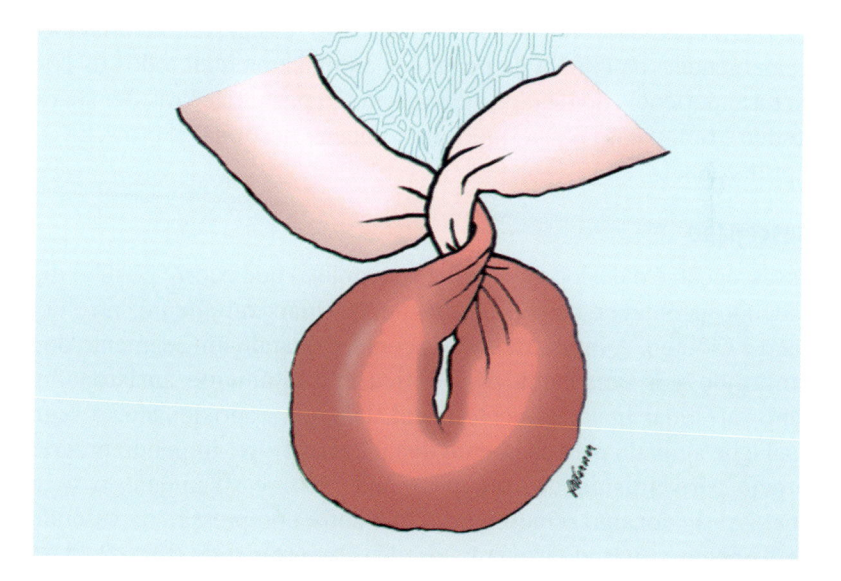

Figura 2.31 – Representação esquemática do vólvulo intestinal. Note que a rotação da alça intestinal se dá em torno do mesentério, não em torno do eixo longitudinal do intestino, o que o diferencia da torção. No vólvulo, o que sofre torção é o mesentério, não o intestino.

44 Etiologia

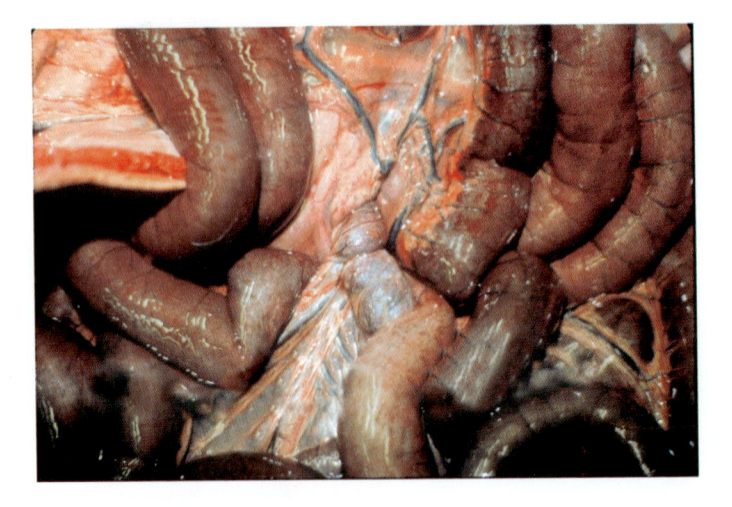

Figura 2.32 – Vólvulo intestinal. Cão. A figura mostra o ponto de torção do mesentério que, neste caso, sofreu pelo menos três voltas. A compressão exercida sobre os vasos mesentéricos causa isquemia e infarto da alça intestinal comprometida, causando um quadro clínico extremamente grave e, muitas vezes, fatal. Esse tipo de comprometimento vascular é denominado estrangulamento.

O estômago, por conta de sua forma sacular e da posição transversal em relação ao plano mediano, pode sofrer, em sequência, torção e vólvulo. O processo, que se inicia por dilatação gástrica, evolui rapidamente para torção e, posteriormente, para vólvulo. A síndrome dilatação/torção/vólvulo gástrico é uma das mais sérias emergências na clínica de pequenos animais, na qual todos os conhecimentos e a experiência do médico veterinário são postos à prova. Ter sucesso no diagnóstico e tratamento dessa síndrome é uma inquestionável prova de competência profissional.

Intussuscepção

A intussuscepção é o deslocamento mais complexo que ocorre no tubo digestório, podendo acontecer no jejuno, no íleo e, mais raramente, no duodeno, estômago e esôfago. A intussuscepção acontece quando um segmento do intestino contraído por uma onda peristáltica é subitamente aprisionado pelo segmento intestinal imediatamente distal. Uma vez aprisionado, o segmento proximal é invaginado pelo segmento distal e passa a ser impelido progressivamente pelo peristaltismo. Ao ser invaginado progressivamente, o segmento proximal arrasta consigo o mesentério, que sofre compressão da vasculatura e estrangulamento, causando isquemia da alça comprometida (Figs. 2.33 e 2.34). A intussuscepção é uma alteração muito grave que, quase invariavelmente, requer ressecção cirúrgica da alça intestinal envolvida. Em cães, cujo intestino grosso é relativamente curto, intussuscepções do íleo ou mesmo do jejuno podem ser

Etiologia 45

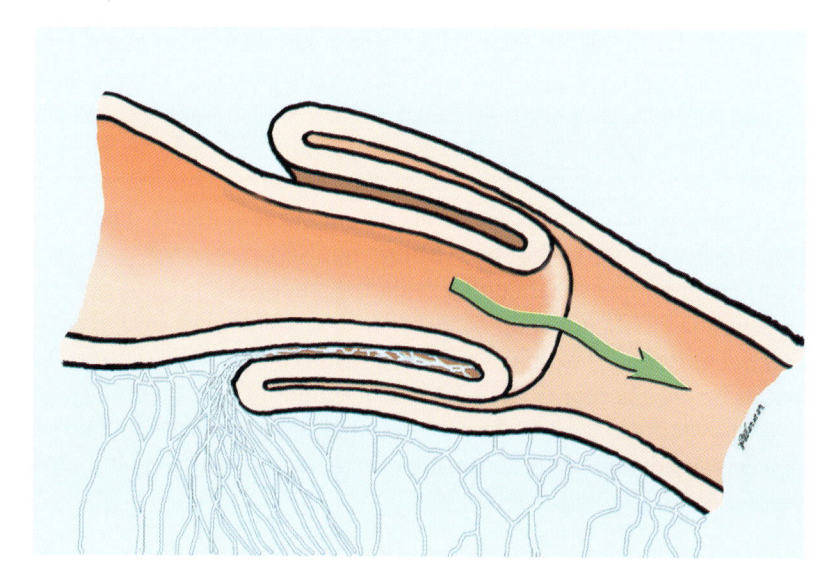

Figura 2.33 – Representação esquemática da intussuscepção intestinal. Ao invaginar-se no segmento imediatamente posterior, a alça invaginada arrasta o mesentério, comprimindo e estrangulando os vasos sanguíneos entre os dois segmentos.

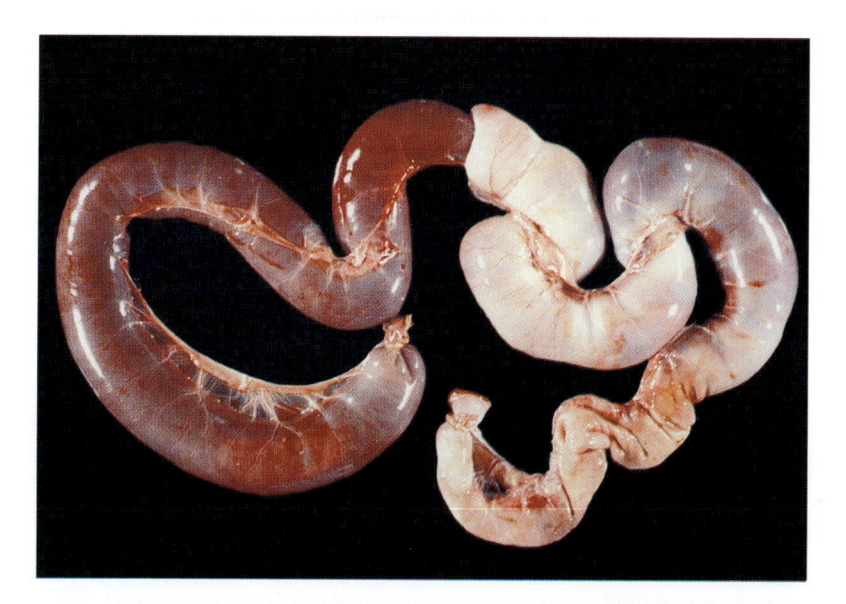

Figura 2.34 – Intussuscepção. Jejuno. Cavalo. O segmento proximal, que é a porção invaginada (*intussusceptum*), está à esquerda. À direita está o segmento distal, a porção invaginante (*intussuscepiens*). Na cirurgia, em decorrência do grave comprometimento vascular, as tentativas de redução manual da intussuscepção são quase sempre inúteis; mais frequentemente é necessária a ressecção da alça comprometida.

tão extensas que o segmento invaginado protrai pelo ânus, simulando um prolapso retal. Em geral, a possibilidade de intussuscepção deve sempre ser considerada como diagnóstico diferencial em casos de prolapsos retais em cães.

Hérnia

Hérnia é a passagem ou o deslocamento de um órgão ou parte dele através de um orifício natural ou artificial na estrutura que separa as cavidades corporais do meio exterior ou que separa uma cavidade corporal de outra. A nomenclatura de uma hérnia é feita tomando-se por base o órgão herniado (*a palavra grega ou latina que o designa*), somando-se a ela o sufixo *cele* mais o nome do local por onde ocorreu a hérnia (Fig. 2.35). Assim, uma hérnia contendo uma alça intestinal, que ocorreu através do anel inguinal deve chamar-se *enterocele inguinal*; a passagem acidental de um lobo hepático para a cavidade torácica é uma *hepatocele diafragmática*, etc.

Prolapso

Prolapso é o protraimento de um órgão através de um orifício natural, em uma situação que lembra a hérnia. A diferença é que, no prolapso, ocorre eversão do órgão. Prolapsos acontecem no reto, na vagina, no útero, no prepúcio e na uretra (Fig. 2.36). O chamado prolapso do globo ocular em cães braquicefálicos não é

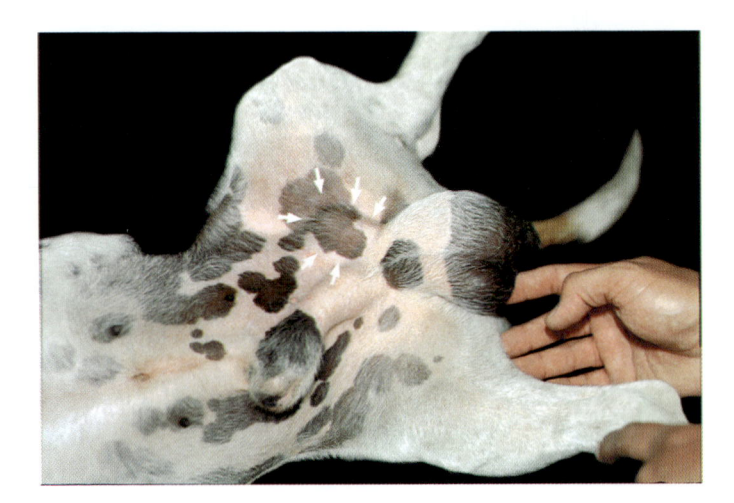

Figura 2.35 – Enterocele inguinoescrotal. Cão. Note a assimetria do escroto: o lado esquerdo está maior por conter uma alça intestinal. As *setas* indicam a posição do anel inguinal, por onde a alça intestinal deixou a cavidade abdominal para se alojar no escroto. Esta é uma hérnia dita "indireta", pois a posição do saco herniário não coincide com a do anel herniário e, por isso, a probabilidade de estrangulamento é muito maior. Esse tipo de hérnia é mais comum no momento da cópula, sobretudo em machos de pequena estatura, e constitui uma emergência médica.

Etiologia **47**

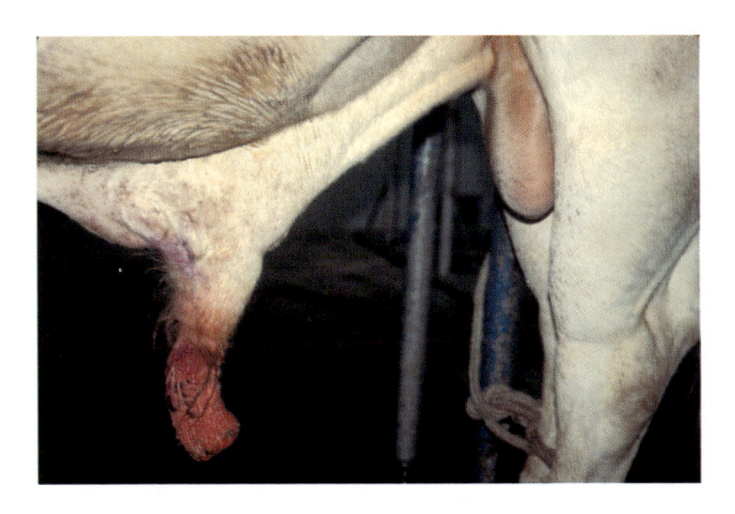

Figura 2.36 – Prolapso do prepúcio. Acropostite. Touro. Quando ocorre prolapso, há eversão da mucosa, de maneira que a parte mais externa e visível do prolapso corresponde à luz do órgão. Touros frequentemente ferem a mucosa que sofreu prolapso e desenvolvem uma reação inflamatória muito intensa do prepúcio, a acropostite (*acrobustite*) ou postite crônica proliferativa traumática.

um prolapso verdadeiro, mas um aparente protraimento do globo que é imobilizado pela fenda palpebral que, por acidente, foi aprisionada posteriormente ao globo. Uma situação semelhante à do globo ocular é a *parafimose*, em que o óstio prepucial demasiadamente estreito é aprisionado posteriormente à glande peniana e a estrangula.

Estrangulamento

Em uma analogia ao ato de estrangular (apertar o pescoço), estrangulamento é o bloqueio do fluxo sanguíneo por pressão externa, provocando isquemia em uma região. Muitos pensam que, para que uma área morra por falta de suprimento sanguíneo, é necessário haver obstrução da artéria regional, esquecendo-se de que o mesmo acontece se houver bloqueio da drenagem venosa. Se não houver drenagem, chegará um ponto em que não haverá mais trocas gasosas nos tecidos, ocorrendo o que se chama de *anóxia estagnante*. Da mesma maneira que se houvesse sido interrompida a irrigação arterial, a consequência é a morte e necrose dos tecidos. Esse assunto será abordado novamente quando estudarmos as formas da hipóxia e a lesão de reperfusão, no Capítulo 3. A única diferença entre a evolução e as consequências do bloqueio arterial do bloqueio venoso é o tempo decorrido até que aconteça a morte dos tecidos: é muito mais precoce no primeiro. Caso o bloqueio arterial ou o bloqueio venoso sejam apenas parciais, a estrutura pode sobreviver por tempo suficiente até que se desenvolva circulação colateral e a funcionalidade da região seja restabelecida. As figuras que ilustram os deslocamentos de alças intestinais servem como exemplos de situações nas quais ocorre estrangulamento.

Referência Bibliográfica

1. BRASIL. Conselho Federal de Medicina Veterinária (CFMV): Resolução 714 de 20 de junho de 2002. Dispõe sobre procedimentos e métodos de eutanásia em animais, e dá outras providências. *Diário Oficial*, Brasília, n. 118, p. 201, 2002. Seção 1.

Bibliografia

FERREIRA, A. B. H. *Novo Dicionário Aurélio*. 5. ed. Curitiba: Positivo, 2008 (CD-ROM).

FOSTER, R. A. Female reproductive system. In: MCGAVIN, M. D.; ZACHARY, J. F. *Pathologic Basis of Veterinary Diseases*. 4. ed. St. Louis: Mosby Elsevier, 2007. Cap. 18, p. 1263-1315.

GELSBERG, H. B. Alimentary system. In: MCGAVIN, M. D.; ZACHARY, J. F. *Pathologic Basis of Veterinary Diseases*. 4. ed. St. Louis: Mosby Elsevier, 2007. cap. 7, p. 301-391.

JONES, T. C.; HUNT, R. D.; KING, N. W. The digestive system. In: JONES, T. C.; HUNT, R. D.; KING, N. W. *Veterinary Pathology*. 6. ed. Ames: Blackwell Publishing, 2006. Cap. 20, p. 1043-1109.

KOLATA, R. J. Trauma: epidemiology and mechanisms. In: SLATTER, D. *Textbook of Small Animal Surgery*. 2. ed. Philadelphia: WB Saunders, 1993. Cap. 8, p. 101-105.

RINGLER, D. J. Inflammation and repair. In: JONES, T. C.; HUNT, R. D.; KING, N. W. *Veterinary Pathology*. 6. ed. Ames: Blackwell Publishing, 2006. Cap. 5, p. 113-158.

SCHALLER, O. *Illustrated Veterinary Nomenclature*. Sttugart: Enke Verlag, 1992. 614p.

VALENTINE, B. A.; MCGAVIN, M. D. Skeletal muscle. In: MCGAVIN, M. D.; ZACHARY, J. F. *Pathologic Basis of Veterinary Diseases*. 4. ed. St. Louis: Mosby Elsevier, 2007. Cap. 15, p. 973-1039.

WEISBRODE, S. E. Bone and joints. In: MCGAVIN, M. D.; ZACHARY, J. F. *Pathologic Basis of Veterinary Diseases*. 4. ed. St. Louis: Mosby Elsevier, 2007. Cap. 16, p. 1041-1105.

Capítulo 3

Agressão à Célula

Neste capítulo, estudam-se algumas formas básicas de agressão e as respostas das células quando submetidas a estímulos patológicos ou fisiológicos anormais. O enfoque da discussão será histológico ou celular.

As células e, por extensão, todo o organismo saudável estão sob constante demanda fisiológica, a qual varia constantemente, mas mantém-se em equilíbrio em relação às suas funções e limitações. Esse estado de equilíbrio chama-se *homeostase*. Por meio de sua capacidade de adaptação, as células se acomodam às variações de demanda fisiológica e mesmo a estímulos patológicos de baixa intensidade, com o objetivo de recuperar a homeostase. A capacidade de adaptação das células normais é limitada por fatores ligados à sua especialização e diferenciação, à sua capacidade metabólica, às limitações impostas pelas células vizinhas e à disponibilidade de substratos metabólicos. Em resumo, se a célula é estimulada, ela se adapta para sobreviver; se sua capacidade de adaptação é excedida, ela sofre lesão irreversível e pode morrer (Fig. 3.1). As doenças acontecem quando há perda da homeostase por sucumbência às agressões.

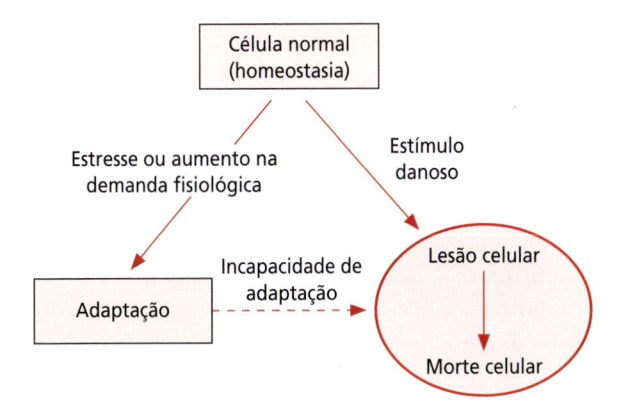

Figura 3.1 – Esquema representando as respostas da célula a estímulos fisiológicos ou danosos.

Adaptação

Adaptação é o novo estado de equilíbrio, diferente do normal, atingido pelas células em resposta aos estímulos fisiológicos alterados ou a certos estímulos patológicos. Ao adaptar-se, a célula continua viável, mas sofre alterações morfológicas e funcionais para adequar-se ao estímulo. Existem quatro formas possíveis de respostas adaptativas: *hiperplasia*, quando há aumento no número das células; *hipertrofia*, quando há aumento no tamanho das células; *atrofia*, quando há diminuição no tamanho e na função da célula; e *metaplasia*, quando há modificação da diferenciação da célula e o tipo celular é substituído por outro, mais resistente. Essas formas de adaptação serão estudadas no Capítulo 4.

Lesão

Lesão é a manifestação morfológica da resposta celular à agressão e não necessariamente indica a morte da célula. Embora, de maneira geral e tradicional, lesão signifique alteração morfológica, existem dois conceitos que devem também ser considerados nessa definição. O primeiro é o de *lesão funcional*, quando apenas a função da célula é alterada, sem uma correspondente alteração morfológica evidente. Um segundo conceito é o de *lesão bioquímica*, forma de lesão funcional na qual a alteração é notada apenas ao se medir o padrão metabólico da célula ou do tecido.

Lesão Reversível e Irreversível

Até determinado ponto, a lesão é *reversível*, isto é, a célula sobrevive se a agressão for suspensa. Contudo, quando ultrapassado esse ponto, a lesão torna-se irreversível e a célula morre. Esse ponto varia principalmente segundo a taxa metabólica do tecido. Por exemplo, se o suprimento sanguíneo do músculo cardíaco é interrompido por até 15min, as células são lesadas por hipóxia (manifestada clinicamente por *angina pectoris*), mas sobrevivem; se o fluxo for interrompido por mais de 20min, a lesão torna-se irreversível e as células morrem, causando infarto do miocárdio. O cérebro resiste a apenas 3 a 5min de privação de oxigênio, enquanto o fígado resiste a 2h e a córnea, a várias horas. Assim, quando se diz que uma célula sofreu lesão *irreversível*, isso significa que ela foi lesada de tal maneira que não há recuperação possível.

A lesão da membrana celular permite extravasamento, para o meio extracelular, de enzimas intracelulares próprias de cada tecido, o que pode ser utilizado como meio de diagnóstico. A demonstração e dosagem dessas enzimas no soro sanguíneo podem indicar, com relativa precisão, qual tecido (órgão) foi lesado. Assim, por exemplo, diagnostica-se o infarto do *miocárdio* ao se constatar níveis séricos elevados de enzimas próprias do músculo cardíaco, como creatinina quinase (CK), aspartato aminotransferase (AST ou TGO) e desidrogenase láctica (DHL). Para o diagnóstico das doenças do *fígado*, dosam-se as enzimas aspartato aminotransferase (AST ou TGO) e alanino aminotransferase (ALT ou TGP), que indicam lesões nos hepatócitos, ou a gamaglutamiltransferase (GGT) e a fosfatase alcalina (AP), que indicam lesões nos ductos biliares. A confrontação desses dados com o quadro clínico exibido pelo paciente permite o diagnóstico preciso da doença. Como a quantidade de enzimas extravasadas é proporcional ao grau de lesão da membrana celular e ao número de células lesadas, a dosagem das enzimas permite avaliar a gravidade do processo.

Infelizmente, é impossível determinar o ponto em que a lesão passa de reversível a irreversível. Só o que se conseguiu determinar é que existem dois fenômenos que, uma vez em ação, caracterizam a irreversibilidade da lesão. O primeiro é a incapacidade das mitocôndrias reassumirem sua capacidade normal de fosforilação oxidativa e de gerar adenosina trifosfato (ATP). O segundo são as grandes alterações na função das membranas dos lisossomos, que permitem que suas enzimas vazem para o citosol e causem degradação dos componentes da célula.

Local da Lesão

A célula pode sofrer danos em qualquer de seus quatro sistemas fundamentais:

- Manutenção da integridade das membranas.
- Respiração e geração de energia.
- Síntese de proteínas.
- Manutenção do genoma.

Esses sistemas serão discutidos a seguir, mas antes existem alguns pormenores que devem ser apontados.

Em primeiro lugar, todos esses sistemas são interdependentes e, por isso, muitas vezes é difícil determinar o ponto de ação inicial do agente causador da lesão. Em segundo lugar, as alterações morfológicas reconhecíveis, mesmo sob microscopia óptica, só aparecem muito depois de alterações irreversíveis terem ocorrido. E, em terceiro lugar, nem todos os agentes etiológicos têm seu local ou modo de ação perfeitamente conhecidos. Alguns sim, como o cianeto (cianureto), que bloqueia a citocromo oxidase e, consequentemente, a respiração celular; o *Clostridium perfringens,* que produz fosfolipases que destroem a membrana celular; ou a deficiência de selênio, que induz deficiência de peroxidase glutatiônica, permitindo peroxidação de membranas celulares em alguns tecidos.

Manutenção da Integridade das Membranas Celulares

Dano direto às membranas da célula e de suas organelas é a segunda maior causa de lesão celular, perdendo apenas para a hipóxia. Na realidade, mesmo esta última age produzindo danos indiretos às membranas de organelas. A manutenção da integridade das membranas da célula e de suas organelas constitui o mais importante sistema para garantir a homeostase.

Respiração Anaeróbica, Fosforilação Oxidativa e Produção de Adenosina Trifosfato

Distúrbios relacionados ao metabolismo do oxigênio são a mais importante causa de lesão à célula. A suscetibilidade à hipóxia varia entre os tecidos e está diretamente ligada à sua taxa metabólica, isto é, quanto mais dependente da produção de ATP por fosforilação ativa for a célula, mais suscetível ela é. Essa suscetibilidade está ligada, em parte, à capacidade das células utilizarem glicólise anaeróbica como fonte de energia. Quando comparada com a fosforilação oxidativa, a glicólise anaeróbica é um processo pouco eficiente de produzir energia; além disso, gera ácido láctico, que diminui o pH intracelular e também contribui para a lesão celular. As diferentes formas de hipóxia serão vistas adiante.

Síntese Enzimática e de Proteínas

Uma das manifestações importantes da lesão celular é o destacamento dos ribossomos das cisternas do retículo endoplasmático rugoso (RER) ou granular. Como os ribossomos são responsáveis pela síntese de proteínas, essa síntese é suspensa. Novamente, a hipóxia é uma das causas mais comuns do destacamento.

Preservação da Integridade do Genoma da Célula

Alterações no ácido desoxirribonucleico (DNA, *deoxyribonucleic acid*) são responsáveis pelo envelhecimento precoce da célula ou mesmo por sua transformação neoplásica. Apesar de muitos dos danos celulares serem reparados por enzimas especializadas nessa função, alguns persistem, acumulam-se e manifestam-se quando atingem um nível crítico.

Causas de Lesão Celular

Algumas causas de lesão já foram estudadas no Capítulo 2, com enfoque macroscópico. Entretanto, neste capítulo, daremos maior ênfase aos aspectos histológicos das alterações discutidas.

Hipóxia ou Anóxia

A privação de oxigênio é a forma mais comum e importante de agressão às células. Hipóxia e anóxia indicam, respectivamente, diminuição ou ausência de oxigênio disponível aos tecidos. A hipóxia é relativa e suas consequências dependem da concentração de oxigênio disponível às células. De acordo com a causa, existem três diferentes formas de hipóxia ou anóxia:

- *Hipóxia ou anóxia estagnante*: há diminuição ou mesmo interrupção do fluxo sanguíneo (por exemplo, isquemia, choque [colapso circulatório], insuficiência cardíaca congestiva e outras formas de congestão venosa). *Isquemia é a interrupção da irrigação sanguínea e pode ser causada tanto pela obstrução arterial quanto pelo bloqueio da drenagem venosa* (Fig. 3.2). A isquemia produz danos muito mais precoces e graves que as outras formas de hipóxia, uma vez que a falta de irrigação sanguínea impede que cheguem até os tecidos, além do oxigênio, muitos substratos metabólicos, inclusive a glicose.

- *Hipóxia hipóxica*: causada por baixa tensão de oxigênio no sangue circulante, resultante da diminuição das trocas gasosas nos pulmões, seja porque o ar respirado contém pouco oxigênio, seja porque existe uma lesão pulmonar (por exemplo, insuficiência respiratória grave, pneumonia grave, edema pulmonar alveolar, intoxicação por dióxido de carbono).
- *Hipóxia anêmica*: causada por baixa tensão de oxigênio no sangue em virtude da diminuição da capacidade de transporte de oxigênio pelo sangue, como nas anemias graves e nos envenenamentos por cianetos, por monóxido de carbono (carboxiemoglobinemia) ou por nitritos e nitratos (metaemoglobinemia).

Consequências da Hipóxia

A falta de oxigênio age sobre a mitocôndria, causando diminuição na síntese de ATP. Essa diminuição, por sua vez, tem quatro consequências básicas:

- *Bloqueio do transporte ativo de íons sódio e potássio* através da membrana celular, provocando retenção de água e *tumefação celular* (ver a seguir), a mais importante e precoce manifestação morfológica de lesão.

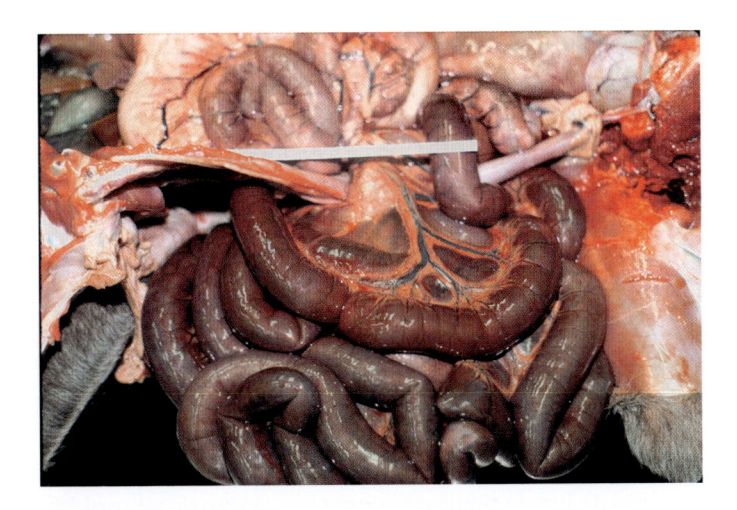

Figura 3.2 – Isquemia. Vólvulo intestinal. Cão. No vólvulo ocorre torção do mesentério. Nas torções de menor intensidade, existe obstrução da drenagem venosa; nas mais graves, ocorre obstrução inclusive da irrigação arterial. Ambas as situações resultam em isquemia e infarto das alças comprometidas – que, nesta imagem, aparecem dilatadas e mais escuras, com tom arroxeado (cianose).

- *Indução de glicólise anaeróbica*: com os níveis de oxigênio diminuídos, a célula passa a contar com metabolismo anaeróbico para produção de energia a partir de glicogênio. Os níveis de glicogênio são rapidamente reduzidos e há acúmulo de ácido láctico e consequente diminuição do pH, que pode até precipitar lesão da membrana de lisossomos, com liberação de enzimas lisossômicas e consequente *autólise* da célula.
- *Deslocamento de ribossomos*: em consequência da hipóxia, há deslocamento dos ribossomos do RER, com redução da síntese de proteínas e consequente acúmulo intracelular de lipídios e cessação de atividades metabólicas das células.

Tumefação Celular Aguda

Como dito anteriormente, a tumefação das células é uma das mais precoces e comuns manifestações de lesão celular. Foi chamada por Virchow de *tumefação turva*, termo que, embora raramente, ainda é empregado por alguns patologistas. Diz-se turva porque o tecido deixa de ser translúcido, tornando-se opaco – a córnea, por exemplo, quando lesada ou edemaciada, torna-se opaca. A tumefação é causada pelo acúmulo intracelular de água em decorrência da falha no transporte ativo de íons sódio (Na) e potássio (K), a *bomba de sódio e potássio*. Em situações normais, o sódio é mantido fora e o potássio dentro da célula, à custa de energia (ATP). A falta de ATP faz com que o potássio saia e o sódio entre na célula, carregando consigo água, o que resulta em tumefação. Uma segunda complicação é a migração de íons cálcio (Ca^{2+}) para o interior da célula. A presença intracelular de cálcio ativa algumas enzimas, como as fosfolipases e as proteases, que fazem a digestão de membranas e proteínas do citoesqueleto, contribuindo para a lise das células.

Aspecto macroscópico. Tumefação, aumento de peso, turgidez e palidez do órgão afetado. A tumefação, no início do processo, não se traduz por aumento de peso, mas por aumento da pressão do parênquima e consequente aumento da tensão da cápsula. Na necropsia, isso é evidenciado ao se cortar superficialmente o órgão: seu parênquima protrai para além das bordas da cápsula. A palidez é causada pela expulsão do sangue dos capilares, por conta do aumento da pressão. Essas alterações são muito visíveis no fígado e nos rins. Apenas para exemplificar o aspecto do protraimento do parênquima após secção da cápsula, a Figura 3.3 mostra testículos nos quais foram feitos cortes na túnica albugínea. Nos testículos, esse protraimento é uma característica absolutamente normal e sua falta é um indicador de degeneração (atrofia) testicular grave.

Aspecto microscópico. As células aumentam de volume, o que é perceptível pelo estreitamento da luz de túbulos no rim (Fig. 3.4) e de sinusoides no fígado, por exemplo. O citoplasma torna-se mais opaco, com obscurecimento de estruturas intracelulares e, à medida que a quantidade de água aumenta, formam-se vacúolos no citoplasma.

Agressão à Célula 55

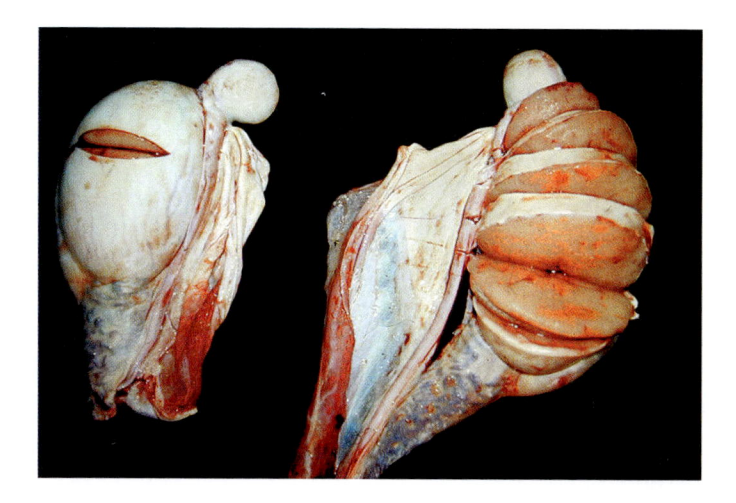

Figura 3.3 – Testículos normais. Ovino. Note o protraimento do parênquima testicular através das incisões, feitas como parte do exame necroscópico de rotina. Se esse tipo de protraimento do parênquima após a secção da cápsula fosse encontrado no rim ou no fígado, por exemplo, seria uma prova segura de tumefação do órgão. No testículo, porém, esse protraimento é uma característica normal que decorre da pressão dos túbulos seminíferos, e sua ausência indicaria degeneração testicular.

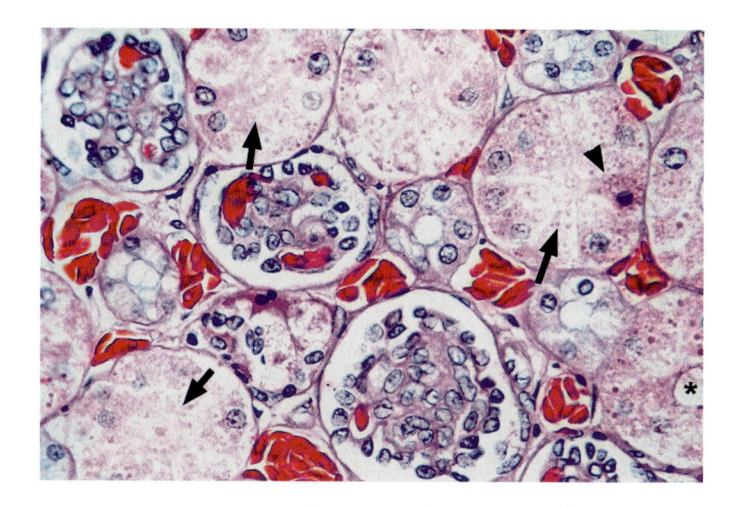

Figura 3.4 – Tumefação celular aguda. Rim. Jacaré do Pantanal (*Caiman crocodilus*). A fotomicrografia mostra um corte histológico do rim onde se observam túbulos renais proximais tumefeitos. Note que a luz dos túbulos está obliterada em virtude da tumefação das células epiteliais (*setas*) e o citoplasma é indistinto e vacuolar. Esta é uma alteração muito comum na fase inicial do choque ou da ação de substâncias nefrotóxicas. À direita, pode-se observar uma célula evidentemente necrótica (*ponta de seta* – ver Cap. 8). No canto inferior direito, existe um túbulo cuja luz está com aspecto mais próximo ao normal (*). Hematoxilina e eosina. Objetiva de 40.

Degeneração Hidrópica (Espongiose)

É um estágio mais avançado da tumefação celular. Ocorre principalmente na pele, nas mucosas e nos epitélios dos túbulos renais, da pelve renal, dos ureteres, da bexiga urinária, dos alvéolos pulmonares e dos endotélios. Representa o acúmulo intracelular de água em quantidade suficiente para ser visível ao microscópio óptico. Com o agravamento do processo, os vacúolos aumentam progressivamente de volume, coalescem e acabam por romper a parede celular. A união de várias células vizinhas rompidas forma as vesículas, tão características das lesões epiteliais por vírus, agentes químicos e temperatura (Figs. 3.5 e 3.6).

Um exemplo clássico de vesiculação com consequências mais sérias é o que ocorre quando há sobrecarga do rúmen por carboidratos fermentáveis, geralmente grãos. A fermentação produz grande quantidade de ácido láctico, que diminui severamente o pH do conteúdo ruminal e lesa a mucosa ruminal, causando degeneração hidrópica e vesiculação do epitélio. As vesículas formadas rompem-se e permitem a entrada de bactérias no cório do tecido. Essas bactérias caem na circulação porta e formam abscessos metastáticos múltiplos no fígado (Fig. 3.7).

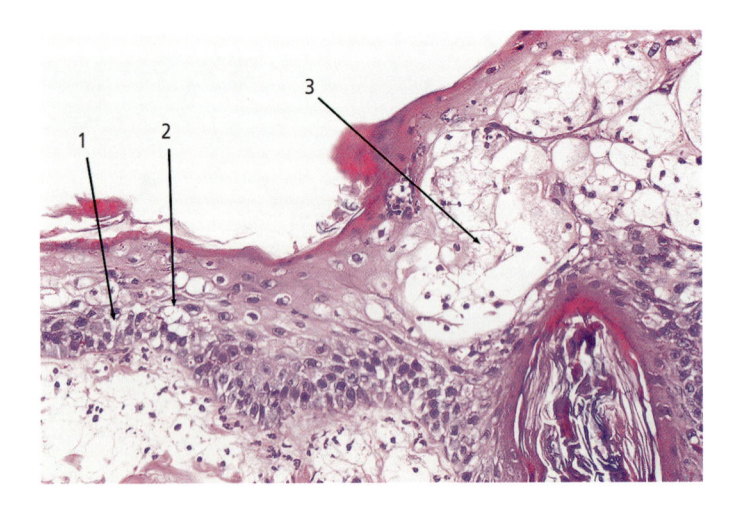

Figura 3.5 – Degeneração hidrópica e vesiculação. Pele. Cão. A fotomicrografia mostra um caso de dermatite de contato irritante e ilustra bem a formação de vesículas na pele, mas o processo é idêntico para qualquer tipo de epitélio. As células agredidas que sofreram tumefação começam a exibir a presença de água intracelular sob a forma de vacúolos (1), o que caracteriza a degeneração hidrópica. Os vacúolos aumentam de tamanho, rompem as paredes celulares e coalescem, (2) formando espaços cada vez maiores que, por sua vez, também se rompem, confluem e formam as vesículas intraepiteliais (3), visíveis macroscopicamente. Neste caso, as vesículas contêm material proteico e células inflamatórias, principalmente neutrófilos. Hematoxilina e eosina. Objetiva de 20×. Foto: Dra. Juliana Werner.

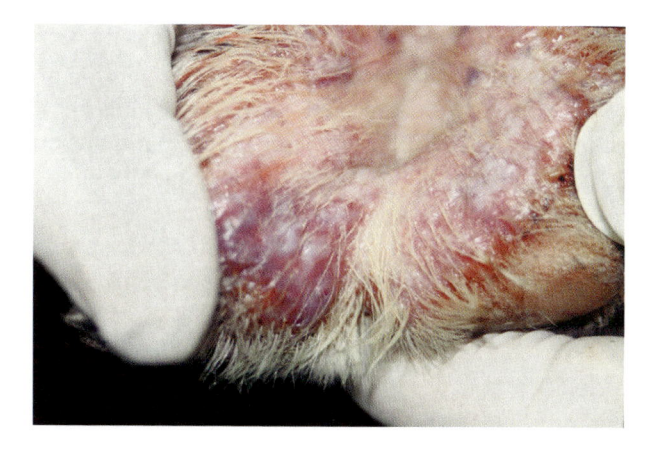

Figura 3.6 – Vesícula. Dermatite. Cão. Aspecto macroscópico. O conteúdo das vesículas, inicialmente seroso, sofre contaminação bacteriana e se transforma em exsudato purulento. Neste caso, as vesículas podem ser classificadas como pústulas. Foto: Dra. Juliana Werner.

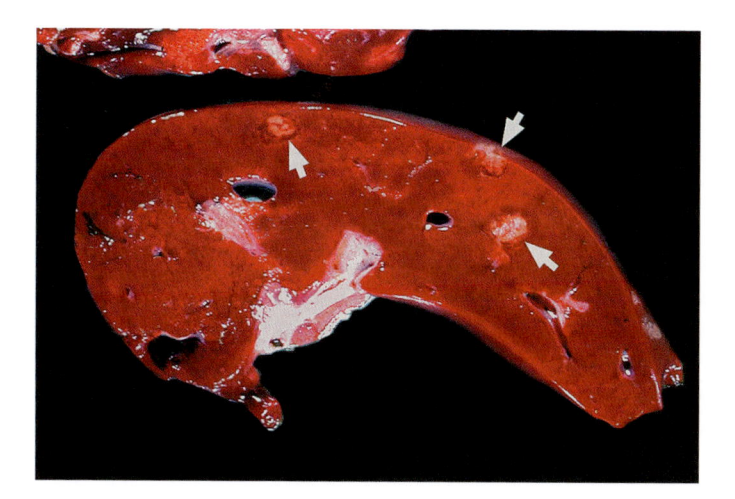

Figura 3.7 – Abscessos hepáticos. Bovino. Existem vários abscessos (*setas*) no fígado desse animal. Ele havia sofrido um sério episódio de sobrecarga ruminal por carboidratos, que causou rumenite e, em consequência, abscessos metastáticos no fígado.

Lesão por Reperfusão

A lesão por reperfusão, por sua importância, merece algum destaque nesta discussão. É fato comprovado por muitos estudos experimentais que o restabelecimento da perfusão sanguínea em tecidos isquêmicos é seguido de exacerbação da agressão e lesão às células. Esse fenômeno é causado pela liberação abrupta de radicais livres derivados do oxigênio quando este atinge em abundância os tecidos hipóxicos após o restabelecimento da perfusão. Esse fenômeno é pouco investigado em medicina veterinária e pode ser a *causa mortis* de muitos pacientes. Os exemplos mais comuns ocorrem nas torções de estômago em cães e nos vólvulos e torções intestinais, principalmente em equinos, em razão das grandes extensões de alças intestinais frequentemente envolvidas no processo. Praticamente todo cirurgião veterinário conhece casos de óbitos inexplicáveis durante o pós-operatório de procedimentos cirúrgicos bem-sucedidos para a correção de problemas daquela natureza. Os radicais livres serão estudados com mais detalhes adiante.

Agentes Químicos

A lista dos agentes químicos que podem lesar as células não caberia neste livro. Agentes químicos capazes de causar lesões são as *substâncias tóxicas*, os *venenos* e as *toxinas*. Embora a característica de uma substância ser ou não tóxica seja apenas uma questão de dosagem, existem substâncias capazes de produzir danos mesmo em pequenas quantidades, e são essas as que interessam aqui. Antes, vale a pena discutirmos três conceitos importantes:

- *Tóxico*: qualquer substância reconhecidamente capaz de alterar ou destruir funções vitais é considerada tóxica. A intensidade de sua ação, evidentemente, depende de seu potencial tóxico e da quantidade introduzida no corpo.
- *Veneno*: substância que é tóxica mesmo em pequenas quantidades, como os cianetos de sódio ou potássio. Curiosamente, alguns cianetos, como o ferrocianeto férrico (azul da Prússia), não são tóxicos.
- *Toxina*: substância tóxica de natureza proteica produzida por organismos vivos. Note que nem toda substância venenosa produzida por organismos vivos é uma toxina. O que realmente caracteriza uma toxina e a diferença dos venenos químicos e dos alcaloides vegetais é que tem alto peso molecular e propriedades antigênicas, isto é, capacidade de induzir a formação de anticorpos quando introduzida no organismo.

Quanto à forma de ação, as substâncias tóxicas podem agir direta ou indiretamente:

- *Ação direta*: combinam-se diretamente ou bloqueiam campos chaves do metabolismo celular. Por exemplo, o cianeto de sódio ou de potássio é um asfixiante intracelular que bloqueia uma enzima da cadeia respiratória da mitocôndria, a *citocromo-oxidase*. A ligação do grupo cianeto a essa enzima impede a produção de ATP a partir do oxigênio nas mitocôndrias. Tecidos que são altamente dependentes da respiração anaeróbica, como o

sistema nervoso central e o coração, são particularmente afetados nos envenenamentos por cianetos.
- *Ação indireta*: o composto em si é biologicamente inativo, mas é convertido em metabólitos tóxicos por processos metabólicos orgânicos normais. O exemplo mais clássico é o do tetracloreto de carbono (CCl_4), um solvente que já foi utilizado em lavagens a seco, como extintor de incêndios, como líquido refrigerante em geladeiras e até como vermífugo e que deixou de ser usado por ser extremamente tóxico para o fígado. Hoje ele é usado apenas em pesquisas, como indutor experimental de necrose centrolobular e cirrose hepática. O efeito tóxico do CCl_4 deve-se à sua transformação, pela enzima P450, em um radical livre extremamente ativo e tóxico que provoca peroxidação das membranas, destruição e morte das células do fígado. A P450 é uma enzima do grupo das *oxidases de função mista*, cuja função é exatamente desativar substâncias tóxicas, transformando-as em subprodutos que possam ser excretados. As oxidases de função mista, em certas situações, infelizmente são responsáveis por "transformações suicidas", como a que ocorre com o CCl_4. A capacidade de transformar substâncias inócuas em metabólitos ativos é aproveitada na farmacologia, quando o princípio ativo do medicamento são seus metabólitos e não o composto original. Outra característica das oxidases de função mista é que elas podem sofrer ativação prévia, isto é, indivíduos previamente expostos a outras substâncias, como álcool ou barbitúricos, são mais sensíveis à ação do CCl_4 e, por extensão, a muitos outros tóxicos de ação direta ou indireta.

Lesão por Radicais Livres

Radicais livres são compostos que têm um elétron único não pareado na órbita externa. Essa configuração instável faz com que eles sejam extremamente reativos, combinando-se avidamente com compostos orgânicos ou inorgânicos. Sua participação em reações é catalítica, produzindo novos radicais livres e perpetuando a reação. São muitos os exemplos de lesões produzidas por radicais livres: intoxicação por oxigênio e ozônio, lesão de reperfusão, intoxicação por certas substâncias, deficiência de selênio ou vitamina C, inflamação, lesões actínicas e envelhecimento.

Embora existam outros, os radicais livres derivados do oxigênio são os mais comuns e importantes. A célula gera energia reduzindo oxigênio para água; no entanto, durante o processo, pequenas quantidades de formas de oxigênio parcialmente reduzido são produzidas como subproduto inevitável da respiração mitocondrial. Algumas dessas formas são radicais livres. Os principais são o ânion superóxido (O_2^-), o peróxido de hidrogênio (H_2O_2) e o íon hidroxila (OH^+). O metabolismo enzimático de compostos tóxicos exógenos também pode gerar radicais livres, alguns extremamente perigosos, como o CCl_3, resultante do metabolismo do tetracloreto de carbono no fígado. O óxido nítrico ou monóxido de nitrogênio (NO), um mediador químico produzido por células endoteliais, macrófagos e outras células, cuja principal função é promover o relaxamento da musculatura lisa, também pode atuar como radical livre.

Principais Ações dos Radicais Livres

Os efeitos dos radicais livres são muito amplos, mas três deles são muito importantes como causadores de lesão celular:

- *Peroxidação de lipídios de membranas*: radicais livres, principalmente OH^+, na presença de oxigênio, podem causar peroxidação de lipídios da membrana plasmática e de organelas.
- *Modificação de proteínas*: radicais livres provocam fragmentação de proteínas por oxidação de cadeias de aminoácidos.
- *Lesões no DNA*: reações entre os radicais livres e a base nitrogenada timina do DNA nuclear e mitocondrial podem resultar em envelhecimento ou em transformação neoplásica da célula.

Embora os radicais livres sejam instáveis e, em geral, degenerem-se espontaneamente, os organismos animais desenvolveram, ao longo de sua evolução, mecanismos para neutralizá-los ou removê-los e, portanto, minimizar o dano que causariam, já que sua produção é inevitável e o grau de lesão que causam depende do tempo de ação antes de serem neutralizados. Existem mecanismos enzimáticos e não enzimáticos encarregados de destruir esses radicais:

- *Antioxidantes*: substâncias que bloqueiam a formação ou inativam os radicais livres, interrompendo a lesão. Os exemplos são as vitaminas E, A e C e a glutationa.
- *Enzimas*: existe uma série de enzimas cuja função é a inativação de radicais livres. Essas enzimas estão sempre próximas aos locais de formação dos radicais livres. Por exemplo:
  − *Superóxido dismutase*: sua função é converter o superóxido (O_2^-) em água.
  − *Catalase*: sua função é transformar o peróxido (H_2O_2) em água.
  − *Glutationa peroxidase*: sua função é prevenir a peroxidação de lipídios. A falta de ação da glutationa peroxidase acontece na deficiência de selênio e de vitamina E, que são partes integrantes da enzima. O quadro lesional dessa deficiência decorre da extensa lesão de membranas celulares na musculatura estriada (Fig. 3.8) e no fígado, principalmente.

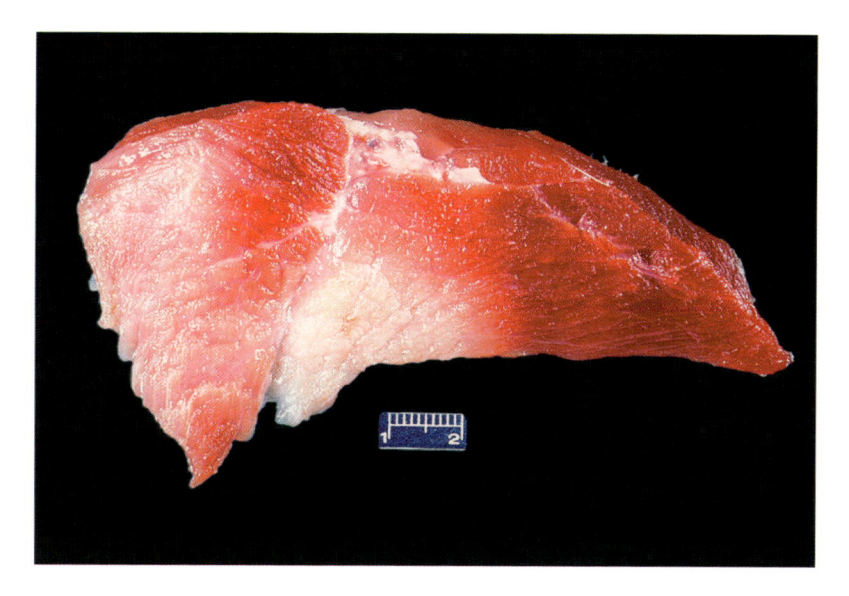

Figura 3.8 – Deficiência de selênio e/ou vitamina E ("doença dos músculos brancos"). Músculo esquelético. Suíno. Este é um exemplo de lesão causada por radicais livres. O selênio e a vitamina E são componentes do sistema selênio-glutationa peroxidase, uma enzima que protege os tecidos dos radicais livres. A deficiência de algum ou de ambos permite a peroxidação das membranas celulares que, no músculo esquelético, aparecem como áreas necróticas (de Zenker) extremamente pálidas.

Por fim, é preciso que se diga que os radicais livres não são sempre vilões. Alguns processos necessários para a sobrevivência do indivíduo, como a destruição de microrganismos pelos fagócitos, resultam da ação de radicais livres produzidos em suas organelas.

Outras Causas de Lesão à Célula

São muitos os outros agentes, reações e processos também capazes de causar lesão às células, mas sua discussão escapa aos objetivos deste livro. Entre tantos, citam-se como exemplos os agentes físicos, como os mecânicos, temperatura, pressão, radiação e eletricidade; os agentes infecciosos, como vírus, rickéttsias, bactérias, fungos, protozoários e metazoários; as reações imunológicas, sobretudo aquelas que fogem ao controle do organismo, como as reações anafiláticas ou as doenças autoimunes; os distúrbios genéticos, como certos defeitos metabólicos; os distúrbios nutricionais, como excesso ou falta de nutrientes; e as alterações na demanda fisiológica, como na gestação e lactação ou no excesso de trabalho muscular, ou mesmo na inatividade.

Bibliografia

CREMONESE, R. V.; PEREIRA-FILHO, A. A.; MAGALHÃES, R. et al. Cirrose experimental induzida pela inalação de tetracloreto de carbono: adaptação da técnica e avaliação da peroxidação lipídica. *Arq. Gastroenterol* (São Paulo), v. 38, p. 40-47, jan.-mar., 2001.

HENSLEY, K.; ROBINSON, K. A.; GABBITA, S. P. et al. Reactive oxygen species, cell signaling, and cell injury. *Free Radic Biol Med*, v. 28, p. 1456-1462, 2000.

KUMAR, V.; ABBAS, A. K.; FAUSTO, N. Cell adaptations, cell injury, and cell death. In: *Robbins and Cotran Pathologic Basis of Disease*. 7. ed. Philadelphia: Elsevier Saunders, 2005. Cap. 1, p. 3-46.

MEYERS, R. K.; McGAVIN, M. D. Cellular and tissue response to injury. In: McGAVIN, M. D.; ZACHARY, J. F. *Pathologic Basis of Veterinary Diseases*. 4. ed. St. Louis: Mosby Elsevier, 2007. Cap. 1, p. 3-62.

RIEDEMANN, N. C.; WARD, P. A. Complement in ischemia reperfusion injury. *Am. J. Pathol.*, v. 162, p. 363-367, 2003.

Capítulo 4

Adaptações Celulares às Agressões

Como visto no capítulo anterior, dependendo do tipo de estímulo ou agressão, as células tentam se adaptar por meio de modificações morfológicas ou funcionais que lhes permitam sobreviver ou manter suas funções diante da nova situação. Adaptação é, portanto, o novo estado de equilíbrio, diferente do normal e que foi atingido pelas células em resposta aos estímulos fisiológicos alterados ou a certos estímulos patológicos. Assim, quando possível, as células encolhem, crescem, se multiplicam ou se modificam para se adaptar às novas condições, isto é, sofrem *atrofia*, *hipertrofia*, *hiperplasia* ou *metaplasia*. Essas alterações estão representadas graficamente nas Figuras 4.1 e 4.2.

Todas essas alterações morfológicas adaptativas são reversíveis.

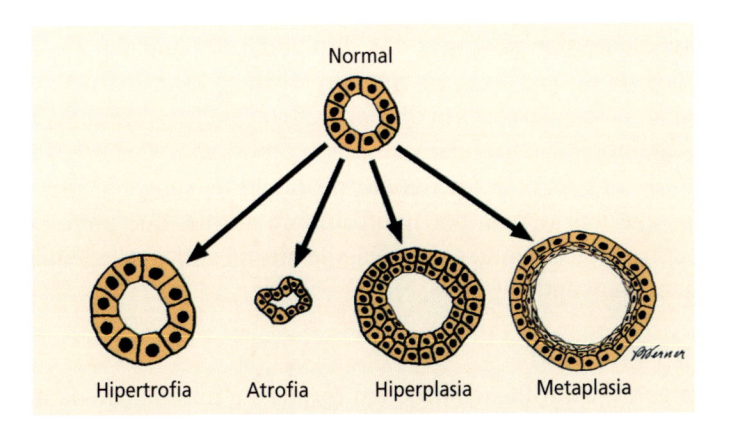

Figura 4.1 – Representação gráfica das quatro alterações adaptativas básicas: *hipertrofia, atrofia, hiperplasia* e *metaplasia*. Compare-as com o *normal* e note as características morfológicas de cada uma: aumento do tamanho das células na hipertrofia, encolhimento do órgão na atrofia, aumento do número de células na hiperplasia e modificação do tipo do epitélio na metaplasia. Esta última está representada com mais detalhes na Figura 4.2.

63

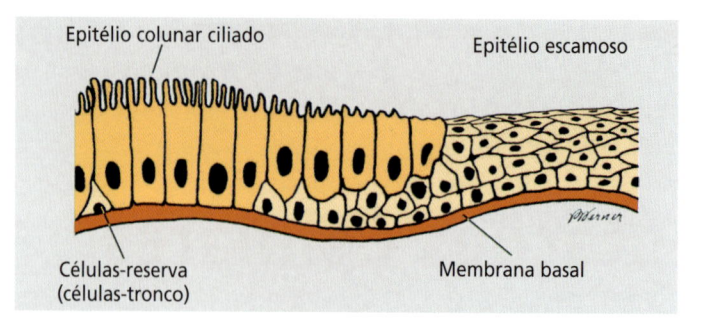

Figura 4.2 – Metaplasia. Nesta representação esquemática, o epitélio colunar ciliado do trato respiratório, à esquerda, gradualmente se transforma em epitélio pavimentoso poliestratificado (escamoso), muito mais capaz de resistir a uma agressão crônica, como a inalação da fumaça de cigarros, por exemplo.

Atrofia

Atrofia refere-se à diminuição do tamanho de uma estrutura orgânica, seja um órgão, um tecido ou uma célula, que já havia alcançado seu tamanho normal. A atrofia pode atingir todo o órgão ou apenas parte dele, um grupo de células ou mesmo apenas uma célula. Embora possa culminar com a morte da célula, é importante considerar que a atrofia é uma alteração adaptativa *reversível*.

A atrofia em um órgão ou tecido é classificada como *quantitativa*, quando o número de células diminui, ou *qualitativa*, quando o tamanho das células diminui. A atrofia também pode ser considerada *fisiológica*, quando resulta de um processo fisiológico e normal, e *patológica*, quando resulta de um processo mórbido.

Fisiologicamente, muitas estruturas diminuem de tamanho em função das exigências do processo de desenvolvimento orgânico, como o ducto tireoglossal e o gubernáculo testicular, ou têm caráter cíclico devido a estímulos hormonais, como acontece no útero, nas mamas ou no corpo lúteo. Embora a diminuição do tamanho de órgãos e tecidos como resultado de um processo fisiológico normal não seja considerada por muitos como atrofia, que preferem o termo *involução*, etimologicamente, a definição de atrofia aplica-se adequadamente a esse fenômeno também (Fig. 4.3).

Causas da Atrofia

De maneira geral, a atrofia acontece em resposta à diminuição da nutrição, da irrigação sanguínea, dos níveis de estímulo nervoso ou hormonal ou da demanda fisiológica. Especificamente, as principais causas de atrofia são:

- *Perda da inervação.* A integridade do suprimento nervoso é responsável pelo tônus (ou tono) muscular. O tônus é o estado fisiológico de contração leve e contínua presente na musculatura saudável e é essencial para a saúde do músculo. A ablação da inervação resulta em rápida e severa atrofia da musculatura envolvida devido à abolição do tônus (Fig. 4.4). A causa mais comum de denervação é o trauma, com secção ou ruptura do nervo correspondente, mas ela pode decorrer de compressão ou envolvimento direto do feixe nervoso em processos inflamatórios, infecciosos, cicatriciais ou neoplásicos.

- *Desuso*. Sob esse nome subentende-se a falta de uso ou a diminuição da demanda fisiológica. Seus efeitos são mais notáveis na musculatura, como após a imobilização de um membro para tratamento de fraturas, quando se torna por demais notável a diminuição da circunferência do membro já nos primeiros dias de imobilização. Esse tipo de atrofia também é observado em glândulas, como o pâncreas, após a obstrução do ducto excretor (Figs. 4.5 a 4.7).
- *Distúrbios endócrinos*. Em certas glândulas, quando há diminuição ou falta de estímulo hormonal, ocorre atrofia semelhante à do desuso. Na deficiência hormonal, as funções de algumas glândulas que dependem do hormônio em questão são paralisadas, daí a semelhança. Por exemplo, as suprarrenais podem sofrer atrofia por dois mecanismos endócrinos diferentes: falta de hormônio adrenocorticotrófico, por conta da destruição do parênquima da hipófise por um tumor, e administração excessiva de corticosteroides ao paciente (atrofia iatrogênica). O hipoadrenocorticismo resultante é, portanto, secundário.

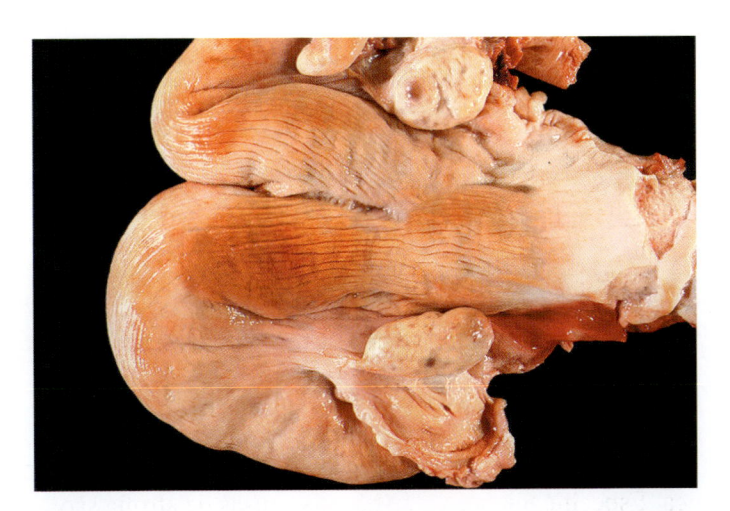

Figura 4.3 – Involução. Útero. Bovino. Esta foto mostra um útero bovino alguns dias após a interrupção de uma gestação de 40 dias. A involução é evidenciada pelas pregas longitudinais observadas no corpo e cornos uterinos, as chamadas "linhas de involução". Note que a involução não deixa de ser uma forma de atrofia, apenas fisiológica e cíclica.

66 Adaptações Celulares às Agressões

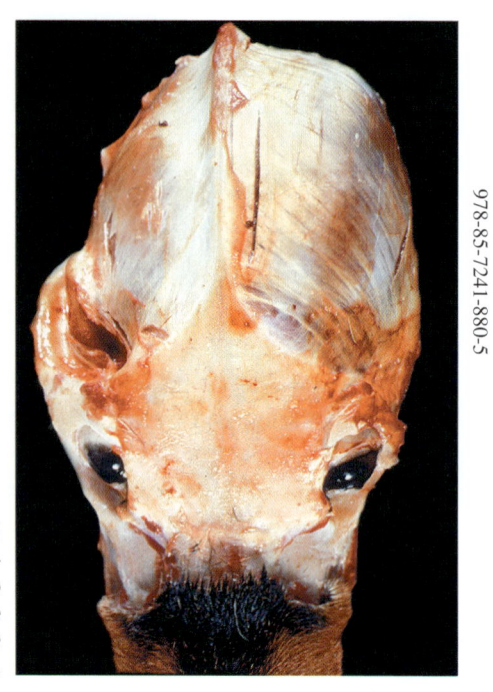

Figura 4.4 – Atrofia muscular. Cão. Este animal exibe grave atrofia da musculatura mastigatória, evidenciada pela diminuição do volume do músculo temporal do lado direito. Compare com o lado oposto, não afetado. A intensidade da alteração faz suspeitar de lesão neurológica.

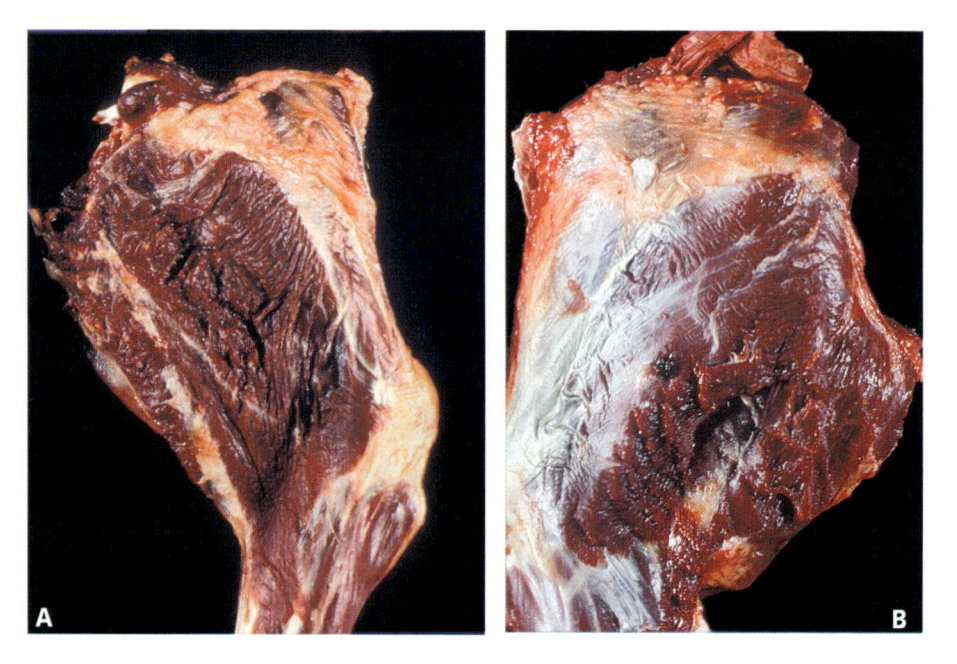

Figura 4.5 – (*A* e *B*) Atrofia muscular. Cão. Composição mostrando ambos os membros pélvicos do mesmo animal. Note a diminuição de volume do membro em *A*, causada pela atrofia dos principais grupos musculares após imobilização prolongada.

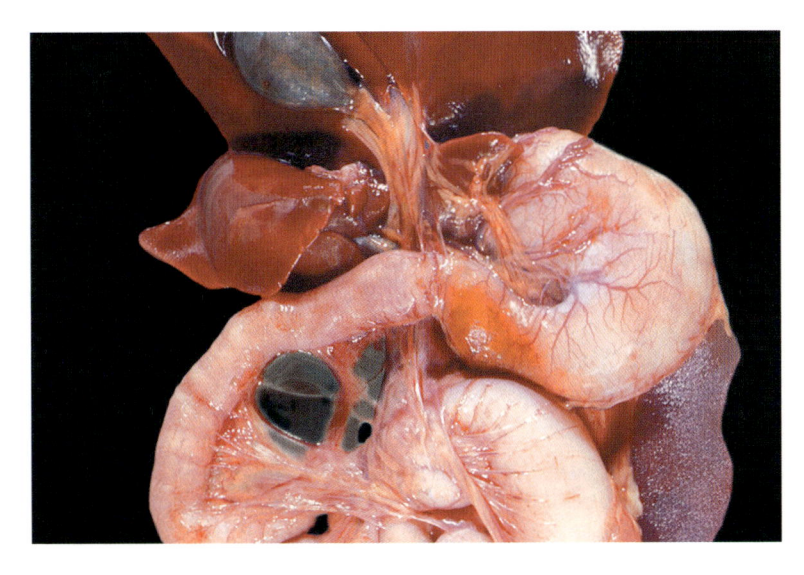

Figura 4.6 – Atrofia do pâncreas. Cão adulto. Esse cão exibia quadro clínico compatível com insuficiência pancreática, caracterizado por magreza extrema, apetite voraz, abdômen distendido e fezes gordurosas e malcheirosas. Note a ausência do pâncreas na região próxima ao estômago e o duodeno. A área de coloração mais escura na altura do piloro e que se estende para duodeno e mesentério é lipofuscinose e indica que a lesão é crônica e grave. A Figura 4.7 mostra a lesão com mais detalhes.

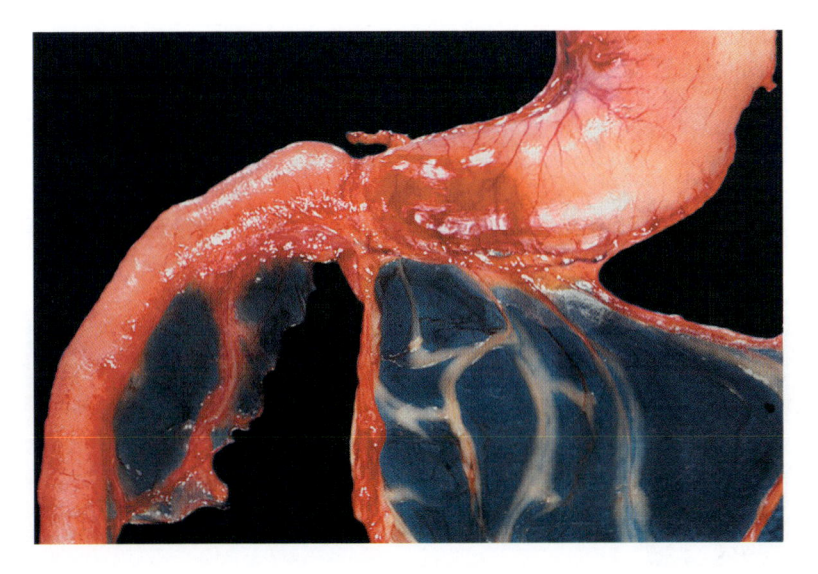

Figura 4.7 – Atrofia do pâncreas. Cão. Mesmo caso da Figura 4.6. Detalhe da lesão, evidenciando a ausência do órgão. Cortes histológicos do tecido próximo ao duodeno evidenciaram que a parte endócrina do pâncreas foi preservada, o que indica que a provável causa da atrofia foi a obstrução do ducto pancreático.

68 Adaptações Celulares às Agressões

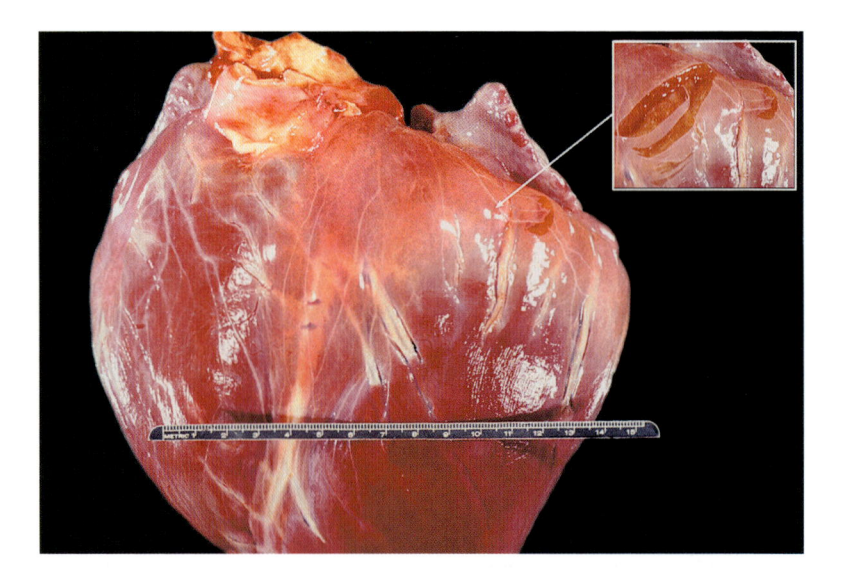

- *Inanição*. A desnutrição grave, principalmente o déficit proteico-calórico, resulta em atrofia dos músculos esqueléticos por obrigar o corpo a lançar mão da própria musculatura como fonte de energia após a depleção sequencial das reservas de glicogênio no plasma, fígado e músculos e de lipídios no tecido adiposo. Após a musculatura, o parênquima de glândulas, principalmente do fígado, é utilizado como energia. Afinal, a atrofia causada pela desnutrição atinge quase todo o organismo, exceto ossos e o sistema nervoso central. Nas fases iniciais da desnutrição, quando seus efeitos ainda não se tornaram óbvios, o *diagnóstico* da inanição durante o exame necroscópico é feito pela constatação de *atrofia serosa do tecido adiposo*. O principal local para se buscar essa alteração é no tecido adiposo epicárdico, no sulco coronário. A gordura epicárdica adquire aspecto edematoso (gelatinoso) muito evidente (Fig. 4.8). O segundo local para confirmação do diagnóstico de inanição, sobretudo em animais naturalmente muito magros, é a medula óssea de ossos longos (Fig. 4.9). Animais com desnutrição crônica não exibem atrofia serosa do tecido adiposo, pois seus depósitos de gordura há muito foram eliminados. Neles, o diagnóstico necroscópico da inanição é feito pela constatação de magreza excessiva e diminuição de volume da musculatura esquelética, do fígado e demais órgãos digestórios e ausência de conteúdo no tubo digestório.

Figura 4.8 – Atrofia serosa do tecido adiposo. Coração. Asno. A falta de alimentação crônica leva à inanição, o que pode ser comprovado à necropsia pela atrofia do tecido adiposo no sulco coronário. O tecido adiposo adquire aspecto gelatinoso característico (*detalhe*), o que dá o nome à lesão.

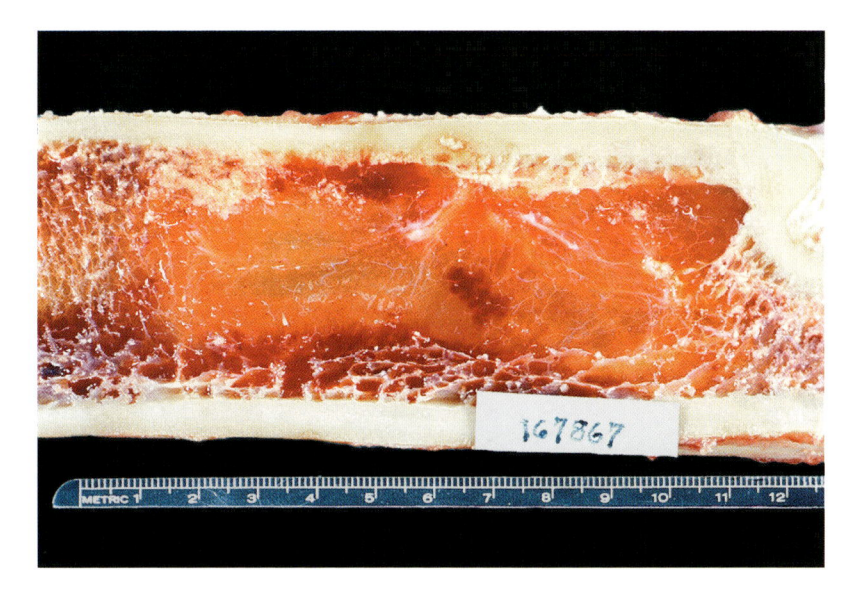

Figura 4.9 – Atrofia serosa do tecido adiposo. Medula óssea. Asno. Este é o mesmo caso da Figura 4.8. Animais normalmente muito magros têm pouquíssima quantidade de tecido adiposo no epicárdio, o que dificulta a comprovação de inanição durante a necropsia. Neste caso, um local alternativo onde sempre se encontra tecido adiposo para avaliação é a cavidade medular de ossos longos. As manchas vermelho-escuras na medula óssea são áreas de hematopoese que se tornaram mais evidentes em razão da transparência do tecido adiposo.

- *Irrigação sanguínea deficiente.* A diminuição do suprimento sanguíneo causa atrofia quantitativa por conta da perda progressiva de células parenquimatosas. Na insuficiência cardíaca congestiva direita, por exemplo, há congestão passiva crônica do fígado e, como resultado, perda progressiva das células da região central do lóbulo hepático. A região central dos lóbulos fica repleta de sangue e, no exame macroscópico do fígado, aparece de cor escura, contrastando com a palidez da periferia dos lóbulos e dando ao órgão o aspecto característico de "fígado em noz-moscada" (Fig. 4.10).
- *Compressão.* A compressão de uma região durante longos períodos induz atrofia. Essa alteração é muito evidente no tecido adiposo subcutâneo em pontos de pressão cutânea, como nos pontos de apoio de uma sela de montaria mal adaptada à região toracolombar de equinos. Da mesma forma, os tecidos vizinhos a tumores que se expandem lentamente atrofiam-se progressivamente devido à pressão da massa em expansão. Aliás, essa é a razão de as neoplasias de crescimento lento serem limitadas por cápsulas fibrosas: as células do parênquima do tecido vizinho se atrofiam e acabam por desaparecer, mas o estroma permanece, formando a cápsula (Fig. 4.11), característica das neoplasias benignas.

70 Adaptações Celulares às Agressões

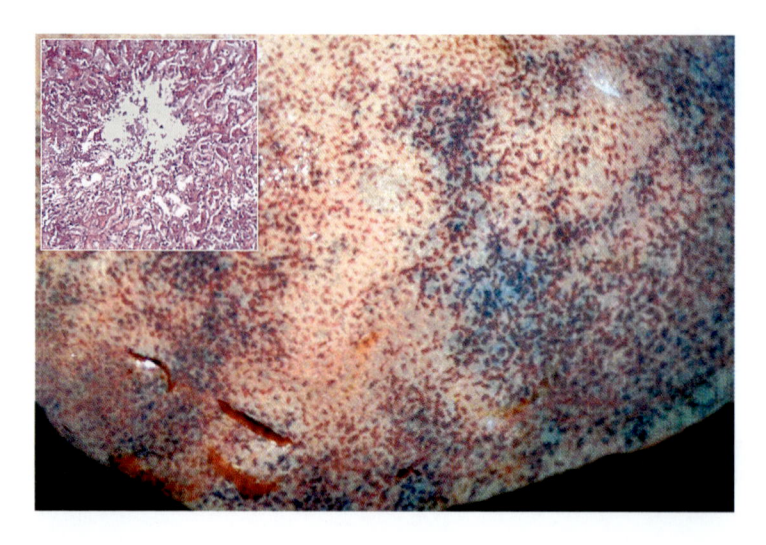

Figura 4.10 – "Fígado em noz-moscada". Cão. O aspecto macroscópico mosqueado do fígado com congestão crônica deve-se à atrofia progressiva e ao desaparecimento dos hepatócitos da região centrolobular dos lóbulos hepáticos, em razão da hipóxia estagnante. Isso pode ser visto no *detalhe*, no canto superior da imagem, que é uma fotomicrografia da lesão: note como os hepatócitos da região centrolobular desapareceram. Posteriormente, essas áreas agora vazias se enchem de hemácias e correspondem às áreas escuras observadas no exame macroscópico do fígado.

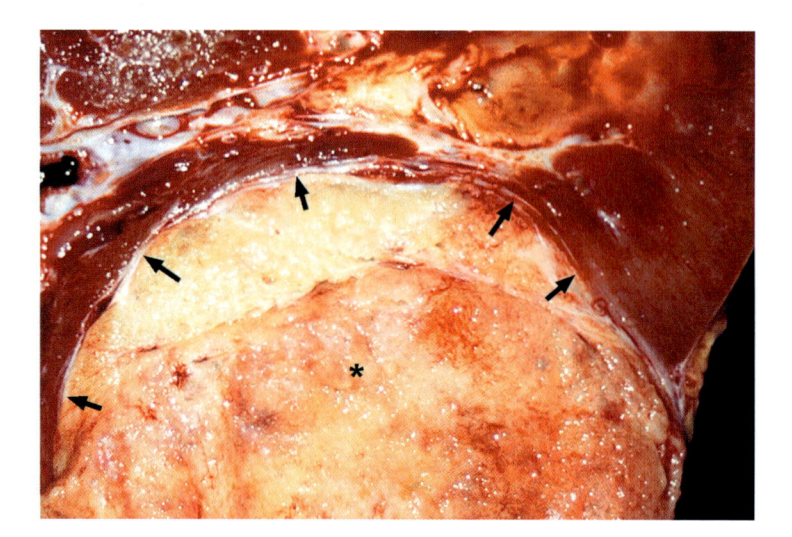

Figura 4.11 – Adenoma renal. Equino. Pode parecer estranho, mas a cápsula que circunda e geralmente caracteriza um adenoma resulta de atrofia por compressão. O adenoma cresce lentamente por expansão e, ao crescer, comprime e atrofia o tecido saudável vizinho. As células parenquimatosas desaparecem, mas o estroma conjuntivo permanece, formando uma cápsula fibrosa (*setas*) que circunda o adenoma (*) e o separa do tecido renal saudável.

Aspecto Macroscópico da Atrofia

O tamanho da estrutura é menor que o normal. Em órgãos ou partes corporais pares, e se a atrofia é unilateral, a constatação da atrofia é feita comparando-se o lado afetado com o lado oposto. Já em estruturas ou órgãos únicos, a comparação é feita com os padrões anatômicos normais. Nesse caso, o órgão deve ser medido, pesado e comparado com tabelas que informam as dimensões e pesos normais de estruturas corporais. Para compensar a extrema variação de tamanho e porte físico entre animais da mesma espécie, existem tabelas que informam o peso relativo do órgão, utilizando como base o peso corporal. Em pesquisa, utilizam-se tabelas feitas com dados relativos às dimensões e ao peso dos órgãos dos animais testemunhas, sempre da mesma espécie, raça, gênero, idade e porte físico dos animais experimentais.

Aspecto Microscópico da Atrofia

Para o observador experiente, a diminuição do tamanho das células e tecidos é facilmente detectada, como, por exemplo, o estreitamento dos cordões de hepatócitos no fígado atrófico. No músculo, a atrofia é mais bem avaliada em cortes transversais das fibras musculares, que diminuem de tamanho progressivamente por perda do sarcoplasma, adquirem forma angular, ao contrário da forma mais arredondada normal, e, após algum tempo, desaparecem, restado apenas o sarcolema e o endomísio, semelhantes a tecido conjuntivo fibroso. Em outros órgãos, todavia, a atrofia é reconhecida indiretamente, constatando o aumento relativo de certas estruturas por unidade de área do tecido examinado. Assim, no baço atrófico, observa-se aumento do número de trabéculas de músculo liso por campo de observação do microscópio. O mesmo acontece com o número de corpúsculos renais, que aparece aparentemente aumentado na atrofia do rim. No rim do animal muito jovem, deve-se empregar mais cautela, pois o rim ainda imaturo também tem um número aparentemente maior de corpúsculos renais. O aumento do número de estruturas observadas na atrofia acontece porque o espaço entre elas diminui e elas se tornam mais próximas umas das outras, "cabendo" maior número no campo do microscópio. No testículo, onde clinicamente pode ser confundida com hipoplasia (esta é muito mais importante por não ser reversível), utiliza-se o critério de avaliar a intensidade da espermatogênese nos túbulos seminíferos para classificar a atrofia. Especificamente no testículo, a atrofia é diagnosticada como "degeneração", que é classificada em três graus, segundo a gravidade das alterações: leve, moderada e grave. Na leve, aproximadamente 20% dos túbulos não exibem espermatogênese; na moderada, aproximadamente 50% dos túbulos têm espermatogênese; na grave, todos ou quase todos os túbulos não exibem espermatogênese (Fig. 4.12).

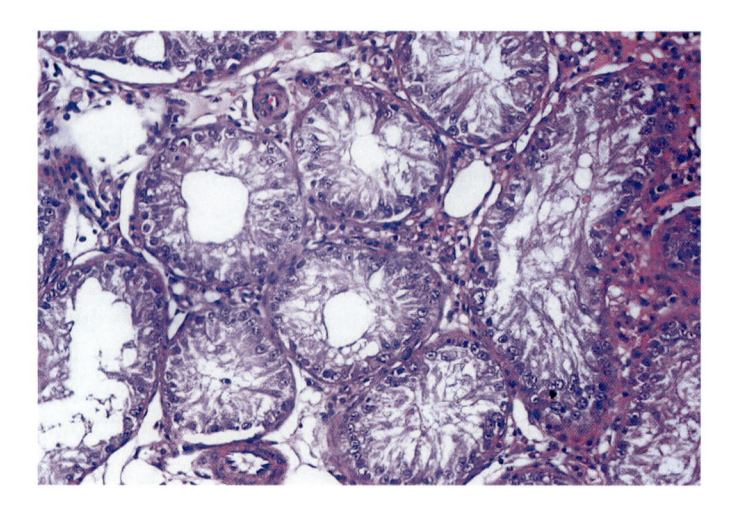

Figura 4.12 – Atrofia (degeneração) do testículo. Cão. Os túbulos seminíferos não evidenciam espermatogênese, não contêm espermatogônias e são revestidos apenas por células de sustentação (Sertoli), o que confirma o diagnóstico de degeneração testicular. Estresse crônico e aumento de temperatura local são as duas mais importantes causas dessa alteração.

Hipertrofia e Hiperplasia

Essas duas alterações adaptativas são consideradas juntas porque, macroscopicamente, ambas se traduzem por aumento no tamanho do órgão ou tecido. As diferenças só são notadas histologicamente. A diferença entre elas é que, na hiperplasia, o órgão tem mais células que o normal; na hipertrofia, o número de células permanece inalterado. Apesar de serem processos distintos, costumam aparecer juntos no mesmo órgão e podem ser desencadeados pelos mesmos estímulos. O útero grávido, por exemplo, aumenta de tamanho por conta do aumento do número (hiperplasia) e do tamanho (hipertrofia) das células do epitélio e da musculatura lisa que o compõem. Já a musculatura esquelética aumenta de volume apenas por aumento do tamanho das suas células, ou hipertrofia pura, no linguajar de alguns.

A capacidade de um órgão ou tecido sofrer hiperplasia ou hipertrofia depende da sua capacidade de multiplicar-se ou de sintetizar ácido desoxirribonucleico e de formar novas unidades funcionais. Essa característica tem importância também na capacidade de regeneração dos tecidos, o que será visto com mais detalhes no Capítulo 11. Os tecidos constituídos por células que perderam a capacidade de multiplicação não podem sofrer hiperplasia; para compensar aumento na demanda funcional, eles respondem com hipertrofia. Por outro lado, os tecidos cujas células mantêm a capacidade de se multiplicar podem apresentar tanto hiperplasia quanto hipertrofia.

Hipertrofia

É o crescimento de um órgão ou tecido em razão de aumento do tamanho, não do número, de suas células. Essas células aumentam porque ampliam o número de componentes estruturais e organelas. A hipertrofia pura, isto é, não acompanhada de hiperplasia, ocorre nos tecidos cujas células são incapazes de se multiplicar, como as fibras musculares estriadas do miocárdio e da musculatura esquelética. Fibras musculares lisas podem sofrer tanto hipertrofia quanto hiperplasia. Nos neurônios, que são as outras células que não se multiplicam, ainda não se constatou hipertrofia, como se a demanda sempre estivesse muito aquém da capacidade de trabalho do sistema nervoso.

A afirmação de que células cardíacas e neurônios não têm capacidade de se multiplicar deve ser interpretada com cautela. Sempre se assumiu que a hipertrofia era a única forma possível de aumento celular no coração, mas evidências científicas têm demonstrado o contrário, e o mesmo parece ser válido para os neurônios. Embora muito limitada, essas células têm capacidade de proliferação e são capazes de ter sua população refeita a partir de células precursoras sob estímulos específicos, um ponto extremamente favorável às pesquisas sobre terapia celular por células-tronco.

A hipertrofia pode ser considerada *patológica*, quando resulta de uma doença – por exemplo, a hipertrofia do coração nos casos de insuficiência valvular –, ou *fisiológica*, quando resulta da atividade normal do organismo, como a hipertrofia da massa muscular e do próprio coração no aumento da atividade física. Embora as causas sejam fundamentalmente diferentes, é importante considerar que não há diferenças morfológicas no miocárdio hipertrofiado, não importando se a hipertrofia visou enfrentar a sobrecarga hemodinâmica de uma insuficiência valvular ou do aumento de exercício físico de um cavalo de corridas. É importante considerar também que a capacidade do miócito hipertrofiar é limitada. Assim, se a sobrecarga hemodinâmica for progressiva, em determinado ponto a capacidade da célula de aumentar de volume atingirá o limite e a insuficiência cardíaca irá se tornar descompensada (em geral, sobrevém dilatação cardíaca).

A hipertrofia resulta, unicamente, do aumento da demanda funcional do órgão, seja por maior requerimento de trabalho, como na musculatura esquelética ou cardíaca, ou por estímulo hormonal, como no útero na gestação, ou mesmo em casos idiopáticos, como a hipertrofia do terço caudal do esôfago de equinos, que se acredita ser causada por contrações (espasmos) exageradas e contínuas do órgão (Fig. 4.13). Além disso, a hipertrofia pode ser *compensatória* ou *vicariante*, quando acontece para substituir e compensar a falta ou deficiência de um órgão par ou de alguma função orgânica. Por exemplo, após nefrectomia unilateral, o rim remanescente sofre hipertrofia e hiperplasia para compensar a ausência do rim removido. No rim, os néfrons, ou seja, as unidades funcionais, não se

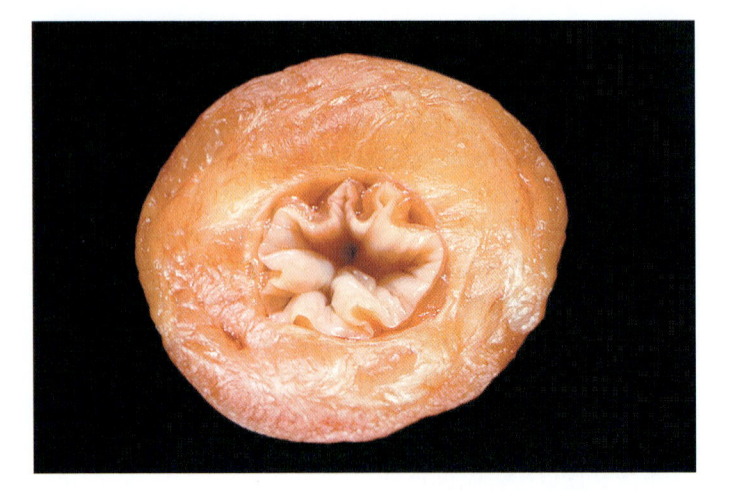

Figura 4.13 – Hipertrofia do esôfago. Cavalo. A figura mostra a porção caudal do esôfago cortada transversalmente, sendo muito evidente a hipertrofia (aumento da espessura) da camada muscular e consequente diminuição da luz do órgão (estenose). Esta é uma alteração relativamente comum em cavalos, considerada idiopática por não ter causa definida. Especula-se que seja mais comum em animais mais nervosos e que predisporia o portador às obstruções por compactação de alimento.

multiplicam, apenas tornam-se mais longos; para atingir esse objetivo, as células epiteliais dos túbulos se multiplicam, daí a razão de se dizer que ocorre hipertrofia e hiperplasia.

Hiperplasia

É o aumento de tamanho do tecido ou órgão ocasionado pelo maior número de suas células (Fig. 4.14). Por extensão, usa-se o termo hiperplasia para indicar qualquer incremento do número de células observado durante o exame histológico, desconsiderando se há ou não aumento no tamanho do órgão. Macroscopicamente é difícil, e muitas vezes impossível, diferenciar hiperplasia de hipertrofia, principalmente porque nenhuma delas confere alguma característica morfológica distinta ao órgão aumentado de tamanho e, como já dito antes, a hiperplasia está, muitas vezes, associada à hipertrofia. Só se pode estabelecer o diagnóstico definitivo de hiperplasia e, por consequência, a diferenciação da hipertrofia, pelo exame histológico. Já no exame histológico, a hiperplasia pode ser confundida com neoplasia benigna (adenoma); a única diferença entre elas é a presença de cápsula nesta última (Fig. 4.15).

A hiperplasia pode ser *difusa*, atingindo todo o órgão, como as paratireoides no hiperparatireoidismo (Fig. 4.16), ou *focal* (nodular), quando apenas áreas limitadas de um órgão ou tecido são afetadas, como ocorre no baço, fígado, pâncreas, córtex da suprarrenal, glândula mamária, etc. (Figs. 4.15 e 4.17).

Adaptações Celulares às Agressões 75

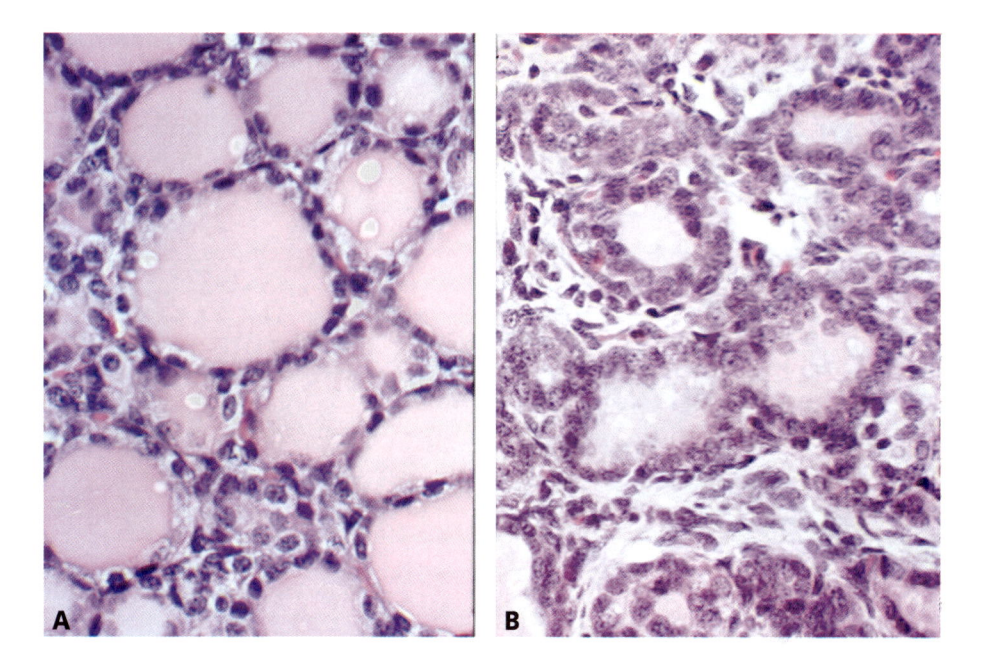

Figura 4.14 – Tireoide. Leitão. Duas fotomicrografias foram combinadas em uma só imagem para comparar os aspectos histológicos da glândula normal, em A, com a glândula hiperplásica, em B. É evidente a maior celularidade na glândula hiperplásica. Note também que o coloide que preenche os ácinos é muito mais escasso e irregular na glândula hiperplásica.

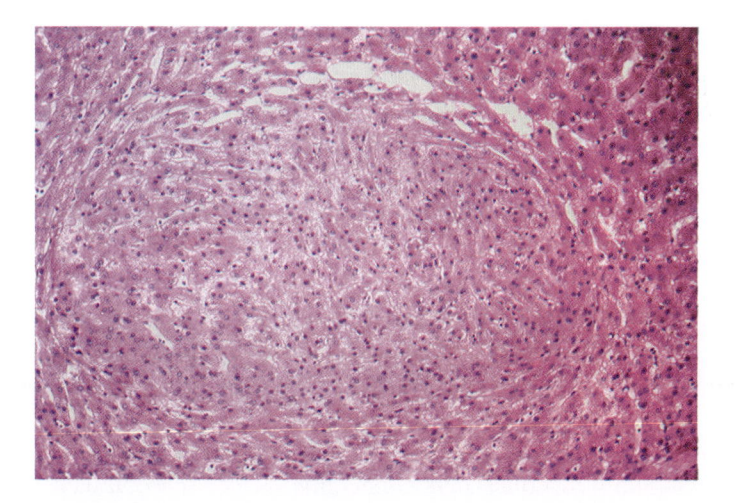

Figura 4.15 – Hiperplasia nodular. Fígado. Suíno. Note que, tomando quase toda a região central da fotomicrografia, existe uma área onde os hepatócitos proliferam de forma desorganizada, deslocando os cordões de hepatócitos e deformando a arquitetura normal do lóbulo hepático, mais evidentemente na lateral esquerda da imagem. Essa proliferação poderia ser confundida com um adenoma hepático, não fosse pela ausência de cápsula, o que é característico da hiperplasia nodular. Coloração com ácido periódico de Schiff (PAS) para glicogênio. Objetiva de 20×.

76 Adaptações Celulares às Agressões

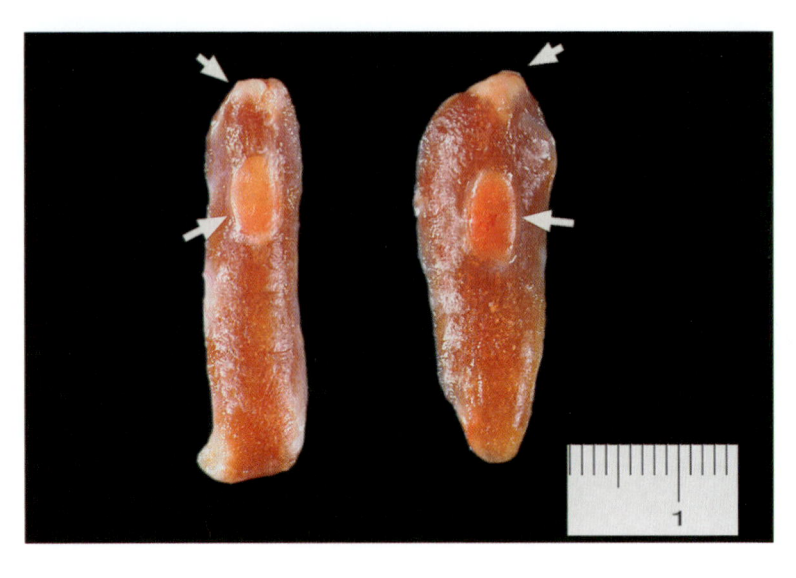

Figura 4.16 – Hiperplasia difusa das paratireoides. Cão. A foto mostra as quatro glândulas paratireoides bastante aumentadas (*setas*), em sua posição anatômica normal sobre as tireoides. Se fossem normais, essas glândulas deveriam medir aproximadamente 1mm de diâmetro e dificilmente seriam visíveis no exame macroscópico de rotina. O fato de as quatro estarem igualmente aumentadas exclui a possibilidade de neoplasia e indica causa sistêmica para a hiperplasia, no caso hiperparatireoidismo secundário de origem nutricional.

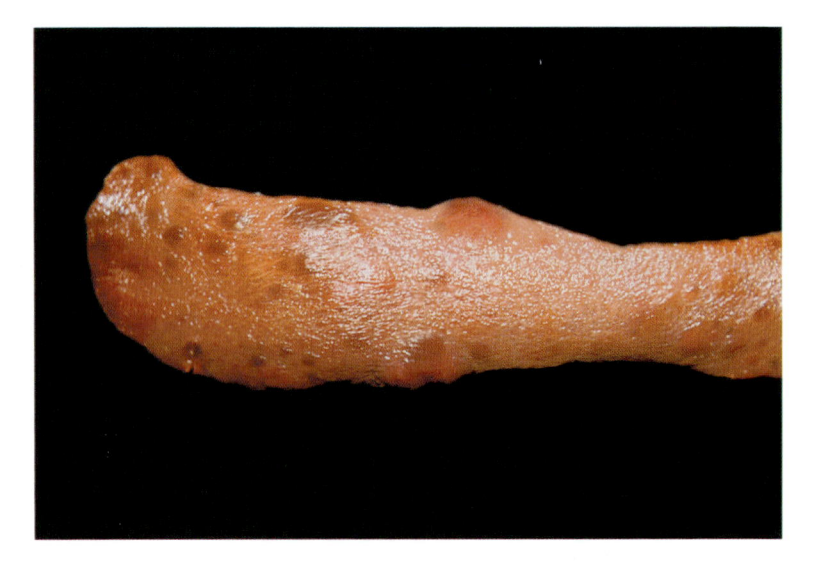

Figura 4.17 – Hiperplasia nodular. Baço. Cão. Esta é uma alteração comum em baços de cães idosos. Ao corte, esses nódulos têm aspecto mosqueado, sendo as áreas mais escuras formadas por polpa vermelha normal e as mais claras, por hiperplasia de células linfoides ou por uma mistura destas com células mieloides, eritroides e megacariocíticas (hematopoese extramedular).

Hiperplasia Fisiológica

A hiperplasia fisiológica acontece por duas razões: hormonal ou compensatória. A primeira acontece sob influência de hormônios para suprir a demanda aumentada, como na mama durante a gestação preparando-se para a lactação. A segunda visa compensar, por exemplo, a perda de parte de um órgão ou do órgão contralateral, como no rim após nefrectomia (junto com a hipertrofia).

A proliferação celular na hiperplasia pode resultar da multiplicação das células parenquimatosas ou de células-tronco existentes no tecido, que dão origem a novas unidades funcionais. Pesquisas recentes em regeneração hepática após hepatectomia parcial demonstram que novas células hepáticas podem ser formadas a partir de células-tronco totipotenciais existentes na medula óssea, o que abre campo para novas pesquisas e imensas possibilidades terapêuticas.

Hiperplasia Patológica

A hiperplasia é considerada patológica quando é causada por um processo patológico ou quando pode desencadeá-lo. A grande maioria dos casos de hiperplasia patológica resulta de estimulação hormonal ou fatores de crescimento agindo sobre as células-alvo. São exemplos de estimulação hormonal a hiperplasia secundária das paratireoides de origem renal ou nutricional e a hiperplasia da próstata em cães. A primeira ocorre em resposta aos elevados níveis de fósforo no plasma; a segunda decorre de estimulação androgênica crônica. A hiperplasia em resposta a fatores de crescimento está presente na proliferação de fibroblastos e vasos sanguíneos neoformados observada na reparação de ferimentos, principalmente na cicatrização por segunda intenção (Cap. 11) e nas proliferações epiteliais causadas por certas infecções virais, como papiloma, fibropapiloma e hiperceratose podal da cinomose.

Hiperplasia *versus* Neoplasia

Com muita frequência, pode-se confundir hiperplasia com neoplasia. A obediência aos controles reguladores normais é o principal fator que diferencia a hiperplasia da neoplasia, na qual os controles de crescimento são ignorados. A hiperplasia, mesmo quando patológica, é controlada e responde aos mecanismos reguladores normais de crescimento: uma vez eliminada a estimulação hormonal, regride. Diferentemente da hiperplasia e das outras formas de adaptação, a neoplasia é a expressão morfológica de uma alteração no genoma da célula, o que a torna irreversível. Contudo, *crescimentos neoplásicos ocorrem com frequência significativamente maior em tecidos com hiperplasia patológica.* Talvez o melhor exemplo seja o carcinoma de próstata, geralmente precedido por hiperplasia da glândula.

Morfologicamente, as diferenças entre hiperplasia e neoplasia só são evidentes no exame histológico. Em geral, as neoplasias benignas têm cápsula, o que não acontece na hiperplasia (ver Figs. 4.11 e 4.15), e as neoplasias malignas evidenciam indiferenciação e anaplasia características. Em virtude da importância do assunto, todo o Capítulo 9 será dedicado à neoplasia.

Metaplasia

Metaplasia é a substituição de um tecido maduro por outro da mesma linhagem celular. Nos epitélios, é uma alteração adaptativa reversível na qual células menos resistentes são substituídas por outras capazes de suportar as agressões. Já a metaplasia que ocorre no tecido mesenquimal tem razões não bem definidas e, em geral, persiste depois de cessado o estímulo que a provocou. Na metaplasia causada pela deficiência de vitamina A nos epitélios, o mecanismo envolvido também é desconhecido.

A metaplasia não se deve a uma simples modificação do fenótipo das células maduras, mas a uma reprogramação das células-tronco sabidamente existentes nos tecidos em geral ou de células mesenquimais indiferenciadas existentes especificamente no tecido conjuntivo.

A metaplasia é uma faca de dois gumes: ao mesmo tempo em que permite a sobrevivência das células perante um ambiente mais adverso, elimina algumas características importantes do epitélio original. Um exemplo é a metaplasia escamosa do epitélio bronquial e laringiano, na qual desaparecem os cílios e a secreção de muco pelo epitélio respiratório. Da mesma maneira, se as influências que desencadeiam a metaplasia persistem, *podem desencadear-se transformações malignas no epitélio metaplásico.*

Metaplasia Epitelial

A metaplasia epitelial ocorre nos epitélios. Por exemplo, o epitélio cúbico ou colunar ciliado dos brônquios transforma-se em epitélio pavimentoso (metaplasia escamosa) como resultado de irritação crônica por fumaça (ver Fig. 4.2), principalmente de cigarros ou por deficiência de vitamina A. O epitélio cúbico secretor dos ductos de glândulas salivares, pâncreas ou fígado é substituído por epitélio pavimentoso na presença de cálculos.

Metaplasia Mesenquimal

A metaplasia mesenquimal é a formação de osso, cartilagem ou tecido adiposo em tecidos que normalmente não contêm esses elementos, por exemplo, a ossificação do tecido muscular. Muitas vezes, a metaplasia mesenquimal é um processo fisiológico, como na consolidação de uma fratura (Fig. 4.18), onde o tecido conjuntivo fibroso sofre metaplasia para cartilagem e, a seguir, para osso. O mesmo ocorre em certas neoplasias, como no tumor misto de mama em cadelas (Fig. 4.19). Nesses tumores – que, na maioria das vezes, são benignos –, existe intensa proliferação de células mioepiteliais, que sofrem metaplasia inicialmente para tecido mixomatoso e, em sequência, para cartilaginoso e ósseo.

Adaptações Celulares às Agressões **79**

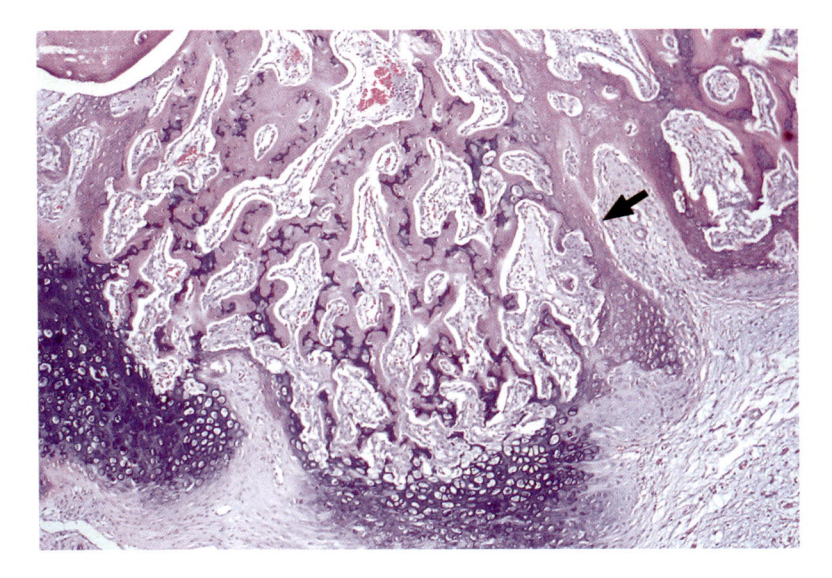

Figura 4.18 – Calo ósseo. Rato. Metaplasia óssea e cartilaginosa. Na parte inferior da fotomicrografia existe abundante cartilagem que, eventualmente, é remodelada, tomando a forma de trabécula (*seta*) que sofre metaplasia progressiva para tecido ósseo (parte superior da imagem).

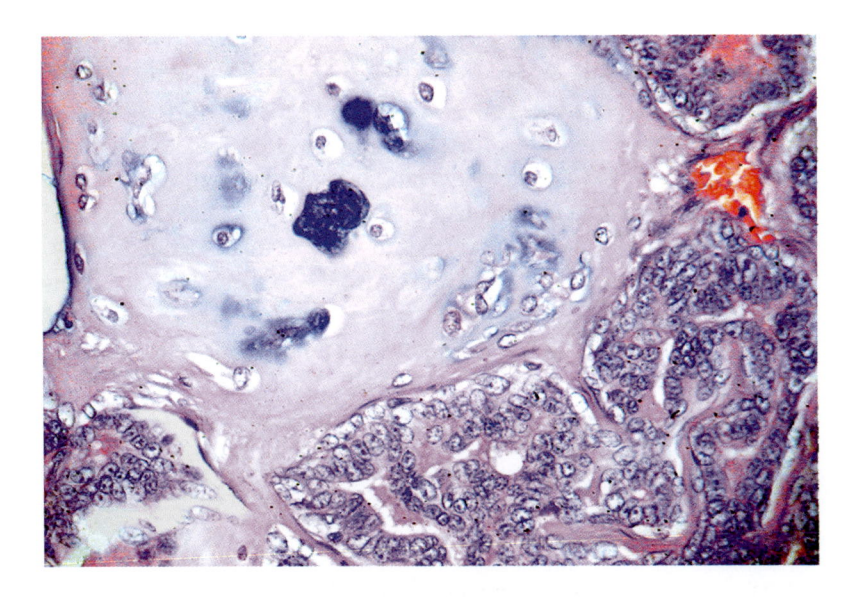

Figura 4.19 – Tumor misto mamário. Cadela. Os tumores mistos caracterizam-se pela presença de células neoplásicas epiteliais e cartilagem e/ou osso formados por metaplasia de células mioepiteliais. Nesta fotomicrografia, as células epiteliais formam estruturas que lembram ductos ou ácinos, localizados à direita da imagem. À esquerda existe extensa área de cartilagem, onde é possível observar condrócitos e osteoide. Tumores mamários mistos são muito comuns em cadelas e, na maioria das vezes, são benignos.

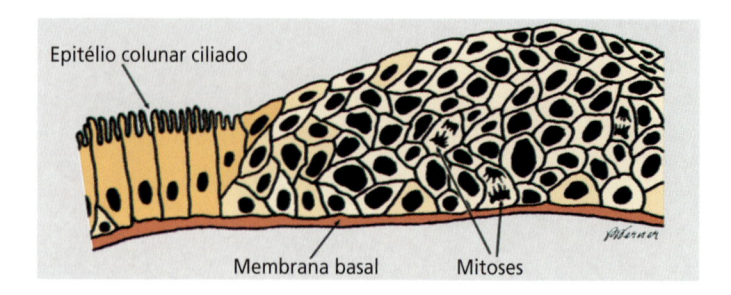

Figura 4.20 – Displasia. Representação esquemática. Na displasia, as células passam a proliferar sem regularidade, perdendo sua polaridade ou orientação normal; a relação núcleo/citoplasma aumenta consideravelmente e as mitoses deixam de acontecer somente nas células basais, passando a ser observadas em qualquer altura do epitélio. Dos crescimentos não neoplásicos, a displasia é o mais irregular e sempre pode ser considerada uma alteração pré-neoplásica. Note como a membrana basal não é invadida pelas células displásicas, o que motiva muitos patologistas a designar lesões como esta de carcinoma *in situ*.

Displasia

Como se afirmou que tanto a hiperplasia quanto a metaplasia podem sofrer transformação neoplásica, é importante reconhecer as alterações morfológicas que precedem essa transformação. O conjunto dessas alterações recebe o nome de *displasia*. Dos crescimentos não neoplásicos, a displasia é o mais irregular e imprevisível, tanto que, quando nos epitélios, sempre é considerada uma *lesão pré-neoplásica*. A displasia não é observada apenas nos epitélios, podendo ocorrer também no tecido conjuntivo, em especial em regiões muito inflamadas.

Como se disse, a neoplasia continua a crescer mesmo quando cessa o estímulo que a causou. Na displasia dos epitélios, as células exibem sinais que indicam que elas começam a não mais obedecer aos mecanismos normais reguladores do crescimento celular. Elas proliferam sem uniformidade e o tecido perde sua arquitetura normal, os núcleos tornam-se atípicos, desproporcionalmente grandes e (importante!) as mitoses não mais acontecem apenas entre as células da camada basal, podendo ser encontradas em todas as camadas do epitélio (Fig. 4.20). A displasia será novamente abordada no Capítulo 9, dedicado integralmente à neoplasia.

Bibliografia

ANVERSA, P.; NADAL-GINARD, B. Myocyte renewal and ventricular remodeling. *Nature.*, v. 415, p. 240-243, 2002.
HORNER, P. J.; GAGE, F. H. Regenerating the damaged central nervous system. *Nature*, v. 407, p. 963-970, 2000.
KORBLING, M.; ESTROVZ, Z. Adult stem cells for tissue repair: a new therapeutic concept? *New England J. Med.*, v. 349, p. 570-582, 2003.
SCHWARTZ, R. S.; CURFMAN, G. D. Can the heart repair itself? *New England J. Med.*, v. 346, p. 2-4, 2002.
TAUB, R. Liver regeneration 4: transcriptional control of liver regeneration. *FASEB J.*, v. 10, p. 413-427, 1996.
THORGEIRSSON, S. S. Hepatic stem cells in liver regeneration. *FASEB J.*, v. 10. p. 1249-1256, 1996.
WERNER, P. R.; BOLSON, J.; BATTISTI, M. K. B. Morfometria cardíaca para o diagnóstico de cardiopatias em cães. *Arq. Ciênc. Vet. Zool. UNIPAR*, v. 4, n. 2, p. 181-188, 2001.

Capítulo 5

Anomalias no Desenvolvimento

Este capítulo trata da *teratologia*, o estudo das anomalias morfológicas congênitas ou *malformações*. Apesar de o prefixo *teras* significar monstro, na teratologia não são estudadas apenas as monstruosidades, mas todas as malformações, mesmo as menos graves.

Anomalia é tudo que se desvia do normal. O conceito de "normal" é interessante: normal *é o indivíduo que mais se aproxima do padrão médio de sua espécie, da sua população ou mesmo de seu grupo; é o indivíduo típico ou padrão.* Assim, o que seria uma anormalidade para alguns pode ser considerado normal quando apresentado por muitos indivíduos de um mesmo grupo. É o caso de certas raças caninas, como o Pequinês e o Dachshund, que apresentam uma forma de nanismo acondroplásico que caracteriza e dá o padrão normal das raças.

Causas das Malformações

Várias substâncias (drogas) e vírus têm sido identificados como capazes de provocar malformações; contudo, na grande maioria das vezes, as causas são desconhecidas. A alteração pode ocorrer em qualquer fase do desenvolvimento; as mais graves ocorrem, em geral, na fase embrionária da gestação.

Malformações Genéticas

Algumas malformações resultam de alteração do código genético e, portanto, podem ser transmitidas aos descendentes do indivíduo.

- *Malformações letais*: algumas malformações não permitem a sobrevivência do embrião, que morre e é reabsorvido pelo útero. Outras permitem a sobrevivência do indivíduo apenas no útero ou por pouco tempo após o nascimento. Por matarem o portador, essas alterações são chamadas de "letais" e, por não serem transmitidas à descendência, não têm importância econômica. Como exemplo, pode-se citar a atresia da flexura pélvica do cólon, em equídeos.

- *Malformações não letais*: são mais importantes porque a deformação pode ser transmitida à descendência e, por isso, são mais comuns que as malformações letais (por exemplo, criptorquidia, algumas hérnias, certos defeitos enzimáticos [diabetes, neutropenia cíclica em cães Collie de cor cinza, porfirinemia em bovinos, etc.]).

Malformações Congênitas Adquiridas

Resultam de causas externas. Por não alterarem o código genético do indivíduo, não são hereditárias. Algumas causas dessas alterações são conhecidas:

- Separação parcial dos envoltórios fetais, causando desnutrição ou má oxigenação.
- Pressão anormal sobre o feto.
- Produtos químicos ou princípios ativos de certas plantas, como *Veratrum californicum*, que produzem graves deformações em ovelhas.
- Deficiências nutricionais.
- Infecções bacterianas e virais (panleucopenia, diarreia viral bovina, etc.).
- Distúrbios circulatórios placentários (Freemartin).

Classificação das Malformações

Existem dois grandes grupos: os *monstros* (terias/teratia), que são os indivíduos profundamente modificados (Fig. 5.1), e as *hemiterias* (hemiterias/hemiteratia), que são as deformações não muito graves (Fig. 5.2). Estas são bastante comuns e muitas delas passam despercebidas. Outras só se manifestam muito após o nascimento do indivíduo e, por isso, são chamadas de *anomalias tardias*, como a criptorquidia.

Monstros

Monstros são os indivíduos profundamente modificados (Fig. 5.1) ou grotescos. Podem ser *únicos* (simples) ou *duplos*. Os monstros duplos são produtos de gestação gemelar e podem apresentar-se separados ou unidos.

Monstros Separados

Quando separados, geralmente apenas um dos gêmeos é monstro. Este costuma ser menor, seus órgãos internos são malformados ou inexistentes e, por não ter coração, sua circulação é garantida pelo gêmeo normal. Por isso é chamado de *feto parasita* ou monstro parasita. O gêmeo normal é chamado de *autosita*. Pela ausência de coração, esses monstros podem também ser denominados *acardíacos*. Para sua nomenclatura, busca-se um termo que os descreva de forma mais adequada; por exemplo, monstro *acormo* (ausência de tronco – Fig. 5.3), monstro *amorfo* ou *amorfo globoso* (Fig. 5.4).

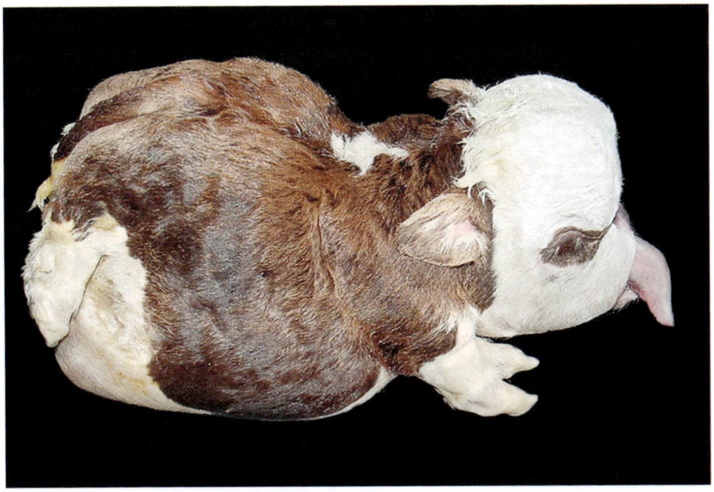

Anomalias no Desenvolvimento 83

Figura 5.1 – Malformação congênita grave. Feto bovino. Indivíduos anômalos, profundamente modificados e que causam assombro são classificados como monstros ou teratias.

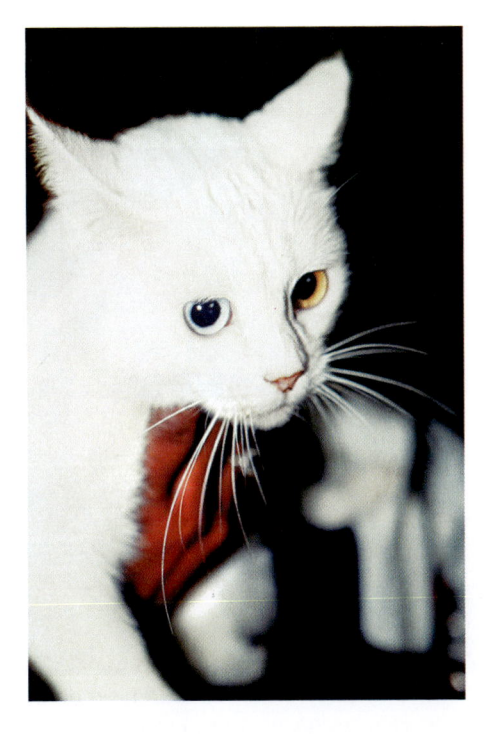

Figura 5.2 – Heterocromia iridis. Gato doméstico. Algumas alterações congênitas, apesar de representarem um desvio do normal, por não serem graves, não são consideradas monstruosidades ou teratias. Essas alterações são as hemiterias ou hemiteratias.

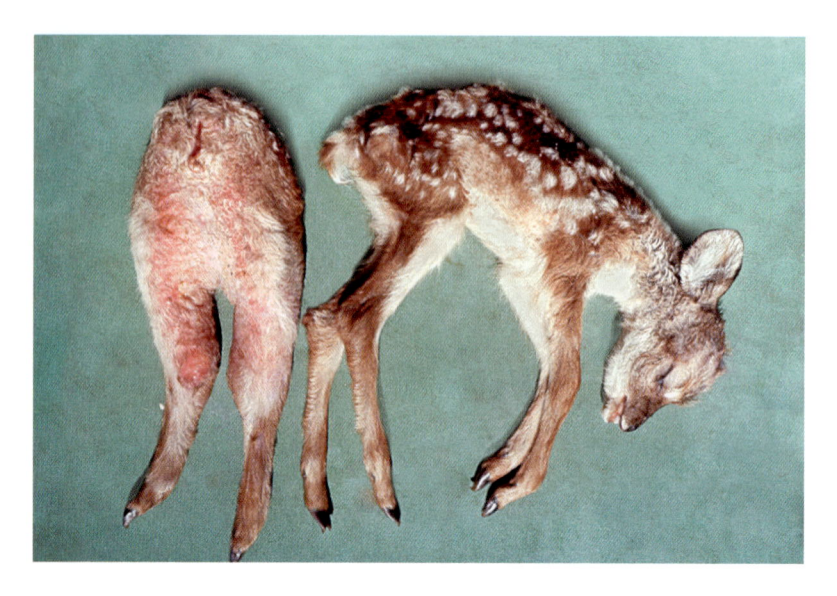

Figura 5.3 – Feto parasita e feto autosita. Cervo. O feto parasita é o gêmeo malformado de um par de gêmeos idênticos, cuja circulação sanguínea é garantida pelo coração do feto normal, o autosita. Por não terem coração, são chamados de monstros acardíacos. O feto mostrado na foto é acormo, isto é, não tem o tronco. Foto: Dr. João Roberto Basile, Curitiba/PR.

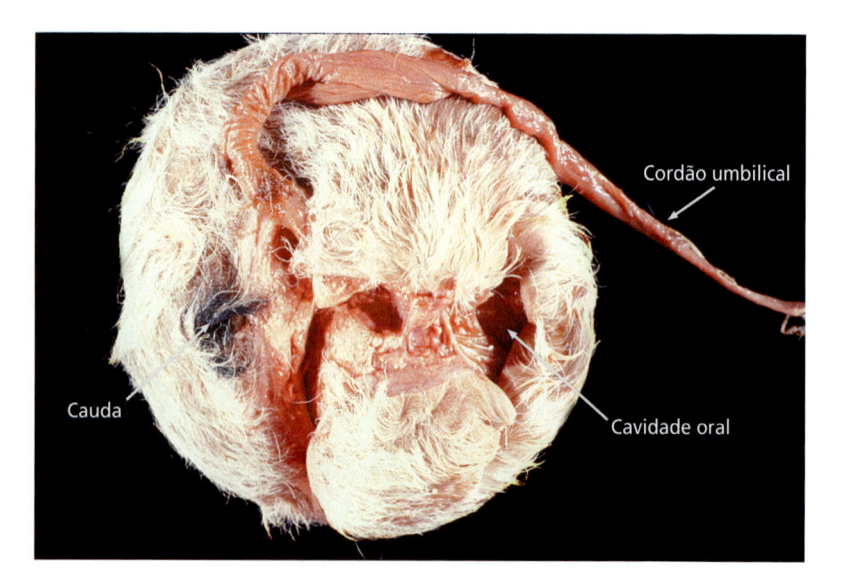

Figura 5.4 – Amorfo globoso. Feto bovino. Às vezes, a malformação é tão grave que os indivíduos adquirem aspecto globoso, sem uma forma definida que lembre o indivíduo normal, daí o nome. Ocasionalmente, algumas estruturas anatômicas são passíveis de identificação, como indicado na foto. A grande incisão aparente foi feita na tentativa de examinar as estruturas internas.

Monstros Unidos

A duplicação nem sempre é simétrica, podendo ser anterior ou posterior. Na sua nomenclatura, a união é indicada pelo sufixo *pago* adicionado à palavra que indica a região de união. Por exemplo, *pigópago* define a união na região da cauda, de forma que as colunas vertebrais estejam alinhadas; *isquiópago* define a união na região da pelve; *isquiotoracópago* define o que é unido desde a pelve até o tórax; *craniópago* define o unido pelo crânio; *cefalotoracópago*, o unido pela cabeça e pelo tórax (Fig. 5.5).

Para complementar a nomenclatura, pode-se indicar a parte duplicada como *dipigo* (dupla pelve); *dicéfalo* (duas cabeças); *diprosopo* (duas faces), bem como o número de elementos anatômicos presentes na parte duplicada, como *dioftalmo*, *trioftalmo* ou *tetraoftalmo* (olhos); *dioto*, *trioto* ou *tetraoto* (orelhas); *monoestoma* ou *diestoma* (boca); *tetrabráquio*, *tribráquio*, *dibráquio*, para os membros anteriores, e *tetrapus*, *tripus*, *dipus*, para os membros posteriores.

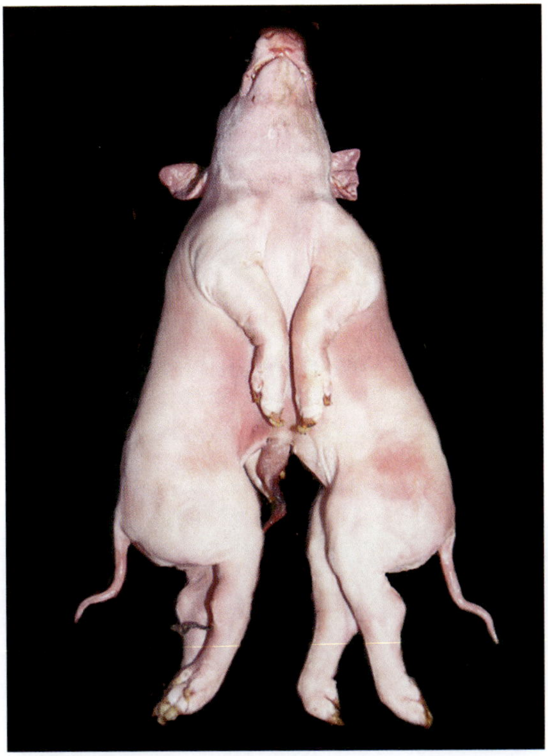

Figura 5.5 – União por cabeça e tórax, com duplicidade posterior. Fetos suínos. A nomenclatura dessa malformação é feita de acordo com o ponto de união e o número de membros presentes: cefalotoracópago tetrabráquio tetrápodo (ou *tetrapus*).

Na *duplicidade quase completa*, ocasionalmente, o ponto de união entre os dois indivíduos é muito pequeno, permitindo, em alguns casos, a separação cirúrgica: toracópagos (unidos pelo tórax); xifópagos (unidos pelo abdômen, não necessariamente na região xifoide).

Hemiterias

Hemiterias são deformações que, por não serem tão graves, não são classificadas como monstruosidades. Suas causas raramente são conhecidas. Em geral, decorrem de morte ou lesão de algumas células embrionárias ou de fatores que alterem seu desenvolvimento normal, como infecções virais do embrião e determinadas drogas, produtos tóxicos ou radiações administradas à gestante durante o primeiro terço da gestação.

Alterações no Tamanho

Ao se examinar determinado órgão ou tecido que não atingiu seu tamanho normal, existem três possibilidades diagnósticas: *agenesia*, *aplasia* ou *hipoplasia*, as quais representam graus decrescentes de gravidade. Para melhor entendimento, a Figura 5.6 representa graficamente esses possíveis diagnósticos morfológicos. As outras alterações (adaptativas) que alteram o tamanho do órgão – a saber, atrofia, hipertrofia, hiperplasia e metaplasia – já foram vistas no Capítulo 4.

Agenesia

É a ausência completa do órgão ou da parte considerada (*a* = negação + *genesis* = origem). Em outras palavras, o órgão não existe (por exemplo, anencefalia, amelia, anoftalmia [Fig. 5.7]). Muitas vezes, a agenesia é apenas aparente, isto é, na realidade existe resquício do órgão, que não é percebido pelo examinador; nesses casos, o diagnóstico correto seria aplasia. Algumas vezes,

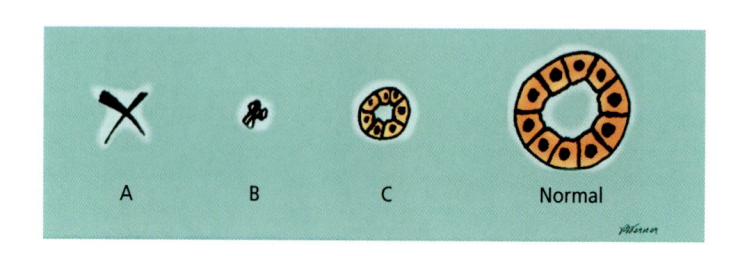

Figura 5.6 – Esquema mostrando as alterações resultantes da falta ou incompletude do desenvolvimento de uma estrutura, tecido, órgão ou parte anatômica, comparando-se com o normal. (A) Agenesia: a estrutura é inexistente; (B) aplasia: existe apenas um vestígio da estrutura, que não se desenvolveu; (C) hipoplasia: a estrutura não se desenvolveu completamente, sendo menor que o normal.

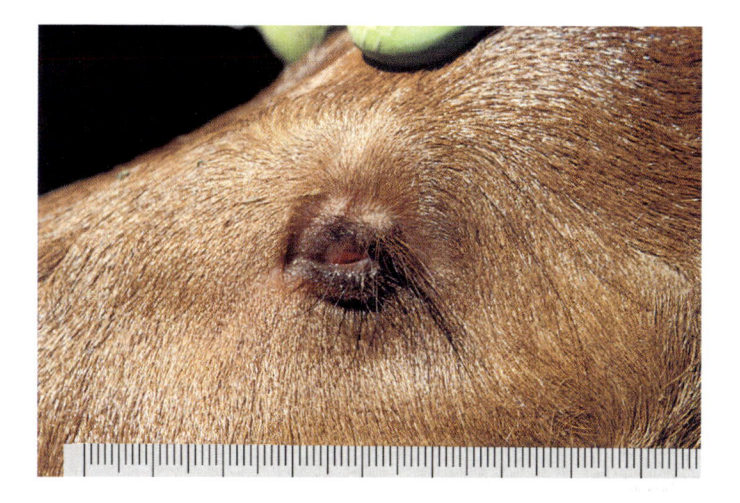

Figura 5.7 – Anoftalmia. Bovino. O diagnóstico mais apropriado é *agenesia* do globo ocular, pois algumas estruturas anexas do olho estão presentes. É possível, ainda, que o diagnóstico mais correto seja *aplasia* do globo ocular, pois o diagnóstico de anoftalmia foi feito durante o exame físico deste bezerro, e é possível que existam vestígios do globo ocular que não foram detectados.

casos de atresia, uma forma de aplasia (ver a seguir), também são nomeados incorretamente, como acontece nos diagnósticos de "agenesia do ânus".

Aplasia

A aplasia é menos grave que a agenesia. O órgão existe, sim, mas apenas um vestígio dele. Em outras palavras, o órgão não se desenvolveu (*plasia* significa desenvolvimento). Como visto anteriormente, alguns casos de aplasia são classificados erroneamente como agenesia, como a anencefalia (Fig. 5.8), que, na realidade, é uma forma de aplasia dos hemisférios cerebrais, não de todo o encéfalo. Quando a aplasia atinge apenas parte de um órgão, geralmente tubular, recebe o nome de *aplasia segmentar*. Neste caso, um segmento do órgão ou não é aparente ou aparece como um cordão de aspecto fibroso e sem luz. Caso a luz exista, mas esteja reduzida, o diagnóstico correto seria *hipoplasia segmentar*.

Atresia – que, literalmente, significa ausência de abertura ou luz – é uma forma de aplasia e consiste em imperfuração ou ausência congênita de orifício natural ou de órgão tubular. A *atresia do ânus* pode acontecer em qualquer espécie, mas é mais comum em suínos (Fig. 5.9) e, surpreendentemente, esses animais sobrevivem por várias semanas. A *atresia da vulva* ou da comissura vulvar (Fig. 5.10) é ocasional em bezerras Freemartin, que é o gêmeo do sexo feminino de um par de gêmeos de sexos diferentes (ver *Hermafroditismo*, pág. 98). A atresia do meato prepucial (Fig. 5.11) é raríssima; o que é relativamente comum é a estenose do meato ou fimose.

88 Anomalias no Desenvolvimento

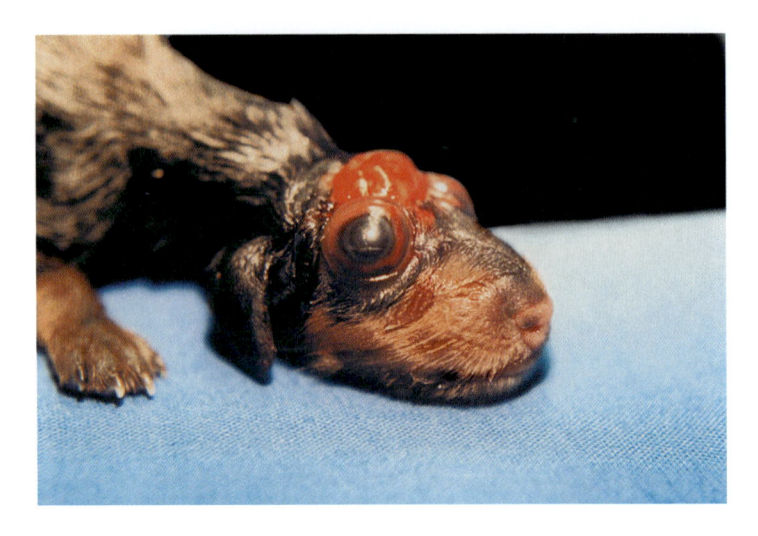

Figura 5.8 – Anencefalia. O diagnóstico de anencefalia nesses casos é um diagnóstico clínico macroscópico e, de certa maneira, tradicional. É evidente que o filhote sobreviveu durante algumas horas, prova que o tronco encefálico, ou pelo menos parte dele, estava presente. Assim, da mesma maneira que na Figura 5.7, o diagnóstico mais correto seria *aplasia* do telencéfalo (hemisférios cerebrais).

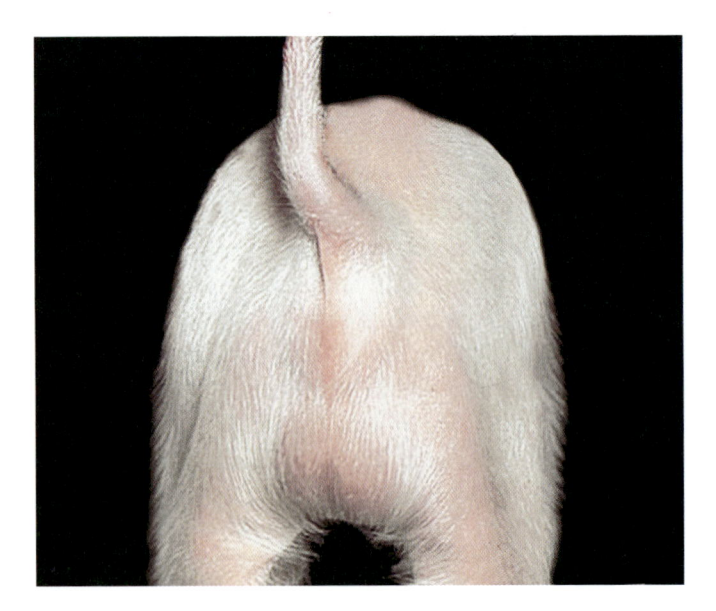

Figura 5.9 – Atresia anal. Suíno. A atresia anal é uma forma de aplasia segmentar localizada na porção terminal do reto e que atingiu o ânus. A maior frequência desses casos é em suínos, que, surpreendentemente, podem sobreviver por várias semanas sem defecar. É evidente que seu desenvolvimento é bastante comprometido e eles exibem grave dilatação abdominal. Por razões econômicas, não se procede à correção cirúrgica do problema.

Anomalias no Desenvolvimento **89**

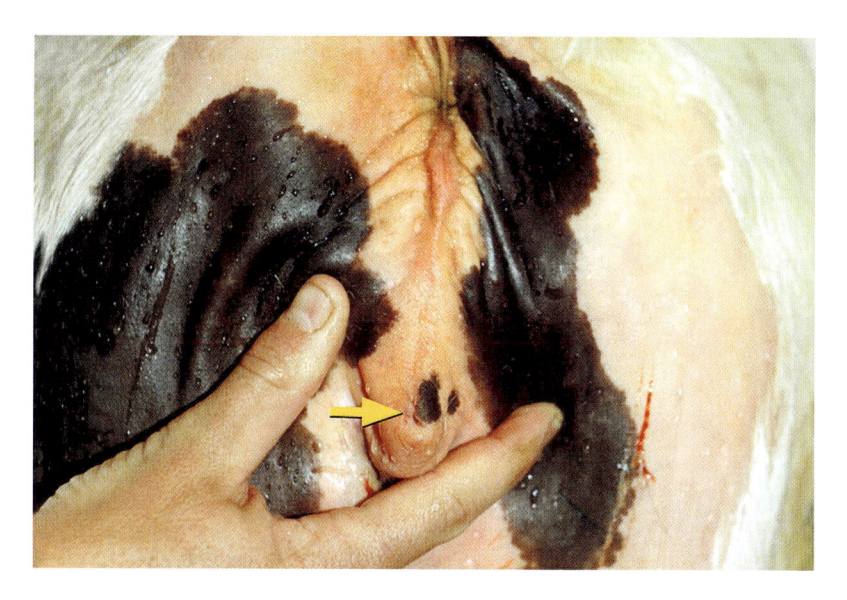

Figura 5.10 – Atresia da vulva. Bovino. A atresia da comissura vulvar é relativamente comum em bezerras Freemartin (ver Fig. 5.24). Neste animal, o meato urinário abria-se na parte mais inferior da vulva (*seta*).

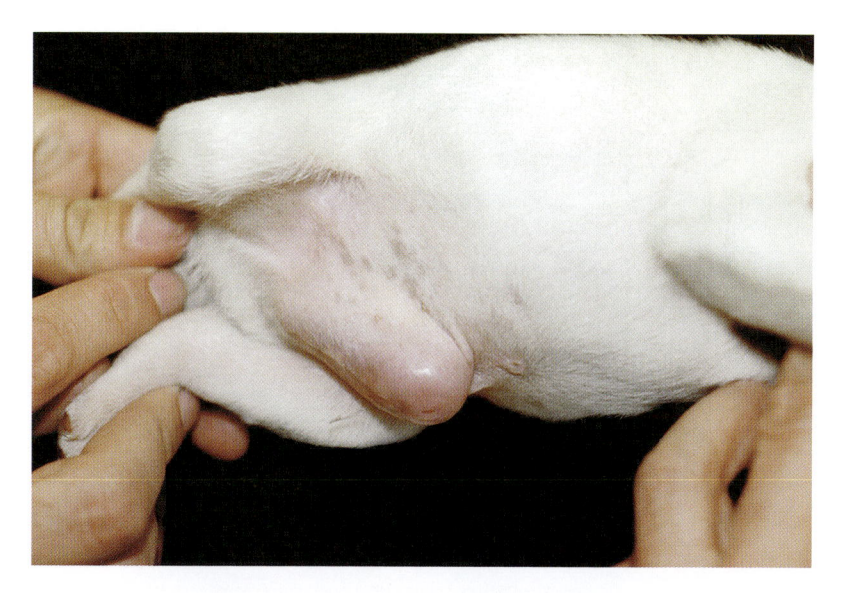

Figura 5.11 – Atresia do meato prepucial. Cão. Esta é uma alteração muito rara; o que é comum é a estenose do meato ou fimose. Enquanto este filhote estava no útero, a eliminação da urina se dava pelo úraco; após o nascimento, a urina passou a se acumular no prepúcio, que aqui aparece distendido por urina. Uma cirurgia muito simples corrigiu o problema.

90 Anomalias no Desenvolvimento

Já a *aplasia do corno uterino* (Fig. 5.12) tem importância adicional por sua implicação na patogênese do útero unicorne em qualquer espécie doméstica. Como é possível observar na Figura 5.13, que mostra útero unicorne em uma gata doméstica, ambos os ovários estão presentes, de maneira idêntica à figura anterior, que mostra atresia do corno uterino em uma bezerra. Evidentemente, com o crescimento do animal, os resquícios do corno ausente são incorporados ao ligamento largo do útero.

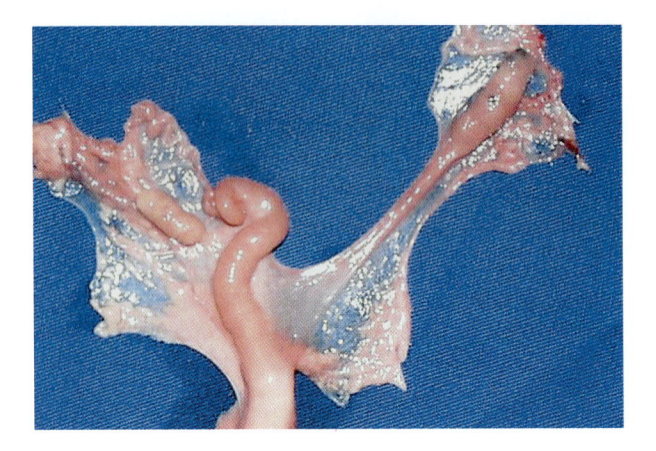

Figura 5.12 – Aplasia segmentar do corno uterino. Útero unicorne. Bezerra. Este animal tinha alguns dias de vida quando morreu, e o diagnóstico da lesão foi absolutamente acidental. Note a presença de ambos os ovários e o que aparenta ser vestígio do corno uterino junto ao ligamento largo do útero.

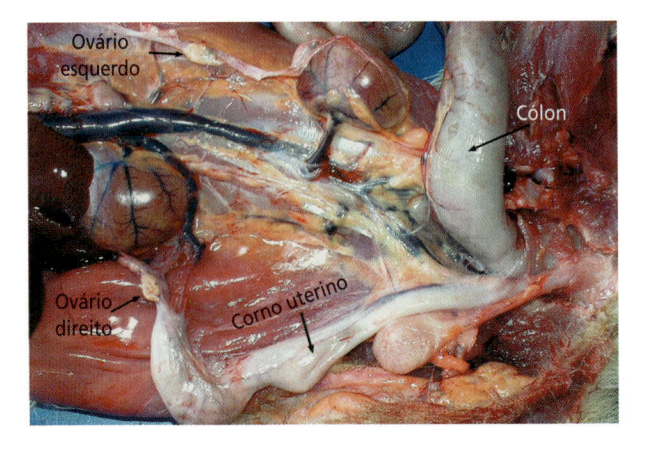

Figura 5.13 – Útero unicorne. Gata doméstica. O útero unicorne é uma consequência da atresia de um dos cornos uterinos. Note que, da mesma maneira que na Figura 5.12, ambos os ovários estão presentes, mas não se observam vestígios do corno uterino esquerdo.

Em *patologia clínica, ramo da patologia que estuda as alterações dos fluidos orgânicos utilizando métodos laboratoriais para o diagnóstico de problemas clínicos*, o termo aplasia pode ter um segundo significado: ele é empregado para indicar a tendência de um órgão em não se regenerar ou formar novo tecido (por exemplo, *anemia aplásica*, indicando que a capacidade de formar novos elementos sanguíneos pela medula óssea foi perdida ou está comprometida).

Hipoplasia

Hipoplasia significa que houve desenvolvimento incompleto do órgão, isto é, ele não atingiu seu tamanho normal *(hipoplasia* = pouco desenvolvimento). Os casos de hipoplasia são comuns e, às vezes, pouco perceptíveis. Existem exemplos clássicos em medicina veterinária, como a hipoplasia do cerebelo em bovinos, causada pela infecção da gestante pelo vírus da diarreia bovina, ou em gatos, causada pelo vírus da panleucopenia (Fig. 5.14), ou a hipoplasia da genitália em bezerras ou vacas Freemartin. A irrigação inadequada, a inervação deficiente ou mesmo a ação ou ausência de ação hormonal podem causar hipoplasia da região dependente. Outras causas são genéticas e os portadores podem transmitir a condição aos descendentes (por exemplo, hipognatia [braquignatia], focomelia, microftalmia).

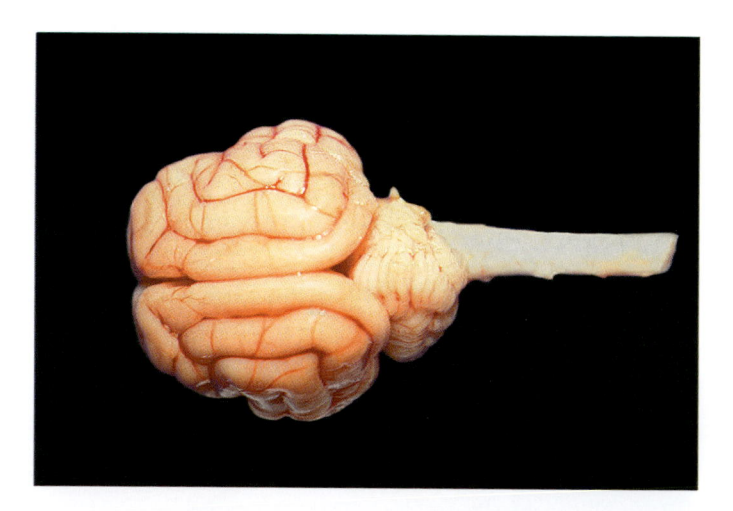

Figura 5.14 – Hipoplasia do cerebelo. Gato doméstico. Note que a metade direita do cerebelo é menos desenvolvida que a metade esquerda. Em felinos, a infecção da gestante pelo vírus da panleucopenia felina pode causar hipoplasia do cerebelo no feto. O mesmo acontece em fetos bovinos cujas mães foram infectadas pelo vírus da diarreia viral bovina. Em virtude das funções do cerebelo na deambulação e no equilíbrio, a hipoplasia só é diagnosticada clinicamente em gatinhos após o segundo mês de vida, ao contrário de bovinos, nos quais as alterações clínicas tornam-se evidentes logo após o nascimento.

Anomalias no Desenvolvimento

Atenção: não confundir hipoplasia com *atrofia*, que é a diminuição de tamanho de um órgão que já foi normal (ver Fig. 5.6). Na maioria das vezes, a comprovação do diagnóstico de hipoplasia e de atrofia só é possível pelo exame histopatológico, a menos que se tenha em mãos a história clínica do animal.

Fissuras na Linha Mediana

A fusão incompleta dos folhetos embrionários resulta em uma fenda na linha mediana ventral do corpo, ao passo que a fusão incompleta da prega neural resulta em fendas na linha mediana dorsal (Figs. 5.15 e 5.16). Para a nomenclatura das fendas ou fissuras congênitas, agrega-se o sufixo *squise* (fenda) à raiz que indica a região afetada (por exemplo, craniosquise, palatosquise, gnatosquise, esquistotórax, raquisquise [espinha bífida]). Quando a fenda é na uretra peniana, a nomenclatura é diferente: epispádia ou hipospádia, quando a fenda é dorsal ou ventral ao pênis, respectivamente. A fissura na linha mediana ventral, a *esquistossomia*, merece destaque. A esquistossomia (literalmente, corpo fendido) pode ser leve ou discreta, com apenas alguns centímetros de extensão, ou extremamente grave, atingindo toda a linha mediana do tórax e abdômen. No primeiro caso resulta em hérnia congênita de algumas alças intestinais, em geral na região umbilical (Fig. 5.17), algo de correção cirúrgica relativamente simples. No segundo caso, toda a linha mediana, representada pelo esterno e a *linea alba*, não

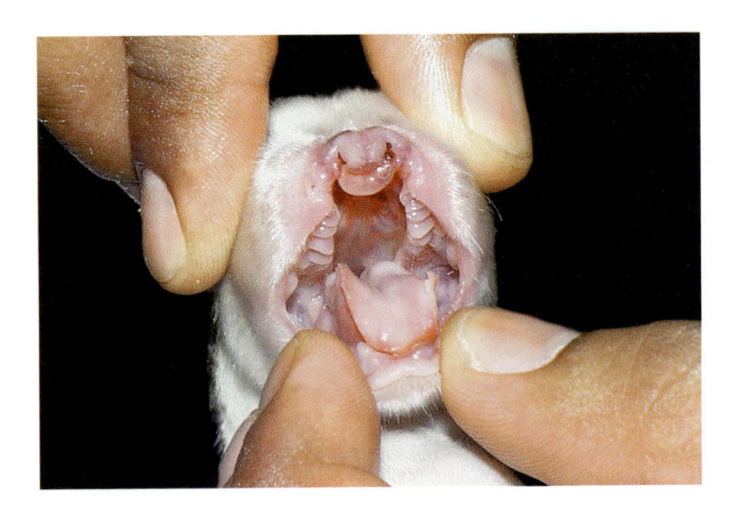

Figura 5.15 – Fenda palatina primária e secundária (queilopalatosquise). Cão. Quando a fenda atinge apenas os lábios e alvéolos dentários, é considerada primária; quando atinge o palato ósseo, é secundária. Este caso é particularmente grave. Em geral, animais com esse tipo de alteração morrem em decorrência de pneumonia por aspiração de alimento, sobretudo de leite. O leite, por ser proteico e de origem animal, quando aspirado, causa uma das formas mais graves de pneumonia.

Anomalias no Desenvolvimento 93

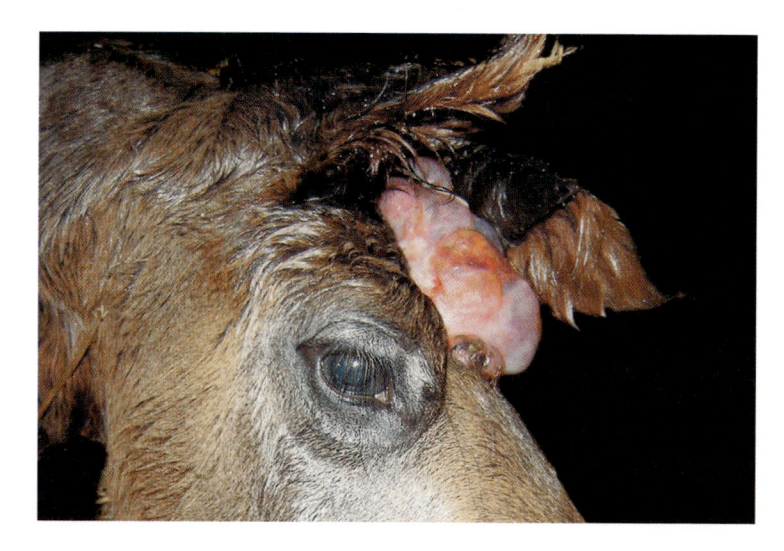

Figura 5.16 – Craniosquise e meningocele. Equino. A craniosquise resulta do não fechamento do tubo neural sobre o crânio, permitindo a herniação das meninges. O mesmo pode acontecer na coluna lombar e sacral, quando os arcos dorsais de uma ou mais vértebras não se formam e permitem hérnia das meninges e nervos (*espinha bífida*). Foto: Dr. Arnaldo Garcez de Barros Jr., Curitiba/PR.

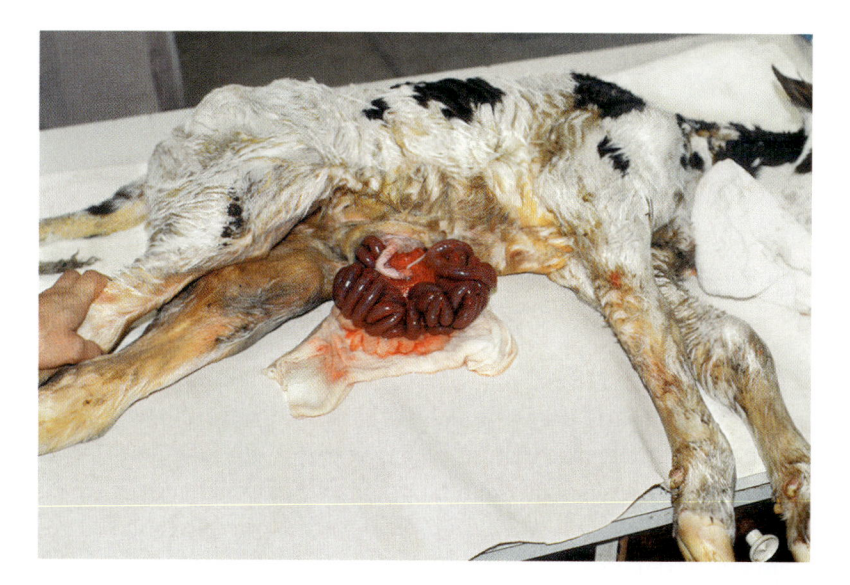

Figura 5.17 – Fenda abdominal congênita (esquistossomia). Bovino. A fenda abdominal, ou gastrosquise, resulta da não união parcial dos folhetos embrionários para a formação da *linea alba* próximo ao umbigo. No caso aqui representado, houve exteriorização de algumas alças intestinais, caracterizando hérnia congênita, que foi corrigida cirurgicamente logo após o nascimento do bezerro.

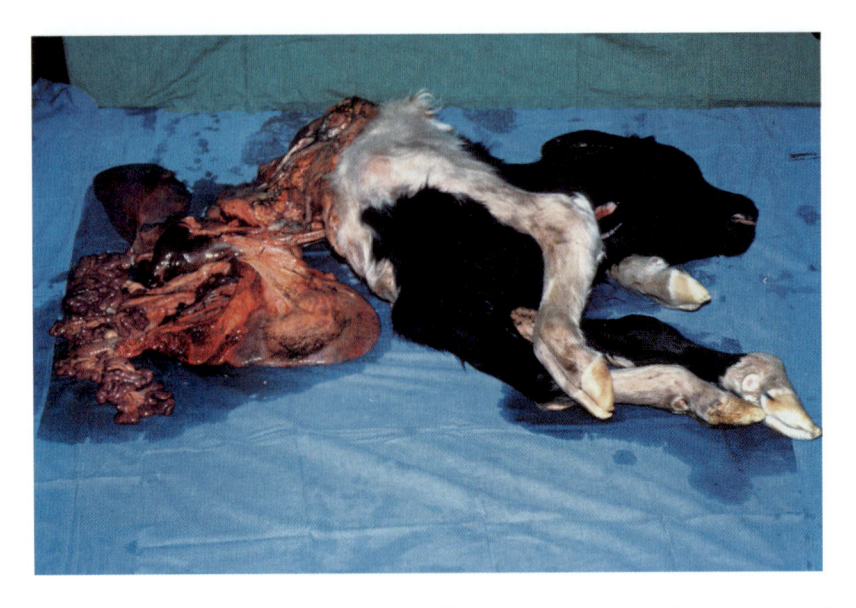

Figura 5.18 – *Schistosoma reflexus*. Bovino. Esta alteração pode ser considerada o grau máximo de fenda toracoabdominal. Os folhetos embrionários não se fundem em toda a extensão do tórax e abdômen e, por conseguinte, todos os órgãos abdominais e torácicos permanecem expostos. Devido à falta de oposição representada pela integridade da parede torácica e abdominal, a contratura dos músculos dorsais do animal causa retroflexão dos membros em direção dorsal. O bezerro nasce vivo, mas morre imediatamente após o parto.

se funde e as cavidades torácica e abdominal permanecem abertas. Em razão da contratura da musculatura da região dorsal sem a oposição do esterno e da *linea alba*, todo o corpo do feto, incluindo os membros, curva-se para trás, expondo todos os órgãos internos, daí o nome: *schistosoma reflexus* (Fig. 5.18). O feto sobrevive normalmente até o momento do parto, mas morre logo após, sendo qualquer intervenção cirúrgica corretiva absolutamente impossível.

Fusão de Órgãos Pares

Ocorre fusão de órgãos pares quando órgãos que deveriam ser separados apresentam-se unidos, por exemplo, ciclopia e rim em ferradura. A ciclopia caracteriza-se pela presença de um olho grande e deformado no centro da face. Em ovelhas, o consumo de *Veratrum californicum*, no primeiro terço da gestação resulta em graves defeitos faciais, dentre os quais a ciclopia (Fig. 5.19). No caso dos rins, existe fusão de seus polos anteriores ou posteriores, o que lhes dá o nome de *rim em ferradura* ou *rim arcuato* (Fig. 5.20). A lesão não causa alterações clínicas e o diagnóstico quase sempre é acidental durante necropsia, abate, exames radiográficos ou ultrassonografia.

Anomalias no Desenvolvimento 95

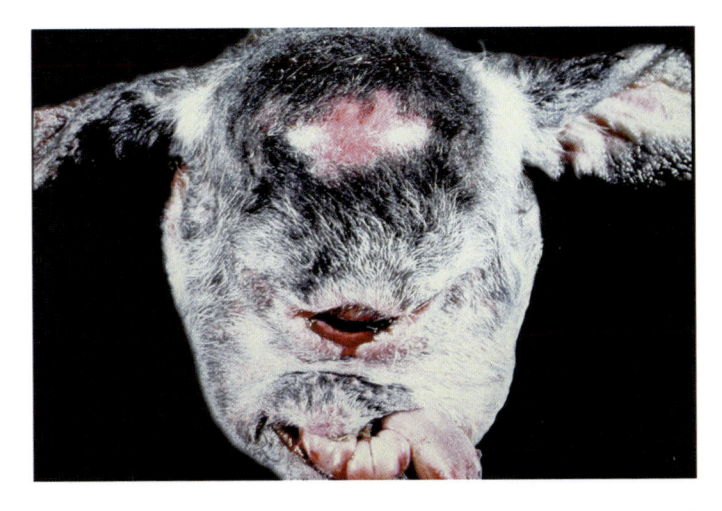

Figura 5.19 – Ciclopia. Feto ovino. Este feto, cuja mãe foi alimentada com *Veratrum californicum* em torno do 14º dia de gestação, apresenta grave deformação na face e ciclopia. Ciclopia é a presença de uma estrutura ocular única, grande e deformada no centro da face, resultante da fusão dos dois globos oculares.

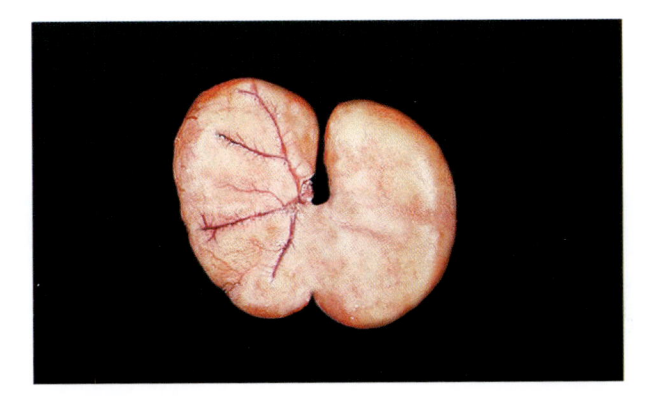

Figura 5.20 – Rim em ferradura. Gato. União dos rins por um dos polos. Essa união pode ser muito tênue. A alteração, que ocorre em qualquer espécie animal, não causa sinais clínicos e seu diagnóstico quase sempre é acidental, durante necropsia, abate ou laparotomia.

Deslocamento de Órgãos

O deslocamento de órgãos constitui as *distopias* ou *ectopias congênitas*, em que o órgão se desenvolve em local anômalo. Isso não deve ser confundido com as paratopias, discutidas no Capítulo 2. São exemplos a *ectopia cordis cervicalis* e as heterodoxias, vísceras em posição anômala, mas simétrica, como a dextrocardia e a persistência do arco aórtico direito. Esta última ocorre, geralmente, em cães e causa obstrução por compressão do esôfago, o qual fica aprisionado entre o ducto arterioso, a aorta e a artéria pulmonar. Muitas vezes, as ectopias congênitas são achados acidentais durante necropsias ou abate de animais porque, apesar da posição anômala, a funcionalidade do órgão não costuma ser comprometida (Fig. 5.21).

Deslocamento de Tecidos

A ectopia ou heterotopia tecidual é a presença anormal de um tecido em alguma região diversa da original. São os *coristomas*, em que o tecido ectópico é morfológica e funcionalmente normal (por exemplo, cistos dermoides na córnea, conjuntiva ou língua; cistos dentígeros no osso temporal de equinos; coristoma suprarrenal no ovário de éguas; coristoma pancreático no estômago; coristoma da tireoide na língua, etc. [Figs. 5.22 e 5.23]). Como já discutido, os coristomas são funcionais, isto é, suas células secretam os mesmos produtos, sofrem os mesmos ciclos e produzem os mesmos hormônios que o tecido de origem. Além disso, muitas vezes sofrem transformação neoplásica e dão origem a neoplasias em locais totalmente inesperados.

Atenção: não confundir coristomas com *hamartomas*. Ambos são congênitos; no entanto, os coristomas representam tecido ectópico, ao passo que os hamartomas representam tecido em excesso, mas localizado no próprio órgão de origem. Por isso podem ser confundidos com neoplasias, diferenciando-se destas por serem congênitos.

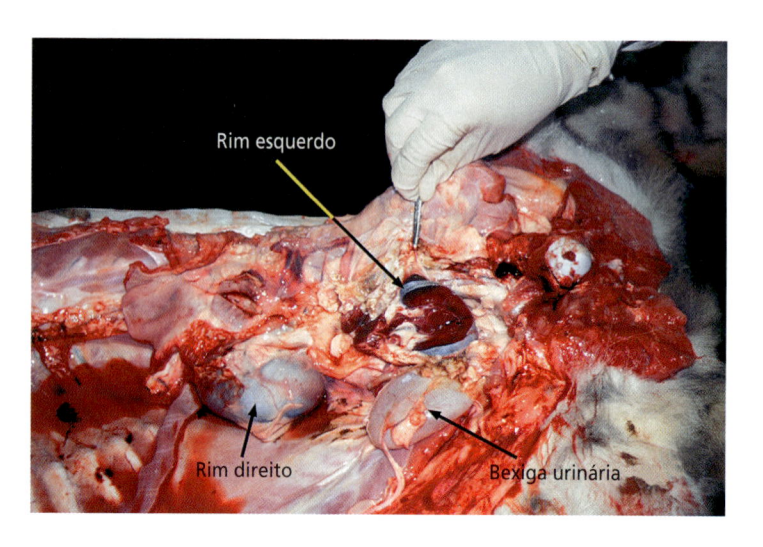

Figura 5.21 – Ectopia renal. Tigre. Note o rim esquerdo ectópico localizado na cavidade pélvica, em posição caudal em relação à bexiga urinária. Esse animal não apresentava qualquer sinal clínico que levasse a suspeitar da alteração.

Anomalias no Desenvolvimento 97

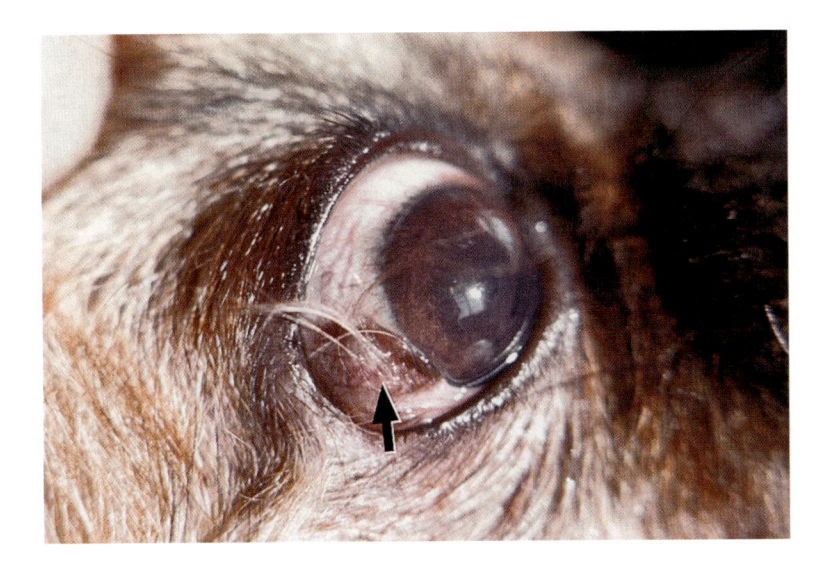

Figura 5.22 – Coristoma cutâneo na conjuntiva. Cão. Os coristomas cutâneos são os mais comuns. Coristoma é a presença de tecido saudável e funcional em locais onde não seria esperado. Nesta foto, observa-se a presença de um foco de pele com pelos e outros anexos na conjuntiva bulbar (*seta*). Alguns casos atingem a córnea e causam ceratite e conjuntivite secundárias graves, motivo de intenso incômodo para o portador.

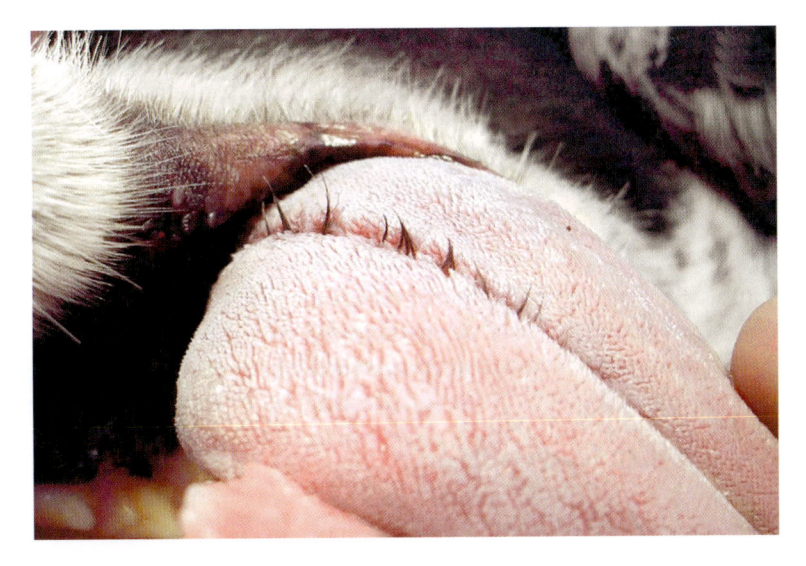

Figura 5.23 – Coristoma cutâneo na língua. Cão. Note a presença de pelos no sulco mediano da língua deste animal. Não foram observados sinais clínicos atribuíveis a este coristoma. Foto: Dra. Gisalda Bortolotto, Curitiba/PR.

Persistência de Estruturas Fetais

Certas estruturas, normalmente presentes apenas no feto ou recém-nascido, não involuem como o esperado e persistem na vida adulta (por exemplo, forâmen *ovale* [ducto de Botal], que conecta os dois átrios cardíacos; divertículo de Meckel; persistência da lobulação fetal nos rins; persistência dos canais de Wolff ou de Müller no ovário ou testículo; persistência do úraco). Esta última é relativamente comum em potros, que manifestam a lesão pela região ventral do abdômen sempre úmida e com cheiro de urina.

Hermafroditismo

Hermafroditismo é a ambiguidade das características morfológicas sexuais ou a indefinição sexual da genitália. O hermafroditismo é dito *verdadeiro* quando as gônadas de ambos os sexos estão presentes no mesmo indivíduo, seja como dois órgãos separados, isto é, um testículo e um ovário, ou as duas gônadas unidas em um mesmo órgão, o *ovoteste*. O hermafroditismo é dito *falso*, ou *pseudo-hermafroditismo*, quando as gônadas são de um sexo e a genitália tem características mais ou menos compatíveis com o sexo oposto.

Freemartin

Freemartin é um tipo de pseudo-hermafroditismo que ocorre quase exclusivamente em bovinos. Freemartin é o indivíduo fêmea de um par de gêmeos de sexos diferentes. Partos gemelares ocorrem em 1 a 2% das gestações em bovinos e, em 95% dos casos de fetos de óvulos diferentes, existem anastomoses entre as circulações das placentas, uma probabilidade muito maior em vacas que em outras fêmeas domésticas. Quando os embriões têm sexos diferentes, os hormônios masculinos, que aparecem mais cedo, atingem o embrião fêmea por intermédio das anastomoses placentárias e causam sua masculinização. Ao nascer, a vagina, a vulva e o vestíbulo são hipoplásicos ou atrésicos e o clitóris é aumentado; vestígios de vesículas seminais sempre estão presentes (Fig. 5.24) e o indivíduo apresenta uma proeminente prega cutânea ventral mediana entre o umbigo e a vulva. As glândulas mamárias não se desenvolvem. Essa alteração ocorre também em ovinos e caprinos, mas apenas raramente, isto é, em menos de 1% dos partos gemelares com produtos de ambos os sexos. Em equinos, essa alteração é praticamente impossível porque gestações gemelares quase nunca chegam a termo nessa espécie. Não existem dados sobre outras espécies animais.

Desenvolvimento Excessivo

Certas partes do corpo são maiores em tamanho ou em número. Para sua nomenclatura, quando maiores em tamanho, recebem o prefixo *macro*; quando maiores em número, recebem o prefixo *poli* (por exemplo, macroglossia [Fig. 5.25], macrocefalia, polidactilia, politelia [tetos mais numerosos, importante em vacas leiteiras], polidontia [ou poliodontia], etc.).

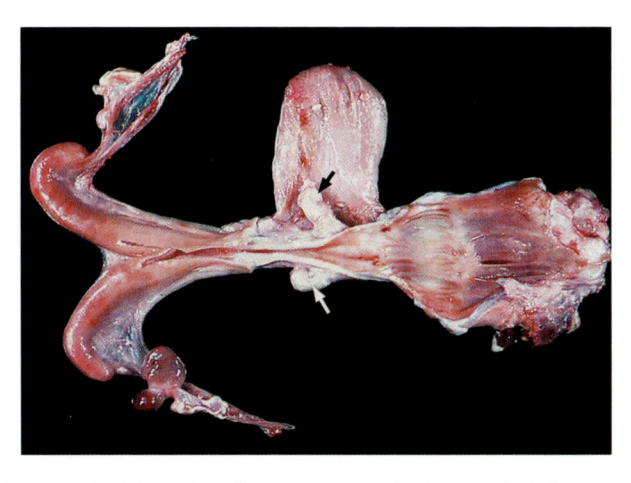

Figura 5.24 – Freemartin. Vaca. Esta foto mostra os órgãos genitais internos de uma vaca Freemartin. Note a hipoplasia da vagina, do útero e dos ovários e a presença de vestígios de vesículas seminais (*setas*). Foto: Dr. John King, Ithaca/EUA.

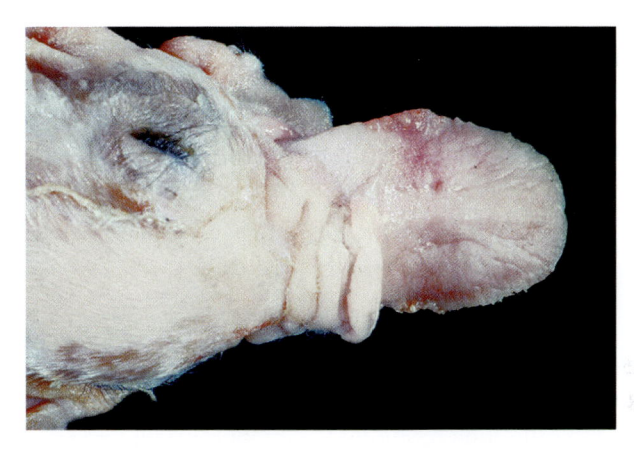

Figura 5.25 – Macroglossia. Leitão recém-nascido. O sufixo *macro* é empregado para designar uma parte maior que o normal, no caso a língua. Estruturas mais numerosas que o normal são designadas pelo sufixo *poli*.

Anomalias de Manifestação Tardia

Embora a causa seja congênita, a manifestação de certas anomalias só ocorre posteriormente ao nascimento, com o desenvolvimento do indivíduo. Essas anomalias não pertencem integralmente ao capítulo da teratologia e algumas delas são hereditárias. Algumas têm grande importância econômica e são muito relevantes em medicina veterinária, como acondroplasia, criptorquidia, hérnia inguinoescrotal e hérnia umbilical.

Acondroplasia

É um distúrbio no crescimento dos ossos longos. Os ossos longos crescem pela transformação ordenada da cartilagem hialina das placas fisárias em tecido ósseo. As placas fisárias localizam-se nas metáfises e são responsáveis pelo crescimento longitudinal das diáfises. A acondroplasia é uma forma de nanismo desproporcional, em que os membros são proporcionalmente mais curtos que o restante do corpo, mas os demais órgãos têm proporções normais. Ao nascer, as proporções dos membros são semelhantes para indivíduos normais e anões e as manifestações da acondroplasia só se tornam evidentes com o crescimento do indivíduo. Os exemplos são muitos, de raças caninas consagradas, como o Pequinês e o Dachshund, aos minipôneis e minivacas criados apenas pela curiosidade que despertam.

Criptorquidia

Literalmente significa *testículo escondido*, pois um ou ambos os testículos não estão no escroto. É causada por um gene recessivo autossômico e ocorre em qualquer espécie animal. Quando a anomalia é unilateral, o animal não é estéril e transmite a anomalia para seus descendentes. O cruzamento de dois recessivos portadores produz uma descendência na proporção mendeliana de 1:2:1, ou seja, um normal, dois normais portadores e um criptorquida. O testículo pode ficar retido na cavidade abdominal ou no canal inguinal (Fig. 5.26).

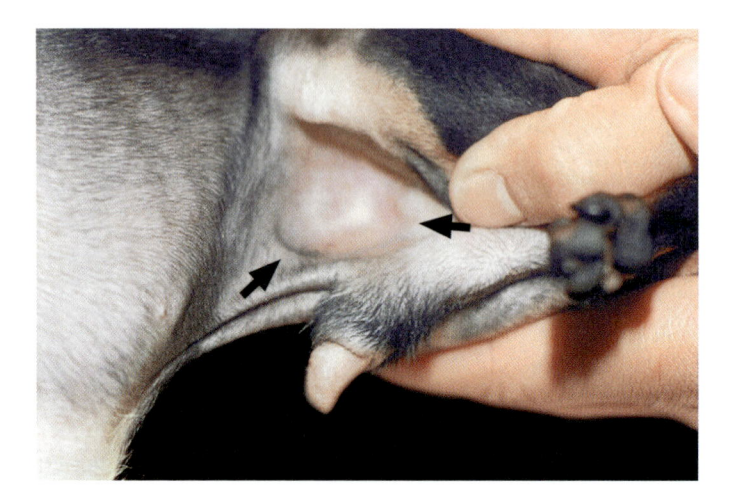

Figura 5.26 – Criptorquidia. Cão. Este cão tem o testículo esquerdo retido no canal inguinal (*setas*). Muitas vezes, esses testículos sofrem transformação neoplásica e torção do cordão espermático. Este cão tem também hipoplasia do prepúcio, o que causou exposição permanente da glande e balanite traumática.

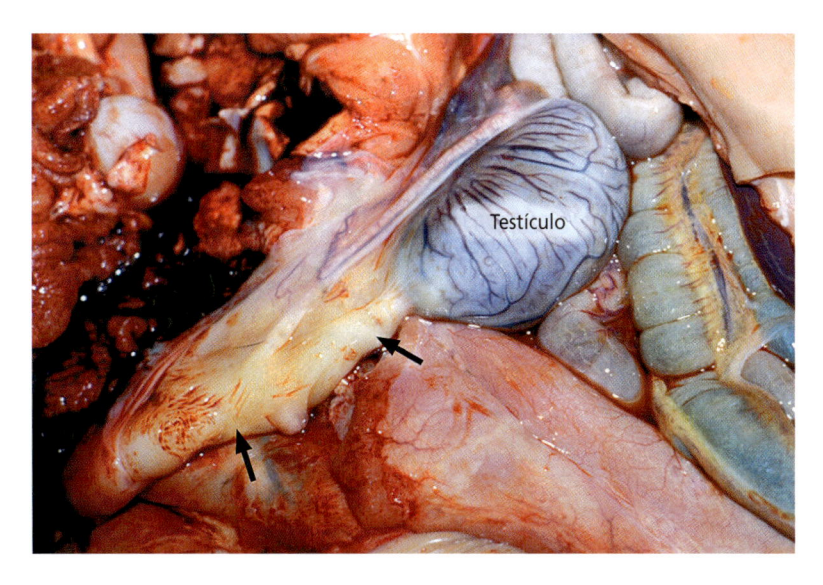

Figura 5.27 – Testículo e gubernáculo. Feto equino. Esta foto mostra o testículo de um feto equino de 6 a 7 meses de gestação. O canal inguinal e o escroto foram incisados para evidenciar o gubernáculo (*setas*), estrutura que orienta a descida do testículo para o interior do escroto. Note como o gubernáculo localiza-se entre o polo inferior do testículo e o fundo da bolsa escrotal.

As causas da criptorquidia são complexas e incluem descontrole hormonal, geralmente na produção e utilização de andrógenos, associado a causas mecânicas. A estrutura responsável por direcionar o testículo para o escroto é o gubernáculo (Fig. 5.27) e muitos atribuem a criptorquidia a uma falha em sua função, o que não é inteiramente verdade. Os fatores mecânicos mais comuns que, quando aliados a um controle hormonal defeituoso, podem causar a alteração são malformações do anel, do canal inguinal ou do cremáster; hiperatividade cremastérica; diâmetro testicular maior que o anel inguinal; canal deferente ou artéria espermática curtos; e ausência de escroto.

Quando a criptorquidia é bilateral, o animal é estéril, pois, para que haja produção de espermatozoides maduros e viáveis, é necessário que o testículo se mantenha a uma temperatura 1,5 a 2°C inferior à temperatura intra-abdominal. Entretanto, se a criptorquidia é unilateral, a espermatogênese é inalterada no testículo normal e existe a possibilidade de transmitir a alteração para a descendência. Além disso, a produção de testosterona pelo testículo críptico não diminui e, pelo menos no cavalo, até aumenta, o que faz com que cavalos com testículos crípticos tenham maior libido e mais agressividade que os demais, o que os torna até perigosos. Contudo, essas não são as principais complicações da criptorquidia, mas sim a maior possibilidade de o testículo retido sofrer torções ou neoplasias.

Hérnias Inguinoescrotal e Umbilical

Esses dois tipos e hérnia são muito importantes economicamente, sobretudo em suínos. Nem todos os casos são hereditários, mas, na dúvida, nenhum animal portador dessas anomalias deve ser utilizado na reprodução. Os reprodutores suspeitos de serem responsáveis pela transmissão dessas características são rotineiramente descartados.

Muitas outras anomalias, por não serem morfologicamente evidentes, passam despercebidas, como certos defeitos enzimáticos ou metabólicos, que resultam, por exemplo, em diabetes e doenças de armazenamento, como a manosidose e muitas outras.

Bibliografia

DORLAND. *Dorland's Illustrated Medical Dictionary.* 31. ed. Philadelphia: W. B. Saunders, 2007. 2208p.

DYCE, K. M.; SACK, W. O.; WENSING, C. J. G. *Tratado de Anatomia Veterinária.* Rio de Janeiro: Guanabara Koogan, 1990. 567p.

FOSTER, R. F. Female reproductive system. In: MCGAVIN, M. D.; ZACHARY, J. F. *Pathologic Basis of Veterinary Disease.* 4. ed. St. Louis: Mosby Elsevier, 2007. Cap. 18, p. 1263-1315.

KENNEDY, P. C.; MILLER, R. B. The female genital system. In: JUBB, K. V. F.; KENNEDY, P. C.; PALMER, N. *Pathology of Domesic Animals.* 4. ed. San Diego: Academic Press, 1993. v. 3, cap. 4, p. 349-470.

NIEBERLE, K.; COHRS, P. *Anatomia Patológica dos Animais Domésticos.* 5. ed. Lisboa: Fundação Calouste Gulbenkian, 1970. v. 1-2.

Capítulo 6

Acúmulos ou Deposições de Substâncias

Sob certas condições, substâncias acumulam-se no núcleo ou no citoplasma das células ou se depositam no espaço intercelular. O estudo dessas alterações é importante porque sua presença pode ser evidência de doenças primárias. Enquanto alguns dos acúmulos intracelulares aparentemente não causam alterações funcionais, outros sobrecarregam as células e causam disfunção. Esses acúmulos podem ocorrer por três razões:

- Substância endógena normal produzida em ritmo normal ou acelerado, mas cuja velocidade do metabolismo é insuficiente para removê-la (por exemplo, lipídios, proteínas, carboidratos).
- Substância endógena normal ou anormal que se acumula em decorrência de defeito congênito ou adquirido em seu metabolismo, transporte ou excreção (por exemplo, doenças de armazenamento, como a manosidose).
- Substância exógena anormal que se acumula porque a célula não possui as enzimas necessárias para metabolizá-la ou não tem capacidade de removê-la (por exemplo, as pneumoconioses por carvão, asbestos ou sílica e os pigmentos de tatuagem).

Lipídios

Todas as formas principais de lipídio podem se acumular nas células, mas os triglicerídios são os mais comuns. Os acúmulos de colesterol em animais não têm a mesma importância que em seres humanos. As alterações envolvendo excesso de triglicerídios podem ser de três tipos: *obesidade*, *infiltração gordurosa* e *esteatose*.

Tecido Adiposo

Lipídios estão normalmente presentes em todas as células de todos os tecidos, mas há um tecido cuja função principal é o seu armazenamento: o tecido adiposo.

Existem dois tipos de tecido adiposo no organismo animal. O primeiro é o tecido adiposo "branco", cuja função básica é depositar lipídios como reserva de energia e, adicionalmente, promover isolamento térmico e mecânico para músculos e vísceras. O segundo tipo é o tecido adiposo marrom, ou "gordura marrom", cuja função básica é geração de calor. Neste último, os adipócitos são maiores, muito ricos em mitocôndrias e têm coloração mais escura que o tecido "branco". Ele está presente em fetos e recém-nascidos, em adultos aclimatizados ao frio e em animais que hibernam. O tecido adiposo marrom, ou simplesmente gordura marrom, é extremamente importante na prevenção da hipotermia.

Obesidade

Obesidade é o acúmulo de tecido adiposo em quantidade superior à considerada normal para determinada espécie animal. Esse acúmulo frequentemente resulta de alimentação excessiva associada à inatividade em um ambiente protegido que não lhe representa perigo. Exceto em alguns animais que fisiologicamente aumentam suas reservas de tecido adiposo em preparação para a hibernação e em alguns mamíferos aquáticos, a obesidade já foi rara ou mesmo inexistente na maioria das espécies animais por ser um fenótipo incompatível com a sobrevivência do indivíduo em um meio natural seletivo. Contudo, com a alteração de hábitos naturais por interferência do homem, esse distúrbio tornou-se relativamente comum em animais que convivem com seres humanos (Figs. 6.1 e 6.2).

É difícil considerar como distúrbio algo que constitui uma ação normal do organismo: a tendência de estocar energia para eventuais tempos de escassez. Tampouco existem estudos conclusivos sobre o real impacto da obesidade na saúde de animais que não sejam de laboratório, embora haja consenso de que é prejudicial. O que se sabe e se pratica no manejo clínico da obesidade em animais é calcado no que se conhece a respeito do assunto na espécie humana e em animais de laboratório. É interessante lembrar que o extremo oposto da obesidade, isto é, a atrofia do tecido adiposo em decorrência da inanição, também é um distúrbio, discutido no Capítulo 4.

Infiltração Gordurosa

A infiltração gordurosa refere-se à presença de adipócitos no estroma (interstício) de órgãos e tecidos que normalmente não têm ou têm muito pouco tecido adiposo. Pode ser uma característica desejável na musculatura de animais de corte, pois dá maciez e mais sabor à carne (Fig. 6.3). Os adipócitos separam, mas não danificam – a não ser por eventual atrofia por compressão – as células parenquimatosas do órgão afetado. A infiltração gordurosa é comum em animais idosos e obesos. Embora a infiltração gordurosa e a transformação gordurosa frequentemente apareçam juntas, não há relação de causa entre elas.

Esteatose (Transformação Gordurosa)

O acúmulo de lipídios sob a forma de triglicerídios no citoplasma de células que não sejam os adipócitos chama-se *esteatose*, *lipidose* ou *transformação gordurosa*. Quando no fígado, pode ser denominado *hepatose esteatorreica*. O termo *degeneração gordurosa*, usado por alguns, é questionável porque a alteração resulta do processo metabólico normal de lipídios e é reversível, desde que não seja extremamente grave ou as células não tenham sofrido dano adicional por alguma

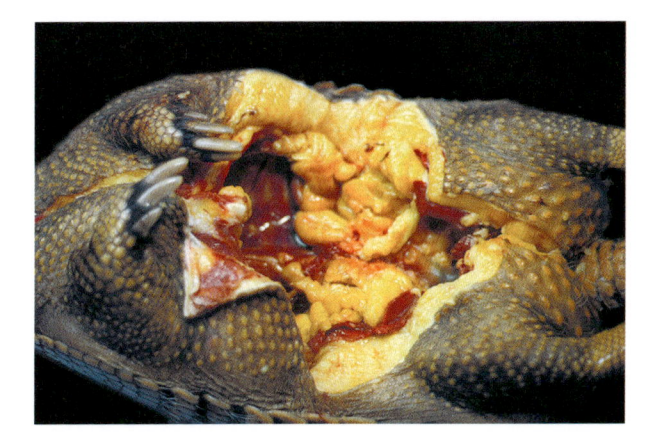

Figura 6.1 – Obesidade. Tatupeba (*Euphractus sexcinctus*). Imagem de necropsia de um tatupeba criado em zoológico, evidenciando obesidade extrema, característica que raramente seria observada em animais de vida livre. Foto: Dr. José Ricardo Pachaly, Curitiba/PR.

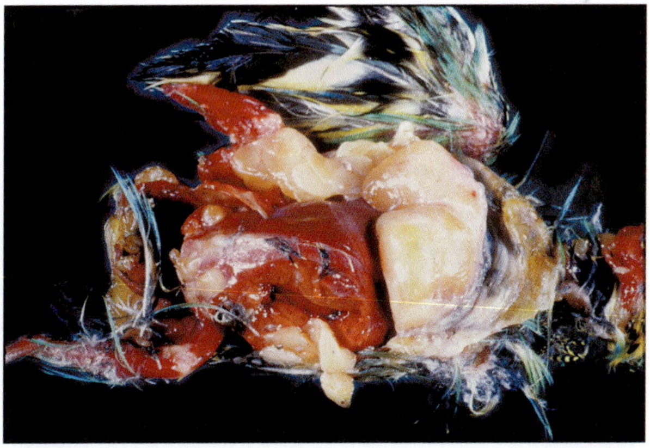

Figura 6.2 – Obesidade. Periquito-australiano (*Melopsittacus undulatus*). Imagem de necropsia evidenciando excessivo acúmulo de tecido adiposo na região peitoral. Como na Figura 6.1, a obesidade resultou de alimentação excessiva associada à inatividade.

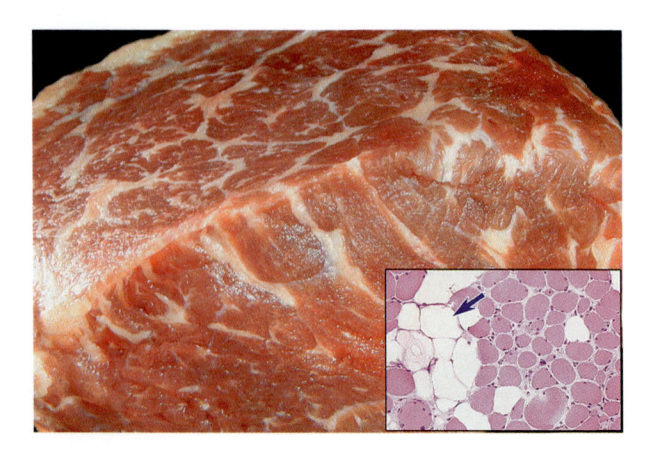

Figura 6.3 – Infiltração gordurosa. Músculo bovino. A infiltração gordurosa caracteriza-se pela presença de tecido adiposo normal infiltrado entre as células parenquimatosas do órgão. Esta foto mostra a chamada "marmorização" da musculatura, exemplo clássico de infiltração gordurosa e que, neste caso, é uma característica muitas vezes desejada por proporcionar maior maciez e sabor à carne. O detalhe representa o corte histológico transversal deste músculo, no qual é possível observar grupos de adipócitos *entre* as fibras musculares (*seta*).

substância tóxica, como o tetracloreto de carbono ou a aflatoxina no caso do fígado, por exemplo. A esteatose ocorre em todos os órgãos que metabolizam lipídios ou que os utilizam como fonte de energia, como o fígado e os rins ou o coração e os músculos, respectivamente. No fígado, por ser o principal órgão envolvido no metabolismo de lipídios, a esteatose é muito mais comum e pode ser particularmente grave. O tecido adiposo também metaboliza lipídios; contudo, em virtude de sua função, nele o acúmulo de lipídios não é considerado esteatose.

Mobilização de Lipídios

Ácidos graxos livres (AGL) originados de triglicerídios são a principal fonte de energia de células parenquimatosas. Eles são obtidos da dieta ou do tecido adiposo. Quando do *tecido adiposo*, a liberação de lipídios é feita por *lipólise*, que é a formação de AGL a partir de triglicerídios dos adipócitos. A lipólise acontece sempre que a reserva de energia representada pela glicemia e pelo glicogênio nas células se esgota. A lipólise ocorre durante a inanição, no jejum e no estresse, em resposta às secreções das suprarrenais (adrenalina e corticosteroides), e é diretamente proporcional à demanda energética. É importante notar que adipócitos neoplásicos de lipomas e lipossarcomas participam muito pouco ou não participam do processo de lipólise. Em outras palavras, lipomas não emagrecem. Quando da *dieta*, os lipídios entram na corrente circulatória e são transportados sob a forma de quilomícrons, grandes partículas compostas predominantemente de triglicerídios e fosfolipídios conjugados a uma proteína (lipoproteína).

Quilomícrons são, portanto, a forma de transporte de lipídios exógenos para outros locais no corpo, e a conjugação com proteínas é necessária para que os lipídios possam circular no meio aquoso da corrente circulatória linfática e sanguínea.

Patogênese da Esteatose

A mais comum e potencialmente séria forma de esteatose é a hepática, exatamente porque o fígado é o principal órgão envolvido no metabolismo de lipídios. Vamos tomá-lo como exemplo, embora tudo que se discuta aqui se aplique, de certa maneira, aos outros órgãos que sofrem esteatose.

Qualquer que seja a fonte, no fígado, grande parte dos AGL é transformada em triglicerídios e uma pequena parte é transformada em colesterol ou fosfolipídios, ou então oxidada para corpos cetônicos nas mitocôndrias. Os triglicerídios só podem ser transportados para fora dos hepatócitos se forem conjugados a uma apoproteína no retículo endoplasmático rugoso ou granular, para formar as lipoproteínas (Fig. 6.4), que são liberadas no plasma como uma fonte rapidamente disponível de energia para grande variedade de tecidos.

Sempre que houver desequilíbrio entre o volume de lipídios que chega ao fígado e a capacidade deste de metabolizá-los ou conjugá-los com a apoproteína,

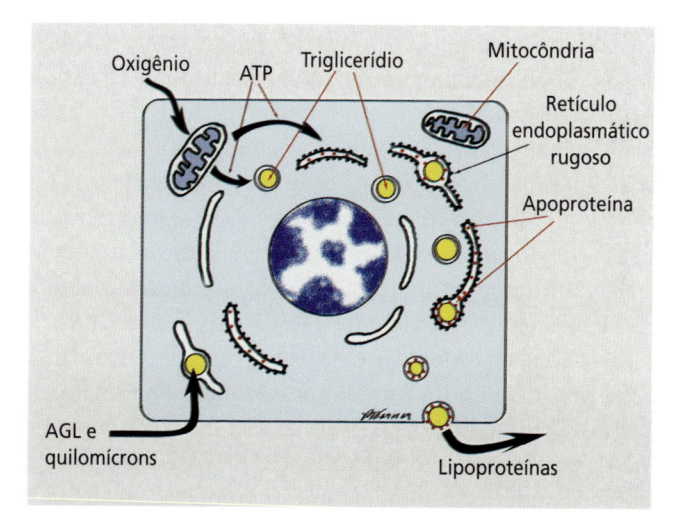

Figura 6.4 – Esquema representando o metabolismo de lipídios no hepatócito. Os lipídios entram na célula sob a forma de ácidos graxos livres (AGL) e quilomícrons, vindos do tecido adiposo ou dos alimentos ingeridos, e são transformados em triglicerídios no hepatócito. No retículo endoplasmático rugoso, estes são acoplados à apoproteína para formar lipoproteína, forma sob a qual deixam o hepatócito para serem utilizados como energia em outros tecidos. Todo o processo requer energia a partir de adenosina trifosfato (ATP) sintetizada nas mitocôndrias. Se o aporte de lipídios é muito elevado ou se a síntese de lipoproteínas é diminuída por qualquer razão, os triglicerídios acumulam-se no citoplasma, causando a esteatose.

haverá acúmulo. Assim, as causas da esteatose podem ser agrupadas em duas categorias básicas: (a) o aporte de lipídio ao fígado é aumentado, excedendo a capacidade do fígado em metabolizá-lo; e (b) o aporte de lipídios é normal, mas a capacidade do fígado em metabolizá-lo está comprometida. Para melhor entendimento, na Figura 6.4 estão evidenciados os principais pontos do metabolismo de lipídios cujas falhas podem resultar em esteatose. As mais importantes causas da esteatose são lipólise excessiva, hipóxia e substâncias e plantas tóxicas.

Lipólise Excessiva

A mobilização excessiva dos lipídios do tecido adiposo é a principal causa de esteatose em animais e acontece em algumas situações que requerem aumento súbito e intenso da demanda de energia. Entre elas, uma das mais importantes é a *cetose*, caracterizada por aumento de corpos cetônicos no sangue (hipercetonemia), hipoglicemia e queda nas taxas de glicogênio hepático. A cetose geralmente é observada na fase final da gestação e no início da lactação em vacas leiteiras ou em ovelhas gestando fetos muito grandes ou gêmeos. Em animais de grande produção, existe demanda contínua por glicose e aminoácidos e, se eles deixam de se alimentar adequadamente, necessitam de mobilização súbita e maciça de AGL do tecido adiposo para suprir suas necessidades de energia. Nessas situações, os hepatócitos não conseguem processar o aporte excessivo de AGL de modo adequado e sofrem esteatose, que pode ser muito grave (Fig. 6.5). O quadro clínico resultante é potencialmente fatal se não houver interferência do médico veterinário.

Algo semelhante à cetose ocorre na chamada *síndrome da vaca gorda*, observada em vacas leiteiras obesas alguns dias após a parturição. O quadro clínico é precipitado por algum evento que cause anorexia, como retenção da placenta, metrite, mastite, deslocamento do abomaso ou paresia hipocalcêmica. Gatos também apresentam uma forma idiopática de esteatose, a *síndrome felina do fígado gordo*. Esses gatos tipicamente são obesos e anoréticos, não têm outra doença que possa causar a esteatose e desenvolvem disfunção hepática, icterícia e encefalopatia hepática. Outra forma muito comum de esteatose por mobilização excessiva do tecido adiposo é observada na *inanição*, quando, por falta de alimentação, o organismo é obrigado a lançar mão de suas reservas. A gravidade do quadro observado é diretamente proporcional ao porte físico do portador, isto é, à sua demanda energética. Animais portadores de *diabetes melito* também exibem acúmulo de lipídios no fígado por conta de lipólise excessiva.

Hipóxia

A falta de oxigênio acarreta falta de adenosina trifosfato (energia) para promover a síntese de lipoproteínas e outros processos metabólicos do hepatócito. Quando o sangue que chega ao fígado é hipóxico, os hepatócitos mais próximos ao espaço porta ainda recebem oxigênio suficiente, mas os próximos à veia central não. O resultado é esteatose mais grave na região central do lóbulo hepático, o que causa acentuação do padrão lobular do fígado.

Substâncias e Plantas Tóxicas

Hepatotoxinas como a aflatoxina e os alcaloides pirrolizidínicos (*Senecio* sp) ou o tetracloreto de carbono, entre outras ações, bloqueiam a síntese de apoproteína e o subsequente decréscimo da produção e exportação de lipoproteínas, causando esteatose.

Aspecto Macroscópico

Independentemente da causa, o aspecto macroscópico do fígado com esteatose é muito característico: aumentado de tamanho, pálido ou de cor amarelada e friável (Figs. 6.5 e 6.6). O aumento de tamanho se evidencia pelas bordas arredondadas, ao contrário do normal, quando elas são mais afiladas, ou pelo protraimento das bordas, quando o parênquima é cortado. Ao se cortar o fígado, a faca de necropsia nitidamente torna-se gordurosa e os fragmentos colhidos para exame flutuam na solução de formol. A friabilidade se evidencia ao se manusear o órgão, que se fragmenta facilmente. É praxe no exame necroscópico avaliar a firmeza do fígado comprimindo e esmagando uma fatia entre os dedos. Com alguma experiência, esta se torna uma técnica muito útil e até precisa. Por ser friável, o fígado com esteatose é muito suscetível à ruptura durante golpes contra o abdômen (Fig. 6.7). Da mesma maneira, é muito comum o fígado com esteatose romper-se ao ser removido da cavidade abdominal durante a necropsia. Para prevenir isso, recomenda-se manuseá-lo usando o diafragma como se fosse uma alça. Outra alteração comum é a vesícula biliar repleta, nos casos em que a anorexia ou a inanição fazem parte da causa da lipidose (Fig. 6.5). Dois diagnósticos diferenciais devem ser levados em consideração. O primeiro é a remota possibilidade de confusão de rupturas *post mortem* com rupturas traumáticas, nas quais a diferenciação se faz pela presença de sinais de hemorragia e fibrina nas últimas. O segundo diagnóstico diferencial é com o acúmulo de glicogênio nos casos de hepatopatias por excesso exógeno ou endógeno de corticoides (doença de Cushing). As características macro e microscópicas desta serão vistas adiante.

Aspecto Microscópico

Na lipidose, ao microscópio, os hepatócitos contêm vacúolos de contornos definidos e que contrastam nitidamente com o citoplasma. Inicialmente pequenos, eles crescem, coalescem e acabam deslocando o núcleo para a periferia da célula, dando aos hepatócitos aspecto de adipócitos (Fig. 6.8). Essa característica denomina-se adipocitoidose. Até esse ponto, a alteração é reversível. Com o agravamento da lipidose, hepatócitos contíguos se rompem e os glóbulos de

110 Acúmulos ou Deposições de Substâncias

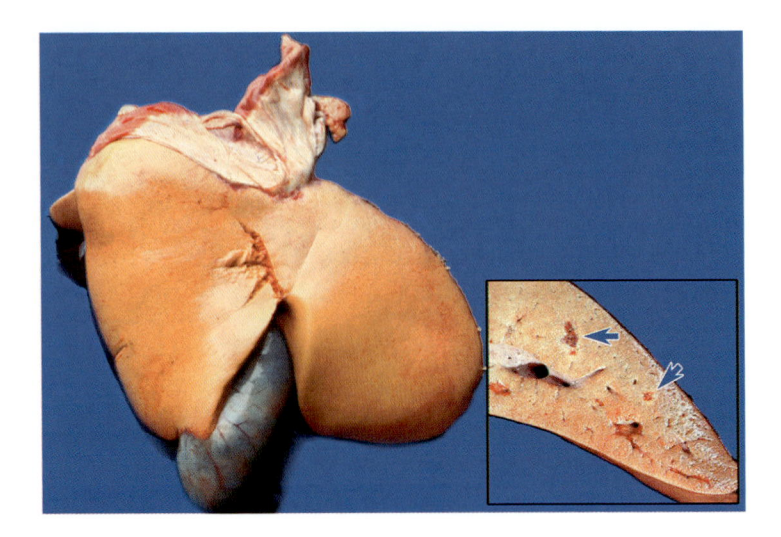

Figura 6.5 – Esteatose. Fígado. Ovelha. Aspecto macroscópico da esteatose ou lipidose hepática, observada na cetose em ovelha em fase final de gestação. O fígado está extremamente pálido, com as bordas arredondadas e friável, o que pode ser comprovado pela área de ruptura do parênquima hepático resultante da simples manipulação do órgão na necropsia. A vesícula biliar distendida evidencia que o animal não ingeria alimentos há bastante tempo. O detalhe mostra a superfície de corte do órgão, que exibe discreto protraimento do parênquima. Duas áreas de necrose são evidentes (*setas*).

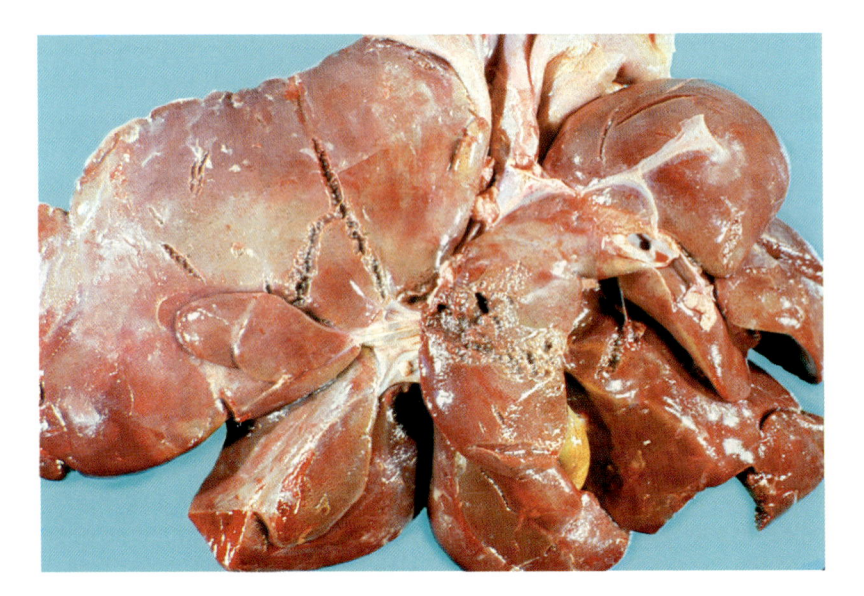

Figura 6.6 – Esteatose. Cão. Esta foto evidencia a fragilidade do fígado com esteatose. Note as várias rupturas causadas pela manipulação do órgão durante a necropsia. Compare com a Figura 6.7.

Acúmulos ou Deposições de Substâncias   111

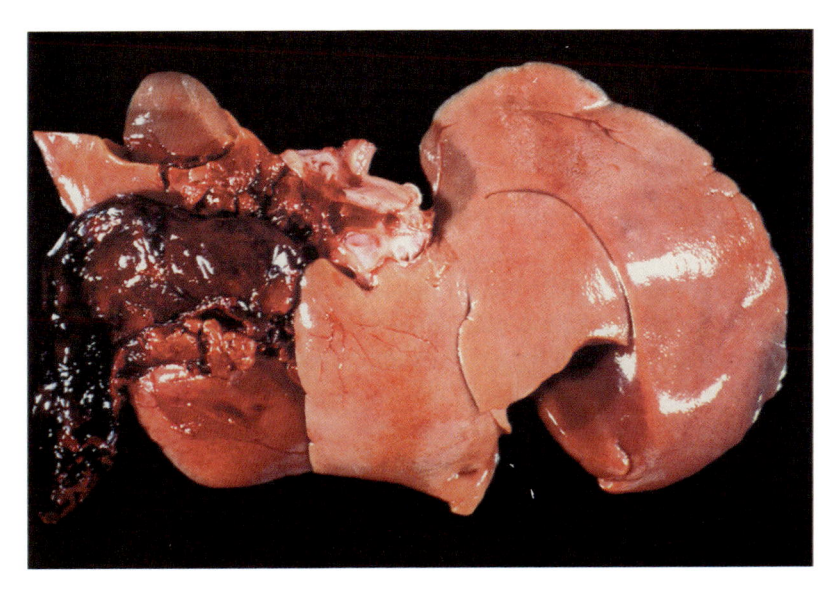

Figura 6.7 – Trauma hepático precipitado por esteatose. Fígado. Cão. O fígado desse cão apresenta sinais evidentes de esteatose, o que o tornou frágil e extremamente suscetível a rupturas por golpes no abdômen. Este cão provavelmente foi atropelado.

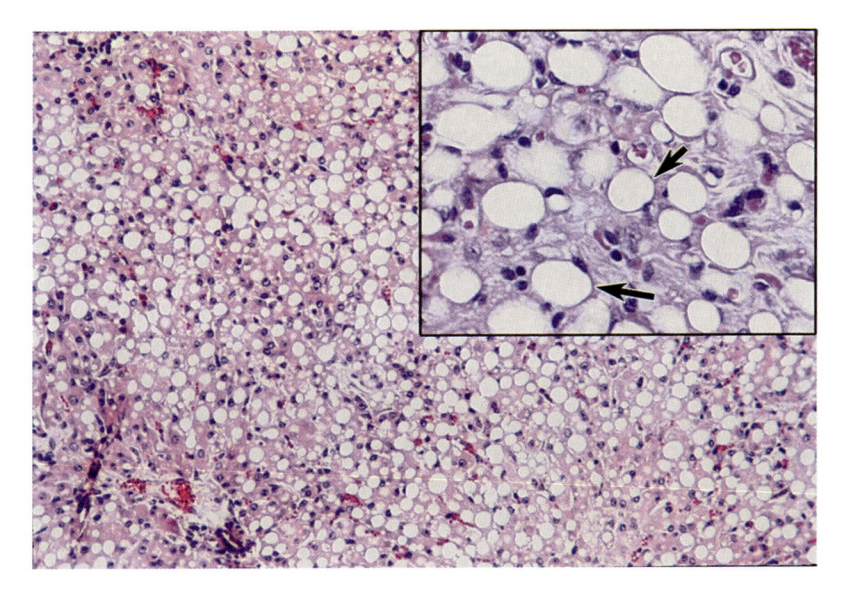

Figura 6.8 – Lipidose. Fígado de cão. Aspecto histológico da lesão. Os hepatócitos contêm vacúolos de vários tamanhos e com contornos definidos que deslocam o núcleo para a periferia da célula e fazem com que os hepatócitos assemelhem-se a adipócitos. Isso pode ser mais bem observado no *detalhe* ampliado (*setas*). Hematoxilina e eosina. Objetiva de 10×.

lipídio coalescem, formando os chamados *cistos gordurosos*. É possível até, em casos extremos, que o lipídio extravasado de hepatócitos rompidos caia na circulação sanguínea, formando êmbolos gordurosos que serão retidos nos capilares alveolares do pulmão.

Demonstração Histológica do Lipídio

Na fase inicial da esteatose, os vacúolos de lipídio podem ser confundidos com vacúolos contendo glicogênio ou mesmo água. Na preparação histológica de rotina, tanto o lipídio quanto o glicogênio são dissolvidos pelos líquidos utilizados no processo histológico e, ao se examinar a lâmina ao microscópio, o que se observa são vacúolos opticamente vazios. As diferenças morfológicas entre esses acúmulos são sutis e podem confundir o observador. Para comprovação de que os vacúolos contêm lipídio, é necessário utilizar cortes de congelação, sem qualquer solvente, para que o lipídio seja preservado e possa ser corado com colorações especiais, como o Oil-Red-O ou Sudan IV. Na primeira coloração, os lipídios coram-se em vermelho; na segunda, em negro.

Glicogênio

O glicogênio é uma forma rapidamente utilizável de energia presente em células de muitos tecidos, principalmente fígado e musculatura esquelética. O fígado de animais jovens e bem nutridos também contém abundante glicogênio. Depósitos excessivos de glicogênio são vistos em pacientes com distúrbios no metabolismo de glicose ou glicogênio, dentre os quais o mais importante é o *diabetes melito*. Nesta doença, o glicogênio se acumula nos hepatócitos, no miocárdio, nos túbulos contorcidos proximais do rim e nas células das ilhotas pancreáticas. O excesso de corticosteroides endógenos ou exógenos (doença de Cushing) causa *hepatopatia por corticosteroides*, caracterizada por grande acúmulo de glicogênio no fígado. Nesse caso, o fígado aumenta de tamanho, com as bordas arredondadas e, ao contrário da lipidose, é firme, de cor bege ou marrom e a superfície não é gordurosa ao ser cortada. O glicogênio pode, histologicamente, ser confundido com a esteatose em fase inicial. No início da deposição de glicogênio, os hepatócitos têm vacúolos pouco distintos, de aspecto fosco. Em casos mais graves, os hepatócitos estão aumentados, com o citoplasma claro e com faixas de citoplasma eosinofílico atravessando a célula, mas sem deslocamento do núcleo para a periferia (Fig. 6.9), o que diferencia o acúmulo de glicogênio da esteatose. Caso se queira demonstrar o glicogênio, as lâminas histológicas podem ser coradas com a coloração carmim de Best ou com o ácido periódico de Schiff, que coram os mucopolissacarídios, como glicogênio e o muco, em cor carmim (Fig. 6.10). O ácido periódico de Schiff também é utilizado para demonstrar hifas e esporos de fungos nos tecidos.

Acúmulos ou Deposições de Substâncias **113**

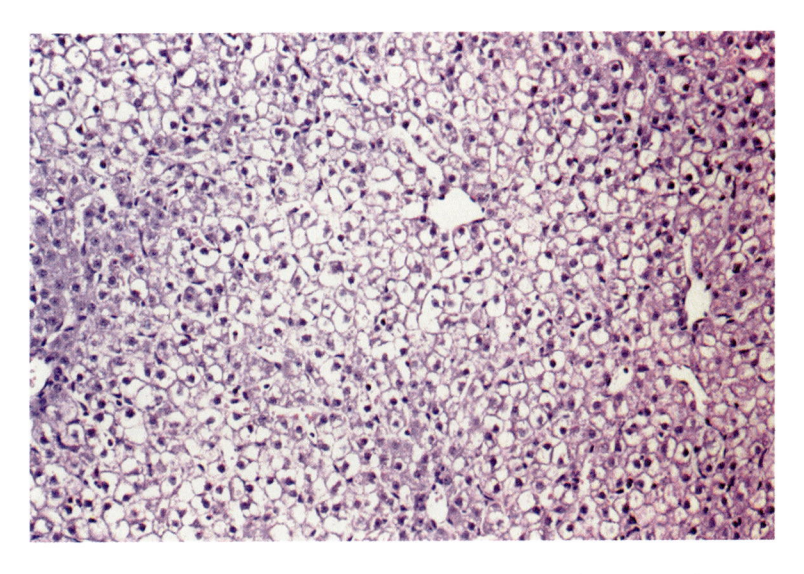

Figura 6.9 – Acúmulo de glicogênio. Fígado. Cão. Fotomicrografia mostrando o aspecto histológico do acúmulo de glicogênio no fígado de um animal diabético. Os vacúolos distendem os hepatócitos, mas não deslocam o núcleo para a periferia da célula, ao contrário da lipidose. Hematoxilina e eosina. Objetiva de 10×.

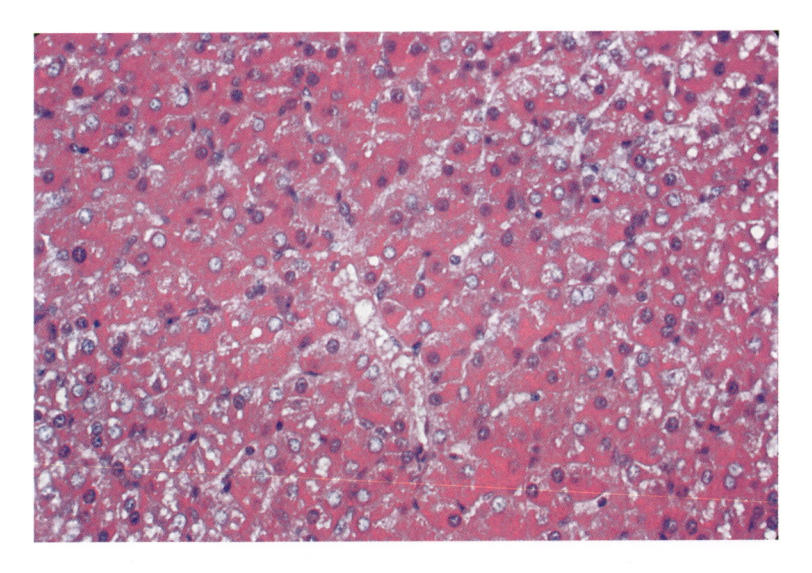

Figura 6.10 – Acúmulo de glicogênio. Fígado. Cão. Fotomicrografia mostrando um corte histológico do mesmo fígado da Figura 6.9 fixado em solução de Carnoy, para preservar o glicogênio, e corado com ácido periódico de Schiff, que cora o glicogênio em carmim. Note que alguns vacúolos não se coram, sendo, provavelmente, de lipídios. Hematoxilina e eosina. Objetiva de 20×.

Proteína

O acúmulo de proteína nas células ou em suas imediações geralmente recebe o nome de *hialina*, termo histológico genérico e meramente descritivo, muito útil e conveniente, mas que pouco indica quanto à causa da lesão celular. É genérico por aplicar-se a qualquer alteração intra ou extracelular que tenha aparência vítrea, homogênea e eosinofílica (rosada) como, por exemplo, os cilindros hialinos nos túbulos renais na insuficiência renal.

Hialina

Quando a proteína aparece como gotículas arredondadas eosinofílicas no citoplasma ou núcleo das células, ela é chamada de hialina. Em medicina veterinária, existem quatro exemplos clássicos de hialina:

- No epitélio dos túbulos contorcidos proximais renais, nas doenças caracterizadas por perda de proteína (proteinúria) pelos glomérulos (Fig. 6.11). As células tubulares fazem reabsorção por pinocitose das proteínas perdidas pelo corpúsculo renal. O processo é reversível, isto é, se a proteinúria diminui, as gotículas desaparecem.

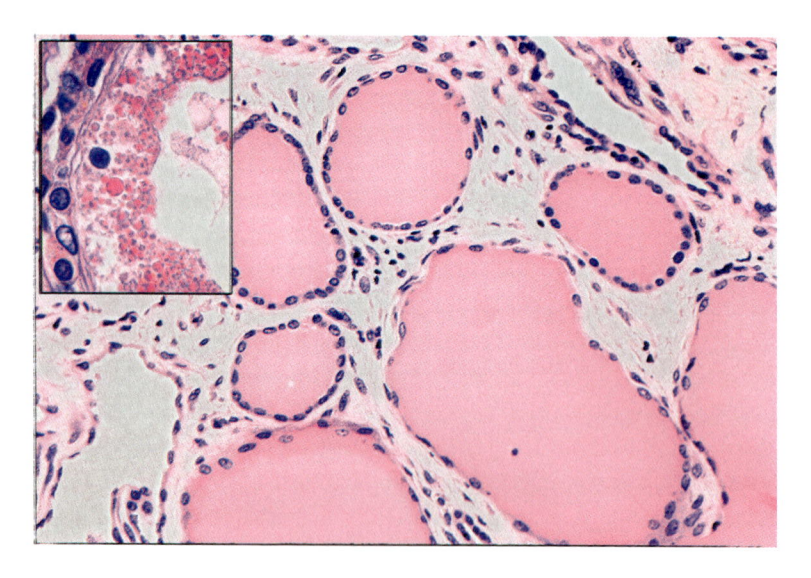

Figura 6.11 – Hialina. Glomerulonefrite crônica grave. Bovino. Os túbulos renais estão bastante dilatados e alguns contêm proteína (cilindros hialinos), que aparecem como massa homogênea e eosinofílica (vermelha) preenchendo sua luz. O *detalhe* mostra a ampliação de um túbulo contornado proximal do rim de um cão, no qual o citoplasma das células epiteliais dos túbulos renais contém inúmeras gotículas hialinas resultantes de reabsorção da proteína que extravasou do glomérulo. Hematoxilina e eosina. Objetivas de 10× e 40×.

- No citoplasma de plasmócitos envolvidos na produção de imunoglobulinas. Quando em excesso, os plasmócitos adquirem aspecto arredondado, com o citoplasma intensamente eosinofílico, e recebem o nome de *corpúsculos de Russel*.
- No epitélio do intestino delgado de animais recém-nascidos, ao mamarem colostro. Isso é particularmente evidente em leitões. Durante as primeiras horas de vida, o epitélio intestinal é permeável às grandes moléculas de imunoglobulinas presentes no colostro, o que permite sua passagem para o plasma por intermédio das células epiteliais.
- Nos corpúsculos de inclusão viral. Em algumas doenças virais, aglomerados de partículas virais – os corpúsculos de inclusão viral – são observados nas células infectadas e sua presença é tão característica que pode ser utilizada para o diagnóstico da doença. Os corpúsculos de inclusão viral podem ser *intracitoplasmáticos*, como na cinomose (corpúsculo de Lentz), na raiva (corpúsculo de Negri) ou na bouba (varíola) aviária (corpúsculo de Bollinger). Podem ser também *intranucleares*, como na própria cinomose, na herpesvirose e na hepatite viral canina (corpúsculos de Rubarth). A Figura 6.12 mostra corpúsculos de inclusão viral típicos de algumas doenças comuns em animais. A atribuição de nomes próprios aos corpúsculos (e às doenças), uma homenagem aos autores que os descreveram pela primeira vez, está cada vez mais em desuso, exceto para algumas doenças e síndromes clássicas. Os corpúsculos virais intranucleares não são, em sua maioria, eosinofílicos, mas basofílicos, em razão dos ácidos ribonucleicos. Na cinomose, todavia, os corpúsculos intracitoplasmáticos observados nas células da glia no sistema nervoso central são eosinofílicos.

Hialina Extracelular

Às vezes, a proteína é produzida na célula, mas se acumula extracelularmente, o que se considera uma forma de hialina extracelular.

Assim é considerado o colágeno hialinizado em velhas cicatrizes ou a hialina nos corpúsculos renais, na glomerulonefrite membranosa de origem autoimune. Neste caso, os depósitos proteicos são constituídos por complexos antígenos-anticorpos ou imunoglobulinas, geralmente a imunoglobulina A. Na glomerulonefrite crônica grave ocorre a chamada "obliteração hialina dos glomérulos", na qual estes são substituídos por uma massa hialina acelular.

Os depósitos de fibrina antigos também são considerados hialina quando a fibrina perde sua característica fibrilar e adquire aspecto mais homogêneo. São exemplos a fibrina depositada nas superfícies peritoniais, nas peritonites fibrinosas crônicas, ou no interior dos "higromas", que são lesões císticas resultantes de traumas repetitivos na pele sobre proeminências ósseas, principalmente no cotovelo de cães de grande porte (ver Fig. 10.15, no Cap. 10).

116 Acúmulos ou Deposições de Substâncias

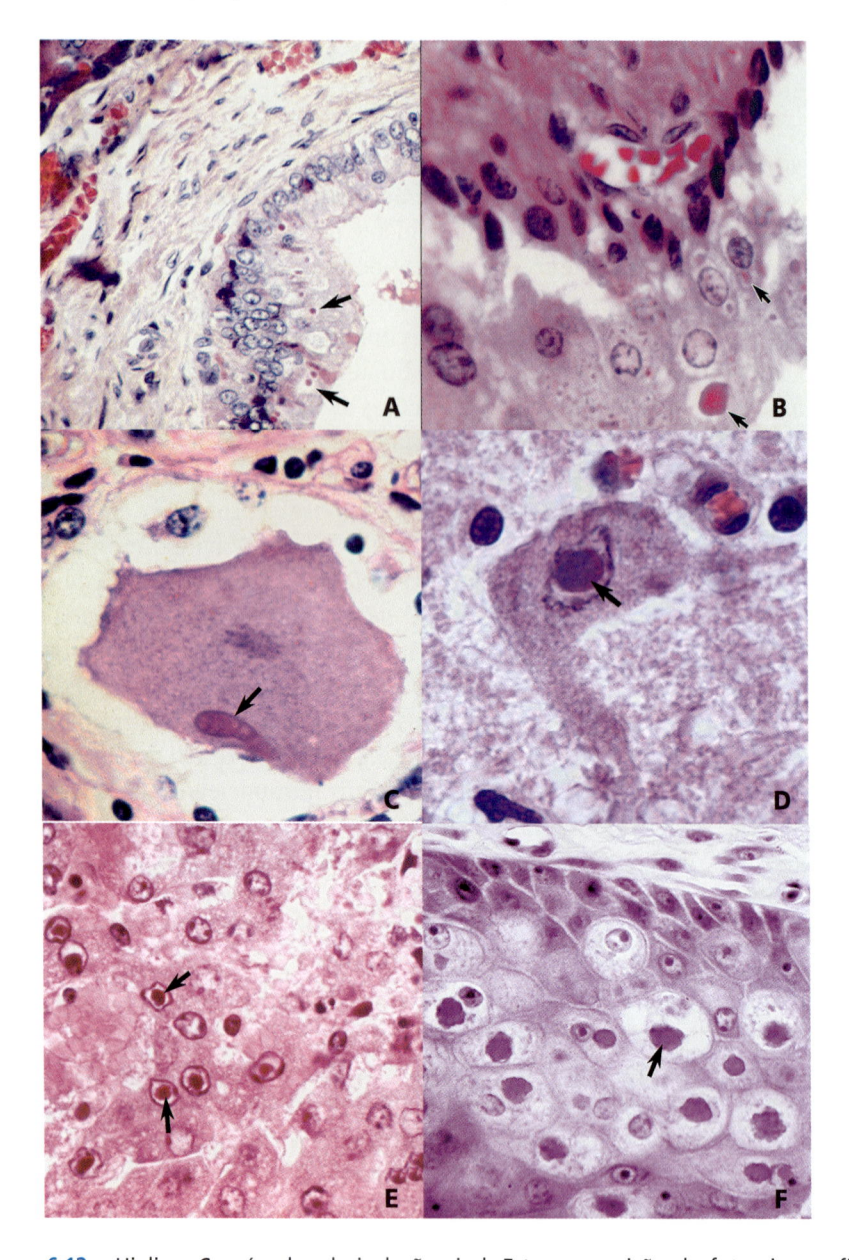

Figura 6.12 – Hialina. Corpúsculos de inclusão viral. Esta composição de fotomicrografias mostra corpúsculos de inclusão viral (*setas*), que são uma forma de hialina intracelular, de algumas doenças comuns em animais. (*A*) *Cinomose* – citoplasma de células epiteliais do ducto pancreático de cão. (*B*) *Cinomose* – citoplasma de células epiteliais da bexiga urinária de cão. (*C*) *Raiva* – citoplasma de neurônio do gânglio de Gasser (do nervo trigêmeo) de bovino. (*D*) *Doença de Aujeszky* – núcleo de neurônio do tronco encefálico de cão. (*E*) *Hepatite infecciosa canina* – núcleo de hepatócitos de cão. (*F*) *Bouba (varíola) aviária* – citoplasma de ceratinócitos da pele da barbela de galinha.

Amiloide

Amiloide é uma forma muito especial e patológica de proteína que se deposita extracelularmente em situações também especiais, embora relativamente comuns. A *amiloidose*, deposição de amiloide nos tecidos, possivelmente representa um distúrbio imunológico e será estudada com mais detalhes no Capítulo 13. Depósitos de amiloide aparecem em vários órgãos, sobretudo no rim e no baço, após certas condições clínicas; por exemplo, doenças infecciosas crônicas como tuberculose ou osteomielite, ou em animais sob estimulação antigênica intensa e duradoura, como aqueles utilizados na produção de soro antiofídico. A razão do nome amiloide é porque reage positivamente ao ser tratado com lugol – solução de iodo a 1% e iodeto de potássio a 2% em água – que, entre outros usos, pode ser utilizado para demonstrar a presença de amido.

Quando examinado ao microscópico, o amiloide aparece como uma substância extracelular amorfa, eosinofílica e hialina que, à medida que se deposita, comprime e causa atrofia nas células vizinhas.

Cálcio

As funções do cálcio no organismo são múltiplas e muito importantes: sustentação do esqueleto, coagulação sanguínea, transmissão neural, contratilidade muscular e manutenção da permeabilidade da membrana celular. Os níveis plasmáticos normais de cálcio são de 9 a 10,5mg/dL. A hipocalcemia grave (níveis inferiores a 7mg/dL) provoca tetania (disfunção e hiperexcitabilidade neuromuscular), ao passo que a hipercalcemia induz calcificações nos tecidos. O controle da calcemia em mamíferos, aves e répteis é feito pela vitamina D e pelos hormônios das paratireoides (paratormônio) e das células "C" da tireoide (calcitonina). Enquanto o *paratormônio* (PTH) estimula a reabsorção óssea e causa hipercalcemia, a *calcitonina* inibe a reabsorção óssea e causa hipocalcemia. Em situações normais ou fisiológicas, a deposição de cálcio nos tecidos só ocorre no tecido ósseo, na ossificação.

Calcificação Patológica

Calcificação patológica é a deposição anormal de cálcio nos tecidos que não sejam os ossos. Além do cálcio, depositam-se, ao mesmo tempo, pequenas quantidades de ferro, magnésio, fósforo e outros minerais. Por essa razão, o processo é frequentemente chamado de *mineralização*, mas o cálcio é o mais importante e o mais abundante.

Existem duas formas de calcificação patológica: calcificação *distrófica* e *calcificação metastática*. A primeira ocorre em tecidos lesados ou em processo de necrose e independe dos níveis plasmáticos de cálcio e da existência de distúrbios do metabolismo do cálcio, embora ocorra com mais intensidade na vigência da hipercalcemia. A segunda ocorre em certos tecidos normais, em consequência à hipercalcemia severa prolongada.

Observa-se calcificação distrófica em áreas de necrose, seja de coagulação, de liquefação, caseosa ou do tecido adiposo e nas cúspides das valvas cardíacas e tendões de animais idosos. Embora a presença de calcificação distrófica seja apenas um indicador de lesão celular prévia, ela pode também ser a causadora da disfunção orgânica, como no caso das calcificações nas cúspides valvulares cardíacas.

Seja qual for o local de deposição, os depósitos patológicos de sais de cálcio aparecem como placas ou grânulos pardos ou esbranquiçados, duros ao tato e que raspam a faca de necropsia como grãos de areia ao serem cortados. Esta última característica é muito importante no diagnóstico presuntivo de tuberculose. Na inspeção sanitária em abatedouros, se a faca do inspetor provocar essa sensação ao cortar um linfonodo, por exemplo, imediatamente ele considera a possibilidade dessa doença e passa a procurar as características áreas de necrose de caseificação para a confirmação morfológica de tuberculose.

Histologicamente, sob a coloração de rotina hematoxilina e eosina, os depósitos de cálcio são basofílicos e têm aspecto homogêneo ou granular amorfo, geralmente em grumos. Podem localizar-se intra ou extracelularmente. Quando presente por longo tempo, a área calcificada pode sofrer ossificação, transformando-se em *osso heterotópico*. Em certas situações, células necróticas individuais que sofreram mineralização podem atuar como cristais em torno dos quais mais minerais vão se depositar. Se essa deposição acontecer em camadas, formam-se estruturas lamelares chamadas de *psamomas* (Fig. 6.13). Esse nome deve-se à semelhança macroscópica com grãos de areia. Algumas neoplasias, como os meningiomas e certos carcinomas papiliformes, apresentam muitos psamomas.

Hipercalcemia

A *hipercalcemia*, ou níveis plasmáticos de cálcio acima do normal de 9,0 a 10,5mg/dL de plasma, pode resultar de duas causas:

- *Hipersecreção de PTH*, que causa aumento da reabsorção do cálcio ósseo e consequente hipercalcemia. A hipersecreção do PTH é observada no hiperparatireoidismo secundário nutricional, no hiperparatireoidismo secundário renal, por um adenoma funcional das glândulas paratireoides ou por secreção de um análogo do PTH por certas neoplasias malignas, como as dos sacos anais. Em gatos, a causa mais comum de hipercalcemia

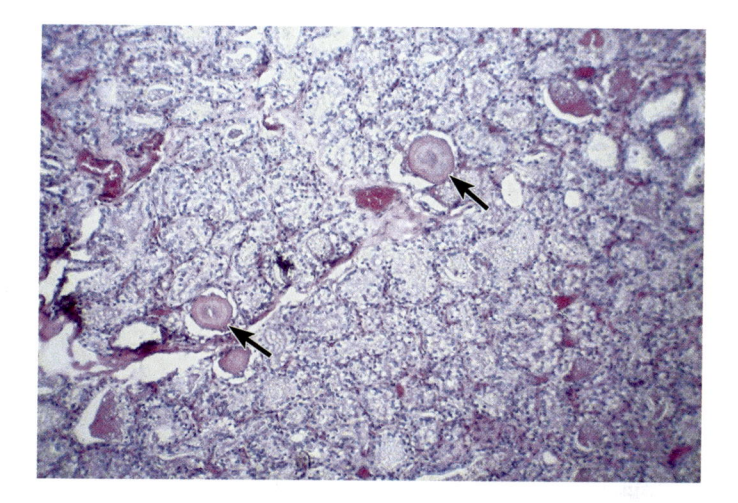

Figura 6.13 – Corpúsculos psamomatosos. Glândula salivar. Bovino. Ocasionalmente, a calcificação assume forma de grânulos que se assemelham a grãos de areia, daí o nome (*psammos* = areia). Esses corpúsculos são, na realidade, microcálculos (*setas*) formados no parênquima ou nos ductos da glândula salivar. Caso aumentem de tamanho, podem causar obstrução de ductos excretores da glândula. Hematoxilina e eosina. Objetiva de 4×.

é o hiperparatireoidismo secundário nutricional causado por dietas ricas em fósforo e pobres em cálcio, como a tristemente famosa arroz com carne moída. Já em cães, a causa mais importante de hipercalcemia é a presença de neoplasias malignas. Entre elas, as mais importantes são os carcinomas das glândulas apócrinas dos sacos anais, o linfossarcoma e o mieloma múltiplo. Aproximadamente um terço dos cães com linfossarcoma e mais da metade dos cães com carcinoma dos sacos anais têm hipercalcemia. Nesses casos, o responsável pela hipercalcemia é um peptídio análogo ao PTH produzido por essas neoplasias. Animais com lesão renal grave fazem retenção de fósforo e, em consequência, hiperparatireoidismo e hipercalcemia. Classicamente, além das lesões ósseas características, observa-se calcificação da camada média de arteríolas, sobretudo no estômago (Fig. 6.14).

- *Hipervitaminose D.* A forma ativa da vitamina D é o colecalciferol ou vitamina D3, fundamental no metabolismo do cálcio. Níveis elevados de colecalciferol na dieta induzem hipercalcemia persistente, principalmente por conta do aumento da absorção intestinal de cálcio no intestino. Algumas plantas tóxicas têm ação *calcinogênica*, como *Nierembergia veitchii* e *Solanum malacoxylon*, cujo princípio ativo é um glicosídio que se assemelha quimicamente ao 1,25-di-hidroxicolecalciferol, metabólito final da vitamina D sintetizado no rim. Essas plantas, quando ingeridas por bovinos

120 Acúmulos ou Deposições de Substâncias

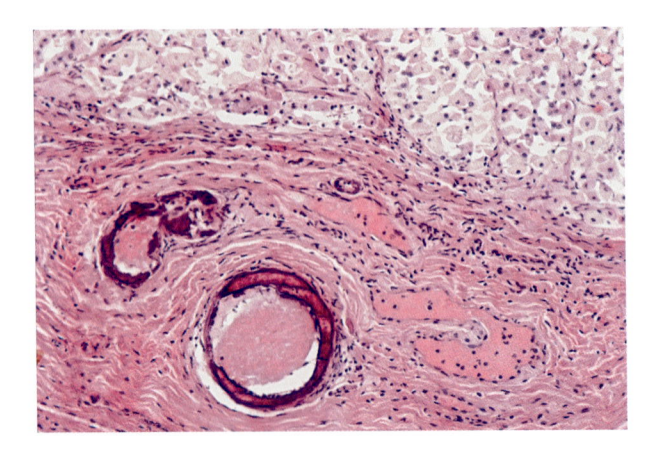

Figura 6.14 – Calcificação da íntima de arteríolas. Estômago. Cão. Lesões renais graves e crônicas causam retenção de fósforo e, consequentemente, estimulação da produção de paratormônio pelas paratireoides, o que resulta em intensa hipercalcemia e, por conseguinte, persistente calcificação metastática.

e ovinos, provocam uma doença popularmente conhecida por "espichadeira", caracterizada clinicamente por hipercalcemia e hiperfosfatemia, emagrecimento progressivo e intenso, andar rígido e abdômen retraído, insuficiência cardíaca e respiratória e morte aproximadamente quatro meses após o início dos sinais clínicos. Na necropsia, observa-se calcificação metastática generalizada, mais intensa na camada íntima de artérias e no endocárdio (Fig. 6.15) e no parênquima pulmonar. Essas calcificações aparecem como placas rígidas que produzem ruído ao serem cortadas. Compensatoriamente há atrofia das paratireoides e hiperplasia e hipertrofia das células C da tireoide. No osso, há inibição da reabsorção óssea em decorrência da hipercalcitoninemia e, como consequência, observa-se hiperosteose.

Hipocalcemia

O oposto da hipercalcemia é a *hipocalcemia*, que pode resultar de:

- Deficiência de cálcio ou de vitamina D na dieta.
- Dietas muito ricas em gorduras, pois pode haver fixação por saponificação do cálcio da dieta às gorduras ingeridas.
- Pancreatite aguda, decorrente da remoção do cálcio plasmático pela saponificação do tecido adiposo abdominal causada pelas enzimas pancreáticas.
- Lactação, decorrente da mobilização excessivamente rápida do cálcio plasmático.

A lactação causa uma forma muito especial de hipocalcemia e que constitui, por si, uma entidade clínica à parte. Quando perinatal (febre vitular, febre do leite ou paresia puerperal em vacas e éguas), deve-se à lentidão na resposta das paratireoides para suprir o súbito aumento da demanda de cálcio; quando tardia (eclampsia em cadelas e gatas), deve-se à espoliação das reservas ósseas de cálcio somada a uma eventual deficiência de cálcio na dieta.

É importante considerar que, quando decorre somente da deficiência de cálcio na dieta, a hipocalcemia só ocorre muito tardiamente, pois os níveis plasmáticos de cálcio são mantidos à custa das reservas ósseas de cálcio. Nesse caso, a hipocalcemia só aparece quando os níveis ósseos de cálcio estão muito reduzidos, talvez 20% do normal. Já no caso da hipocalcemia aguda da lactação, os níveis ósseos de cálcio não são afetados. Neste caso, embora a hipocalcemia não cause alterações morfológicas, funcionalmente as consequências são devastadoras e podem levar o animal à morte em poucas horas. A principal manifestação clínica da hipocalcemia é a tetania ou paralisia, que ocorrem sempre que os níveis de cálcio atingem valores iguais ou menores que 7mg/dL.

Colesterol

A deposição de colesterol na íntima de artérias causando aterosclerose, embora exista em animais, não tem a mesma importância que em seres humanos. Em animais, costuma-se observar a deposição de colesterol apenas em focos de

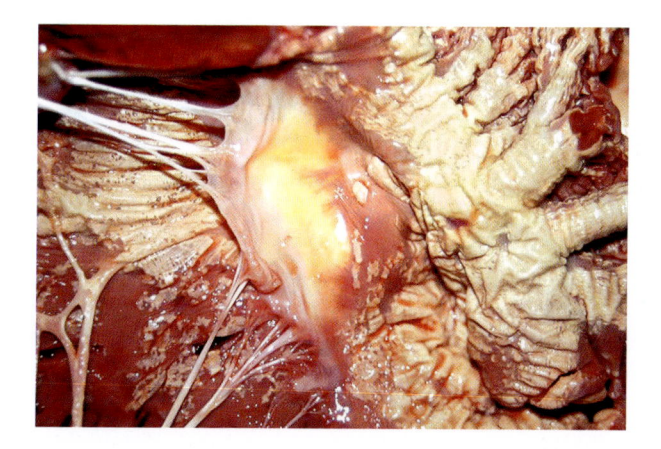

Figura 6.15 – Calcificação do endocárdio. Bovino. Intoxicação por *Solanum malacoxylon*. As placas amareladas visíveis no endocárdio são depósitos de cálcio. Essas placas são rígidas e, ao serem cortadas, dão a sensação de haver areia na superfície de corte. O princípio tóxico do *Solanum malacoxylon* é um análogo do metabólito ativo da vitamina D, o 1,25-di-hidroxicolecalciferol, cujo consumo causa intensa hipercalcemia, que se manifesta por calcificação, extensa da íntima de grandes vasos e do endocárdio.

hemorragia ou de necrose, em especial se o tecido adiposo estiver envolvido. No exame histopatológico, os cristais de colesterol não são vistos nos tecidos por terem sido dissolvidos pelos solventes utilizados durante o processamento histológico das amostras. Nos cortes histológicos, o que se observa é apenas uma imagem negativa do cristal, como se fosse um molde. Os cristais de colesterol assemelham-se a lâminas de vidro. Imagine uma lamínula de microscopia com um dos cantos quebrados: essa é a imagem exata de um cristal de colesterol (Fig. 6.16). A presença dos cristais de colesterol não causa dano aos tecidos; considera-se que sua importância seja apenas a de indicar uma lesão prévia naquela região. Contudo, no plexo coroide dos ventrículos laterais de cavalos idosos, os cristais de colesterol podem induzir resposta inflamatória granulomatosa. Esses granulomas, denominados colesteatomas (Fig. 6.17), podem crescer a ponto de obstruir o fluxo de líquido cerebroespinhal e causar hidrocefalia. A gênese dos colesteatomas em cavalos idosos não é muito clara, mas eles aparentemente resultam de hemorragias repetitivas no plexo coroide.

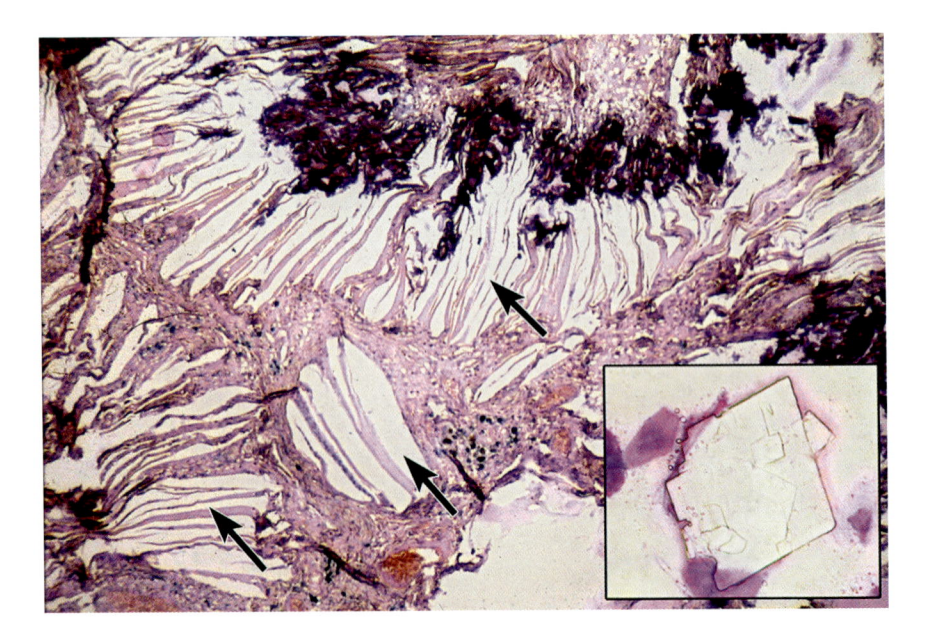

Figura 6.16 – Colesteatoma. Plexo coroide. Equino. O colesteatoma é um granuloma causado por cristais de colesterol localizado no plexo coroide de equinos idosos (ver Fig. 6.17). Os cristais não são visíveis, pois foram removidos pelos solventes utilizados durante o processamento histológico do tecido. O que se vê são apenas os espaços que os continham, as chamadas fendas de colesterol (setas). As áreas escuras na parte lateral direita superior da fotomicrografia são áreas de calcificação distrófica. O detalhe mostra um cristal de colesterol, como visto no exame citológico do conteúdo de um cisto cutâneo. Hematoxilina e eosina. Objetiva de 4×.

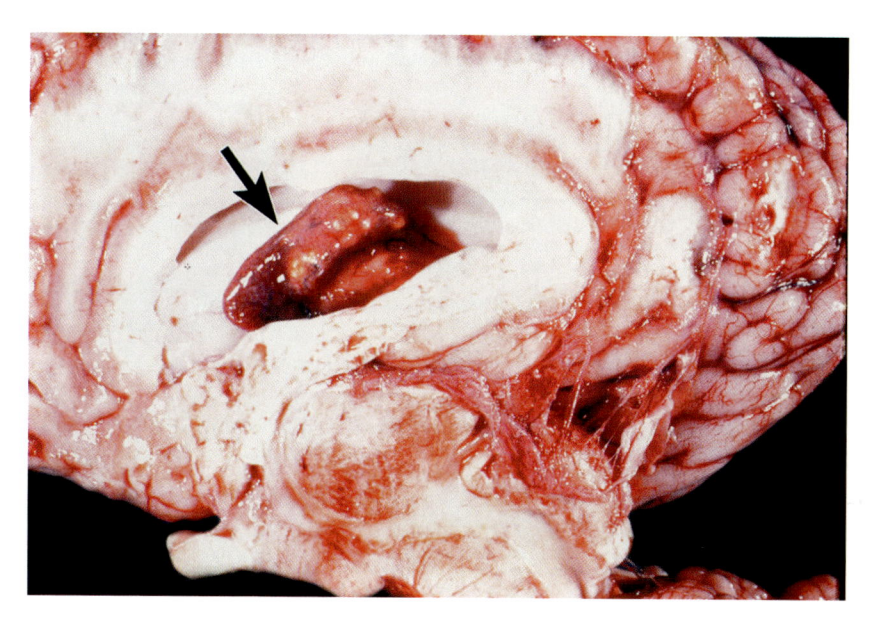

Figura 6.17 – Colesteatoma (*seta*). Ventrículo lateral do encéfalo. Equino. Este é o aspecto macroscópico do colesteatoma. Os acúmulos de colesterol têm forma de nódulos acinzentados que se fragmentam com facilidade. Essa lesão pode crescer a ponto de obstruir a circulação do líquido cerebroespinhal e causar hidrocefalia.

Ácido Úrico

A doença resultante da deposição de cristais de uratos nos tecidos chama-se *gota* e é muito prevalente em seres humanos. Em animais, só é descrita em aves e répteis, nos quais decorre de particularidades de seu metabolismo proteico (purinas). As purinas estão presentes nos alimentos e em proteínas do próprio organismo que, ao serem metabolizadas, sofrem um processo de degradação em hipoxantina, transformam-se em xantina e, a seguir, em ácido úrico e urato de sódio. Quando a concentração de uratos no plasma (uricemia) atinge certo limite, eles depositam-se nos tecidos, causando a gota. Os depósitos de uratos nos tecidos chamam-se *tofos* e podem acontecer nas articulações, constituindo a *gota articular*, ou nos tecidos, constituindo a *gota visceral*. Na gota articular, as articulações, principalmente as do tarso e metatarsos, aumentam de volume e, quando incisadas, permitem ver os depósitos de urato nas articulações e ao longo de bainhas tendinosas (Figs. 6.18 e 6.19). Na gota visceral, os tofos depositam-se sobre superfícies serosas do pericárdio, epicárdio, fígado ou sacos aéreos, sob a forma de pontilhado esbranquiçado, ou no parênquima renal, onde aparecem como pequenos nódulos de reação inflamatória granulomatosa em torno dos cristais de urato (Figs. 6.20 e 6.21).

124 Acúmulos ou Deposições de Substâncias

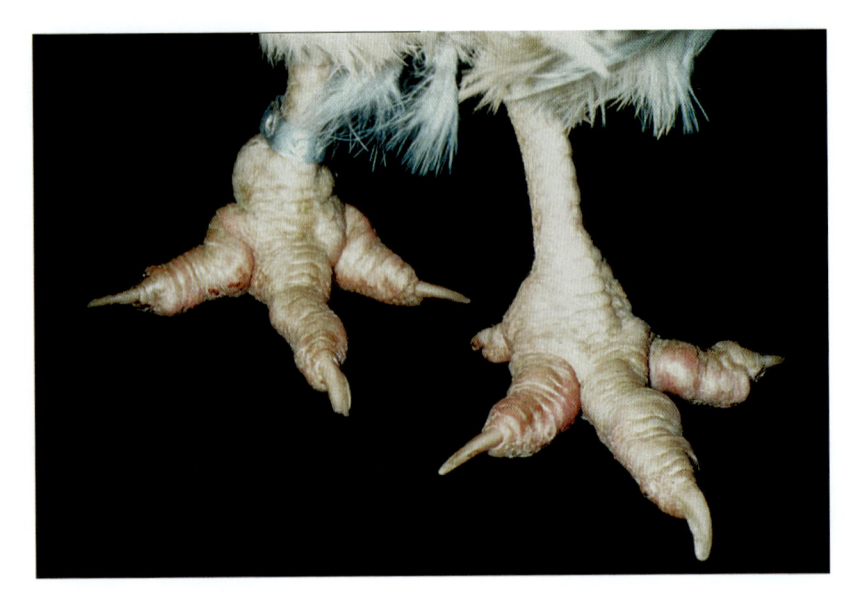

Figura 6.18 – Gota articular. Galinha. Esta é o aspecto macroscópico da forma articular da gota. As articulações dos pés são as mais afetadas e exibem aumento de volume, hiperemia e muita sensibilidade dolorosa, que se manifesta por dificuldade em pisar e caminhar (ver Fig. 6.19).

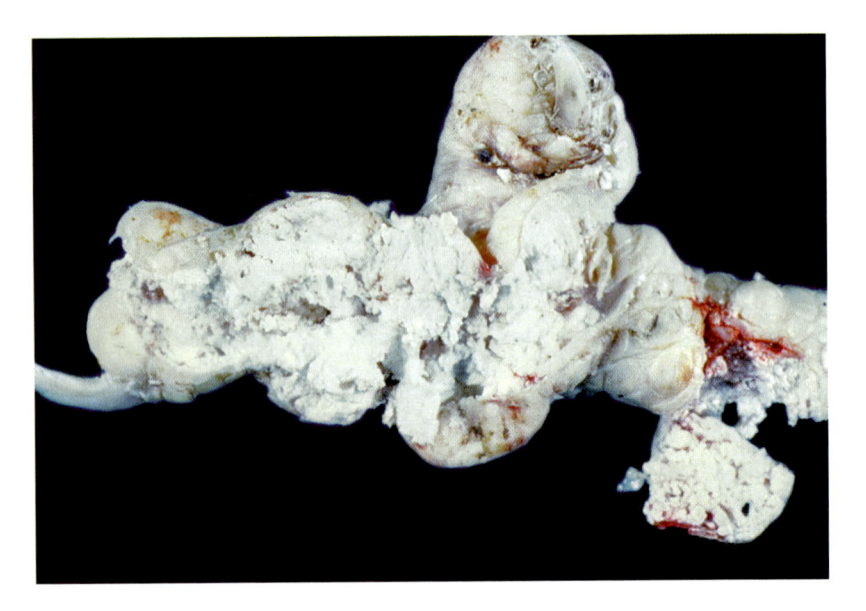

Figura 6.19 – Gota articular. Galinha. Este é o pé do mesmo animal da Figura 6.18. As lesões foram incisadas, revelando os tofos de ácido úrico (material pulverulento esbranquiçado) nas articulações e ao longo das bainhas tendinosas.

Acúmulos ou Deposições de Substâncias 125

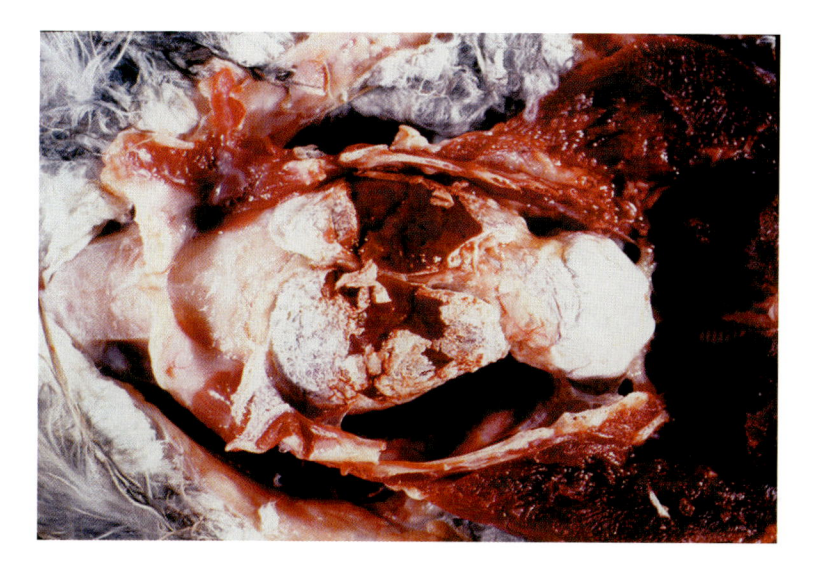

Figura 6.20 – Gota visceral. Falconídeo. Em sua forma mais comum, os depósitos de ácido úrico acontecem sobre superfícies serosas do saco pericárdico, peritônio e sacos aéreos. Os depósitos têm cor esbranquiçada, são ásperos ao tato e têm aspecto de giz branco.

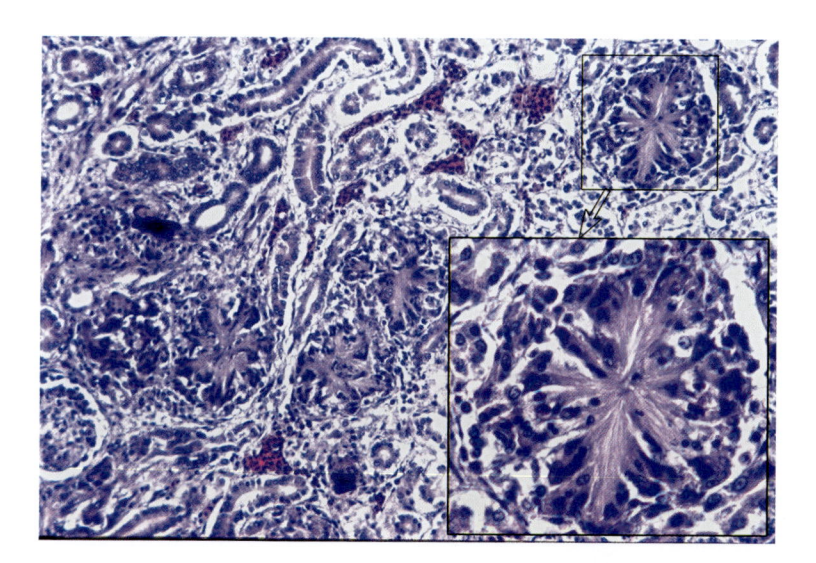

Figura 6.21 – Gota visceral. Rim. Psitacídeo. Corte histológico do rim mostrando vários granulomas em torno de tofos de ácido úrico. O *detalhe* é a ampliação de um dos granulomas para evidenciar a forma radial acicular dos cristais de ácido úrico e as células gigantes que o circundam. Os pequenos focos basofílicos (escuros) são focos de calcificação distrófica em alguns granulomas. Hematoxilina e eosina. Objetiva de 20×.

Pigmentos

Pigmentos são substâncias providas de cor própria que se localizam nos tecidos. Alguns são exógenos, isto é, originam-se no exterior e são introduzidos no organismo; outros têm origem endógena, podendo ser tanto constituintes normais das células quanto substâncias anormais, que são produzidas e se acumulam sob condições especiais.

Pigmentos Exógenos

Carvão

O carvão, sob a forma de partículas microscópicas em suspensão, é um dos mais comuns poluentes do ar nas regiões urbanas e, quando inalado, produz a *antracose*, a mais comum das pneumoconioses. *Pneumoconioses* são as doenças causadas por acúmulo de substância particulada no parênquima pulmonar (*konios* = poeira). No pulmão, as partículas de carvão são fagocitadas por macrófagos alveolares e, se não forem eliminadas com o muco, fixam-se no tecido peribronquiolar ou são transportadas pelos vasos linfáticos aos linfonodos traqueobronquiais. Por consequência, os pulmões e os linfonodos regionais de animais que vivem nos ambientes poluídos das áreas urbanas ou próximos a locais com muita fumaça têm coloração cinza, como que tatuados com carvão (Fig. 6.22). No exame histológico, as partículas de carvão são muito evidentes (Fig. 6.23). Outra forma em que o carvão é introduzido nos tecidos corporais é nas tatuagens, o que será visto em seguida.

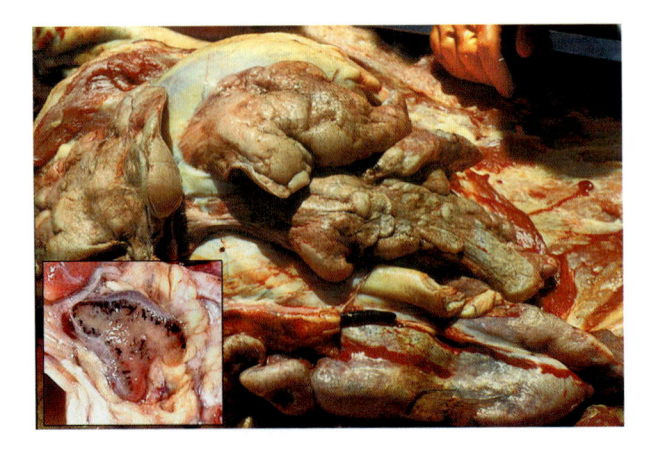

Figura 6.22 – Antracose. Onça (*Panthera onca*). Necropsia de animal que viveu a vida toda em um zoológico central. Seu pulmão exibe pontilhado negro muito fino, o que dá cor acinzentada ao órgão, causado por inalação crônica de ar carregado com partículas de carvão dos grandes centros urbanos. Parte dessas partículas é transportada para os linfonodos regionais, que, quando cortados (ver *detalhe*), também exibem coloração negra, mais evidente na região correspondente aos seios subcapsulares.

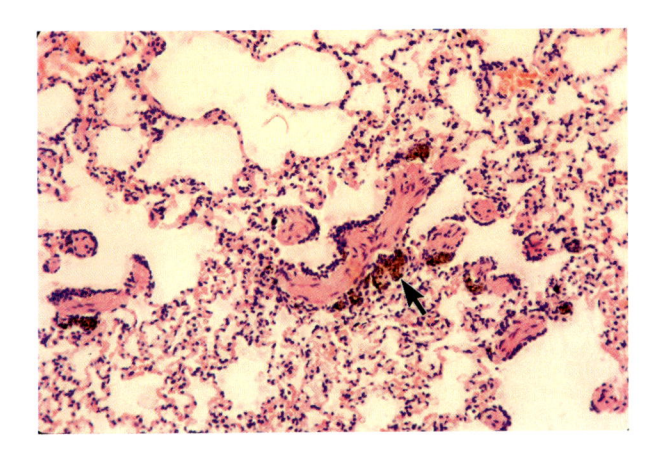

Figura 6.23 – Antracose. Corte histológico do pulmão de cão idoso. Note o acúmulo de partículas negras (carvão) nas paredes de alguns bronquíolos respiratórios (*seta*). Curiosamente, a presença de partículas de carvão não causa dano ao parênquima pulmonar, como a sílica ou o asbesto causariam. Hematoxilina e eosina. Objetiva de 4×.

O carvão em si é inerte e inofensivo aos tecidos, mas a antracose adquiriu sua má fama por conta da doença de pessoas que trabalham em minas de carvão, a *pneumoconiose dos mineiros de carvão*, esta sim extremamente deletéria. Pessoas que trabalham em fornos de carvão vegetal e fumantes também apresentam antracose, mas não desenvolvem a mesma forma de doença dos trabalhadores das minas. Nas minas, o carvão é inalado juntamente com partículas de sílica presentes nas rochas, sendo a sílica a verdadeira vilã que provoca fibrose progressiva do parênquima pulmonar, a *silicose*. A silicose e a *asbestose* são as mais importantes pneumoconioses em pessoas (ver a seguir).

Outros Pigmentos Exógenos
Tatuagens
O carvão é o mais comum dos pigmentos utilizados para fazer tatuagens na identificação de animais: na face interna da coxa de cães, na orelha de suínos, na parte interna do lábio inferior de equinos ou em qualquer região do corpo de alguns hominídeos. Muitas outras cores podem ser utilizadas além do negro do carvão: ferrocianeto férrico (azul), sulfeto de mercúrio ou cinábrio (vermelho), malaquita (verde), óxido de ferro (preto, marrom, vermelho, amarelo, laranja) e vários outros pigmentos sintéticos. Os pigmentos inoculados na pele são fagocitados por macrófagos residentes da derme e lá permanecem para toda a vida do tatuado. Esses pigmentos deveriam ser inertes e não provocar reações inflamatórias nos tecidos, mas, com exceção do carvão, existe a possibilidade de causarem reações alérgicas. O pigmento vermelho (sulfeto de mercúrio) é o mais

comumente envolvido em casos de reações alérgicas em pessoas (Fig. 6.24). Essas reações podem ser primárias ou ocorrer após tentativas de remoção de tatuagens por *laser*, pois essa técnica rompe os macrófagos que continham os pigmentos e os libera no meio extracelular, onde podem estimular o sistema imunitário. Existem até relatos de pessoas cujas tatuagens passaram a exibir sinais de inflamação após sessões de ressonância magnética.

Sílica e Asbesto

Na realidade, a sílica e o asbesto não são considerados pigmentos, mas tradicionalmente são estudados com eles. A *sílica* está presente nas rochas, na areia e no vidro. O *asbesto* ou amianto é um mineral largamente utilizado, no passado, como isolante térmico, usado hoje para confecção de telhas, caixas d'água e placas de fibrocimento. Ambos, se inalados, induzem duas importantes pneumoconioses, a *silicose* e a *asbestose*, que se manifestam por fibrose grave do

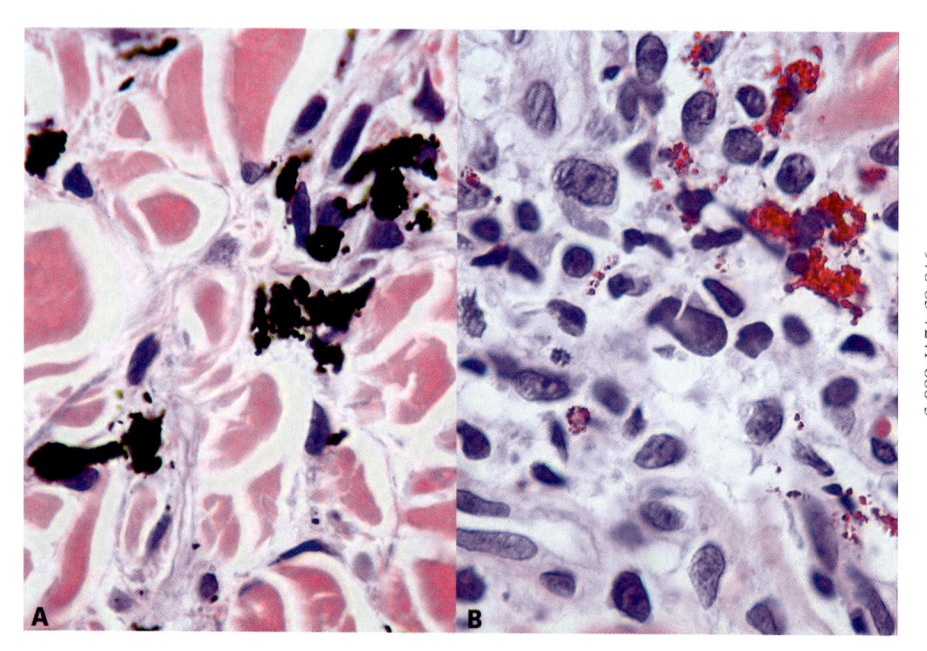

Figura 6.24 – Tatuagem. Pele humana. Esta composição foi feita com fotomicrografias de duas regiões diferentes da mesma tatuagem de uma pessoa que apresentava intensa reação inflamatória envolvendo exclusivamente as áreas vermelhas da região tatuada. O lado esquerdo (*A*) mostra macrófagos contendo pigmento negro (carvão) e o lado direito (*B*) exibe macrófagos contendo pigmento vermelho, provavelmente sulfeto de mercúrio ou cinábrio. Note que a região com pigmento vermelho exibe intensa infiltração por células inflamatórias mononucleares. Hematoxilina e eosina. Objetiva de 100×, sob imersão. Foto: Dra. Betina Werner, Curitiba/PR.

parênquima pulmonar. Além disso, o asbesto induz o *mesotelioma*, neoplasia extremamente agressiva da pleura. A sílica é invisível quando vista ao microscópio, a não ser que se utilize luz polarizada para o exame. O asbesto aparece como fibras alongadas, amarelo-pardas e em forma de baquetas de tambor.

Caroteno e Carotenoides

Certos pigmentos de origem vegetal podem depositar-se nos tecidos sem consequências patológicas, como é o caso de derivados do *caroteno* (*carota* = cenoura), alterando a cor dos tecidos. Alguns carotenoides são adicionados às rações de aves a fim de conferir uma cor "saudável" ou de "caipira" aos frangos de corte e aos ovos. Alguns pássaros, como os canários, têm a coloração de suas penas alterada pela ingestão de carotenoides.

Pigmentos Endógenos

Os mais importantes pigmentos endógenos são a lipofuscina, a melanina e os derivados da hemoglobina.

Lipofuscina

Lipofuscina é um pigmento lipídico amarelado a marrom, granular e negativo para ferro, que se acumula nos lisossomos de muitas células em processo de regressão devido à idade. Resulta da peroxidação e polimerização dos lipídios e fosfolipídios das membranas de organelas autofagocitadas. É um pigmento insolúvel, também chamado de *lipocromo* ou, mais popularmente, "pigmento de uso e abuso". O nome lipofuscina vem do latim e significa lipídio marrom (*fucus* = marrom). Já o nome popular deve-se ao fato de estar presente mais intensamente em órgãos ou tecidos que sofreram lesões por radicais livres por longo tempo. A presença de lipofuscina nos tecidos, a *lipofuscinose*, não causa danos às células. Sua importância está apenas em ser um indicador de que o órgão é doente há muito tempo ou pertence a um indivíduo idoso.

A lipofuscinose pode ser observada na musculatura, no fígado, no coração, no intestino, nas células nervosas e em outros órgãos de pacientes velhos ou caquéticos, doentes crônicos ou com desnutrição crônica. Os órgãos que o contêm apresentam coloração pardacenta e recebem nomes como "atrofia marrom do coração" ou "síndrome do intestino marrom" (Fig. 6.25). Microscopicamente, a lipofuscina aparece como grânulos marrons no citoplasma das células, muitas vezes próximos ao núcleo (Fig. 6.26).

Como a lipofuscinose resulta da peroxidação de membranas, a vitamina E, por ser um antioxidante natural, retarda o processo. Consequentemente, na deficiência de vitamina E ou nos distúrbios de seu metabolismo ou dos ácidos graxos, ocorre aumento de lipofuscina nos tecidos. Gatos e arminhos alimentados com dietas ricas em peixe ou óleo de peixe, especialmente se rancificado

130 Acúmulos ou Deposições de Substâncias

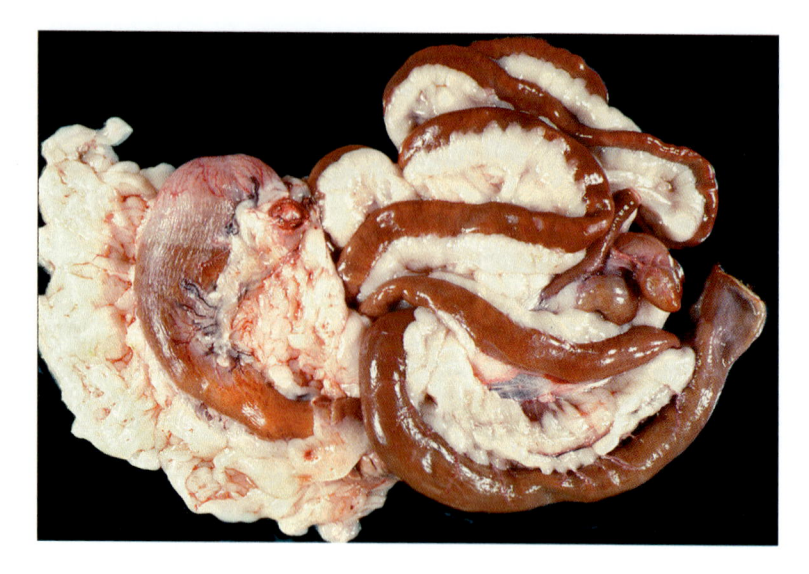

Figura 6.25 – Lipofuscinose. Intestino. Cão. Compare a cor do intestino com a cor da porção cranial do estômago, que é a cor normal do tubo digestório. A lipofuscinose, que pode ocorrer em qualquer órgão, costuma ser um indicador de doença crônica.

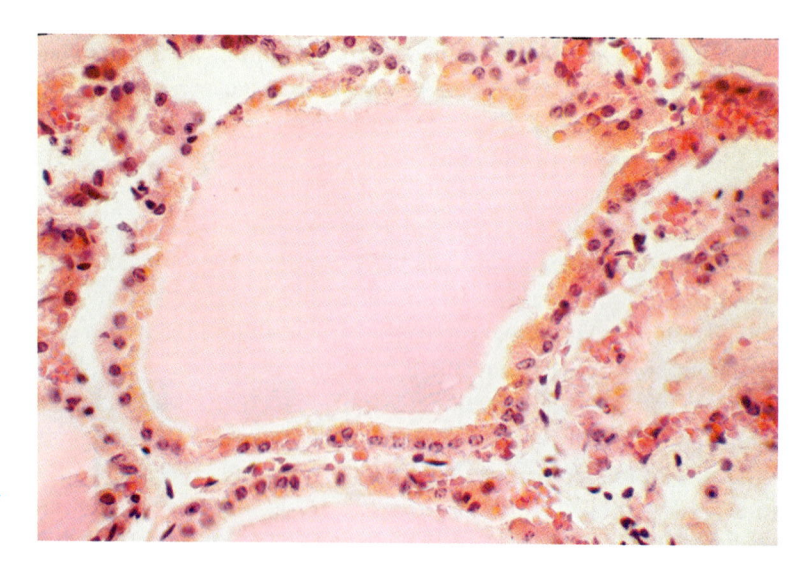

Figura 6.26 – Lipofuscinose. Tireoide. Veado-sambar (*Cervus unicolor*). Aspecto histológico da lipofuscinose na glândula tireoide que, nesta fotomicrografia, aparece como grânulos marrom-dourados no citoplasma das células foliculares. Hematoxilina e eosina. Objetiva de 20×.

(excesso de ácidos graxos insaturados) e com deficiência de vitamina E, apresentam a Doença da Gordura Amarela (*yellow-fat disease*), que se caracteriza pelo acúmulo de grande quantidade de ceroide no tecido adiposo. *Ceroide* é uma variação da lipofuscina que se cora com corantes *acid-fast*, os mesmos usados para corar os bacilos ácido-álcool resistentes da tuberculose e da lepra.

Melanina

É a mais importante substância, cuja principal função é dar cor às estruturas onde se deposita. Sua outra função, tão importante quanto a primeira, é proporcionar proteção à pele contra a radiação ultravioleta. A melanina é encontrada normalmente na pele e anexos, em algumas mucosas de determinados animais e no globo ocular. Na realidade, é um pigmento marrom; no entanto, quando em grande quantidade, dá coloração negra aos tecidos (*melas* = negro). É sintetizada nos melanócitos pela transformação da tirosina em di-hidroxifenilalanina (DOPA), sob ação da tirosinase ou DOPA-oxidase. Pode aparecer também em locais incomuns, como nas meninges e na íntima de grandes vasos de certas raças de ovelhas ou de cães, onde sua presença recebe o nome de *melanose* (Fig. 6.27). Em situações patológicas, a melanina ocorre nos melanomas (Fig. 6.28), nos nevos e em certas dermatoses caracterizadas por "incontinência pigmentar", em que a melanina é encontrada sob a forma de grânulos grosseiros em mela-

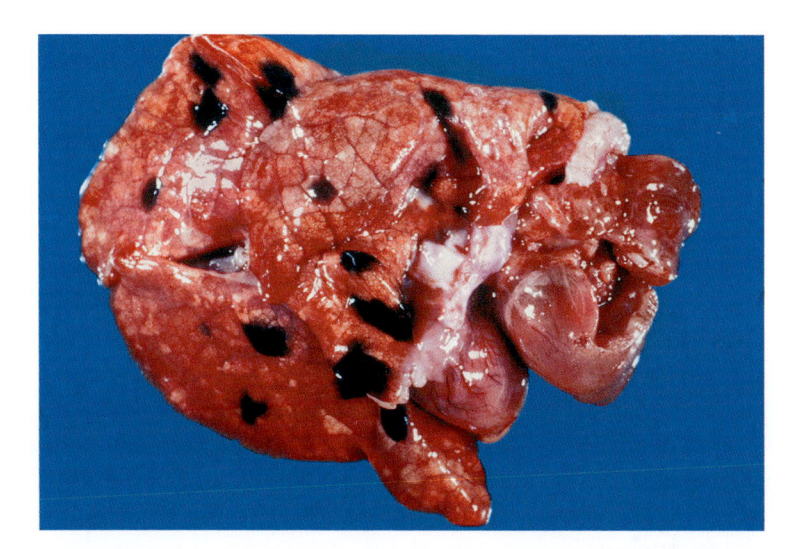

Figura 6.27 – Melanose. Pulmão. Leitão. Suínos da raça Duroc frequentemente apresentam acúmulos focais e não patológicos de melanina na pele e em outros locais do corpo. Esta foto mostra os órgãos torácicos de um leitão dessa raça; podem ser vistos vários focos de melanina na superfície pulmonar. Esses acúmulos de melanina geralmente restringem-se apenas à superfície dos órgãos.

nófagos localizados erraticamente na derme (Fig. 6.29), e não na epiderme. Atenção: a ausência de melanina também pode ser patológica, como no albinismo (deficiência de tirosinase) e no vitiligo ou leucoderma. A diferença histológica entre essas duas doenças é que, enquanto no vitiligo não existem melanócitos, no albinismo os melanócitos estão presentes, mas são incapazes de produzir melanina.

Pigmentos Derivados da Hemoglobina

A hemoglobina (Hb) é um pigmento responsável pelo transporte de oxigênio aos tecidos pelas hemácias. É composta de *heme* associada a uma base proteica, a *globina*. A heme, por sua vez, é composta de *porfirina* e um átomo de *ferro*. Quando há ruptura de hemácias (hemólise), a hemoglobina é liberada no plasma e nos tecidos. A presença da hemoglobina no plasma (hemoglobinemia) e na urina (hemoglobinúria) confere-lhes uma coloração parda característica.

Enquanto contida nas hemácias, a hemoglobina pode apresentar as seguintes variações na cor:

- *Hemoglobina oxidada*: tem cor vermelho vivo e dá a cor característica do sangue oxigenado ou arterial.
- *Hemoglobina reduzida*: tem cor violeta e está presente no sangue venoso. A cor azulada ou violeta do sangue ou das mucosas, decorrente do excesso de hemoglobina reduzida, chama-se cianose (*ciano* = azul).
- *Carboxiemoglobina*: tem cor vermelho vivo, idêntica à cor da hemoglobina oxidada. É formada pela combinação da hemoglobina com monóxido de carbono (CO). É importante considerar que a hemoglobina tem 200 vezes mais afinidade pelo monóxido de carbono que pelo oxigênio e, uma vez acoplada ao monóxido, nunca mais será liberada para combinar-se novamente com o oxigênio. Deve-se considerar também que um dos importantes componentes da fumaça do cigarro é o monóxido de carbono.

Quando livre no plasma e nos tecidos, a hemoglobina pode apresentar as seguintes variações na cor:

- *Metemoglobina* (cor chocolate) é o óxido de hemoglobina presente nos envenenamentos por *nitritos, nitratos, cloratos, sulfatos, cobre* e alguns compostos orgânicos. A urina tem cor parda e os rins adquirem cor escura muito próxima ao negro, que alguns descrevem como grafite ou cinza metálico (Fig. 6.30).
- *Sulfometemoglobina* (cor azul ou negra). Resulta da ação de gases sulfurosos, liberados por bactérias saprófitas sobre a hemoglobina liberada das hemácias. Na realidade, o composto negro é o sulfeto férrico, resultante da combinação

Acúmulos ou Deposições de Substâncias **133**

Figura 6.28 – Melanoma. Pele do teto. Bovino. O teto posterior direito exibe um melanoma, que é o mais sério acúmulo patológico de melanina em animais. Em bovinos, ao contrário de caninos e equinos, os melanomas não são comuns, representando menos de 2% dos diagnósticos de neoplasias nesses animais.

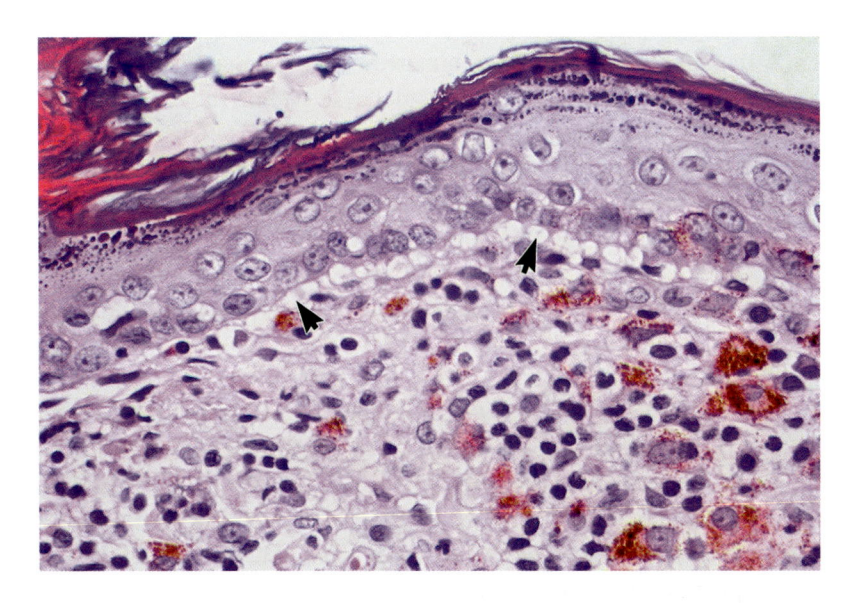

Figura 6.29 – Melanina. Incontinência pigmentar. Lúpus eritematoso. Cão. Note que a melanina está localizada na derme e não na epiderme, como seria normal. A incontinência pigmentar é uma característica do lúpus eritematoso. Um segunda alteração típica da doença é a degeneração hidrópica da camada basal da epiderme (setas). Foto: Dra. Juliana Werner, Curitiba/PR.

134 Acúmulos ou Deposições de Substâncias

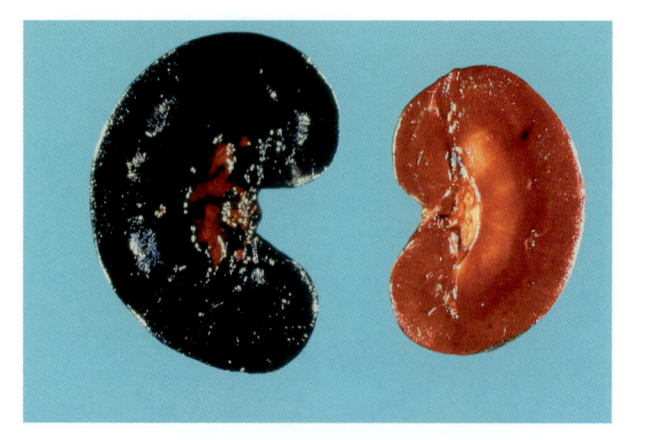

Figura 6.30 – Acúmulo de metemoglobina. Intoxicação por cobre. Rim. Ovino. O rim da esquerda tem cor próxima ao negro, característica do acúmulo de metemoglobina resultante da intoxicação por cobre, nitratos, nitritos, etc. Compare com a cor do rim da direita, de um ovino saudável.

de sulfeto de hidrogênio com o ferro da hemoglobina. A coloração dos tecidos devido à sua presença é chamada de *pseudomelanose*. É uma alteração cadavérica comum, mas está presente também na gangrena e quando a hemoglobina entra em contato com as fezes, nos sangramentos intestinais, ou em certas situações particulares e interessantes, como no *hemomelasma ilei*. Este termo significa, literalmente, manchas negras de sangue no íleo, e ocorre quando larvas de *Strongylus vulgaris* migram e causam hemorragias focais subserosas no íleo de equinos (Fig. 6.31). A hemoglobina liberada das hemácias nas áreas hemorrágicas combina-se com gases sulfurosos que se difundem através da parede intestinal, formando as características manchas negras (ver Cap. 7). Caso fezes hemorrágicas fiquem retidas no intestino, elas também se tornam escuras por conta da sulfometemoglobina (Fig. 6.32).

- *Hematina ácida* (cor negra). Resulta da ação de ácidos sobre a hemoglobina liberada de hemácias rompidas. Dois tipos importantes de hematina ácida são encontrados: a *hematina formalina*, ou pigmento de formol, resultante da ação do ácido fórmico sobre a hemoglobina; e a *hematina hidroclórica*, nas hemorragias gástricas, quando a hemoglobina se combina com o ácido clorídrico do estômago (Fig. 6.33). A hematina formalina é um importante artefato de fixação que ocorre quando se usa formol de má qualidade para fixar tecidos. Este assunto será tratado com detalhes quando discutirmos fixação, no Capítulo 7. A hematina hidroclórica é responsável pela coloração negra do vômito hemorrágico e da maioria dos casos de fezes enegrecidas (melena). A hematina também está presente no *pigmento da Fascíola*, trematoda do fígado de ruminantes que produz pigmento negro rico em hematina.

Acúmulos ou Deposições de Substâncias 135

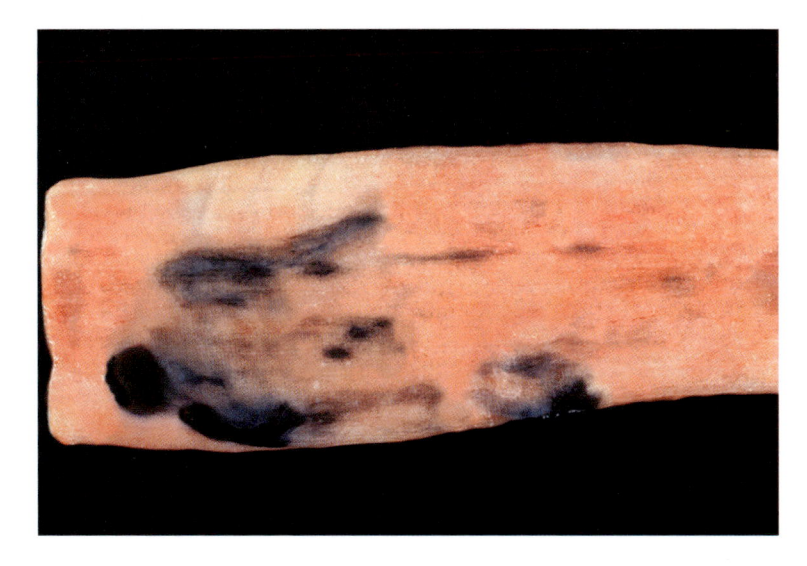

Figura 6.31 – Acúmulo focal de sulfometemoglobina. Íleo. Cavalo. O nome dessa alteração é *Hemomelasma ilei*, que significa, literalmente, manchas negras de sangue do íleo, resultantes da migração de larvas de *Strongylus vulgaris*. As larvas causam hemorragia e o ferro da hemoglobina liberada das hemácias combina-se com gases sulfurosos (sulfeto de hidrogênio) do interior do intestino, formando sulfeto de ferro, que tem cor negra.

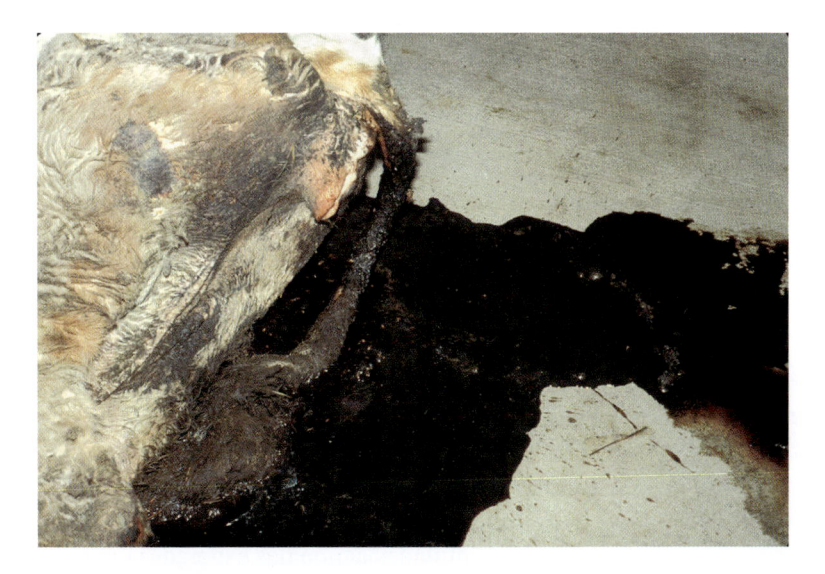

Figura 6.32 – Melena. Bovino. Melena é o nome que se dá às fezes ou, menos frequentemente, ao vômito de cor negra. Em ambos os casos, a razão é hemorragia no tubo digestivo. A hemoglobina liberada das hemácias se combina com o ácido clorídrico do estômago ou com compostos de enxofre das fezes, formando hematina ácida ou sulfometemoglobina, respectivamente, que são os pigmentos que dão a cor negra.

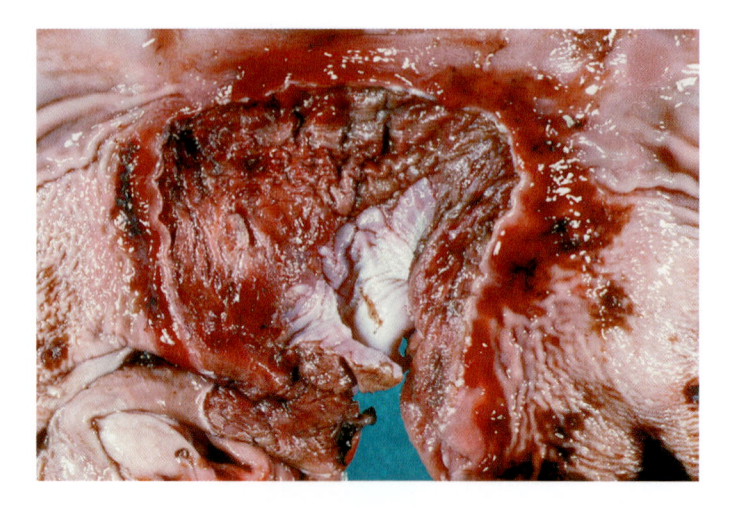

Figura 6.33 – Hematina ácida. Úlcera gástrica. Suíno. O material de cor pardacenta ou negra em torno da úlcera é hematina ácida, resultante da combinação da hemoglobina com o ácido clorídrico. Esta é a razão de vômitos hemorrágicos terem cor enegrecida, semelhante a borra de café. Ulcerações na região da cárdia são muito comuns em suínos de alta produção e se devem a uma combinação de estresse e ração demasiadamente fina.

Metabolismo da Hemoglobina

As hemácias têm período de vida limitado, que varia entre as espécies, de maneira geral menor nos carnívoros e maior nos herbívoros: em torno de 70 dias em gatos e de 160 dias em bovinos, por exemplo. Após esse período, elas são destruídas pelo sistema fagocítico mononuclear (SFM), principalmente no baço, na medula óssea, no fígado e nos linfonodos. Após destruição no SFM, a hemoglobina é separada em seus componentes principais: globina, ferro e porfirina. A globina é reaproveitada na síntese de peptídios, ao passo que o ferro e a porfirina dão origem aos dois mais importantes pigmentos de origem hemoglobínica, a *hemossiderina* e a *bilirrubina*, respectivamente.

Hemossiderina

A hemossiderina é um pigmento amarelo, dourado ou marrom, granular ou cristalino, formado por micelas de *ferritina*, a forma normal de armazenamento de ferro no organismo animal. Quando há excesso local ou sistêmico de ferro, a ferritina forma grânulos de hemossiderina, os quais são facilmente visíveis ao microscópio. Sua presença em quantidades acima das esperadas em determinado local chama-se *hemossiderose*, que se manifesta por grande quantidade de hemossiderina nos macrófagos locais (*hemossiderócitos* ou *siderócitos*) ou no sistema fagocítico monocitário de fígado, baço, linfonodos e medula óssea. A hemossiderose não é uma lesão em si, pois a hemossiderina não causa dano às células, mas um indicador de que houve destruição local ou sistêmica de hemácias. O acúmulo de hemossiderina, ou hemossiderose, ocorre nas seguintes situações:

- No *baço* e *fígado*, onde indica excesso de lise de hemácias, como na anemia infecciosa equina, nas infecções por hematozoários (babesia, anaplasma, nutalia, etc.) ou após transfusões com sangue incompatível (Fig. 6.34).
- No *pulmão*, em razão da insuficiência cardíaca congestiva esquerda, que causa hipertensão pulmonar crônica, com passagem de hemácias para os alvéolos, onde elas são fagocitadas e destruídas pelos macrófagos alveolares. Macrófagos alveolares contendo hemácias e hemossiderina, as chamadas "células da insuficiência cardíaca", são um sinal muito importante e sua presença é patognomônica para essa doença.
- No *endométrio*, indica gestação recente. Na avaliação do endométrio de éguas para prognóstico gestacional, a presença de hemossiderina indica que a égua esteve prenha no mínimo seis meses antes do exame (Fig. 6.35).
- Em *focos de hemorragias antigas*. O melhor exemplo de hemossiderose localizada ocorre após a *contusão* (hemorragia subcutânea). Em indivíduos de pele clara, a sequência de alterações de cores observada durante a evolução da lesão reflete os pigmentos formados. Inicia-se com o vermelho azulado da hemoglobina reduzida e, a seguir, várias combinações de azul

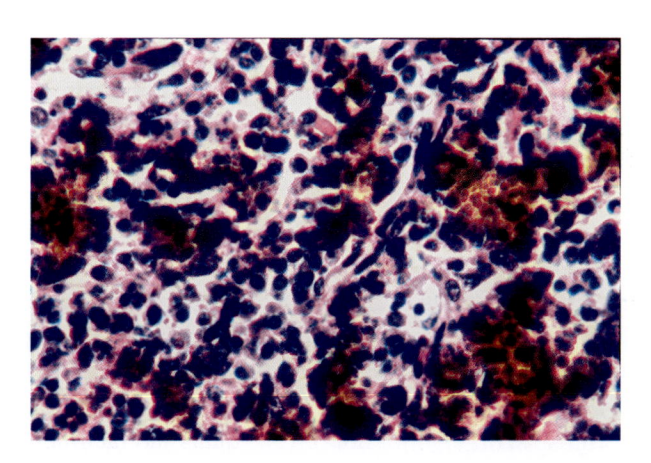

Figura 6.34 – Hemossiderose. Anaplasmose. Baço. Bovino. Nota-se, entre os linfócitos, grande número de macrófagos contendo hemossiderina, que, nesta fotomicrografia, aparece como aglomerados de cor marrom escura que preenchem o citoplasma e obliteram o núcleo do macrófago. Esse achado histopatológico é compatível com doenças que causam excesso de destruição de hemácias no baço, principalmente hemoparasitoses, neste caso *Anaplasma marginale*. Hematoxilina e eosina. Objetiva de 40×.

138 Acúmulos ou Deposições de Substâncias

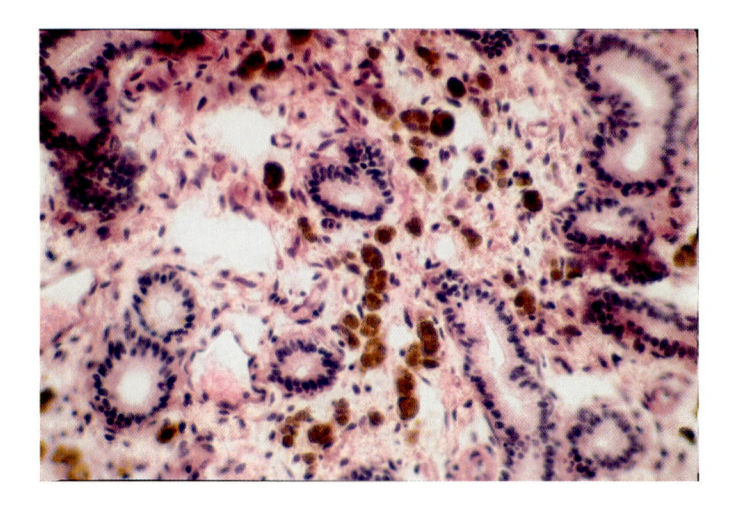

Figura 6.35 – Hemossiderose. Endométrio. Égua. Esta fotomicrografia é de biópsia do endométrio feita para avaliação da capacidade reprodutiva da égua. A hemossiderina contida em macrófagos, geralmente chamada de *hemossiderócitos*, tem aspecto granular e cor marrom dourada ou escura. Sua presença indica, com certeza, que a égua esteve prenha recentemente. Hematoxilina e eosina. Objetiva de 20×.

com verde e amarelo, à medida que as hemácias desaparecem e os pigmentos hemoglobínicos se instalam, terminando pelo marrom dourado da hemossiderina.

Demonstração Histológica do Ferro

No exame histológico, a hemossiderina pode ser confundida com outros pigmentos, principalmente bilirrubina, melanina e lipofuscina. A hemossiderina é o único pigmento que contém ferro; assim, a diferenciação é feita pela demonstração da presença ou não desse metal no pigmento examinado por meio de técnicas histoquímicas. A técnica mais utilizada é a *reação do azul da Prússia*, originalmente descrita por Perls em 1867. O azul da Prússia é o *ferrocianeto férrico*, que tem cor azul intensa e é formado quando *ferrocianeto de potássio*, que é incolor, entra em contato com íons ferro. Assim, mergulhando-se a lâmina histológica na solução de ferrocianeto de potássio, se o pigmento duvidoso ou a substância pesquisada contiver ferro em sua molécula, como é o caso da hemossiderina, torna-se azul.

Bilirrubina

A bilirrubina, o mais importante pigmento da bile, é formada a partir da porfirina da porção heme da hemoglobina e, ao contrário da hemossiderina, *não contém ferro*. No SFM, a porfirina é inicialmente transformada em biliverdina e, a seguir, em bilirrubina, que é liberada no plasma e transportada ao fígado para excreção. Para esse transporte, a bilirrubina deve estar ligada a uma proteína plasmática, a albumina. A bilirrubina não ligada à albumina pode ser extremamente tóxica para os tecidos. A bilirrubina recém-formada, mesmo ligada à albumina, é insolúvel e, por isso, não pode ser eliminada do corpo. Para que se torne solúvel, a bilirrubina é conjugada ao ácido glicurônico no fígado e eliminada pela bile.

Portanto, existem dois tipos de bilirrubina: a *bilirrubina livre* ou *hemobilirrubina* e a *bilirrubina conjugada* ou *colebilirrubina*. Ambas podem se acumular nos tecidos, e esse acúmulo se chama *icterícia*.

Icterícia

Icterícia é o acúmulo de bilirrubina nos tecidos, que se manifesta por coloração amarela do subcutâneo, das mucosas e escleras (Fig. 6.36). Não é uma doença, mas um sinal que acontece sempre que o ritmo de produção de bilirrubina excede a capacidade do fígado de conjugá-la ou quando há obstrução do fluxo da bile, impedindo sua excreção. Assim, dependendo da causa, haverá excesso da forma livre, da forma conjugada ou de ambas as formas de bilirrubina no plasma. A determinação dos níveis de bilirrubina livre ou conjugada é um teste absolutamente essencial para se determinar a causa da icterícia.

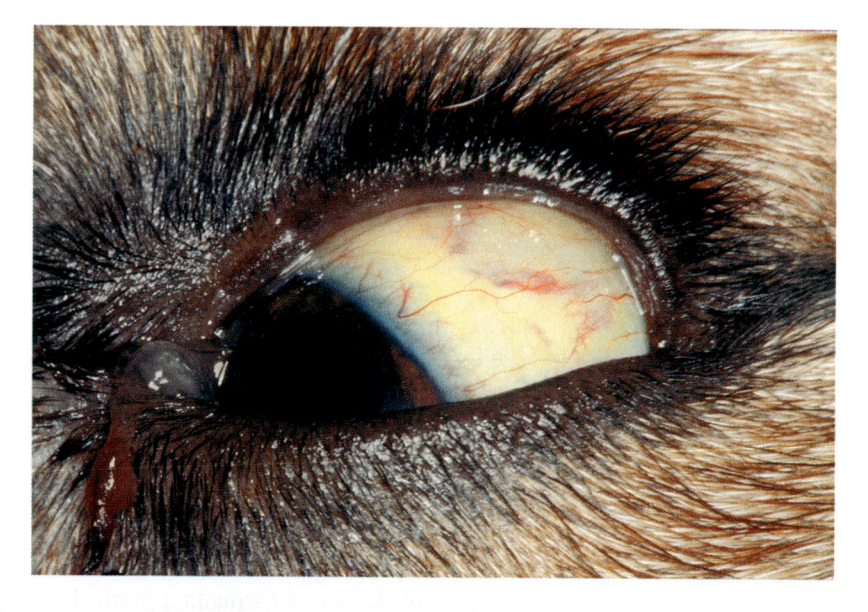

Figura 6.36 – Icterícia. Esclera. Cão. A icterícia caracteriza-se pela coloração amarelada dos tecidos, causada pela deposição de bilirrubina. Um dos primeiros locais onde se torna evidente é na conjuntiva bulbar, por conta do fundo branco da esclera.

Excesso de Bilirrubina Livre

Níveis elevados de bilirrubina livre ou não conjugada indicam excesso de produção de bilirrubina devido à maior destruição de hemácias e causam a chamada *icterícia hemolítica*. Esta é a forma mais comum de icterícia, observada nas anemias hemolíticas e autoimunes, anemia infecciosa equina, hemoparasitoses, leptospirose, envenenamento por ricina ou saponina, picadas de serpentes ou de abelhas, reabsorção de grandes hemorragias e após transfusões de sangue incompatível. É possível, também, que o aumento de bilirrubina livre deva-se à diminuição da capacidade de conjugação pelo fígado, como acontece na icterícia do neonato, em que as funções do fígado ainda não atingiram o ideal.

Excesso de Bilirrubina Conjugada

Embora a conjugação com o ácido glicurônico ocorra normalmente, há obstrução do fluxo da bile, o que causa a chamada *icterícia obstrutiva*. A obstrução pode ocorrer nos canalículos e ductos biliares (intra-hepática) ou no colédoco (extra-hepática). O fluxo normal da bile é impedido por tumefação dos hepatócitos – causando compressão dos canalículos biliares, como nas hepatoses tóxicas e nas hepatites – ou por obstrução de ductos biliares ou do colédoco por tumores, cálculos, parasitas, reação inflamatória ou edema.

Excesso de Bilirrubina Livre e Conjugada

Nos casos de icterícia por intoxicação (*icterícia tóxica*), ambos os tipos de bilirrubina podem estar aumentados. As substâncias hepatotóxicas tanto impedem o metabolismo (a conjugação) da bilirrubina quanto provocam obstrução dos canalículos biliares devido à tumefação dos hepatócitos. Assim, além da impossibilidade de conjugação, a hemoglobina eventualmente já conjugada também não pode ser eliminada. Qualquer que seja a razão, o impedimento do fluxo da bile causa *colestase*.

Colestase

Colestase é a retenção de bile no fígado causada por obstrução da rede biliar. Manifesta-se por dilatação dos canalículos e ductos a montante da obstrução (Fig. 6.37). Note que, na colestase, a retenção não é só de bilirrubina, mas de todos os componentes da bile. A estase biliar e a pressão resultante induzem proliferação de ductos biliares e fibrose dos espaços porta. Clinicamente ocorre icterícia e, se a obstrução não for corrigida, a lesão evolui para cirrose hepática.

Pigmentos que Causam Fotossensibilização

Como visto no Capítulo 2, na fotossensibilização o animal adquire sensibilidade exacerbada à irradiação ultravioleta por conta de alguma substância depositada na pele. Os pigmentos que causam fotossensibilização são fotodinâmicos, isto

Acúmulos ou Deposições de Substâncias **141**

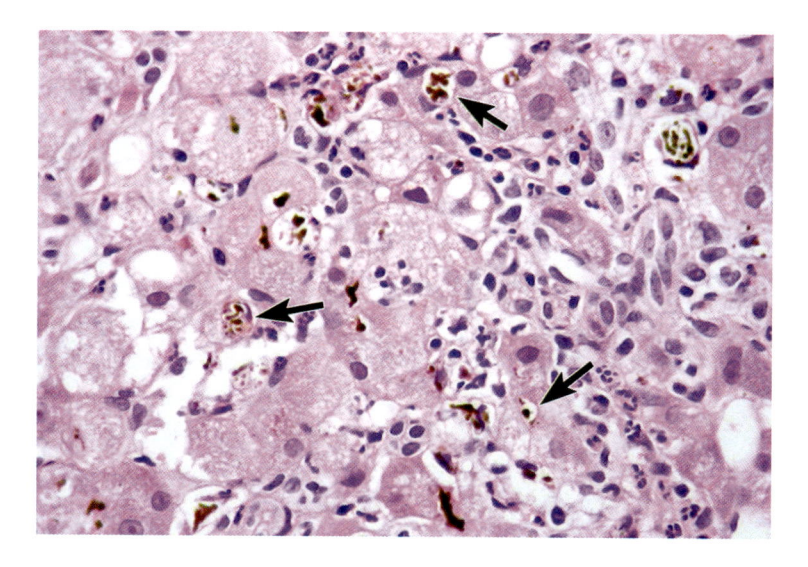

Figura 6.37 – Colestase. Fígado. Cão. Retenção de bile (bilirrubina) em canalículos biliares (*setas*) consequente à obstrução do colédoco. Hematoxilina e eosina. Objetiva de 20×.

é, capazes de transformar a energia luminosa recebida em energia química ou térmica, ou mesmo de refletir a luz em um comprimento de onda diferente daquele recebido. A deposição desses pigmentos na pele resulta em queimaduras solares, às vezes muito graves, que são um sinal clínico muito importante em herbívoros que passam a maior parte do tempo expostos ao sol.

Discutiremos apenas as substâncias fotodinâmicas de ação sistêmica, não abordando aquelas de ação local, que são um problema importante na medicina de seres humanos, em que as *fitofotodermatites de contato* compreendem um importante capítulo da dermatologia. Em pessoas, os mais comuns causadores das fitofotodermatites de contato são algumas plantas e frutas, como salsa, salsão, folhas de cenoura e de figueira e suco de limão. As fitofotodermatites de contato também ocorrem em animais, mas não fazem parte do rol de diagnósticos diferenciais das dermatites em medicina veterinária.

Filoeritrina

Filoeritrina é o mais importante dos pigmentos que causam fotossensibilização em animais. A filoeritrina é uma substância tóxica fotodinâmica formada a partir da clorofila, por ação de bactérias no trato digestório de herbívoros. Em situações normais, a filoeritrina absorvida do intestino é metabolizada no fígado e eliminada de forma inócua pela bile. Contudo, na vigência de lesões hepáticas graves, a filoeritrina atravessa o fígado de forma inalterada e é depositada nos tecidos, onde libera radicais livres quando estimulada pela luz ultravioleta, causando sérias queimaduras na pele e nas mucosas (dermatite actínica) quando o animal é exposto ao sol. É importante lembrar que a fotossensibilização é o principal sinal de lesão hepática grave em herbívoros (Fig. 6.38).

Porfirina

Como visto anteriormente, a porfirina faz parte da porção heme da hemoglobina. Animais com defeito enzimático congênito na síntese da heme (deficiência de uroporfirinogênio-III co-sintetase) sofrem acúmulo de porfirina nos tecidos. A doença recebe o nome de *porfiria* e caracteriza-se por fotossensibilização. Os dentes e ossos têm coloração marrom-arroxeada e fluorescem caracteristicamente em rosa quando iluminados por luz ultravioleta (Fig. 6.39). O mesmo acontece com a urina desses animais, o que é uma técnica de diagnóstico confiável.

Outras Substâncias Fotodinâmicas

Certas plantas possuem substâncias ou pigmentos fotodinâmicos capazes de induzir diretamente a fotossensibilização quando introduzidos nos tecidos. Diz-se "diretamente" porque esses compostos não precisam ser metabolizados para se tornarem fotodinâmicos. Assim são o trigo-sarraceno, que contém o pigmento *fagopirina*, ou algumas plantas tóxicas como o *Ammi majus* (âmio-maior ou âmi) e as folhas de figo, que contêm *psoralenos*, ambos capazes de provocar queimaduras na pele quando exposta ao sol.

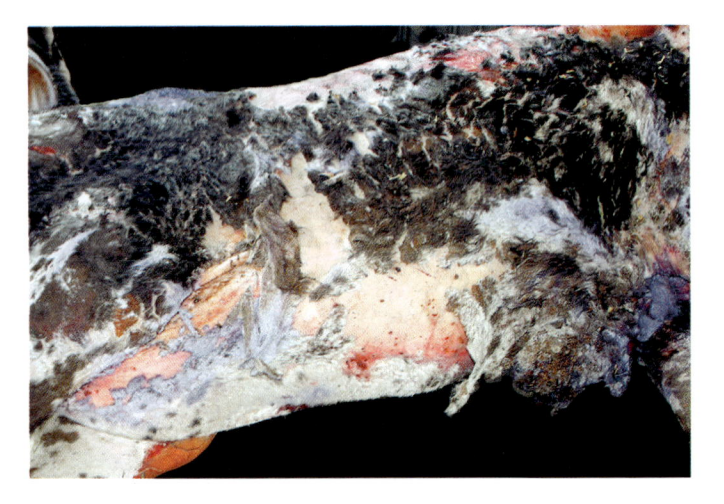

Figura 6.38 – Acúmulo de filoeritrina. Fotossensibilização hepática. Bovino. A fotossensibilização – manifestada por queimadura solar em locais onde a pele era normalmente resistente à luz ultravioleta – é o principal sinal clínico de doenças hepáticas em herbívoros. É causada pela deposição cutânea de filoeritrina, um pigmento fotodinâmico formado a partir da clorofila e que deixa de ser neutralizado pelo fígado doente.

Acúmulos ou Deposições de Substâncias 143

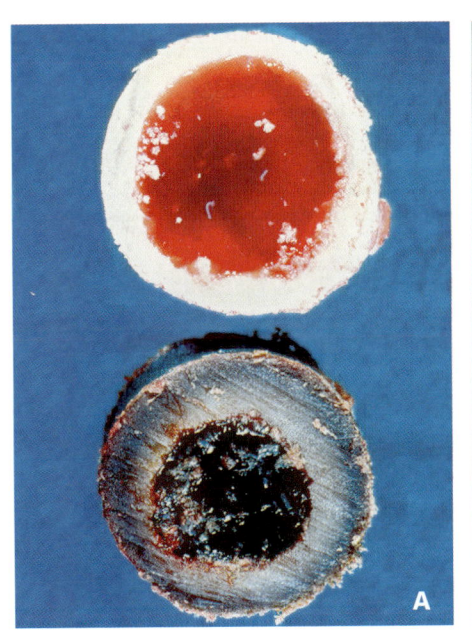

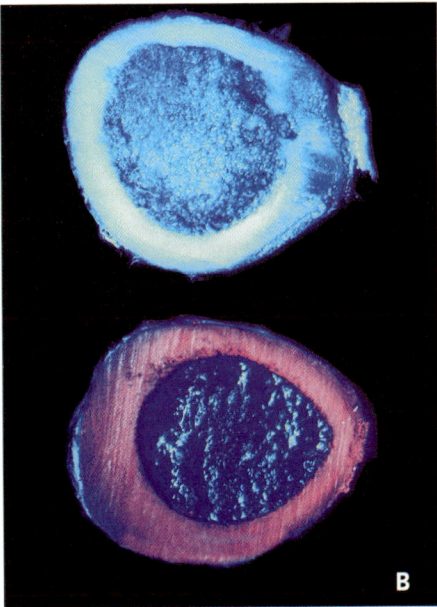

Figura 6.39 – Deposição de porfirina. Bovino. A *porfiria* é uma doença relativamente rara, que se caracteriza por sensibilidade anormal à luz solar, causada por deposição, nos tecidos, de porfirina, um dos componentes da hemoglobina. A porfirina dá coloração arroxeada aos tecidos, que fluorescem quando iluminados com luz ultravioleta. Essa composição fotográfica mostra, à esquerda (*A*), cortes transversais de ossos longos de bovinos: o superior é de um animal saudável; o inferior, de um portador de porfiria. À direita (*B*), ossos dos mesmos animais iluminados com luz ultravioleta. A porfirina exibe fluorescência de cor rosa ou avermelhada característica.

Bibliografia

CULLEN, J. M.; VAN DEN INGH, T. S. G. A. M.; VAN WINKLE, T. et al. Morphological classification of parenchymal disorders of the canine and feline liver. In: ROTHUIZEN, J.; BUNCH, S. E.; CHARLES, J. E. et al. *WSAVA Standards for Clinical and Histological Diagnosis of Canine and Feline Liver Disease*. Edinburgh: Saunders Elsevier, 2006. Cap. 6, p. 77-83.

DE WIT, M.; SCHOEMAKER, N. J.; KIK, M. J. L. et al. Hypercalcemia in two amazon parrots with malignant lymphoma. *Avian Diseases*, v. 47, p. 223-228, 2002.

FREDHOLM, B. B. Studies on the sympathetic regulation of circulation and metabolism in isolated canine subcutaneous adipose tissue. *Acta Physiol. Scand. Suppl.* v. 354, p. 1-47, 1970.

HEATON, J. M. A study of brown adipose tissue in hypothermia. *J. Path.*, v. 110, p. 105-108, May., 1973.

KROOK, L. Spontaneous hyperparathyroidism in the dog: a pathological anatomical study. *Acta Pathol. Microbiol. Scand.*, v. 41, p. 27, 1957.

KUMAR, V.; ABBAS, A. K.; FAUSTO, N. Cellular adaptations, cell injury, and cell death. In: KUMAR, V.; ABBAS, A. K.; FAUSTO, N. *Robbins and Cotran Pathologic Basis of Disease*. 7. ed. Philadelphia: Elsevier Saunders, 2005. Cap. 1, p. 3-46.

MACLACHLAN, N. J.; CULLEN, J. M. Liver, biliary system, and exocrine pancreas. In: CARLTON, W. W.; MCGAVIN, M. D. *Thomson's Special Veterinary Pathology*. 2. ed. St. Louis: Mosby, 1995. Cap. 2, p. 81-115.

MÉNDEZ, M. C. Intoxicações por plantas que causam fotossensibilização primária. In: RIET-CORREA, F.; MÉNDEZ, M. C.; SCHILD, A. L. *Intoxicações por Plantas e Micotoxicoses em Animais Domésticos*. Montevideo: Editorial Agropecuaria Hemisferio Sur S.R.L., 1993. Cap. 4, p. 107-112.

MEUTEN, D. J.; ARMSTRONG, P. J. Parathyroid disease and calcium metabolism. In: ETTINGER, S. J. *Textbook of Veterinary Medicine*. 3. ed. Philadelphia: W. B Saunders, 1989. p. 1610-1631.

MYERS, R. K.; MCGAVIN, M. D. Cellular and tissue responses to injury. In: MCGAVIN, M. D.; ZACHARY, J. F. *Pathologic Basis of Veterinary Disease*. 4. ed. St. Louis: Mosby Elsevier, 2007. Cap. 1, p. 3-62.

NOGUEIRA, M. N.; NUNES, V. A.; BARROS, S. S. *Solanum malacoxylon toxicity*: inhibition of bone resorption. *Cornell Vet.*, v. 66, p. 565-588, 1976.

SCHILD, A. L. Intoxicações por plantas calcinogênicas. In: RIET-CORREA, F.; MÉNDEZ, M. C.; SCHILD, A. L. *Intoxicações por Plantas e Micotoxicoses em Animais Domésticos*. Montevideo: Editorial Agropecuaria Hemisferio Sur S.R.L., 1993. Cap. 13, p. 259-278.

WASSERMANN, R. H.; HENION, J. D.; HAUSSLER, M. R.; MCCAIN, T. A. Calcinogenic factor in *Solanum malacoxylon*: evidence that it is 1,25-dihydroxyvitamin D3-glycoside. *Science*, v. 194, p. 853-855, 1976.

WELLER, R. E. Cancer associated hipercalcemia in companion animals. *Comp. Cont. Educ.*, v. 6, p. 639, 1984.

Capítulo 7

Morte Somática – Alterações *Post Mortem*

Parece um contrassenso, em um livro que pretende estudar alterações causadas por doenças, estudar as alterações que acontecem após a morte do indivíduo. Contudo, ao contrário do que possa parecer, o estudo dessas alterações é importante e necessário por duas razões: primeiro porque as alterações *post mortem* podem ser confundidas com lesões; segundo porque podem mascarar lesões, dificultando a interpretação destas. Uma terceira razão, embora pouco valorizada em medicina veterinária, é estimar as condições em que a morte ocorreu e o tempo decorrido desde a morte do paciente.

Convencionou-se considerar a morte do sistema nervoso central (SNC) como o momento que define a morte do indivíduo. É importante levar em conta que os tecidos não morrem todos ao mesmo tempo, existindo muitos que continuam vivos por algum tempo após a morte do SNC. É importante considerar também que o tempo de sobrevivência tecidual à hipóxia absoluta depende quase inteiramente da taxa metabólica do tecido em questão, que varia entre os tecidos corporais, e da temperatura corporal. Conclui-se, portanto, que a progressão e a intensidade das alterações *post mortem* não são uniformes em todo o organismo e que a temperatura corporal é um importante fator capaz de alterar tanto a velocidade quanto a intensidade das alterações que se sucedem à hipóxia absoluta, no caso a autólise.

Imediatamente após a morte do indivíduo, inicia-se uma série de alterações no cadáver, as chamadas alterações *post mortem*. Além daquelas diretamente ligadas aos processos consequentes à morte dos tecidos, existem outras causadas por fatores externos que, por também ocorrerem após a morte do animal, são incluídas aqui.

Autólise *Post Mortem*

A autólise é a mais importante das alterações *post mortem*. Consiste na autodigestão das células pelas enzimas liberadas de seus próprios lisossomos (desoxirribonuclease, ribonuclease, proteases, fosfatases, glucosidases e catepsinas), em consequência à anóxia difusa total que se segue à paralisação das funções cardiorrespiratórias. Vale a pena mencionar que, além da autólise, existe outra forma de lise, a *heterólise*, que resulta da ação de enzimas estranhas à célula, sejam elas provenientes de outras células do próprio organismo, por exemplo, dos neutrófilos (na formação do pus – ver Necrose de Liquefação, Cap. 8) ou de substâncias líticas introduzidas no organismo, como o veneno de alguns insetos, aracnídeos e répteis.

A autólise *post mortem* é *idêntica* à autólise que ocorre *in vivo*, quando há interrupção da irrigação sanguínea em uma região, a necrose de coagulação ou infarto (Cap. 8), bem como à que ocorre em amostras de tecido colhidas no animal vivo e mal fixadas. A diferenciação entre a necrose de coagulação e a autólise *post mortem* ou por falta de fixação é feita pela demonstração da presença de reação vital na primeira, no caso um halo de inflamação circundando o tecido autolisado.

Fatores que Alteram Intensidade e Velocidade da Autólise

Taxa Metabólica

Quanto maior a velocidade do metabolismo ou a dependência de oxigênio do órgão ou tecido considerado, mais rápida e mais intensa a autólise. Assim, no SNC e na camada medular da suprarrenal, a autólise será muitíssimo mais precoce do que na córnea, ou na musculatura lisa ou estriada. Os tendões e a pele sobrevivem por mais tempo ainda.

Temperatura Corporal

Quanto maior a temperatura corporal, maior a atividade enzimática e o metabolismo e, portanto, maior a velocidade na instalação da anóxia celular. A anóxia é o fator que precipita a liberação intracelular das enzimas líticas dos lisossomos. Assim, animais com hipertermia, ao morrerem, sofrem autólise mais cedo que aqueles com hipotermia. Como a velocidade e o grau de autólise variam segundo a necessidade de oxigênio (metabolismo) de cada tecido, qualquer fator que diminua o metabolismo pode retardá-la. Assim, a refrigeração é o método mais utilizado para retardar a autólise. É necessário atenção porque a refrigeração apenas *retarda* a autólise, não a impede. A autólise só será impedida se o tecido for congelado em nitrogênio líquido ou imerso em solução fixadora.

Temperatura Ambiente

Da mesma maneira que a refrigeração retarda a autólise, temperaturas mais elevadas a aceleram. Quanto maior a temperatura externa, por mais tempo será mantida a temperatura corporal do cadáver, estimulando a autólise *post mortem*.

Esse fato deve ser considerado sempre que os cadáveres forem mantidos em ambientes aquecidos ou sob o sol antes da necropsia. O mesmo é válido para animais grandes ou providos de isolamento térmico, como lã, penas ou panículo adiposo espesso (ver a seguir).

Tamanho Corporal

Por uma questão de física, quanto maior o volume de um corpo, menor a sua superfície relativa. Como a velocidade de perda de calor depende da superfície corporal, quanto maior o animal, mais lentamente ele esfriará. Assim, mesmo em temperatura ambiente baixa ou sob refrigeração, a temperatura de um animal de grande porte será mantida por mais tempo, e mais rápida será a autólise *post mortem*. Animais menores, ao contrário, esfriam mais rapidamente e se conservam por mais tempo.

Isolamento Térmico

O isolamento proporcionado por pelos, penas ou panículo adiposo espesso contribui para manter a temperatura corporal por mais tempo e, por isso, animais obesos ou com pelagem espessa, ovelhas com lã e aves sofrem autólise mais precoce. Nas aves, principalmente nas menores, a temperatura corporal e a taxa metabólica basal, ambas normalmente mais altas que em outros animais, somadas ao isolamento térmico muito eficiente das penas, são fatores que também contribuem para a aceleração da autólise.

Cadáveres de ovinos devem ser necropsiados imediatamente após a morte. De pouco adianta colocar o cadáver de uma ovelha com lã espessa na câmara fria, pois, devido à atividade do rúmen e ao isolamento térmico, a temperatura do cadáver é mantida ou até aumenta por várias horas após a morte, o que acelera a autólise. Na impossibilidade de necropsia imediata, ovinos lanados devem ser colocados na câmara fria após remoção da pele (pelego) e, se possível, abrindo-se a cavidade abdominal e afastando-se parcialmente o rúmen da carcaça. Pela mesma razão, a necropsia de aves e animais obesos deve ser realizada o mais precocemente possível.

Estado Nutricional

A velocidade de autólise é inversamente proporcional ao estado nutricional, pois os tecidos de animais bem nutridos e descansados têm maior capacidade de gerar energia intracelularmente (adenosina trifosfato [ATP]), o que retarda os efeitos da anóxia.

Espécie Animal

A velocidade da autólise varia entre as diferentes espécies animais em função de isolamento térmico, porte, temperatura corporal e taxa metabólica da espécie em questão. O tipo de flora intestinal característico de cada espécie também influencia a intensidade das alterações *post mortem*. Flora intestinal composta de bactérias mais putrefativas que fermentativas tem maior capacidade de atravessar a parede intestinal e invadir os tecidos e órgãos vizinhos, acelerando a putrefação.

Fixação

Além do congelamento em temperaturas muito baixas, a única maneira de impedir a autólise e preservar os tecidos para exames posteriores é imergi-los em uma solução fixadora. Fixador é qualquer substância química utilizada para preservar (fixar) um tecido, permitindo seu exame posterior. Muitos imaginam que o nome "fixador" venha de uma das características dos fixadores: o endurecimento do tecido. Isso não é verdade. Neste contexto, fixar vem de paralisar ou imobilizar. Quando um tecido é fixado, sua atividade metabólica e toda movimentação ou transporte de moléculas através das membranas celulares são paralisadas (fixadas) no ponto em que estavam no momento em que entraram em contato com o fixador. Ao contrário do que possa parecer, o endurecimento da amostra fixada é uma característica, na maioria das vezes, indesejável.

Existem muitos fixadores, mas o mais utilizado é a solução de *formol* a 10%. É necessária muita atenção, pois é comum haver confusão entre os termos formol e formaldeído. Formol (ou formalina) é a solução a 35 a 40% de formaldeído (HCHO) em água. Para complicar esse entendimento, algumas marcas comerciais informam, erradamente, no rótulo do frasco, "formol a 35 a 40%", em vez de "formaldeído a 35 a 40%". Para se obter a solução de formol a 10%, deve-se dissolver uma parte de formol em nove partes de água. Note que, na solução de formol a 10%, a concentração de formaldeído será de 3,5 a 4%.

A solução de formalina é instável e, com o tempo, o formaldeído se deteriora. Para aumentar a estabilidade da solução, deve-se utilizar água de *torneira* ou *mineral*, e não água destilada. A água não destilada contém sais, principalmente carbonatos, que lhe conferem características de um tampão fraco capaz de manter a solução em pH neutro e estável por, pelo menos, um mês. A água destilada não tem essa propriedade. Soluções fixadoras mais estáveis são obtidas quando se usam soluções tamponadas (ver a fórmula no Quadro 7.1).

Quadro 7.1 – Fórmula para confecção de solução tamponada de formalina a 10% (a solução tamponada mantém o pH neutro e a solução estável por até um ano)

Formalina tamponada
Formol (HCHO a 35-40%): 100mL
Fosfato monobásico de sódio: 4g
Fosfato dibásico (anidro) de sódio: 6,5g
Água destilada: 900mL

A fixação ideal ocorre quando o tecido é imerso em solução fixadora refrigerada porque, em contato com a solução, a temperatura da amostra cai rapidamente, diminuindo a velocidade da autólise enquanto o fixador faz efeito. Deve-se evitar, contudo, o congelamento da amostra antes ou após ser imersa no fixador para inibir artefatos importantes.

Rigor Mortis

Rigor mortis ou rigidez cadavérica é a contração de toda a musculatura do cadáver, que decorre de uma alteração bioquímica das células musculares após a morte do indivíduo. Com a falta de irrigação, as membranas celulares tornam-se mais permeáveis aos íons cálcio, os quais se movem para o interior da célula. A síntese de ATP, a molécula de energia, é interrompida. O acúmulo de cálcio provoca ligações cruzadas entre os filamentos de actina e miosina, resultando em contração das fibras musculares. Contudo, para o relaxamento da contração, é necessário que as uniões actina-miosina sejam desfeitas removendo-se o cálcio para o exterior da célula, o que requer energia. Portanto, assim que as reservas intracelulares de ATP se esgotam, os músculos se contraem permanentemente, permanecendo assim até que a decomposição destrua as uniões actina-miosina.

Haja vista essa explicação, é fácil entender que animais bem nutridos e descansados demoram mais a apresentar *rigor mortis* por terem maior concentração intracelular de glicogênio e, portanto, maior capacidade de ressíntese de ATP. Em animais com fome ou cansados e em músculos mais ativos, como os da nuca e o miocárdio, o rigor é mais intenso e precoce. Da mesma maneira, se a morte ocorre durante hipertermia ou febre, como na síndrome do estresse porcino, na insolação ou em doenças febris, o *rigor mortis* ocorre muito precocemente devido a aumento no consumo de oxigênio pelos músculos. O mesmo acontece em animais excitados ou estressados antes da morte, no envenenamento por estricnina, na hipercalcemia de carnívoros e em animais que morrem durante exercício físico. Por outro lado, em animais seriamente malnutridos ou caquéticos, o *rigor mortis* não ocorre ou demora muito para se instalar.

A falta de rigidez no coração, contrastando com a rigidez da musculatura esquelética, é um importante sinal a ser considerado porque pode indicar degeneração do miocárdio. Uma forma de avaliar o rigor cardíaco é comparar o tamanho das cavidades cardíacas avaliando o tamanho dos coágulos nelas contidos. Em situações normais, o coágulo contido no ventrículo direito é muito maior que no ventrículo esquerdo porque este, por ser muito mais muscular, sofre rigor mais intenso que o primeiro. A falta de rigor ou o rigor cardíaco muito retardado faz com que os volumes dos ventrículos permaneçam de tamanhos semelhantes.

Algor Mortis

Algor mortis é o esfriamento do cadáver (*algor* = frio). Sua velocidade varia segundo a espécie, o tamanho e o isolamento térmico do cadáver e a temperatura ambiente. Sua importância relaciona-se à instalação da autólise, que desacelera à medida que cai a temperatura corporal. Em medicina forense (de pessoas), a velocidade de esfriamento do cadáver é usada para estimar o tempo decorrido desde a morte utilizando-se tabelas e cálculos nos quais são consideradas variáveis como temperatura e umidade ambientes, tipos de roupas, peso, índice corporal, idade, etc. Para animais, não existem parâmetros estabelecidos.

Livor Mortis

Livor mortis é a alteração de cor resultante do deslocamento, pela gravidade, do sangue às regiões inferiores do corpo, muito evidente em cadáveres de pessoas. *Livor* (lividez ou lívido) vem do latim e significa "cor de chumbo". Em animais, só é evidente naqueles com pele clara e com poucos pelos, como os suínos, que podem exibir os ditos "livores" na pele da região inferior do corpo (Fig. 7.1). A distribuição das manchas na pele muitas vezes reproduz as irregularidades da superfície onde o animal estava deitado. Essa alteração não é importante em animais, a não ser que possa ser utilizada em medicina forense para avaliar a alteração na posição do corpo após a morte. Um ponto a ser considerado é que o *livor* é uma evidência cutânea da congestão hipostática ou hipostase, esta sim importante e discutida a seguir.

Hipostase

Hipostase ou hipóstase (sem ou com o acento agudo) é a concentração do sangue nas partes inferiores do cadáver devido à gravidade. Como dito, na pele e no tecido subcutâneo, causa os livores. Com a morte, o tônus vascular diminui, os esfíncteres capilares se abrem e o sangue flui e se acumula nos vasos das partes inferiores do corpo. Como consequência, as partes superiores exibem palidez e os órgãos localizados na parte inferior tornam-se congestos (*congestão hipostática*). Assim, como regra, pode-se avaliar o lado do decúbito do cadáver pela simples comparação do grau de congestão de órgãos pares, como os rins ou pulmões. Caso o sangue do cadáver coagule mais rapidamente, a hipostase é menos pronunciada porque os coágulos dificultam o deslocamento do sangue.

Na necropsia, observa-se que o órgão congesto é mais pesado e tem cor mais escura que o normal, frequentemente é cianótico e deixa fluir sangue quando cortado (Fig. 7.2). A congestão hipostática tem grande importância na avaliação necroscópica das mamas e dos pulmões pois, na aparência, a congestão é muito semelhante à inflamação aguda desses órgãos. A diferenciação entre as duas é

Morte Somática – Alterações *Post Mortem* **151**

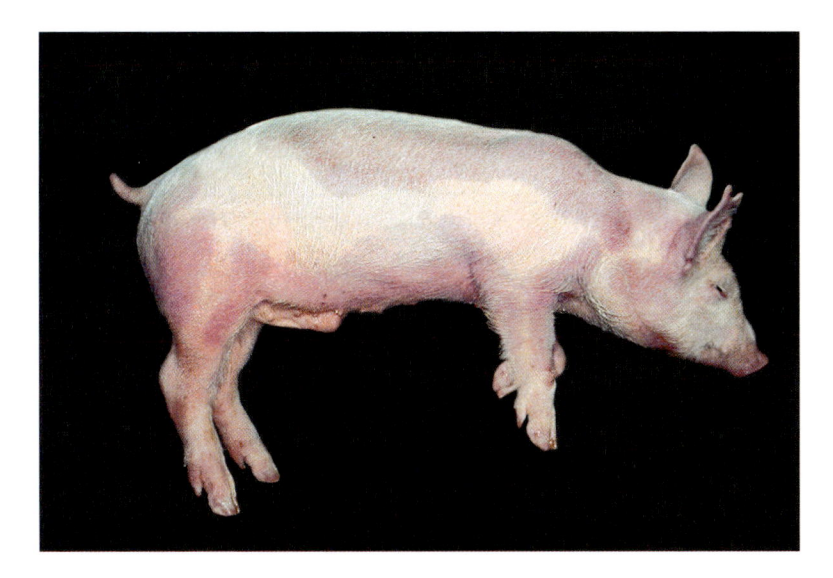

Figura 7.1 – *Livor mortis*. Cadáver de suíno. Cadáveres de animais de pele clara, como os suínos, muitas vezes exibem manchas resultantes do acúmulo de sangue nas regiões inferiores do corpo. Essas manchas, inicialmente vermelhas, tornam-se cianóticas, o que explica o termo *livor*, ou lividez, que significa "cor de chumbo". A distribuição dessas manchas reflete as irregularidades da superfície onde repousava o cadáver.

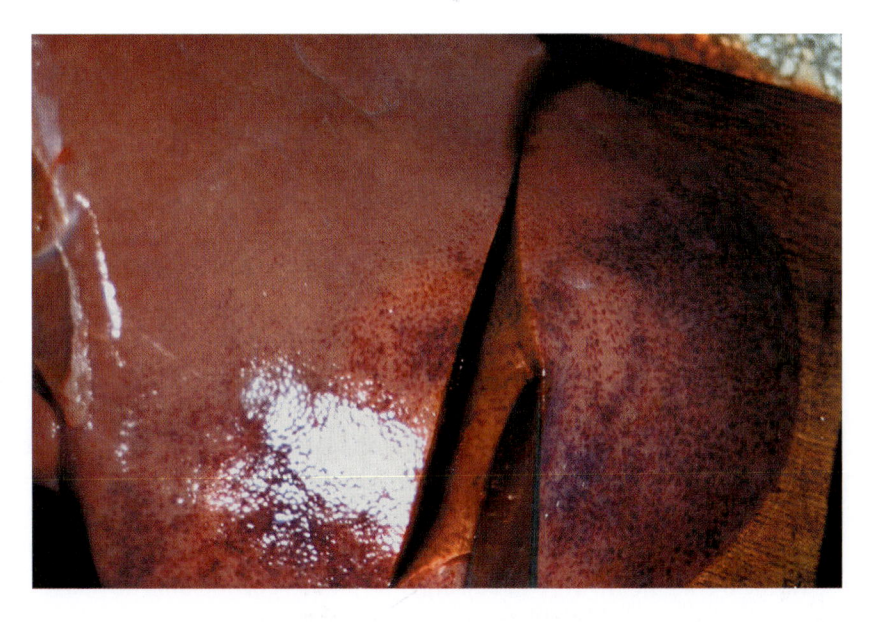

Figura 7.2 – Congestão. Fígado. Ovino. O órgão congesto é mais escuro que o normal e, quando cortado, deixa fluir sangue. Note que a congestão é mais intensa no lado direito da foto, que seguramente corresponde ao lado inferior do cadáver.

feita pela palpação: na inflamação, esses órgãos são firmes, e não macios, como o normal (lembre-se: à palpação, uma estrutura pode ser macia, firme ou dura, o que pode ser comparado, respectivamente, com os próprios lábios, a ponta do nariz ou a testa).

A compressão local de vísceras associada à congestão hipostática produz efeitos interessantes. O fígado, por exemplo, pode mostrar a "impressão" das costelas ou de alças intestinais vizinhas, os pontos de compressão são pálidos e as áreas vizinhas congestas.

Coagulação do Sangue

Algum tempo após a morte, em geral poucas horas, o sangue gelifica-se no interior de vasos e nas câmaras cardíacas, formando *coágulos*. Coágulos *post mortem* no interior do aparelho cardiovascular devem ser diferenciados de *trombos*, que são os coágulos *ante mortem* formados no interior do aparelho cardiovascular (Cap. 12).

Existem três tipos de coágulos *post mortem*:

- *Coágulo cruórico*: é o mais comum (*cruor* = coágulo). Tem cor e aspecto de geleia de amora, é mais ou menos firme e elástico, tem superfície lisa e brilhante e molda-se exatamente à cavidade ou vaso onde se formou, mas sem aderir.
- *Coágulo lardáceo*: é o coágulo só de plasma. Por não conter os elementos figurados do sangue, tem cor clara, mais ou menos amarelada dependendo da espécie animal, é levemente translúcido e tem aspecto que lembra tecido adiposo, daí seu nome (*lardum* = toucinho).
- *Coágulo misto*: tem duas partes; uma escura, geralmente a maior, formada por coágulo cruórico, e uma clara, formada por coágulo lardáceo. A zona de interseção entre os dois muitas vezes é pouco definida, as duas cores se misturando em graus variados. A parte escura do coágulo misto corresponde à região inferior do cadáver e é formada por hemácias que sedimentaram antes de o sangue coagular.

A presença de coágulo misto (Fig. 7.3) é um sinal importante e sua formação ocorre em situações especiais que merecem ser discutidas. O ponto de partida dessa discussão é que a sedimentação das hemácias, um fenômeno normal, aconteceu antes da coagulação do sangue, que também é um fenômeno normal. Para que se forme o coágulo misto, é necessário que tenha ocorrido uma de duas situações: ou as hemácias sedimentaram mais rapidamente que o normal ou o sangue demorou mais para coagular, dando tempo para que as hemácias sedimentassem antes. Em resumo, houve aumento da velocidade de hemossedimentação (VHS)

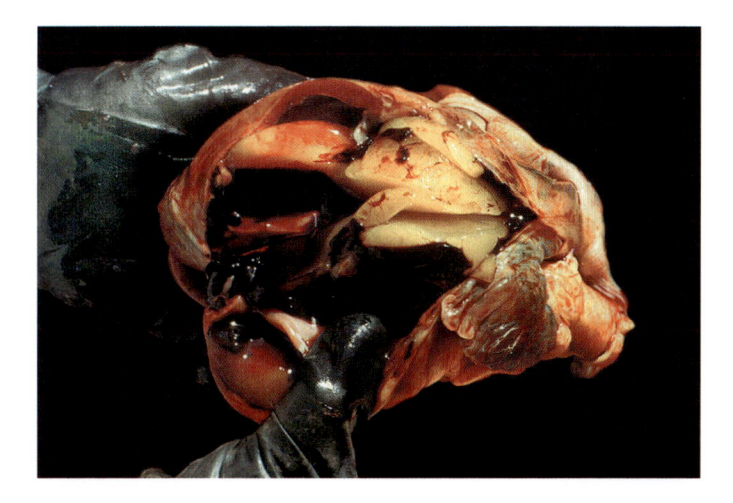

Figura 7.3 – Coágulo misto. Coração. Onça (*Panthera onca*). O ventrículo direito foi aberto longitudinalmente e o coração está sendo segurado em uma posição aproximada ao que estava no cadáver. Note a coloração clara e a aparência de tecido adiposo do coágulo lardáceo, na parte superior da fotografia. O coágulo cruórico tem cor escura e sempre ocupa a parte inferior do coágulo misto, o que permite deduzir que este animal estava em decúbito lateral direito.

ou do tempo de coagulação. O aumento da VHS indica maior agregação das hemácias em decorrência do aumento da quantidade de fibrinogênio no plasma, ao passo que o aumento do tempo de coagulação indica coagulopatia. Assim, na interpretação da presença de coágulo misto, é necessário considerar que o aumento das taxas de fibrinogênio costuma acontecer em doenças graves, principalmente infecciosas, e que a causa mais comum de coagulopatias em animais é a coagulação intravascular disseminada (CID) (Cap. 12).

Coágulos mistos são muito comuns em equídeos, nos quais sua presença deve ser interpretada com cautela. Em equídeos, a VHS é normalmente mais alta que em outros animais por conta de uma característica peculiar de suas hemácias. Curiosamente, as hemácias dos equídeos, quando não em movimento, empilham-se como se fossem moedas, formando *rouleaux* (Fig. 7.4). Por terem maior volume e densidade, esses agregados sedimentam com maior rapidez.

Alterações na Cor de Órgãos
Embebição por Hemoglobina
Algumas horas após a morte, as hemácias começam a sofrer ruptura e liberar hemoglobina, que se difunde nos tecidos dando-lhes cor rosa-púrpura. Essa alteração é mais evidente no endocárdio e nas paredes das grandes artérias (Fig. 7.5), sendo particularmente notável em fetos abortados.

154 Morte Somática – Alterações *Post Mortem*

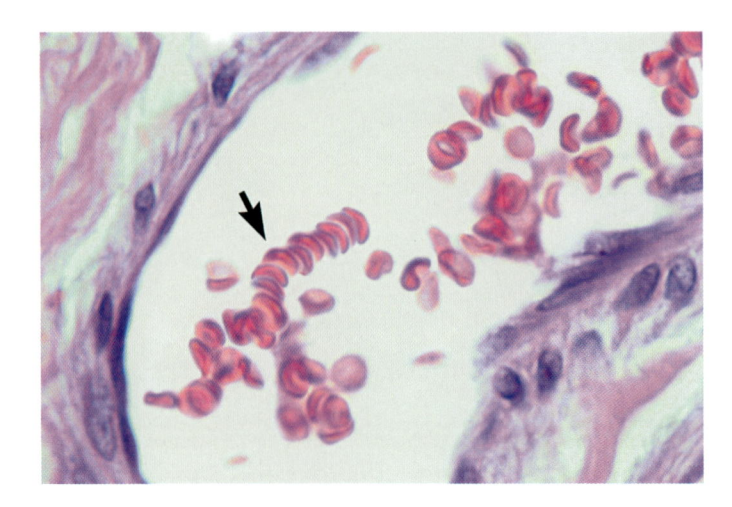

Figura 7.4 – Corte histológico de uma pequena veia. Equino. Note que algumas hemácias estão agregadas umas sobre as outras, como se fossem moedas empilhadas (*seta*). Esses agregados de hemácias chamam-se *rouleaux* e são muito comuns em equídeos. As hemácias agregadas têm maior volume e densidade e sedimentam mais rapidamente quando não agitadas, o que explica a maior velocidade de hemossedimentação nos equídeos. É interessante observar a aparência tridimensional das hemácias como vistas no corte histológico, o que contrasta com a aparência bidimensional vista nos esfregaços sanguíneos. Hematoxilina e eosina. Objetiva de 100×, sob imersão.

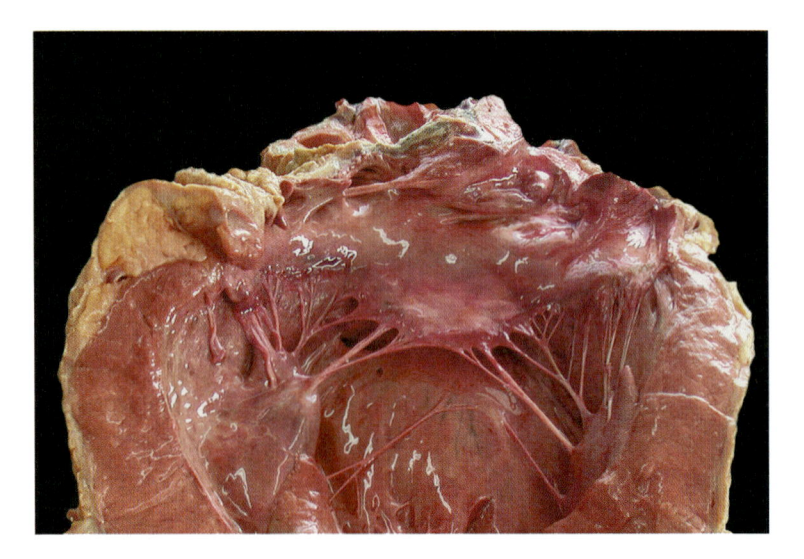

Figura 7.5 – Embebição por hemoglobina. Coração. Bovino. A necropsia deste animal ocorreu muitas horas após a morte, em estágio inicial de decomposição. Nessa situação, as hemácias se rompem e a hemoglobina livre impregna as paredes do aparelho cardiovascular, corando-as em púrpura, o que pode ser visto nesta foto, com mais intensidade nas cúspides da valva e no endocárdio do átrio.

Embebição por Bile

A bile é cáustica e, com a falta de irrigação sanguínea após a morte, as células do epitélio da vesícula biliar e do duodeno perdem a capacidade de reter os pigmentos biliares na luz dos órgãos. Assim, em animais que morreram há várias horas, a vesícula biliar e o duodeno, bem como a superfície dos órgãos adjacentes, principalmente o fígado e o omento, apresentam a coloração amarelada típica da bile (Fig. 7.6).

Pseudomelanose

A combinação do *sulfeto de hidrogênio* (H_2S) liberado por bactérias putrefativas com o ferro da hemoglobina de hemácias rompidas produz o *sulfeto férrico*, de cor negra azulada. Dependendo da quantidade de sulfeto férrico e de outros pigmentos de origem hemática, pode ocorrer coloração esverdeada, cinza, púrpura ou negra. Como a maior fonte de bactérias putrefativas é o trato digestório, a pseudomelanose é mais observada em áreas em contato com alças intestinais, principalmente do intestino grosso, ou em áreas onde ocorreu proliferação de bactérias saprófitas, como na gangrena.

Um tipo específico de pseudomelanose é o *hemomelasma ilei*, já discutido no Capítulo 6 (Fig. 6.31). Essa alteração manifesta-se como manchas negras intensas com localização subserosa no intestino de cavalos e são causadas pela migração de larvas de *Strongylus vulgaris*.

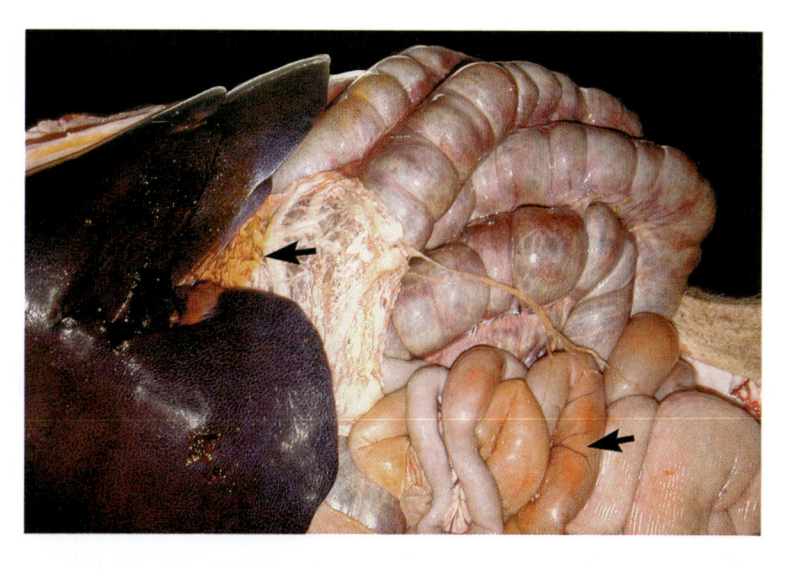

Figura 7.6 – Embebição por bile. Suíno. Poucas horas após a morte, pigmentos biliares conseguem atravessar as paredes da vesícula biliar e do duodeno, dando-lhes coloração amarelo-alaranjada (*setas*). As alças intestinais e o omento em contato com essas áreas também adquirem essa coloração.

Outras Alterações *Post Mortem*

Distensão, Deslocamento e Ruptura de Vísceras

Em virtude do acúmulo de ingesta ou de gás e à manipulação do cadáver, pode haver deslocamentos de vísceras, intussuscepções, simulações de torções, vólvulos e hérnias. Intussuscepção intestinal ou gastroduodenal ocorre porque os movimentos peristálticos continuam mesmo após a morte e tornam-se erráticos à medida que a hipóxia *post mortem* se instala. Pode haver prolapsos da mucosa anal, anorretal ou vaginal em consequência do timpanismo *post mortem*. Da mesma maneira, as vísceras distendidas podem romper-se e seu conteúdo extravasar na cavidade, simulando peritonite. Para todas essas alterações, a comprovação de que se trata de artefato (*post mortem*), e não de lesão (*ante mortem*), é extremamente importante. Pode, também, acontecer o inverso: deslocamentos de vísceras serem corrigidos acidentalmente pela manipulação do cadáver e não serem mais visíveis na necropsia, como acontece na torção do estômago em cães. Neste caso, na necropsia, observa-se apenas a dilatação, mas não o deslocamento do estômago.

Diferenciação entre Deslocamentos *Ante Mortem* e *Post Mortem*

Deslocamentos de vísceras *ante mortem* exibem alterações vasculares e circulatórias ou deposição de fibrina e aderências entre os órgãos. Nos prolapsos anorretais *ante mortem* é possível observar, além das alterações circulatórias, sinais de trauma e inflamação. No caso mencionado da torção do estômago em cães, por exemplo, o baço, que é arrastado pelo estômago ao se deslocar, dobra-se sobre si mesmo, tomando a forma de "V", e mesmo que a torção tenha sido desfeita pela manipulação do cadáver, sinais dessa dobra podem ser encontrados no baço. Além disso, o esôfago exibe hemorragias lineares subserosas na altura da cárdia, que comprovam que houve a torção. Em qualquer caso, a presença de tênue camada de fibrina sobre a serosa dos órgãos deslocados comprova a ocorrência *ante mortem* da alteração. Alterações circulatórias, inflamação ou deposição de fibrina constituem as chamadas "reações vitais", que levam esse nome por só ocorrerem no organismo vivo.

Diferenciação entre Rupturas *Ante Mortem* e *Post Mortem*

A diferenciação é feita pela presença de sinais de hemorragia ou deposição de fibrina nas bordas da ruptura, ou de peritonite nos casos ocorridos antes da morte. Nas rupturas de vísceras ocas, haverá extravasamento de conteúdo. Em geral, se a ruptura for *ante mortem*, o material extravasado estará espalhado por toda a cavidade peritoneal; se a ruptura for *post mortem*, o conteúdo estará restrito às proximidades da ruptura. Rupturas *post mortem* do estômago são relativamente frequentes em equinos.

Espuma nas Vias Aéreas

Apesar de líquido espumoso nas vias aéreas e saindo pelas narinas ser um sinal clássico de edema pulmonar agudo, sua presença deve ser vista com muita cautela, pois pode constituir apenas alteração *post mortem*. A razão da ocorrência *post mortem* da espuma é motivo de debate, pois aparece em animais absolutamente sadios que morreram sob condições especiais. Espuma na traqueia e nos brônquios é muito comum em cavalos, em especial se foram eletrocutados, ou se o cadáver foi suspenso pelos membros posteriores. É um pouco menos comum em cães. Por alguma razão, após a morte de alguns desses animais, plasma é forçado dos capilares para a luz dos alvéolos, onde se mistura com o ar e produz a espuma que preenche a traqueia e os brônquios e chega a sair pelas narinas (Fig. 7.7). Como dito, o principal diagnóstico diferencial é o edema alveolar agudo; contudo, neste caso, a quantidade de espuma é menor e o líquido geralmente tem coloração rosada. Deve-se suspeitar de edema, também, se o quadro clínico ou a história clínica do paciente ou a presença de outras lesões sustentarem essa possibilidade. As duas principais causas do edema pulmonar são a hipertensão pulmonar e o choque anafilático. Na ausência de sinais ou quadro clínico que sustentem a hipótese de edema pulmonar, é mais seguro considerar a presença da espuma como ocorrência *post mortem*.

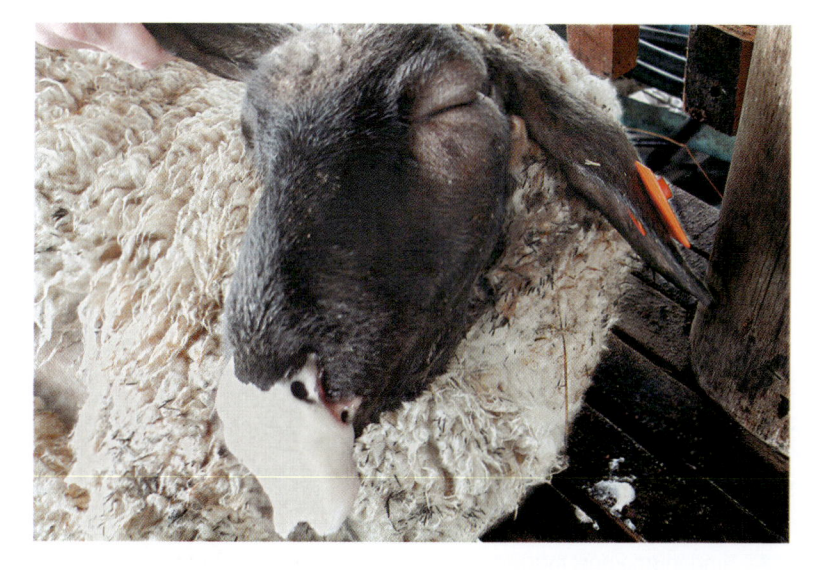

Figura 7.7 – Espuma pelas narinas. Ovino. A presença de espuma branca saindo pelas narinas tanto pode ser uma alteração *post mortem* quanto um sinal de edema pulmonar agudo. A comprovação é feita pelo quadro clínico exibido pelo animal ou por alterações necroscópicas que justifiquem o edema pulmonar. É provável que o ovino da foto tenha morrido em decorrência de infecção por *Clostridium novyi* (edema maligno). Foto: Dr. Diego Lopes Raschelli, Curitiba/PR.

Timpanismo

Timpanismo é a distensão de qualquer estrutura por gás que, quando percutida, emite som semelhante ao de tambor. Três formas de timpanismo *post mortem* podem ser observadas: intestinal, abdominal e ruminal, todas causadas por microrganismos produtores de gás. O *timpanismo intestinal* ocorre em qualquer espécie e depende muito da dieta do animal, sendo mais intenso quando este ingeriu carboidratos fermentáveis. O *timpanismo abdominal* (ou peritoneal) acontece quando esses microrganismos atravessam a parede do trato digestório e se multiplicam na cavidade peritoneal, em especial quando há ruptura de vísceras. O *timpanismo ruminal*, por ser extremamente comum, constitui um capítulo à parte.

Na realidade, são raros os casos de morte de ruminantes nos quais não ocorre timpanismo ruminal, e sua presença indica que pelo menos a microbiota ruminal era saudável. No rúmen normal e funcional, existe produção contínua de gás, que é constantemente eliminado pela eructação. Com a morte do paciente, a produção de gás não cessa de imediato e, por conta da impossibilidade de eliminação, o gás se acumula e distende gravemente o rúmen e o abdômen, a ponto de causar prolapso da mucosa retal ou vaginal em decorrência do aumento da pressão intra-abdominal (Fig. 7.8). A atividade da microbiota ruminal só cessa quando o pH ruminal se torna letal pelo acúmulo de dióxido de carbono.

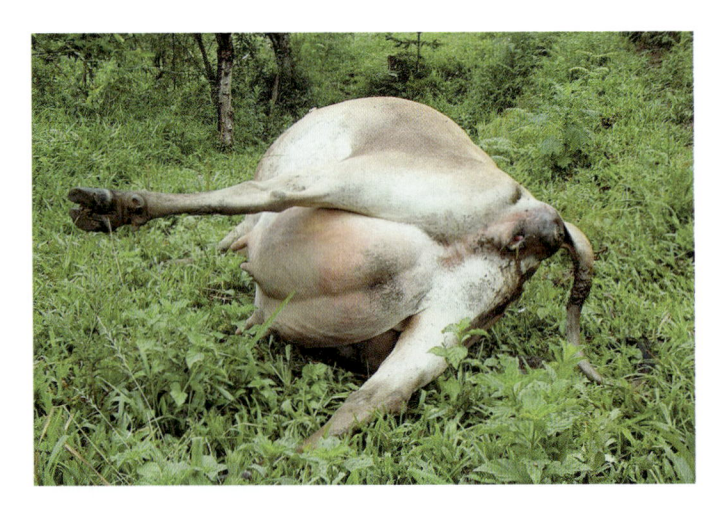

Figura 7.8 – Timpanismo *post mortem*. Bovino. Em ruminantes, o timpanismo *post mortem* é muito comum em vista da atividade do rúmen, que não cessa imediatamente após a morte. Como os animais costumam ser encontrados já mortos, sempre há a suspeita de que a causa da morte tenha sido o timpanismo. A pressão pode ser muito grande, como é possível observar nesta foto, com afastamento dos membros já rígidos pelo *rigor mortis* e prolapso do ânus e da vagina. Foto: Prof. Aldo Gava, Lages/SC.

A importância do timpanismo ruminal *post mortem* está em sua confusão com o timpanismo *ante mortem*, doença muito importante em ruminantes. A confusão acontece porque nem sempre se conhece a evolução do quadro clínico do paciente, que não raro é encontrado morto sem história de doença pregressa. Durante a necropsia, o timpanismo *post mortem* é facilmente diferenciado do timpanismo *ante mortem* dos tipos obstrutivo, espumoso ou por sobrecarga de carboidratos fermentáveis pelas alterações clássicas observadas nestes últimos, mas pode ser confundido com o timpanismo por atonia do rúmen, que não produz alterações características. Para dirimir essa dúvida, um único sinal pode ser de valia: o "sinal ou a 'marca' do timpanismo" no esôfago (Fig. 7.9). Quando o paciente morre em consequência de timpanismo, ele morre por insuficiência respiratória aguda decorrente da compressão dos órgãos torácicos pelo diafragma, que é bastante deslocado cranialmente. O aumento da pressão no tórax comprime os órgãos torácicos e provoca palidez da porção intratorácica e acúmulo de sangue (congestão) na porção extratorácica (cervical) do esôfago. Infelizmente, esse não é um sinal muito constante e nem sempre estará presente. A palidez da porção intratorácica do esôfago não acontece no timpanismo *post mortem* porque as válvulas das veias esofágicas impedem o refluxo do sangue.

Destacamento da Mucosa Ruminal

Em alguns ruminantes, pouco tempo após a morte, grandes extensões da mucosa ruminal começam a se destacar da submucosa. Às vezes, ao se abrir o rúmen na necropsia, grandes áreas do conteúdo estão recobertas pela mucosa destacada (Fig. 7.10). A submucosa exposta, às vezes, aparece avermelhada, o que faz com que essa alteração seja confundida com inflamação (rumenite).

Não existe consenso quanto à causa. Animais que tiveram sobrecarga do rúmen por carboidratos exibem essa alteração mais precocemente, o que leva a crer que, em todos os casos, resulte da ação de algum componente do conteúdo ruminal. Na fermentação do conteúdo ruminal, o destacamento deve-se à queda do pH em decorrência do acúmulo de ácido láctico e dióxido de carbono, que produz degeneração hidrópica e formação de vesículas na mucosa ruminal. Ao contrário dos casos de sobrecarga do rúmen por carboidratos, nunca se mediu o pH ruminal de animais que exibem destacamento precoce da mucosa para avaliar qualquer correlação. Mas atenção: embora sua presença faça suspeitar de fermentação do conteúdo ruminal, é sempre uma alteração *post mortem*, e não uma lesão.

Rim Polposo

Rim polposo é uma tradução literal do inglês *pulpy kidney* e descreve o aspecto da seguinte alteração: na necropsia, a camada cortical do rim aparece como uma massa sem consistência, literalmente uma polpa (Fig. 7.11). O aspecto polposo

160 Morte Somática – Alterações *Post Mortem*

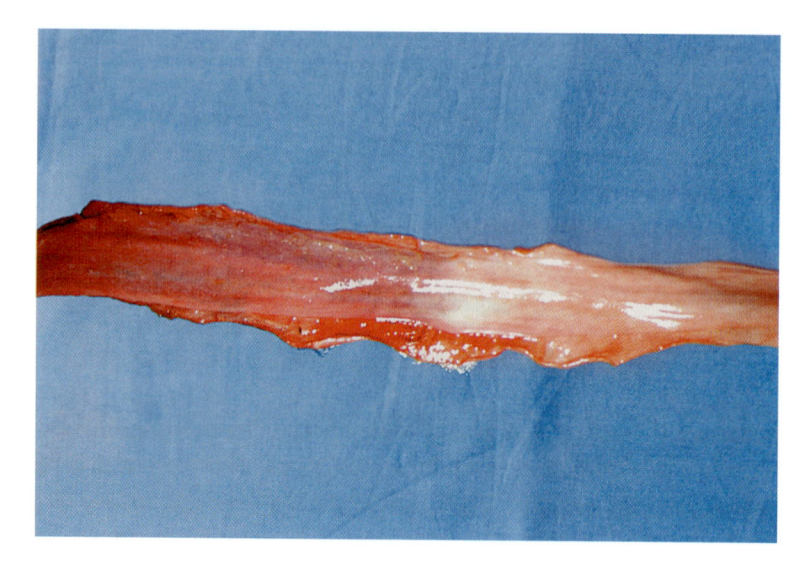

Figura 7.9 – Sinal do timpanismo. Esôfago. Ovino. O esôfago foi incisado longitudinalmente, evidenciando congestão da porção cervical (à esquerda) e palidez da porção intratorácica (à direita) do esôfago. A congestão resulta do bloqueio do retorno venoso, causado pelo aumento da pressão intratorácica decorrente do intenso timpanismo ruminal, e comprova que o animal morreu em consequência dele.

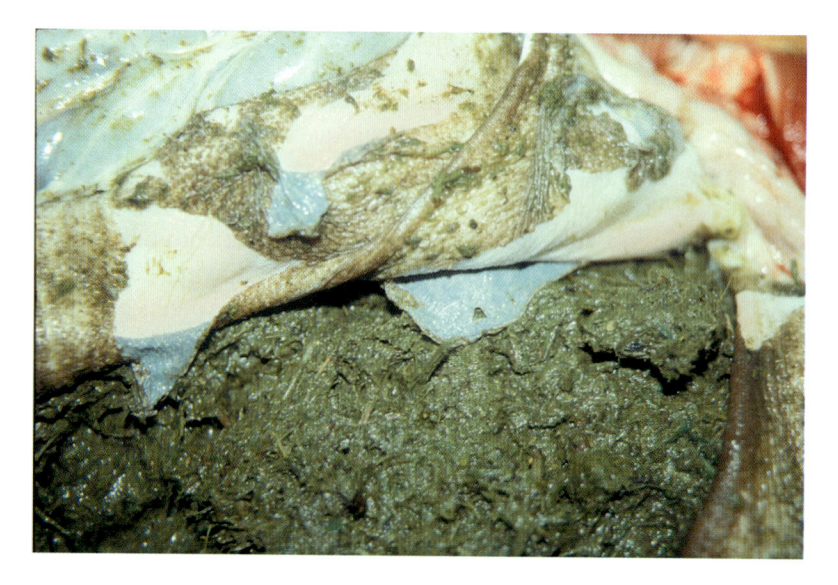

Figura 7.10 – Destacamento da mucosa ruminal. Ovino. Apesar de animais que sofreram fermentação do conteúdo ruminal por ingestão de carboidratos exibirem esse destacamento mais precocemente, esse sinal não deixa de ser uma alteração *post mortem*.

Morte Somática – Alterações *Post Mortem* 161

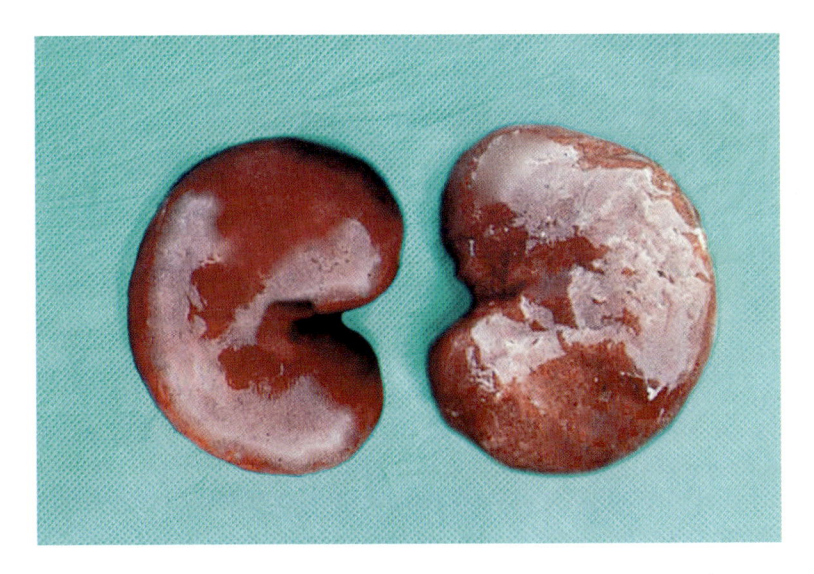

Figura 7.11 – Autólise precoce do rim (rim polposo). Enterotoxemia. Ovino. É provável que a presença de glicose nos túbulos renais já danificados pela toxina (épsilon) do *Clostridium perfringens* tipo D, o agente causal da doença, seja o fator responsável pela aceleração da autólise, que é o que causa o aspecto polposo do rim à direita da foto. Da mesma maneira que a figura anterior, apesar de contribuir para o diagnóstico da doença, esta é uma alteração *post mortem*, não uma lesão.

do rim deve-se à autólise acelerada em consequência da presença de glicose nos túbulos renais no momento da morte do paciente, associada a prováveis danos tóxicos já existentes nos túbulos. É uma alteração observada em casos de *enterotoxemia* ("doença do rim polposo"), doença principalmente de ovelhas, causada pela toxina do *Clostridium perfringens* tipo D, que produz glicosúria no paciente. Essa bactéria é um habitante normal do intestino de ruminantes, onde está presente em pequeno número, mas pode aumentar de forma drástica quando o animal tem acesso a comida muito nutritiva e em abundância, sobretudo rica em carboidratos. O rim com aspecto de polpa também pode ser observado em outros ruminantes e, muito ocasionalmente, em equinos que receberam altas doses de glicose por via intravenosa antes de morrer.

O rim polposo, da mesma maneira que o destacamento da mucosa ruminal, embora seja mais frequente em animais com uma determinada doença e contribua para seu diagnóstico, é uma alteração *post mortem*, não uma lesão.

Putrefação

É a última da sequência de alterações que acompanham a morte. A putrefação normalmente não é confundida com alterações patológicas, a não ser em casos excepcionais. Alguns casos de gangrena ou certas infecções por bactérias anaeróbicas produtoras de gás, em geral *Clostridium* sp, poderiam excepcionalmente ser confundidas com putrefação ou vice-versa.

Enfisema *Post Mortem*

A presença de gás nos tecidos chama-se *enfisema*. É importante considerar que o enfisema da putrefação *não é uniforme* em todos os tecidos, o que pode permitir sua confusão com o enfisema *ante mortem*, o qual pode ser observado nas infecções por bactérias produtoras de gás e por trauma. As causas traumáticas mais comuns são as perfurações da traqueia, do esôfago, do pulmão ou da parede torácica. Certos ferimentos cutâneos, como na região próxima à virilha, onde a movimentação do animal faz com que a pele atue como um fole, aspirando ar do exterior e impelindo-o para o tecido subcutâneo, podem resultar em enfisema muito pronunciado.

Bibliografia

ANDREWS, J. J. Necropsy techniques. *Vet. Clinics North Amer. – Food Animal Practice*, v. 2, p. 1-202, 1986.

BROWN, C. C.; BAKER, D. C.; BARKER, I. In: GRANT-MAXIE, M. *Jubb, Kennedy and Palmer's Pathology of Domestic Animals*. Philadelphia: Elsevier Limited, 2007. v. 1, p. 212-220.

KING, J. M.; ROTH-JOHNSON, L.; DODD, D. C.; NEWSON, M. E. *The Necropsy Book*. 4. ed. Ithaca: New York State College of Veterinary Medicine – Cornell University, 2005. 242p.

MIERS, R. K.; MCGAVIN, M. D. Cellular and tissue responses to injury (Morphologic appearance of postmortem changes). In: MCGAVIN, M. D.; ZACHARY, J. F. *Pathologic Basis of Veterinary Disease*. 4. ed. St. Louis: Mosby Elsevier, 2007. Cap. 1, p. 3-62.

RAMOS-VARA, J. A. Technical aspects of immunohistochemistry. *Vet. Path.*, v. 42, n. 5, p. 405-426. 2005.

SONGER, J. G. Clostridial enteric diseases of domestic animals. *Clin. Microb. Review*, v. 9, p. 216-234, 1996.

Capítulo 8

Morte Celular – Apoptose e Necrose

Apesar do título, que implica o estudo da morte em nível celular, serão abordados também os aspectos macroscópicos das alterações. No organismo vivo, a morte de células pode ocorrer sob duas formas: ou elas são programadas para morrer, com o objetivo de manter a homeostase do organismo, ou sua morte é acidental, resultante de agressões que causam danos irreversíveis e incompatíveis com sua sobrevivência. Esses dois processos chamam-se, respectivamente, apoptose e necrose. A principal diferença entre elas é que, na apoptose, ao contrário da necrose, as células mortas são eliminadas por fagocitose, sem agredir ou causar reação inflamatória no tecido vizinho. As principais características morfológicas dos dois processos podem ser vistas na Figura 8.1.

Apoptose

Desde 1972, quando foi descrita pela primeira vez, um expressivo volume de pesquisas e publicações tem sido dedicado à apoptose. O termo vem do grego e significa *cair*, em analogia às folhas que caem de uma árvore (*apo* = afastar-se; *ptose* = cair), e indica a sequência de eventos morfológicos que caracteriza a eliminação de células indesejadas em benefício do organismo como um todo. Essa característica levou alguns pesquisadores e patologistas a cunharem o termo *suicídio celular*. A apoptose tem grande importância biológica, estando presente em vários processos fisiológicos, adaptativos ou patológicos. Defeitos no processo apoptótico podem resultar, por exemplo, em malformações congênitas, câncer, doenças autoimunes e degenerativas.

São exemplos de situações nas quais ocorre apoptose:

- Destruição programada de células durante a embriogênese. Durante o desenvolvimento do embrião, a apoptose é responsável, por exemplo, pela diferenciação sexual, quando os ductos de Müller são eliminados nos machos e os de Wolff são eliminados nas fêmeas; ou pela separação dos

164 Morte Celular – Apoptose e Necrose

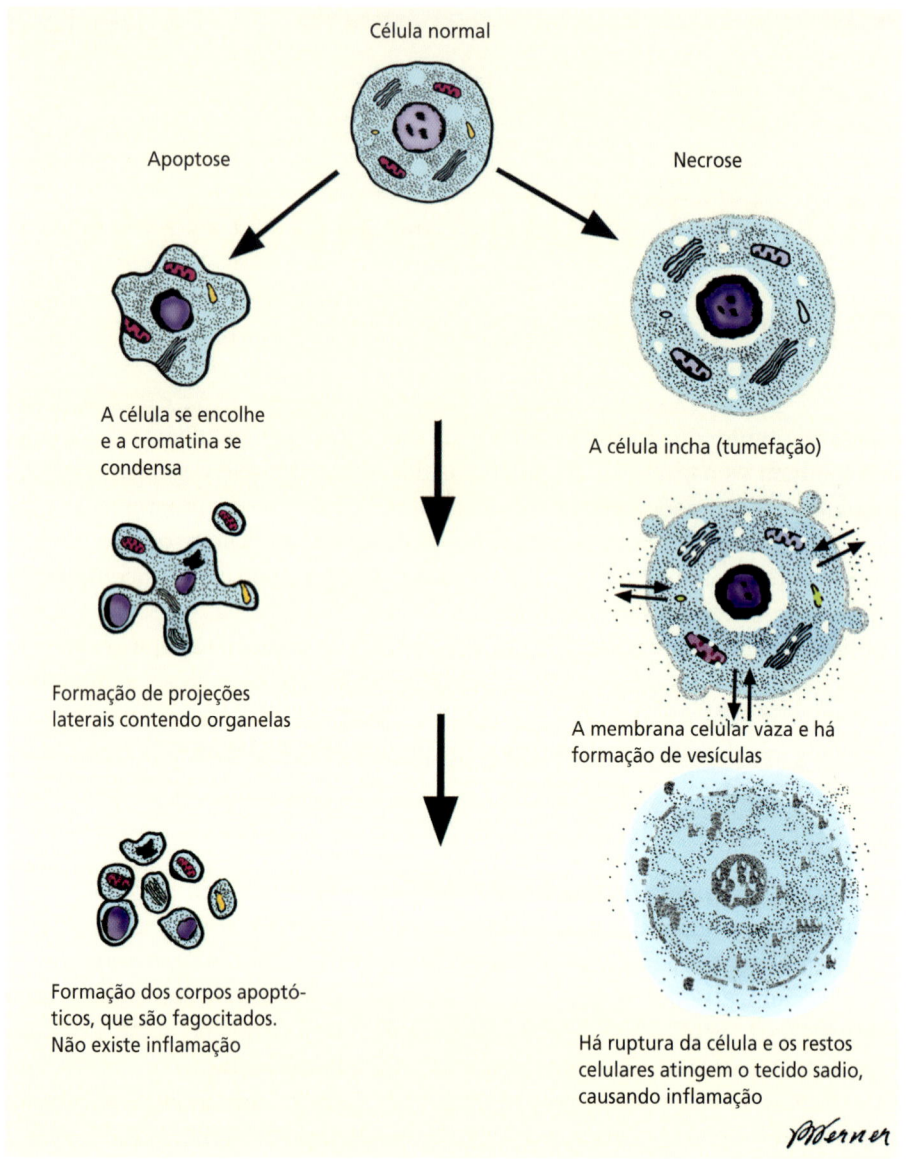

Figura 8.1 – Características morfológicas da morte celular por apoptose e por necrose. Na *apoptose*, a célula encolhe e deforma-se, perdendo contato com as células vizinhas. A cromatina se condensa e a membrana celular forma projeções laterais que se separam, formando os corpos apoptóticos. Estes são estruturas delimitadas por membrana íntegra e que contêm citoplasma, cromatina condensada e organelas celulares. Posteriormente, os corpos apoptóticos são fagocitados por macrófagos e eliminados sem causar inflamação. Na *necrose*, ocorre tumefação celular por retenção de água e ruptura de suas organelas. A membrana celular forma vesículas e perde a integridade, permitindo que o fluido do citoplasma, inclusive suas enzimas, extravase, causando dano às células vizinhas e desencadeando reação inflamatória importante.

dígitos, quando as membranas interdigitais são eliminadas, separando os dígitos. Falhas no processo resultam, respectivamente, em indefinição sexual e sindactilia.
- Involuções hormônio-dependentes no adulto, como involução do endométrio após o ciclo estral, involução dos folículos ovarianos na velhice, regressão das mamas após lactação ou atrofia da próstata após castração.
- Manutenção da população celular naqueles epitélios cujas células proliferam continuamente, como nas criptas intestinais ou na pele. No passado, esse processo foi chamado de necrobiose, mas o termo deixou de ser utilizado para aquela finalidade e hoje designa uma importante doença cutânea de seres humanos.
- Morte de células neoplásicas, principalmente durante a regressão de tumores.
- Morte de neutrófilos durante resposta inflamatória aguda.
- Morte de linfócitos B e T após depleção das citocinas.
- Morte de células induzida por linfócitos T citotóxicos nas reações de imunidade celular e na rejeição de tecidos ou órgãos transplantados.
- Atrofia patológica de órgãos parenquimatosos após obstrução do ducto excretor, como pâncreas, parótidas ou rins.
- Eliminação de células lesadas por certos vírus, como o da hepatite.
- Ação de alguns agentes ou estímulos capazes de causar necrose, como calor, radiação, hipóxia e drogas citotóxicas. Esses fatores, quando administrados em doses ou intensidade inferiores às capazes de causar necrose, podem desencadear apoptose.

Morfologia

O processo apoptótico tem características morfológicas clássicas que permitem seu reconhecimento (Figs. 8.1 e 8.2):

- A célula encolhe e se deforma, perdendo contato com as células vizinhas; suas organelas mantêm suas características e são aparentemente normais, embora pareçam mais concentradas no interior da célula.
- A cromatina nuclear se condensa na periferia da membrana nuclear, formando várias massas irregulares; o próprio núcleo pode se fragmentar em dois ou mais fragmentos. Este é o mais característico dos eventos da apoptose.
- As organelas dirigem-se para a periferia da célula e a membrana celular forma projeções laterais.
- A seguir, a célula se fragmenta em muitas estruturas bem delimitadas e revestidas por membrana celular, os *corpos apoptóticos*, que contêm organelas, principalmente mitocôndrias intactas. Alguns contêm também fragmentos de cromatina condensada e do núcleo. Considera-se que as membranas celulares se mantenham intactas durante todo o processo de apoptose.

166 Morte Celular – Apoptose e Necrose

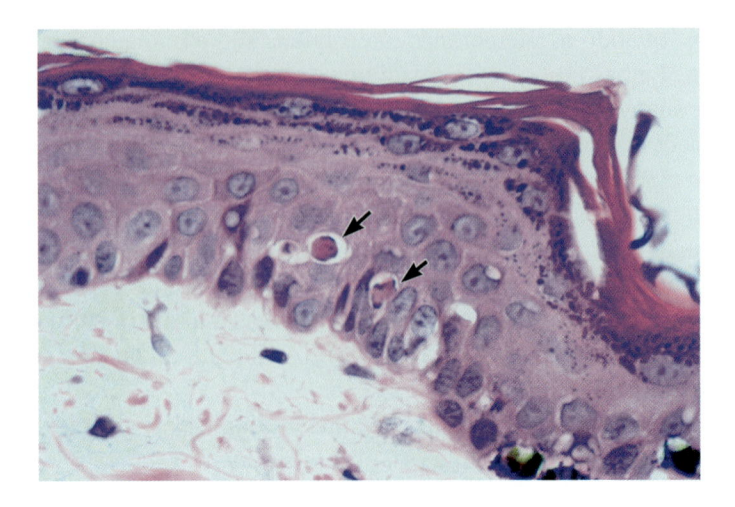

Figura 8.2 – Apoptose. Farmacodermia por droga antifúngica. Pele. Gato. Células da epiderme (acantócitos) exibem apoptose (*setas*), que se manifesta por retração da célula, eosinofilia intensa, condensação e fragmentação da cromatina nuclear. Hematoxilina e eosina. Objetiva de 100× sob imersão. Foto: Dra. Juliana Werner.

- O último evento da apoptose é a fagocitose dos corpos apoptóticos por macrófagos ou por células parenquimatosas vizinhas, seguida de sua destruição no interior dos lisossomos destes. As células adjacentes migram para ocupar o espaço onde estava a célula recentemente eliminada. É importante frisar que *todo o processo transcorre sem resposta inflamatória no tecido sadio vizinho*.

Essa descrição é clássica e exata pelo menos durante condições fisiológicas na embriogênese e na eliminação de células imunológicas. Em muitas situações, porém, principalmente após agressões por alguns agentes, a morte das células pode ocorrer com características tanto de apoptose quanto de necrose. Também na eliminação de células de epitélios que proliferam continuamente, a sequência de eventos não segue os mesmos passos já descritos e o processo culmina com as células sendo eliminadas para o exterior, não com sua fagocitose.

No exame histológico, pode-se observar apoptose em células individuais ou em pequenos grupos de células. Quando coradas por hematoxilina e eosina, as células apoptóticas aparecem arredondadas, com o citoplasma intensamente eosinofílico e fragmentos densos de cromatina nuclear (Fig. 8.2).

Além das características morfológicas descritas, a ausência de reação inflamatória no tecido vizinho diferencia a apoptose da necrose. Nesta, em razão da perda da integridade da membrana celular, o conteúdo do citoplasma, incluindo enzimas microssomais, é liberado descontroladamente no meio extracelular, causando dano às células vizinhas e provocando intensa reação inflamatória.

Necrose

A definição clássica de necrose é o *conjunto de alterações morfológicas consequentes à morte de células em um tecido ou órgão vivo*. Ao contrário da apoptose, que decorre de morte *programada*, a necrose acontece em consequência à morte *acidental* da célula após lesão irreversível. Na necrose, a célula morta sofre uma série de alterações morfológicas decorrentes da autodigestão e degradação de suas membranas e organelas, culminando com sua destruição. Necrose é, portanto, a manifestação morfológica da morte celular, não a morte celular em si, o que faz com que os termos necrose e morte celular *nem sempre sejam sinônimos*. Por exemplo, num fragmento de tecido colhido por biópsia e imerso em fixador, todas as células estarão mortas no momento do exame histológico; as necróticas serão apenas aquelas das áreas de necrose. Em outras palavras, todo tecido necrótico está morto, mas nem todo tecido morto é necrótico.

A aparência morfológica da necrose deve-se a dois processos simultâneos: desnaturação de proteínas e digestão enzimática da célula. As enzimas que causam a destruição da célula vêm dos lisossomos da própria célula morta (*autólise*) ou de lisossomos de neutrófilos atraídos à região (*heterólise*). A desnaturação das proteínas e a digestão das células levam várias horas para se completar; portanto, para que a necrose se torne evidente, é preciso que o paciente permaneça vivo por, no mínimo, 12h, dependendo do tecido a ser examinado. Por exemplo, na morte súbita causada por parada cardíaca em consequência à obstrução de uma artéria coronária, não serão observadas alterações no músculo cardíaco. Neste caso, a única maneira de diagnosticar a *causa mortis* seria a demonstração da coronária obstruída, pois o infarto do miocárdio só se instalará 12h após a obstrução. Contudo, 2 a 3h após a obstrução e antes de as alterações morfológicas se tornarem evidentes, enzimas específicas da musculatura cardíaca extravasam das células lesadas e podem ser detectadas no plasma por meio de exames bioquímicos. Esse fato é extremamente importante em medicina veterinária porque os animais não relatam o que sentem (ver *Sinal e Sintoma*, no Cap. 1) e o quadro clínico na obstrução coronariana aguda e no infarto do miocárdio é por demais inespecífico para permitir diagnóstico presuntivo fundamentado apenas nos sinais clínicos.

Morfologia Macroscópica

Muitas vezes, o reconhecimento macroscópico de uma área necrótica em fase inicial não é fácil. Contudo, uma vez instalada, a necrose possui algumas características morfológicas que auxiliam no seu reconhecimento ou diagnóstico.

- *Palidez*: em geral, a área necrótica é pálida por conta da falta de irrigação sanguínea. Contudo, em alguns órgãos menos compactos, como pulmão e

baço – e, menos frequentemente, no fígado –, a área necrótica pode ser invadida pelo sangue da vizinhança, conferindo aspecto hemorrágico à área necrótica (Fig. 8.3).
- *Perda de resistência*: devido à lise celular e perda de coesão entre as células, a área necrótica geralmente é friável, podendo ser rompida à simples pressão digital.
- *Zona de demarcação*: a chamada zona de demarcação é uma separação entre o tecido necrótico e o sadio e aparece como um halo de hiperemia circundando a região necrótica (Fig. 8.4). Esse halo representa a inflamação desencadeada no tecido vivo adjacente pelo extravasamento das proteínas degradadas das células mortas e a tentativa inicial de eliminação da área necrótica. É o mais seguro dos sinais macroscópicos da necrose, mas demora algum tempo para aparecer (até 2 a 3 dias).

Morfologia Microscópica (Histologia)

Os sinais da necrose são evidentes no citoplasma e no núcleo (Figs. 8.5 e 8.6).

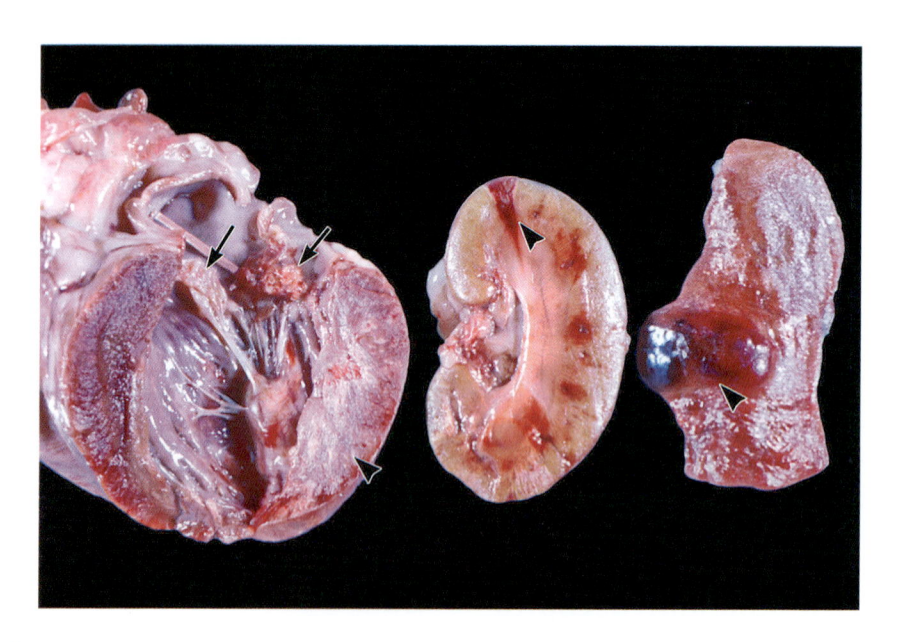

Figura 8.3 – Necrose de coagulação. Infartos em coração, rim e baço. Cão. As áreas de infarto estão indicadas (*pontas de setas*). Parte da parede do ventrículo esquerdo foi removida para revelar a área infartada. Note a diferença na aparência dos infartos segundo a consistência e o tipo de irrigação do órgão. No miocárdio, ocorre o chamado infarto anêmico; no baço, o infarto hemorrágico. No rim, o infarto tem a forma de um cone invertido, cujo ápice coincide com o ponto de obstrução da artéria. Todos os infartos exibidos foram causados por êmbolos formados a partir do trombo localizado na valva atrioventricular esquerda (*setas*).

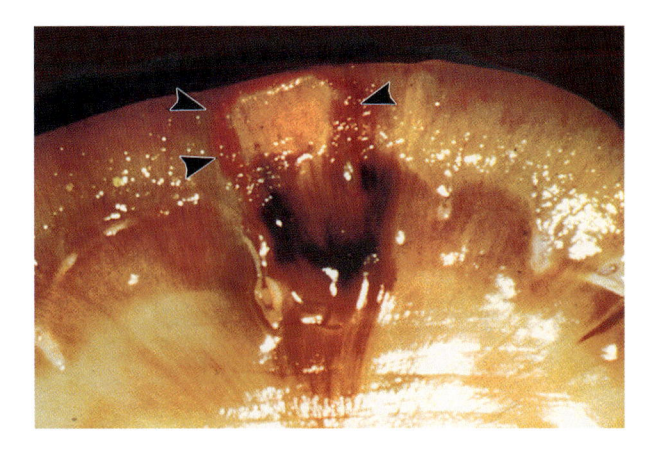

Figura 8.4 – Infarto do córtex renal em processo inicial de sequestração. Cão adulto. A área necrótica tem forma de cunha e está circundada por um nítido halo de hiperemia (*pontas de setas*) que a separa do tecido sadio periférico. Essa é a chamada zona de demarcação da necrose que, histologicamente, consiste em reação inflamatória composta majoritariamente de neutrófilos (inflamação purulenta aguda). Os neutrófilos, por intermédio das enzimas contidas em seus lisossomos, promovem a liquefação progressiva da área necrótica a ser eliminada, que é o *sequestro*.

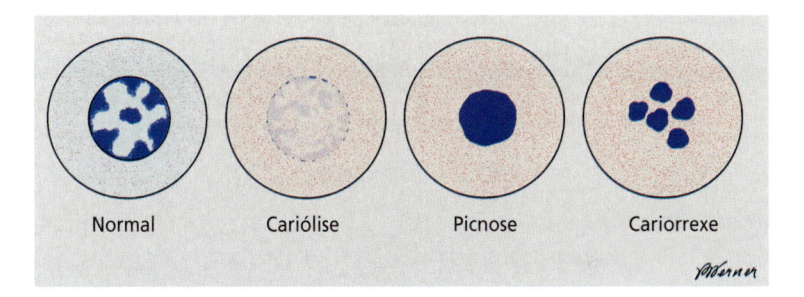

Figura 8.5 – Diagrama representando as alterações nucleares observadas na necrose e que comprovam a morte celular. *Cariólise*: a cromatina nuclear se dissolve progressivamente, restando apenas um "fantasma" do núcleo. *Picnose*: o núcleo diminui de tamanho e se transforma em uma massa densa extremamente basofílica. *Cariorrexe*: o núcleo aparece fragmentado. A quarta alteração é o desaparecimento do núcleo, que ocorre 1 ou 2 dias após a morte da célula.

Alterações Citoplasmáticas

- *Eosinofilia*: nas colorações de rotina por hematoxilina e eosina, as células necróticas assumem cor avermelhada mais intensa que o normal. Como a eosina é um corante ácido, a eosinofilia (acidofilia) é causada, em parte, pela perda de ácido ribonucleico (RNA, *ribonucleic acid*) e alcalinização do citoplasma e, em parte, porque as proteínas desnaturadas têm maior afinidade por corantes ácidos.

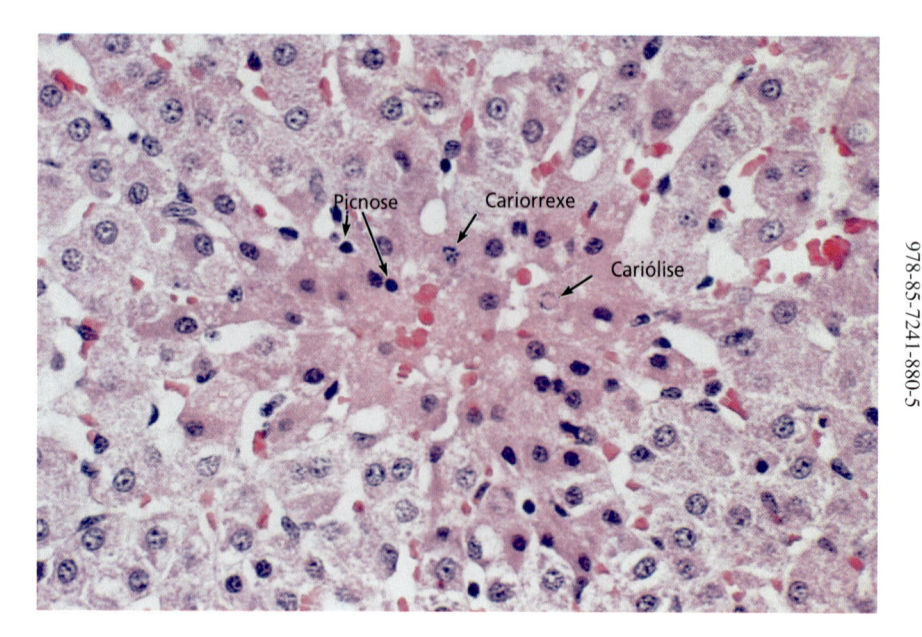

Figura 8.6 – Necrose de coagulação. Fígado. Suíno jovem. Os hepatócitos da região central do lóbulo hepático exibem necrose, evidenciada pela eosinofilia do citoplasma e pelas alterações nucleares (compare com a Figura 8.5). Esse tipo de necrose ocorre porque o nível de oxigênio das hemácias é esgotado progressivamente à medida que elas trafegam pelos sinusoides em direção à veia central e, consequentemente, os hepatócitos da região central do lóbulo não recebem oxigenação suficiente. Hematoxilina e eosina. Objetiva de 40×.

- *Maior densidade óptica*: em razão da perda de gotículas de glicogênio, o citoplasma fica mais homogêneo e a célula parece mais densa.
- *Tumefação e degeneração vacuolar do citoplasma*: mais tarde, em virtude da digestão das organelas e do acúmulo intracitoplasmático de água desencadeado pela hipóxia (tumefação celular), aparecem grandes vacúolos no citoplasma, dando à célula um aspecto esburacado.
- *Calcificação*: finalmente, o cálcio move-se para dentro da célula. Por ser basofílico, na coloração por hematoxilina e eosina o cálcio aparece, inicialmente, como um pontilhado de cor violeta escuro. Posteriormente, toda a área necrótica exibe mineralização (ver *Calcificação Patológica*, no Cap. 6).

Alterações Nucleares

A morte do núcleo manifesta-se por uma entre quatro alterações possíveis, todas resultantes da destruição do ácido desoxirribonucleico (DNA, *deoxyribonucleic acid*). As alterações nucleares são mais fáceis de serem vistas que as alterações no citoplasma e indicam, sem sombra de dúvida, que a célula está morta. A Figura 8.5 é uma representação esquemática dessas alterações.

- *Cariólise*: a basofilia nuclear desaparece de forma progressiva, provavelmente como resultado da ação de DNAases; por fim, a cromatina é destruída, deixando apenas uma imagem "fantasma" do núcleo.
- *Picnose*: o núcleo diminui de tamanho e torna-se intensamente basofílico. Esta é uma alteração muito semelhante à que ocorre na morte celular por apoptose.
- *Cariorrexe*: o núcleo picnótico, ou parcialmente picnótico, se parte em vários fragmentos de tamanho variável.
- *Ausência do núcleo*: após 1 ou 2 dias, o núcleo desaparece completamente.

Tipos de Necrose

Dependendo do balanço entre autólise, coagulação de proteínas, grau de calcificação e a contribuição de outros fatores como reação inflamatória, características bioquímicas das células envolvidas e contaminação bacteriana secundária, a área necrótica pode exibir padrões morfológicos diferentes, os chamados "tipos de necrose". Os tipos de necrose descritos a seguir são, de certa forma, ultrapassados, mas seu uso é consagrado por patologistas, principalmente porque o tipo de necrose observado pode, muitas vezes, fornecer pistas quanto à causa da lesão e auxiliar no diagnóstico das doenças.

Necrose de Coagulação (ou Coagulativa)

Quando prevalece a desnaturação de proteínas, acontece a necrose de coagulação ou coagulativa, o tipo mais comum de necrose. O termo indica que as proteínas celulares foram coaguladas, mas os contornos celulares e teciduais são preservados por alguns dias. Os núcleos geralmente desaparecem, mas a forma celular e a estrutura geral do tecido são preservadas, permitindo reconhecer a arquitetura tecidual (Fig. 8.7). Para entender melhor: imagine ovos fritos; apesar de coagulados pelo calor, ainda podem ser reconhecidos como ovos. Do ponto de vista morfológico, pelo menos em sua fase inicial, a necrose de coagulação é exatamente igual à autólise, seja qual for a causa desta, e ambas podem ser confundidas.

Em qualquer tecido ou órgão, exceto no sistema nervoso central (SNC), a necrose de coagulação é característica da morte celular causada por hipóxia ou, mais especificamente, por isquemia, que é a interrupção da irrigação sanguínea. A área necrótica consequente à hipóxia chama-se *infarto*. O arquétipo da necrose de coagulação é o infarto do miocárdio, no qual o tecido necrótico é firme e permanece assim por vários dias. Presume-se que a acidez causada pela hipóxia destrua também as enzimas digestivas dos lisossomos, prevenindo por algum tempo a autólise da célula. Posteriormente, a área necrótica é liquefeita por enzimas de neutrófilos (heterólise) e removida por macrófagos. Esse processo chama-se sequestração e será discutido adiante. O infarto pode acontecer em qualquer tecido ou órgão do corpo e, dependendo da consistência e irrigação do tecido envolvido, o aspecto macroscópico da área infartada pode variar. Em órgãos

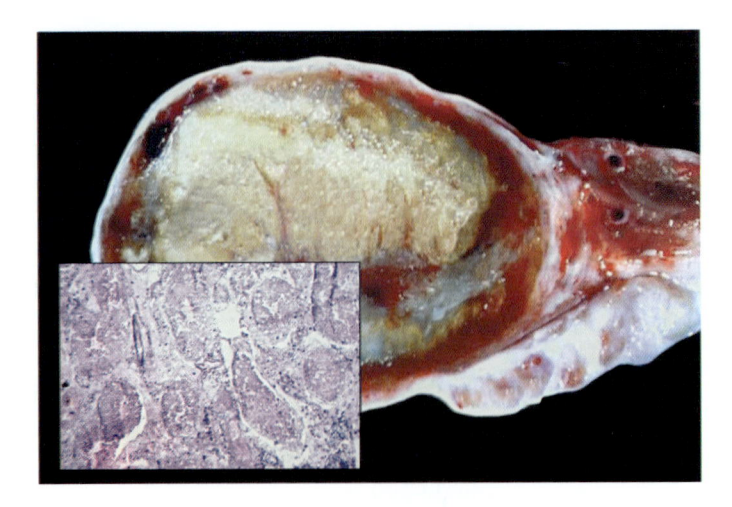

Figura 8.7 – Necrose de coagulação. Infarto testicular consequente à torção do cordão espermático. Cão. Na necrose de coagulação, algumas características morfológicas do tecido são mantidas e, pelo menos por algum tempo, é possível o reconhecimento histológico do tecido ou órgão (detalhe).

mais compactos, como coração e rins, a área infartada geralmente é pálida, constituindo os chamados *infartos pálidos*. Em órgãos menos consistentes e mais irrigados, como pulmão, baço e fígado, a área necrótica é preenchida por sangue da vizinhança, constituindo os chamados *infartos hemorrágicos* (ver Fig. 8.3).

Necrose de Zenker

Necrose ou degeneração de Zenker é um tipo especial de necrose de coagulação que acontece na musculatura estriada. *Histologicamente*, as fibras musculares perdem as estriações transversais e tornam-se hialinizadas (Fig. 8.8). Originalmente, o termo *hialino* significa algo semelhante ou que tem a transparência do vidro, mas histologicamente indica que a estrutura em questão é transparente e uniforme e se cora mais ou menos intensamente pela eosina. *Macroscopicamente*, a necrose de Zenker caracteriza-se por palidez da musculatura, em geral sob a forma de estriações correspondentes às fibras musculares.

Em animais, a necrose de Zenker acontece em certas miopatias especiais, como a miopatia de captura ou a miopatia por excesso de exercício físico, e na deficiência de vitamina E ou de selênio. A miopatia de captura é muito importante em animais selvagens, sobretudo em aves e em mamíferos da família *Bovidae*. A miopatia por excesso de exercício ou "exercional" (um anglicismo) é comum em cavalos submetidos à doma tradicional (por subjugação) ou naqueles exigidos além de suas capacidades físicas, principalmente em provas de resistência, como as de enduro. Na deficiência de selênio e/ou vitamina E, a necrose de Zenker é muito proeminente. A razão do nome popular da doença ("doença dos músculos brancos") é que, por conta da extensa calcificação subsequente à necrose, a musculatura envolvida aparece extremamente pálida na necropsia (Fig. 8.9). É importante notar que, na miopatia por deficiência de selênio e/ou vitamina E, o envolvimento muscular é bilateral e simétrico, ao passo que, nas miopatias de captura e por exercício, apenas a musculatura mais exigida apresenta a lesão. A razão da palidez extrema observada na primeira é a extensa mineralização que ocorre nas fibras comprometidas (Fig. 8.10).

Necrose de Liquefação (ou Coliquativa)

Esse tipo de necrose é típico do SNC e das infecções por microrganismos piogênicos (*pio* = pus) em qualquer tecido.

No SNC, por razões ainda não bem elucidadas, mas evidentemente devido às características fisicoquímicas do parênquima do tecido nervoso, qualquer que seja a causa da morte das células, inclusive a hipóxia, ocorre liquefação da área morta. Na necropsia, a área necrótica aparece como uma cavidade repleta de líquido viscoso que flui quando o encéfalo é cortado (Fig. 8.11). Para melhorar a qualidade do exame necroscópico do encéfalo, recomenda-se que este seja removido intacto e imerso em solução de formol a 20% e o exame macroscópico seja efetuado somente após sua fixação, o que pode levar até 5 dias, dependendo do tamanho do órgão (Fig. 8.12).

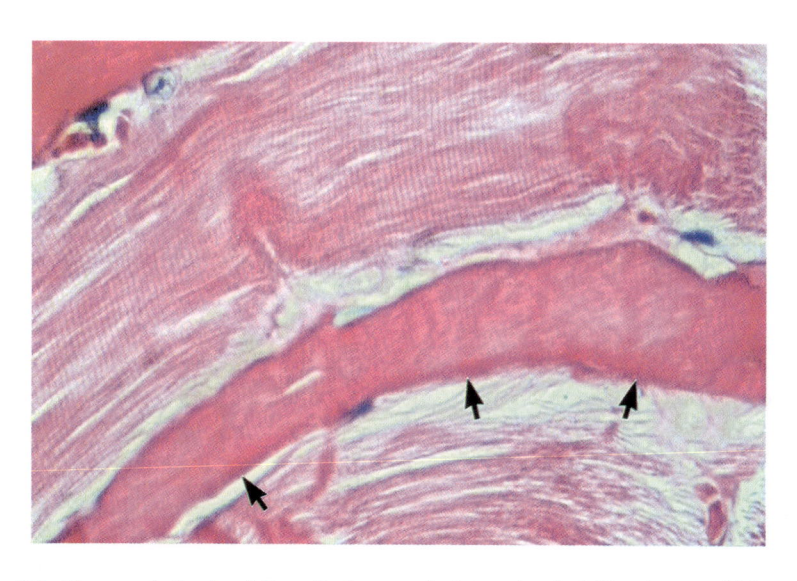

Figura 8.8 – Necrose de Zenker. Miopatia de causa indeterminada. Músculo esquelético. Suíno. A necrose de Zenker é uma forma de necrose de coagulação típica da musculatura estriada e caracteriza-se pela hialinização da fibra muscular (*setas*), com perda das estriações transversais. Hematoxilina e eosina. Objetiva de 40×.

174 Morte Celular – Apoptose e Necrose

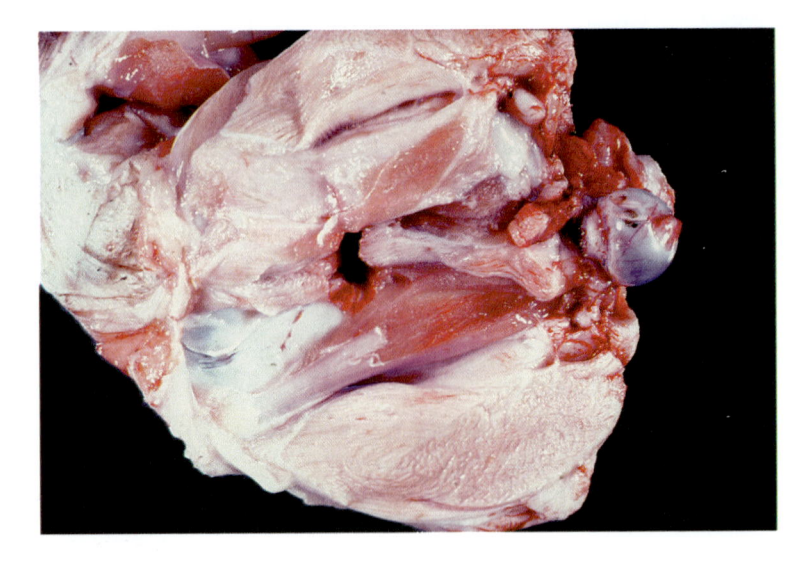

Figura 8.9 – Necrose de Zenker. Deficiência de selênio e/ou vitamina E. Musculatura esquelética. Ovino. Macroscopicamente, a necrose de Zenker caracteriza-se por extrema palidez da musculatura, mais intensa nos grupos musculares mais ativos, o que justifica o nome popular da alteração: "doença dos músculos brancos". A razão dessa palidez pode ser vista na Figura 8.10.

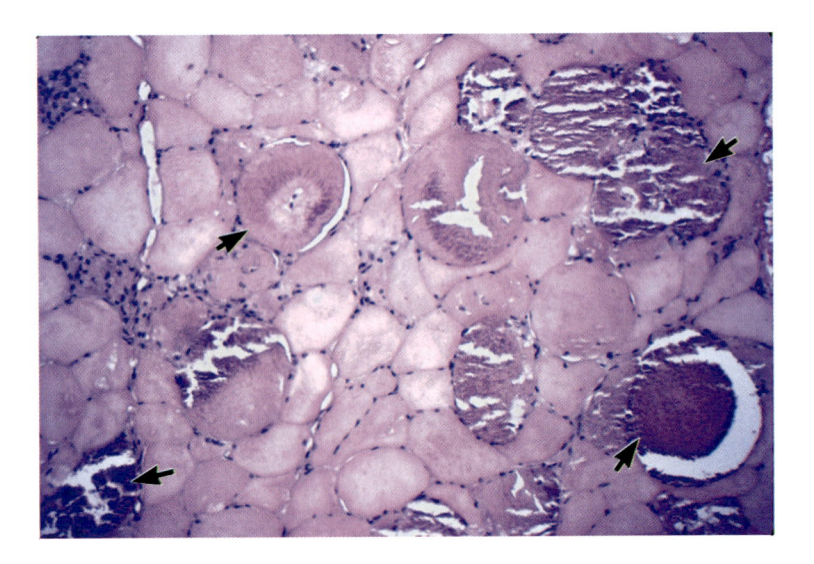

Figura 8.10 – Corte histológico transversal de fibras musculares esqueléticas de um suíno com deficiência de selênio e/ou vitamina E. É evidente a intensa mineralização das fibras musculares (*setas*), razão da extrema palidez observada no exame macroscópico. Hematoxilina e eosina. Objetiva de 10×. Ver também a Figura 8.9.

Morte Celular – Apoptose e Necrose 175

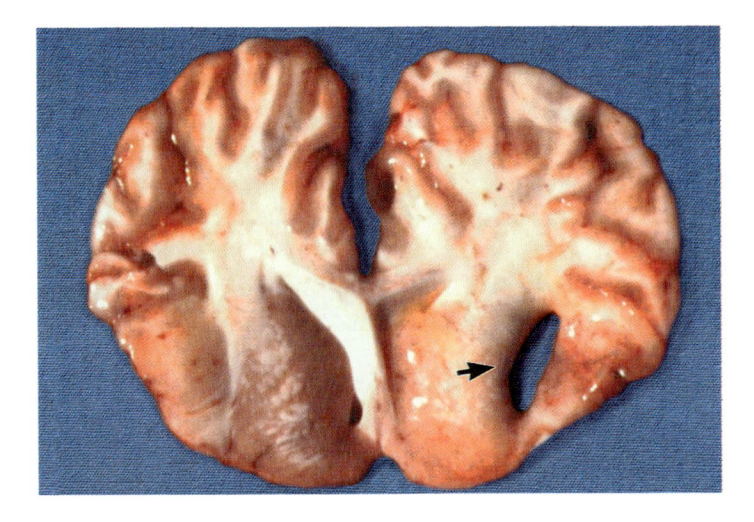

Figura 8.11 – Necrose de liquefação. Leucoencefalomalácia. Cérebro. Equino. Exame a fresco do encéfalo. A cavidade (*seta*) foi formada quando a porção liquefeita de uma área de necrose da substância branca escorreu ao se seccionar o encéfalo. Essa é a lesão característica da leucoencefalomalácia em equinos, doença causada pelo consumo de milho contaminado com o fungo *Fusarium moniliforme*. Para maior precisão no exame macroscópico do encéfalo, recomenda-se examiná-lo somente após fixação em formalina a 20% por, no mínimo, cinco dias. Comparar com a Figura 8.13. Foto: Dr. Franklin Riet-Correa, Pelotas/RS.

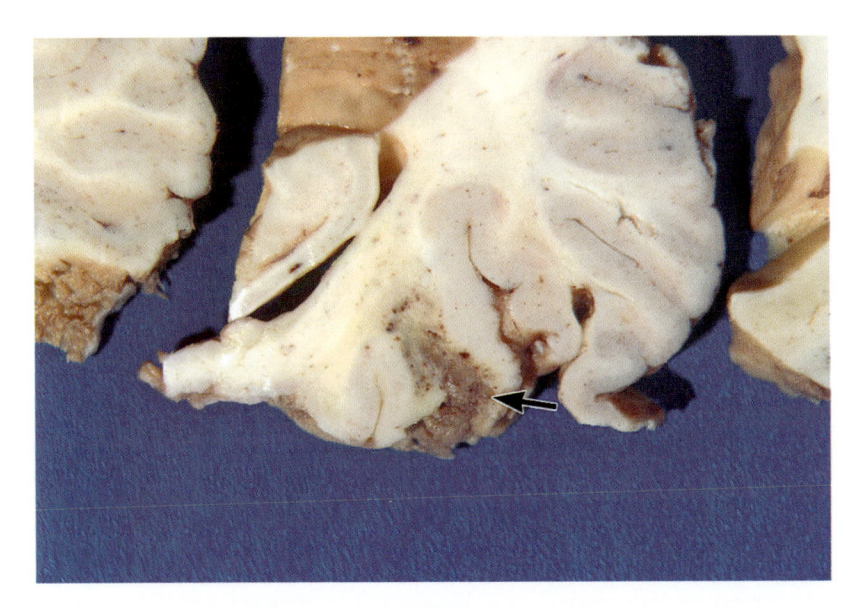

Figura 8.12 – Necrose de liquefação. Leucoencefalomalácia. Cérebro. Equino. Exame do encéfalo após fixação em formalina. Note que, por conta da fixação, a área necrótica (*seta*) ficou mais firme e definida, não escorrendo mais e evidenciando ser limitada à substância branca do encéfalo.

Nos demais órgãos e tecidos do corpo, a necrose de liquefação dá-se após infecções por bactérias e fungos. Esses agentes causais atraem grande quantidade de células inflamatórias, em especial neutrófilos, que fazem a liquefação (heterólise) das células mortas. Macroscopicamente, o tecido necrótico aparece como uma massa liquefeita cremosa e esbranquiçada, o *pus*. Uma coleção circunscrita de pus chama-se *abscesso*, que constitui o arquétipo da necrose de liquefação nos tecidos (Fig. 8.13). Nas aves, contudo, o pus nunca é líquido, mas caseoso, em virtude do tipo de enzimas existentes nos heterófilos, que são os correspondentes aos neutrófilos dos mamíferos (ver Cap. 10).

Necrose do Tecido Adiposo (Esteatonecrose)

A esteatonecrose, ou necrose enzimática do tecido adiposo, é um tipo especial de necrose. Pode acontecer em qualquer região do corpo, mas é muito mais comum no tecido adiposo da cavidade abdominal. É especial graças à sua patogênese e suas características morfológicas *sui generis*. De maneira geral, a esteatonecrose acontece quando, por ação de lipases, os adipócitos do tecido adiposo liberam ácidos graxos livres que se combinam com íons cálcio, potássio ou sódio do plasma e formam sabões (saponificação).

Existem três padrões morfológicos macroscópicos distintos para a esteatonecrose. O primeiro é a esteatonecrose causada pelo extravasamento de suco pancreático na cavidade peritoneal, geralmente em consequência à pancreatite aguda, e que ocorre com maior frequência em cães e gatos. Nesse caso, os focos

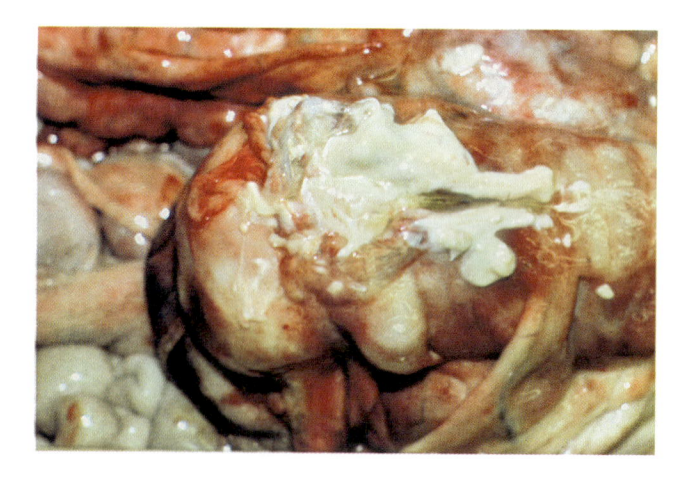

Figura 8.13 – Necrose de liquefação. Abscesso. Linfonodo mesentérico. Equino. Além da necrose do sistema nervoso central, o pus líquido de abscessos em mamíferos é o segundo exemplo clássico de necrose de liquefação. O pus é composto de restos celulares liquefeitos pelas enzimas líticas dos neutrófilos. Em aves, porém, o abscesso tem características de necrose de caseificação.

de esteatonecrose são pequenos, firmes, brancos e granulares e aparecem disseminados por todo o mesentério e omento (Fig. 8.14). O segundo é a esteatonecrose consequente ao trauma ou à inflamação do tecido adiposo. Pode ocorrer em qualquer massa adiposa do corpo, em qualquer espécie animal, e manifesta-se por áreas endurecidas circundadas por tecido conjuntivo fibroso e em cujo interior se observa tecido esbranquiçado, às vezes com sinais de calcificação. O terceiro padrão morfológico é a necrose do tecido adiposo intra-abdominal, sobretudo de bovinos, que será discutida com mais detalhes devido à sua importância. Grandes lipomas também podem exibir extensas áreas de esteatonecrose, principalmente em consequência ao infarto do tecido neoplásico ou, com menos frequência, causadas por trauma.

Esteatonecrose Abdominal de Bovinos

Bovinos e, com frequência muito menor, caprinos, suínos e equinos podem exibir necrose multifocal do tecido adiposo intra-abdominal sem causa aparente. Em bovinos, as áreas necróticas podem atingir grande tamanho e causar obstruções por compressão de alças intestinais, ou mesmo interferir na parturição normal. Isso acontece porque as áreas necróticas podem ser muito grandes e são muito firmes e indeformáveis (Fig. 8.15). Na necropsia, as áreas necróticas contrastam com o tecido adiposo normal devido à firmeza (são quase sólidas), têm cor esbranquiçada, aspecto granular e, em geral, são mineralizadas. Algumas dessas áreas são tão mineralizadas a ponto de assemelhar-se a uma pedra calcária.

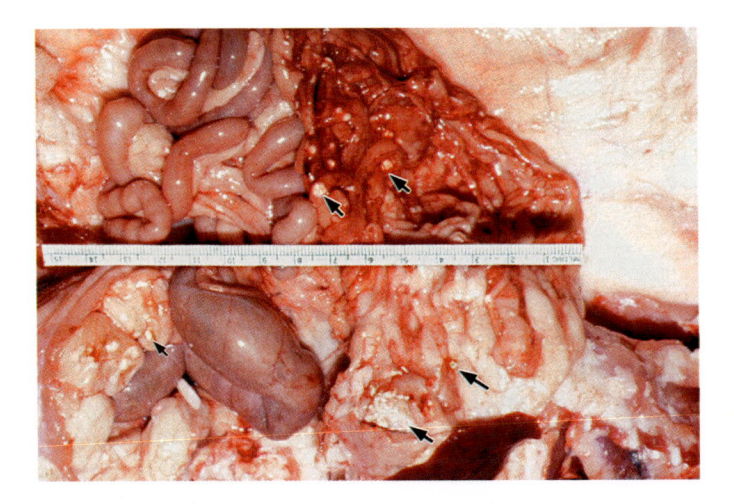

Figura 8.14 – Necrose enzimática (esteatonecrose) multifocal do tecido adiposo mesentérico. Pancreatite hemorrágica aguda. Gato. As áreas necróticas aparecem como focos de tamanho variado, firmes e de coloração clara e circundados por halo hiperêmico (*setas*). A causa da necrose são as lipases do suco pancreático extravasadas do pâncreas em consequência da pancreatite.

178 Morte Celular – Apoptose e Necrose

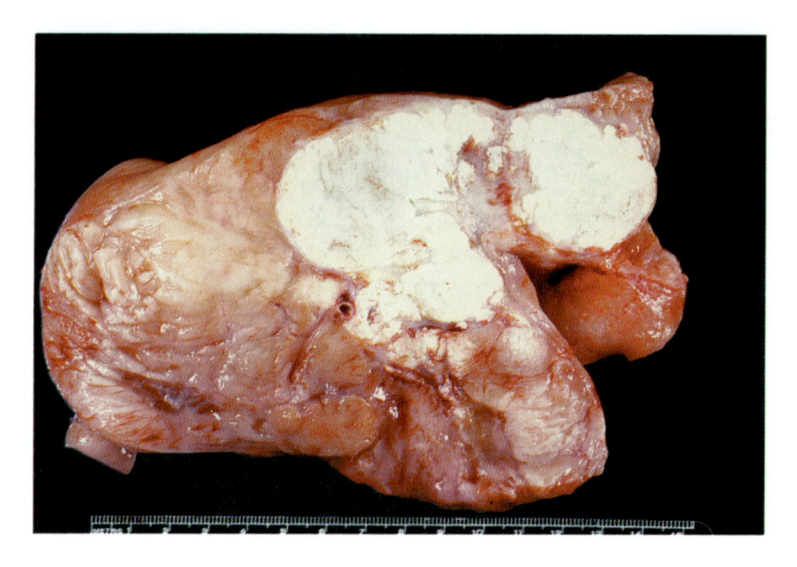

Figura 8.15 – Esteatonecrose. Mesentério. Bovino. A área necrótica é muito dura, indeformável à palpação e, quando cortada, tem cor esbranquiçada e aspecto granular, que lembra material calcáreo. Consiste em sabões resultantes da combinação de íons cálcio, sódio e potássio com ácidos graxos livres liberados dos adipócitos. Caso haja calcificação, as áreas mineralizadas podem ser sentidas raspando contra o gume da faca de necropsia. Essas massas sólidas podem comprimir alças intestinais, causando obstrução, ou provocar dificuldades à parturição normal.

Em virtude do conteúdo mineral, são mais pesadas que os demais órgãos e, por gravidade, tendem a descer às regiões inferiores da cavidade peritoneal, mas continuam ligadas ao ponto de origem por um longo pedículo, o qual pode enlaçar e estrangular alças intestinais (ver Fig. 2.23, no Cap. 2).

A patogênese da esteatonecrose abdominal em bovinos ainda não é bem definida, mas existem evidências de fatores ligados à genética, à dieta e à ação de, pelo menos, uma micotoxina. Algumas raças bovinas, principalmente Jersey e Guernsey, têm maior predisposição para o problema. Da mesma maneira, alimentação com rações com altos teores de gorduras saturadas também pode desencadear a esteatonecrose, já que animais que a apresentam têm maiores concentrações de ácidos graxos saturados no tecido adiposo que os demais bovinos. Os ácidos graxos saturados, ao contrário da gordura normal, são sólidos à temperatura corporal normal. Por fim, a esteatonecrose abdominal é uma das lesões características em bovinos intoxicados por festuca (*F. arundinacea*) infectada pelo fungo endofítico *Acremonium coenophialum*. A festuca é uma gramínea forrageira originária da Nova Zelândia e introduzida na Argentina, Uruguai e Rio Grande do Sul. A adubação de pastagens com altos teores de nitrogênio ou com restos de cama de aviário também é apontada como capaz de desencadear a esteatonecrose.

Lipomas intra-abdominais que sofreram infarto, em qualquer espécie animal, também sofrem esteatonecrose e podem deslocar-se, com o risco de provocar estrangulamento de alças intestinais. Equinos apresentam maior risco desse tipo de complicação que outras espécies animais.

Morfologia Histológica

Microscopicamente, seja qual for a causa, nas áreas de esteatonecrose vê-se apenas o contorno de adipócitos com o interior total ou parcialmente preenchido por material de aspecto granular e levemente basofílico, com áreas de calcificação e circundado por reação inflamatória. Essa reação é particularmente intensa nos casos de necrose por pancreatite aguda e caracteriza-se por infiltração maior por neutrófilos (Fig. 8.16). Após alguns dias, a reação inflamatória passa a ser granulomatosa, com histiócitos epitelioides, macrófagos espongiosos e células gigantes, geralmente em torno de espaços preenchidos por lipídios (Fig. 8.17).

Necrose de Caseificação

O termo caseoso vem de *caseus* (queijo em latim) e descreve o aspecto macroscópico da alteração. O tecido necrótico é pastoso, friável, levemente granular e de cor esbranquiçada ou levemente amarelada, semelhante mesmo à ricota.

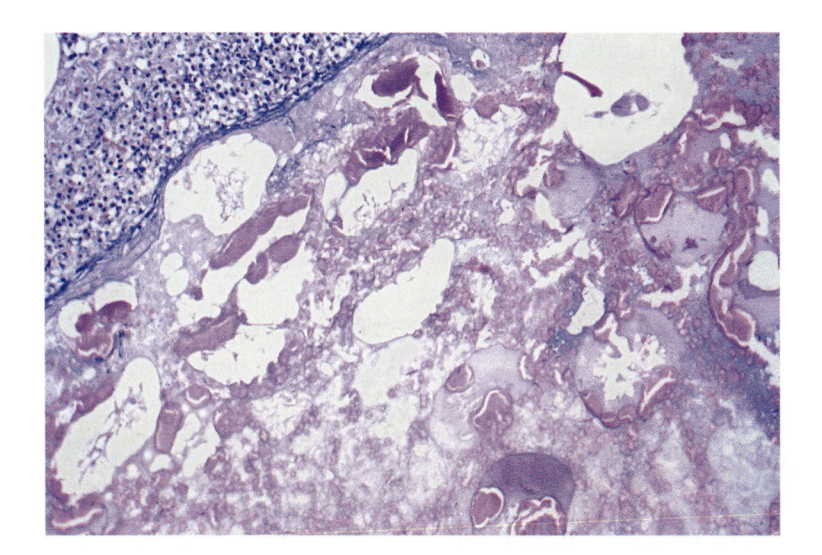

Figura 8.16 – Esteatonecrose. Pancreatite aguda. Cão. Aspecto histológico da fase aguda da necrose enzimática do tecido adiposo consequente à pancreatite. O contorno dos adipócitos não é mais visível e o tecido adiposo foi substituído por material basofílico de aspecto granular, com características histológicas de saponificação. A basofilia deve-se à presença de cálcio. A periferia da área necrótica, no canto superior esquerdo da fotomicrografia, está densamente infiltrada por neutrófilos. Hematoxilina e eosina. Objetiva de 10×.

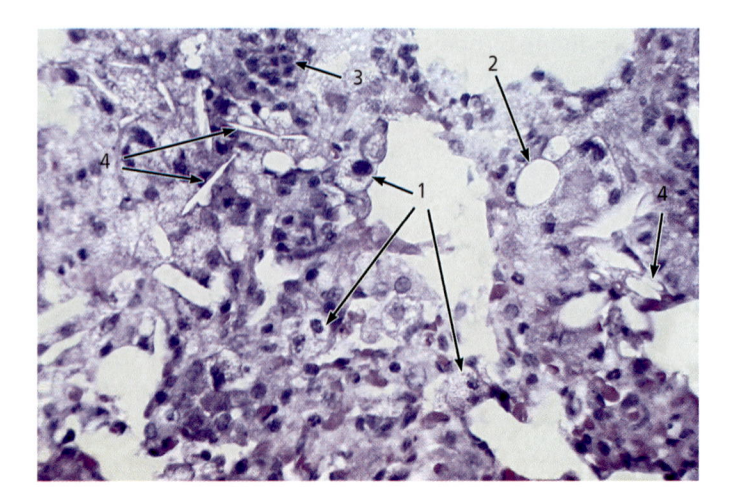

Figura 8.17 – Esteatite crônica consequente à necrose enzimática do tecido adiposo. Cão. Os restos de lipídio degradado desencadeiam reação inflamatória crônica caracterizada pela presença de macrófagos com citoplasma vacuolar (1), alguns adipócitos intactos (2), células gigantes (3) e fendas, ou moldes, de cristais de colesterol (4). Hematoxilina e eosina. Objetiva de 40×.

É uma lesão típica da tuberculose (*Mycobacterium tuberculosis*) em qualquer espécie animal (Fig. 8.18), da linfoadenite caseosa em caprinos e ovinos e dos abscessos em geral nas aves. Dentre essas doenças, a caseificação é mais evidente na linfoadenite caseosa dos caprinos e ovinos, causada pelo *Corynebacterium pseudotuberculosis*. As lesões são típicas e se caracterizam por abscessos múltiplos, contendo pus caseoso, em geral circundados por cápsula fibrosa (Fig. 8.19) em vários órgãos, sobretudo pulmão e pele. Ao microscópio, o foco necrótico aparece como material amorfo e granular, composto de restos celulares, que se cora indefinidamente por hematoxilina e eosina, circundado por reação inflamatória mista (Fig. 8.20) e, quando o caso é crônico, por cápsula de tecido conjuntivo fibroso. Também é possível observar calcificação. Se a causa for *Mycobacterium tuberculosis*, a reação é tipicamente granulomatosa, com células gigantes tipo Langhans (Cap. 10).

Necrose Fibrinoide

Às vezes, observam-se focos necróticos com padrões morfológicos diferentes dos descritos anteriormente. Termos correspondentes e adequados são utilizados para descrevê-los, também em uma tentativa de caracterizar e tipificar as lesões com o objetivo de auxiliar o diagnóstico de determinada doença. Necrose fibrinoide é uma alteração típica de artérias de pequeno calibre, em que a íntima é tomada por material necrótico com aspecto de fibrina coagulada e hialinizada, provavelmente formado por complexos antígeno-anticorpo (Fig. 8.21). Em medicina

Morte Celular – Apoptose e Necrose **181**

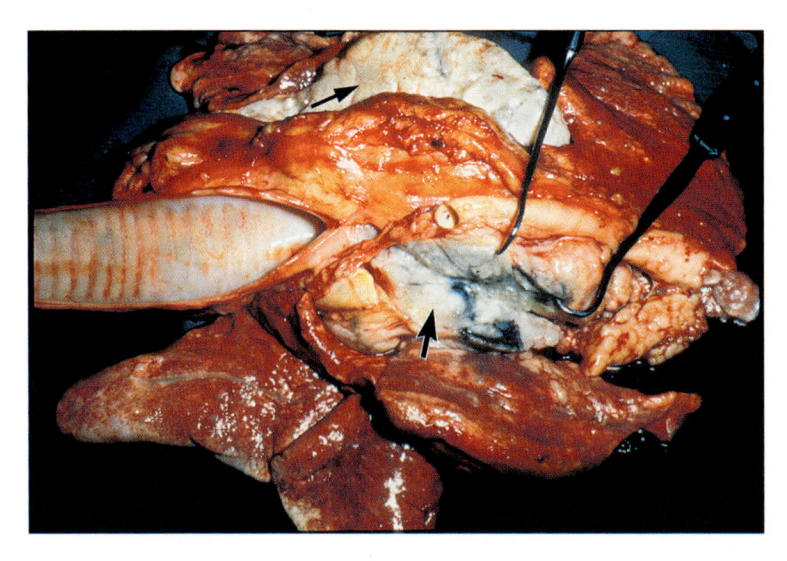

Figura 8.18 – Necrose de caseificação. Pulmão. Tuberculose. Cão. Os linfonodos traqueobronquiais exibem grandes áreas de necrose de caseificação (*setas*), típicas da doença. Em muitas espécies animais, as áreas necróticas exibem calcificação, facilmente notável ao se cortar as lesões, facilitando o diagnóstico macroscópico presuntivo. O diagnóstico definitivo só é possível pela demonstração da presença dos bacilos ácido-álcool resistentes na lesão por meio de colorações especiais.

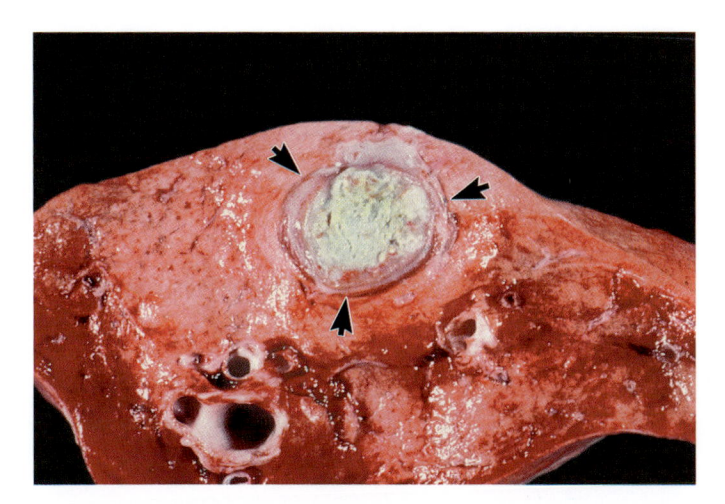

Figura 8.19 – Necrose de caseificação. Pneumonia purulenta focal. Cabra. O conteúdo do abscesso (*setas*) é caseoso, isto é, lembra o queijo tipo ricota, daí o nome do tipo de necrose. Duas bactérias podem ser responsáveis por essa lesão: *Corynebacterium pseudotuberculosis*, que causa a *pseudotuberculose* (linfoadenite caseosa de caprinos e ovinos), ou *Arcanobacterium (Actinomyces) pyogenes*. Esta última é uma bactéria piogênica oportunista muito comum em animais domésticos, a qual tem grande importância em ruminantes e é um dos mais importantes patógenos em bovinos.

182 Morte Celular – Apoptose e Necrose

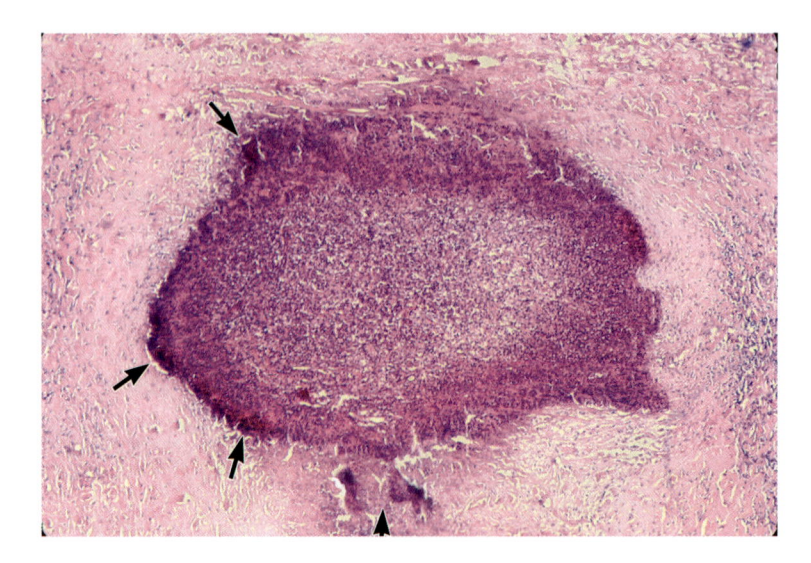

Figura 8.20 – Necrose de caseificação. Aspecto histológico. Tuberculose. Linfonodo de bovino. O material necrótico é anfófilo (cora-se indistintamente pelos corantes histológicos ácidos e básicos) e de aspecto granular. Na periferia da área necrótica existem vários focos de calcificação (*setas*), que são os responsáveis pela sensação de o linfonodo conter areia ao ser cortado. Nesse aumento ainda não se evidenciam as células gigantes de Langhans, típicas da tuberculose. Hematoxilina e eosina. Objetiva de 4×.

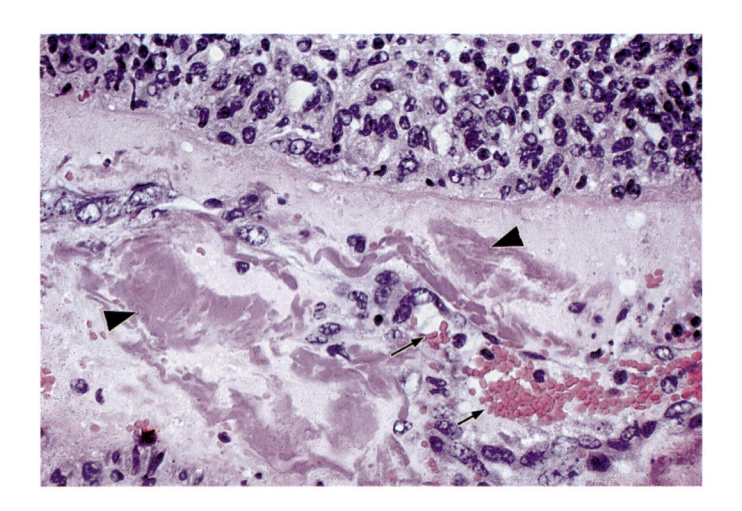

Figura 8.21 – Necrose fibrinoide. Artéria de pequeno calibre da submucosa do intestino. Febre catarral maligna. Bovino adulto. A necrose fibrinoide aparece como material hialino que lembra fibrina (*pontas de setas*) na camada íntima da artéria, que está espessada. A parede da artéria, em especial a camada muscular que aparece na parte superior da fotomicrografia, está gravemente infiltrada por células inflamatórias, sobretudo linfócitos. A luz da artéria é evidenciada pela presença de hemácias (*setas*). Esta é uma alteração característica da febre catarral maligna em bovinos.

humana, é característico da hipertensão maligna; em animais, pode acontecer em algumas doenças que causam vasculite aguda. Em medicina veterinária, vasculite aguda com necrose fibrinoide de artérias de pequeno calibre é um achado clássico da febre catarral maligna, uma infecção por vírus da família herpes (*Gammaherpesvirus*). Embora as lesões possam ser encontradas em muitos órgãos, o local mais adequado para procurar as lesões vasculares características da doença é a rede admirável carotídea (*rete mirabilis*), ao lado da hipófise.

Necrose Gangrenosa (ou Gangrena)

Apesar do nome, a gangrena não é um tipo específico de necrose, mas uma complicação dela. A gangrena ocorre quando há invasão dos tecidos mortos por bactérias saprófitas, isto é, aquelas que causam putrefação. Como são bactérias que vivem no meio ambiente, a gangrena só ocorre nos tecidos que têm contato com o meio exterior, como pele, mamas, pulmões e intestinos. A razão de ser classificada como um tipo de necrose é que, muitas vezes, o infarto inicial da área passa despercebido e a lesão só se torna evidente quando o processo gangrenoso já está instalado. Existem dois tipos de gangrena, baseados, literalmente, no grau de umidade da área necrótica:

- *Gangrena seca*: ocorre geralmente na pele e nas extremidades, locais onde existe menor disponibilidade de umidade e maior possibilidade de drenagem ou evaporação (Fig. 8.22).

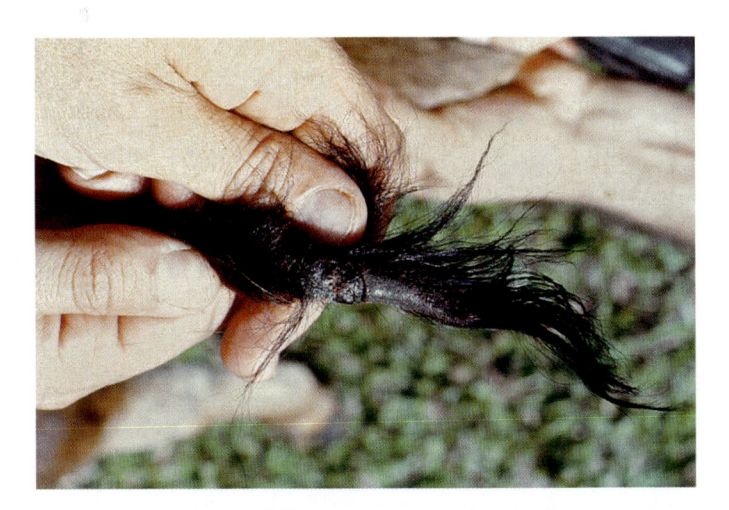

Figura 8.22 – Gangrena seca da extremidade da cauda. Intoxicação por ergotamina (*Claviceps purpurea*). Bezerro. A ergotamina causa intensa contração de arteríolas que, nas extremidades, pode resultar em isquemia e consequente infarto. Nesta foto, a extremidade da cauda do bezerro exibe gangrena seca e sofre amputação natural.

- *Gangrena úmida*: ao contrário da seca, há abundante exsudação de líquido, produção de gás (enfisema), edema, cianose e, às vezes, hemorragia (Fig. 8.23). No exame físico, as áreas gangrenosas são surpreendentemente frias (ao contrário da inflamação) e têm cheiro pútrido.

Embora essa divisão pareça meramente acadêmica, existe uma razão médica para separar os dois tipos: a gangrena úmida é muito mais grave que a seca e mais comumente fatal, em razão da maior presença de substrato para desenvolvimento das bactérias, o que torna a putrefação e a produção de toxinas muito mais intensas. Na gangrena seca, por ser menos úmida, a invasão bacteriana é menor e a evolução é mais lenta, com maior probabilidade de sofrer delimitação e resolução espontânea, a chamada *autoamputação*.

Causas

As causas da gangrena são as mesmas que provocam a necrose da região e, quase invariavelmente, estão ligadas à obstrução do fluxo sanguíneo. As exceções são a mama e o pulmão: na mama, é uma complicação das mastites, em particular nas causadas por *Staphylococcus aureus*; no pulmão, constitui consequência comum das pneumonias graves por aspiração. A gangrena da pele e das extremidades pode decorrer de espasmo das arteríolas das extremidades, como na intoxicação pela ergotamina, a toxina do fungo *Claviceps purpurea*, ou de trom-

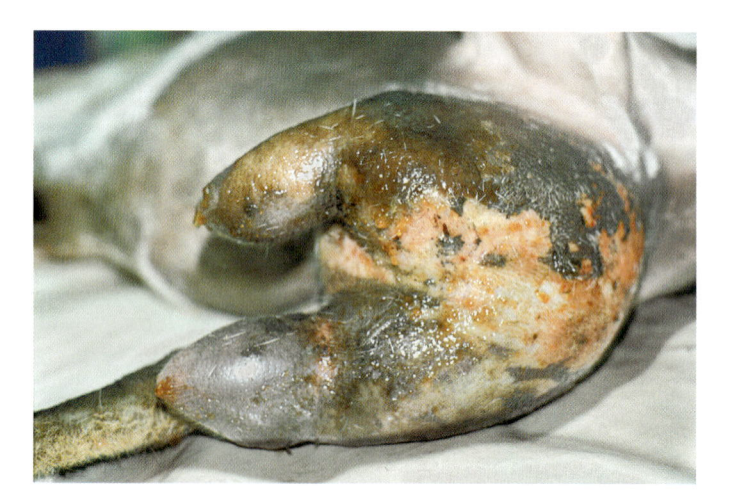

Figura 8.23 – Gangrena úmida de mama. Mastite gangrenosa. Cabra. Devido à abundância de fluido e substrato para o crescimento de microrganismos, sua multiplicação e a produção de toxinas são muito maiores, o que torna este tipo de gangrena muito mais perigoso que a gangrena seca. A cabra da foto estava sendo preparada para cirurgia de amputação da mama, mas não sobreviveu.

Morte Celular – Apoptose e Necrose **185**

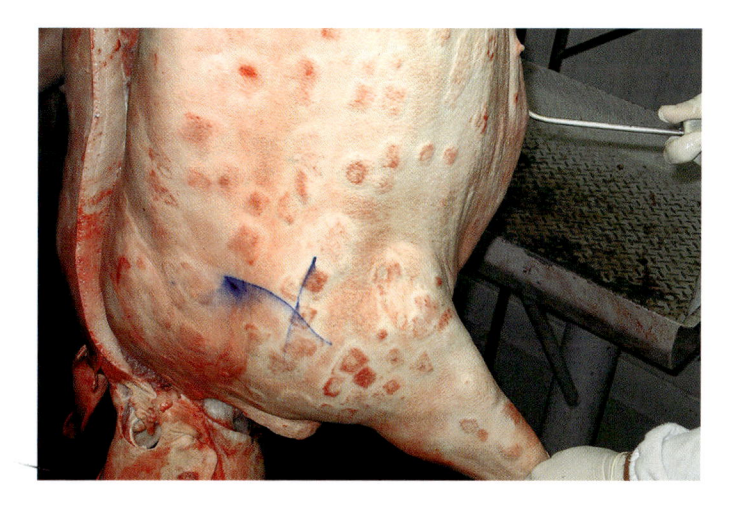

Figura 8.24 – Erisipela. Carcaça de suíno abatido. As lesões cutâneas em forma de losango são clássicas e representam áreas de infartos que evoluem para gangrena. O "X" marcado na carcaça indica que ela foi condenada. Foto: Dr. Henrique Stofella, Umuarama/PR.

bose e embolia dos vasos cutâneos, causados por várias doenças infecciosas, como nas infecções por *Salmonella* sp (salmonelose) e por *Erysipelothrix rhusiopathiae* (erisipela) em suínos (Fig. 8.24). No intestino, a gangrena pode ocorrer após estrangulamentos causados por vólvulos e torções. Na realidade, embora potencialmente possível, a gangrena no intestino quase nunca é observada porque, em geral, o paciente morre antes de a necrose tornar-se evidente.

Sequestração

Uma pergunta sempre fica no ar: o que acontece com a área necrótica caso o paciente sobreviva? O tecido morto é removido por meio de um processo denominado sequestração, que consiste na liquefação por heterólise a partir da periferia da área necrótica, seguida de sua eliminação por fagocitose e absorção. O tecido necrótico sendo eliminado chama-se *sequestro*. O termo se aplica a qualquer tecido, embora na clínica costume-se pensar em sequestro apenas quando o fragmento necrótico é ósseo. No exame macroscópico, o sequestro aparece como um fragmento de tecido necrótico separado do tecido sadio por uma zona de inflamação purulenta e por um halo de hiperemia, a linha ou zona de demarcação (ver Fig. 8.4). O pus em torno do fragmento é o tecido necrótico liquefeito pelos neutrófilos e que está sendo gradualmente absorvido. A sequestração ocorre após infartos no rim, em fragmentos ósseos ou esquírolas, destacados do foco da fratura (Fig. 8.25), ou em áreas necróticas no pulmão (Fig. 8.26) e na massa muscular. O resultado é uma cicatriz de tecido conjuntivo fibroso. Quando o processo de sequestração é próximo à superfície, é comum

186 Morte Celular – Apoptose e Necrose

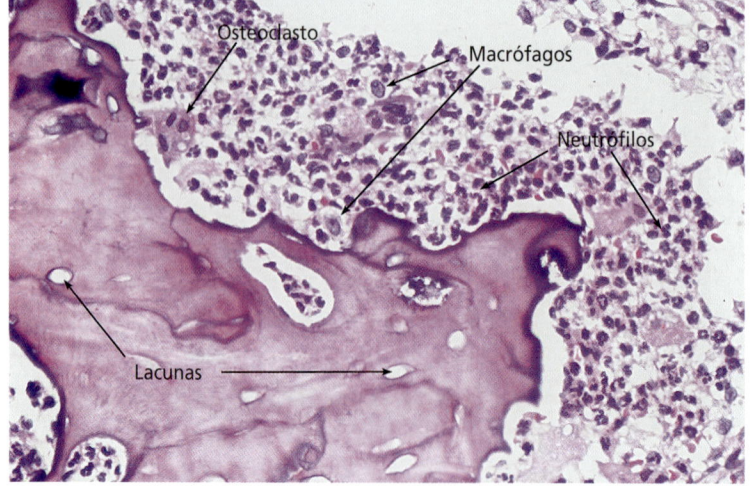

Figura 8.25 – Sequestro ósseo. Esquírola necrótica sendo reabsorvida, principalmente por ação de neutrófilos e macrófagos. Um osteoclasto também pode ser visto reabsorvendo o tecido necrótico. A necrose do tecido ósseo é evidenciada por basofilia acentuada e pela ausência de osteócitos nas lacunas. Hematoxilina e eosina. Objetiva de 40×.

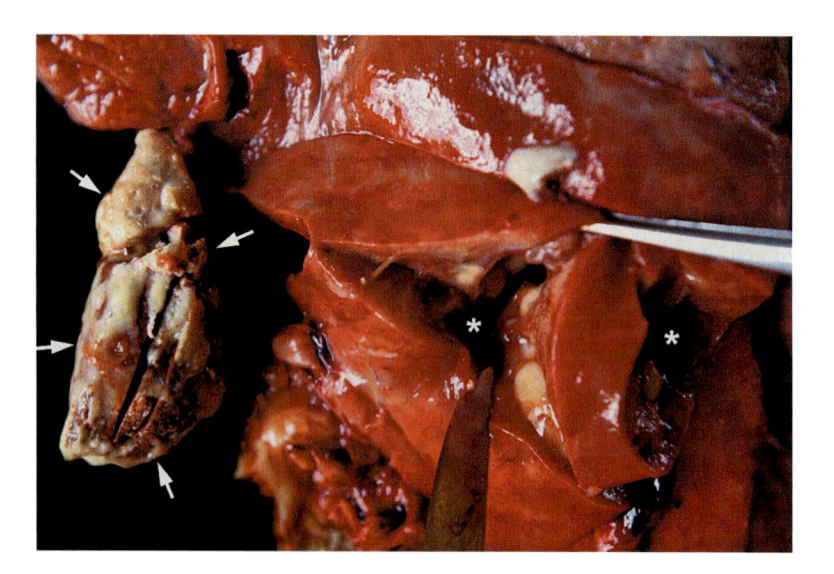

Figura 8.26 – Sequestro pulmonar. Pneumonia por *Rhodococcus equi*. Potro. O sequestro é a massa à esquerda da foto (*setas*) que foi removida de uma cavidade no parênquima pulmonar (*). Note que, tanto sobre o sequestro quanto nas paredes da cavidade, existem restos de pus, que representa o material necrótico liquefeito pelas enzimas dos neutrófilos no processo de sequestração. Este é um achado bastante comum nas pneumonias por *Rhodococcus equi* (ver também a Fig. 8.4).

haver drenagem para o exterior, para uma cavidade corporal ou mesmo para a luz de órgãos ocos. O trajeto entre o material necrótico e o ponto de abertura chama-se *trato fistuloso*, e a abertura chama-se *fístula*. Infartos do miocárdio geralmente não exibem sequestração, sendo o tecido necrótico substituído por tecido conjuntivo fibroso sem a liquefação observada em outros órgãos. Caso aconteça a sequestração no miocárdio, a parede do ventrículo pode se romper.

Bibliografia

BAIRD, G. Current perspectives on caseous lymphadenitis. *In Practice*, v. 25, p. 62-68, 2003.

CURCIO, B. R.; GOMES, F. R.; MELO, D. M. et al. Isolamento de *Arcanobacterium pyogenes* de granuloma actinomicoide em bovino. *Cienc. Rural (Santa Maria)*, v. 32, n. 5, p. 885-889, 2002.

GALLAGHER, P. J.; VAN DER WAL, A. C. Blood vessels. In: MILLS, S. E. *Histology for Pathologists*. 3. ed. Philadelphia: Lippincott Williams & Wilkins, 2007. p. 217-238.

KERR, J. F.; WYLLIE, A. H.; CURRIE, A. R. Apoptosis: a basic biological phenomenon with wide-ranging implications in tissue kinetics. *Br. J. Cancer*, v. 26, n. 4, p. 239-257, 1972.

KUMAR, V.; ABBAS, A. K.; FAUSTO, N. Cell adaptations, cell injury, and cell death. In: *Robbins and Cotran Pathologic Basis of Disease*. 7. ed. Philadelphia: Elsevier Saunders, 2005. Cap. 1, p. 3-46.

MEYERS, R. K.; MCGAVIN, M. D. Cellular and tissue response to injury. In: MCGAVIN, M. D.; ZACHARY, J. F. *Pathologic Basis of Veterinary Diseases*. 4. ed. St. Louis: Mosby Elsevier, 2007. Cap. 1, p. 3-62.

RECH, R. R.; SCHILD, A. L.; DRIEMEIER, D. et al. Febre catarral maligna em bovinos do Rio Grande do Sul; epidemiologia, sinais clínicos e patologia. *Pesq. Vet. Bras. (Rio de Janeiro)*, v. 25, n. 2, p. 97-105, Apr.-Jun., 2005.

RIET-CORREA, F. Intoxicação por *Festuca arundinacea*. In: RIET-CORREA, F.; MÉNDEZ, M. C.; SCHILD, A. L. *Intoxicações por Plantas e Micotoxicoses em Animais Domésticos*. Montevideo: Editorial Agropecuária Hemisfério Sur SRL, 1993. p. 240-245. v. 1.

SMITH, G. W.; ROTSTEIN, D. S.; BROWNIE, C. F. Abdominal fat necrosis in a pygmy goat associated with fescue toxicosis. *J. Vet. Diagn. Invest.*, v. 16, p. 356-359, 2004.

VAN CRUCHTEN, S.; VAN DEN BROECK, W. Morphological and biochemical aspects of apoptosis, oncosis and necrosis. *Anat. Histol. Embryol.*, v. 31, n. 4, p. 214-23, 2002.

Capítulo 9

Neoplasia

Neoplasia, literalmente, significa "novo crescimento", e o nome que se dá a esse novo crescimento é *neoplasma*. Contudo, por mais conhecido que o nome "neoplasma" possa ser no meio médico, raríssimos clínicos ou patologistas o utilizam no cotidiano, preferindo os termos mais genéricos e consagrados *tumor* ou *neoplasia*. A palavra tumor foi originalmente empregada para designar o aumento de volume característico da inflamação; depois, passou a designar qualquer aumento localizado de volume, e hoje é utilizada quase exclusivamente para indicar neoplasia, talvez porque a vastíssima maioria dos casos de neoplasia se caracterize, exatamente, por aumento localizado de volume. O termo *câncer* também é extensivamente empregado, mas somente para as neoplasias malignas, embora não haja consenso sobre a razão de seu uso. Pode ter vindo do grego antigo (caranguejo), em uma alusão à forma macroscópica da lesão, o que é duvidoso, ou à maneira obstinada como o crustáceo se agarra ao que lhe chega às garras, em uma alusão à dificuldade de sua remoção e cura; ou pode ter vindo do sânscrito (duro, grosseiro), ao descrever o aspecto macroscópico de um nódulo neoplásico. Provavelmente nunca se saberá ao certo, mas o uso do termo câncer deve ter algo a ver com a forma mais evidente de câncer em pessoas nos primórdios da atividade médica: os tumores cutâneos, sobretudo da face, mais provavelmente ainda os carcinomas de células escamosas e de células basais, ambos de evolução lenta, agressivos e desfigurantes.

A melhor definição de neoplasia – por ser, ao mesmo tempo, concisa e completa – foi feita por Willis: "neoplasia é uma massa anormal de tecido cujo crescimento excede e não é coordenado com o do tecido normal e que persiste depois de cessado o estímulo que o provocou"[1]. A desobediência aos mecanismos normais controladores da proliferação celular dá à neoplasia sua principal característica clínica: ser autônoma e agir como um parasita no organismo, competindo com as células normais por energia e substratos nutricionais e crescendo indefinidamente, mesmo que o paciente definhe até a morte.

Toda a população de células neoplásicas em um tumor é formada por *clones* de uma única célula que sofreu mutações em seu ácido desoxirribonucleico (DNA, *deoxyribonucleic acid*). A nova configuração genética obtida pela mutação garante sua sobrevivência e dá a ela condições de se proliferar, independentemente dos mecanismos reguladores fisiológicos normais. Um conceito também muito importante é que as células neoplásicas são geneticamente instáveis e podem sofrer novas mutações, formando subpopulações com características funcionais diversas da célula original. Isso explica a possibilidade de neoplasias benignas tornarem-se malignas ou de o comportamento clínico de uma neoplasia sofrer modificações com a evolução da doença, por exemplo, crescendo de maneira mais lenta ou mais rápida, tornando-se mais ou menos agressiva ou mais ou menos capaz de produzir metástases ou, ainda, de suas metástases serem mais ou menos diferenciadas que o tumor original.

Segundo seu comportamento clínico e sua ameaça potencial à vida do paciente, os tumores são considerados *benignos* ou *malignos*. Nesse conceito está embutido algo como: enquanto tumores malignos são agressivos, destroem tecidos e acabam por causar a morte, tumores benignos provocam pouco dano e não ameaçam a vida do paciente. Felizmente conseguiu-se correlacionar o comportamento clínico do tumor a certas características morfológicas de suas células e de sua arquitetura histológica, o que faz do exame histopatológico a mais importante ferramenta de diagnóstico e prognóstico à disposição dos clínicos.

Biologia do Crescimento Neoplásico

É importante considerar que uma neoplasia não passa a existir a partir do momento em que foi diagnosticada. Quando ela é descoberta, ela já estava no corpo do paciente há muito tempo, e seu comportamento desde o momento em que a primeira célula se tornou neoplásica até seu diagnóstico e, depois, sua evolução até a morte do paciente é o que se convencionou chamar de "biologia do crescimento neoplásico".

O tempo decorrido desde que a primeira célula sofre a mutação no DNA responsável pela transformação neoplásica até o diagnóstico clínico do tumor chama-se *período ou fase latente*. O que ocorre após o diagnóstico ou sua detecção é o *período clínico ou fase clínica* do tumor. A duração do período latente depende da velocidade com que as células se multiplicam. Como cada célula dá origem a duas células filhas, e assim sucessivamente, a população de células neoplásicas duplica e, portanto, o tumor dobra de tamanho em um intervalo de tempo mais ou menos constante para cada neoplasia. Além da frequência de mitoses, a velocidade de crescimento do tumor depende de mais dois fatores:

- Do número de células que fazem parte do grupo em multiplicação, já que nem todas as células estão se reproduzindo ao mesmo tempo.
- Do número de células que se perdem ou morrem à medida que o tumor evolui.

Do ponto de vista do patologista e do clínico, os únicos parâmetros passíveis de serem avaliados para se estimar a velocidade de crescimento da lesão são o índice mitótico, avaliado durante o exame histopatológico, e as dimensões do tumor, avaliadas durante o exame físico do paciente. Para animais, não existem dados quanto à velocidade real de crescimento de tumores; em pessoas, tumores mais agressivos, como os do pulmão e do cólon, dobram de tamanho a cada 2 ou 3 meses, aproximadamente.

O que se discute a seguir está sumarizado graficamente na Figura 9.1. O tamanho mínimo de um tumor, para que seja diagnosticado durante o exame físico de rotina, é aproximadamente de uma ervilha. Nesse tamanho, ele pesa em torno de 1g e contém em torno de um bilhão de células. Para atingir essas dimensões, a célula neoplásica original e sua descendência tiveram de sofrer 30 duplicações, ou seja, o tumor duplicou de tamanho 30 vezes. Se houvesse apenas mais 10 duplicações, o tumor atingiria o peso de 1kg, incompatível com a vida na maioria das situações. Assim, o período latente da neoplasia tem duração correspondente a 30 duplicações, ao passo que o período clínico da doença neoplásica tem duração correspondente a apenas 10 duplicações. Essa forma de progressão geométrica é a razão da aparente aceleração do crescimento de um tumor nas fases finais de sua evolução clínica.

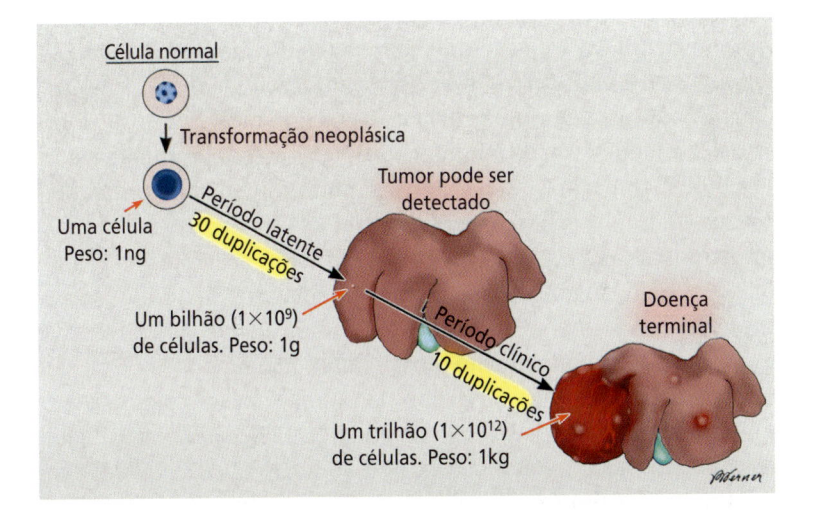

Figura 9.1 – Representação da dinâmica do crescimento de uma neoplasia maligna no fígado, por exemplo, desde a transformação maligna da primeira célula até a fase final da doença neoplásica. Para melhor entendimento de todas as fases do processo e das implicações clínicas das afirmações, recomenda-se a leitura do trecho correspondente no texto. O período anterior ao diagnóstico, a chamada *fase latente* da neoplasia, tem duração três vezes maior que o período compreendido entre o diagnóstico e a morte do paciente, a chamada *fase clínica* da doença neoplásica. Esses cálculos são feitos estimando-se que o peso de uma única célula é de 1ng; o tamanho mínimo de um tumor, para ser diagnosticado em um exame físico de rotina, é ao pesar em torno de 1g, ou o tamanho de uma ervilha; e o peso máximo que uma neoplasia poderia atingir sem matar o paciente (um ser humano) seria de aproximadamente 1kg.

Analisando esses dados, fica evidente que, quando uma neoplasia é diagnosticada, ela já cursou aproximadamente três quartos de sua existência programada. Se, para pessoas, um tumor agressivo dobra de tamanho a cada 2 ou 3 meses, quando ele é detectado pela primeira vez, com 1cm de diâmetro, ele já estava presente no paciente há cerca de 6 anos! E, haja vista a longa duração relativa do período latente, no momento do diagnóstico inicial, metástases já podem ter ocorrido e não são detectáveis por ainda estarem em período latente. Embora os números envolvidos sejam aproximados, os cálculos e as conclusões são verdadeiros e servem para enfatizar a necessidade de diagnóstico precoce.

Etiologia da Neoplasia

A causa básica da neoplasia é uma mutação no DNA, que dá a ela as características de sobrevivência e independência dos mecanismos de controle de crescimento, características essas que são transmitidas às células descendentes. As células neoplásicas são, portanto, células mutantes e independentes do tecido de origem.

A alteração do DNA que resulta na transformação neoplásica da célula tem uma causa que, por extensão, é a causa da neoplasia. Agentes que induzem transformação neoplásica nas células são chamados de *carcinógenos*, *agentes carcinogênicos* ou *oncogênicos* (*oncos* = tumor). Os agentes carcinogênicos podem ser de natureza química, física (radiação) ou infecciosa. Uma forma adicional de carcinogênese, de certa forma difícil de ser classificada, é a implantação de células tumorais de um animal portador em outro saudável, uma exclusividade do tumor venéreo transmissível (TVT) de cães.

A maioria das mutações genéticas que resultam em neoplasia é adquirida e esporádica. Contudo, algumas delas são mais frequentes em indivíduos com grau de parentesco mais próximo, dando uma clara ideia de que seriam hereditárias. É necessário cautela nesse julgamento, pois a maior incidência de certas neoplasias em determinada espécie, raça ou grupo de animais relacionados não significa, necessariamente, que a neoplasia seja hereditária. Pode ser, apenas, que a suscetibilidade a determinado agente causal ubíquo seja maior naqueles indivíduos. Pode dever-se, por exemplo, a algumas características físicas daquele grupo de animais, que os tornam mais suscetíveis a fatores carcinogênicos presentes no ambiente em que são mantidos. Bovinos da raça Hereford, por exemplo, têm maior incidência de carcinomas na pálpebra inferior; vacas da raça Holandesa Preto e Branco têm maior incidência de carcinomas na vulva quando mantidas em áreas de alta insolação, pois aquelas neoplasias resultam da ação dos raios ultravioleta sobre áreas despigmentadas da pele. Algumas vezes, porém, a neoplasia tem incidência claramente hereditária em animais, como os cães da raça Boxer, que são mais propensos a neoplasias em geral e, em especial, a mastocitomas, que cães de outras raças. Em pessoas, já foram determinados alguns genes ligados à ocorrência de neoplasias, como certos carcinomas da mama e do ovário.

A idade do animal também tem papel importante na carcinogênese. Animais idosos apresentam mais neoplasias que os jovens por conta da perda progressiva de mecanismos naturais de reparação de danos do DNA nuclear. Além disso, os danos ao DNA são cumulativos e os resultados tendem a aparecer na idade avançada, quando os danos repetidos finalmente atingem o ponto de causar mutação genética. Uma segunda razão para a maior incidência em animais mais velhos é que, como já visto, as neoplasias podem crescer de forma silenciosa e invisível por muito tempo, anos até, antes de se manifestarem clinicamente.

Carcinogênese por Agentes Químicos

A história é interessante e clássica, por isso vale a pena relembrá-la. Uma das primeiras observações de que certas substâncias químicas eram cancerígenas foi feita por Sir Percival Pott, no século XVIII, ao perceber a alta incidência de câncer no escroto de limpadores de chaminés. Como consequência das observações de Sir Pott, alguns anos mais tarde, a Liga de Limpadores de Chaminés da Holanda decretou que seus membros deviam banhar-se diariamente. Essa foi a primeira medida sanitária de caráter público adotada e eficiente na prevenção de uma determinada forma de câncer. Hoje se sabe que substâncias químicas capazes de causar neoplasias são ubíquas no meio ambiente, e todo ser vivo está exposto a elas constantemente por meio de ar, água, alimentos e mesmo medicamentos.

Iniciação e Promoção

Demonstrou-se experimentalmente que a carcinogênese química envolve dois passos: *iniciação* e *promoção*. No experimento clássico que demonstrou essa característica, os pesquisadores dividiram ratos em seis grupos e fizeram várias combinações de aplicação utilizando um hidrocarboneto policíclico, como o benzopireno, e óleo de cróton. Essas substâncias eram aplicadas à pele, geralmente da orelha, dos animais. A Figura 9.2 é uma representação sumarizada do experimento e dos resultados obtidos.

O óleo de cróton, extraído das sementes da árvore *Croton tiglium*, é um potente rubefaciente (produz vermelhidão da pele), largamente utilizado em linimentos na medicina tradicional chinesa. O benzopireno resulta da combustão incompleta de vegetais e derivados do petróleo e é encontrado em grande quantidade nas fumaças em geral e no alcatrão.

Demonstrou-se que os animais que recebiam o óleo de cróton só desenvolviam câncer de pele se já houvessem recebido uma dose prévia de hidrocarboneto, não importando se há pouco ou há muito tempo. Demonstrou-se também que as substâncias utilizadas não eram cancerígenas se aplicadas isoladamente ou se a ordem de aplicação fosse invertida, isto é, se o óleo de cróton fosse aplicado

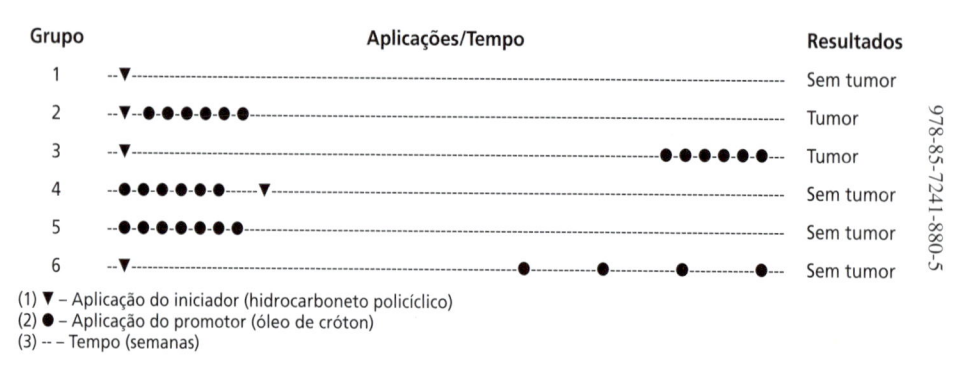

Grupo	Aplicações/Tempo	Resultados
1	--▼---	Sem tumor
2	--▼--●-●-●-●-●-●-●---	Tumor
3	--▼--●-●-●-●-●-●-●---	Tumor
4	--●-●-●-●-●-●-●-----▼--	Sem tumor
5	--●-●-●-●-●-●-●---	Sem tumor
6	--▼------------------------------●----------●----------●----------●---	Sem tumor

(1) ▼ – Aplicação do iniciador (hidrocarboneto policíclico)
(2) ● – Aplicação do promotor (óleo de cróton)
(3) -- – Tempo (semanas)

Figura 9.2 – Indução e promoção de neoplasia.

antes do benzopireno. Comprovou-se então que, para que uma substância carcinogênica desencadeie a doença, é necessária a exposição prévia das células a um agente *iniciador*, que modifica o genoma da célula de forma permanente, tornando-a potencialmente capaz de sofrer transformação neoplásica. A neoplasia ocorre quando a célula é exposta ao agente *promotor*, às vezes muitos anos mais tarde. A maioria dos agentes promotores não é cancerígena *per se*, pois necessita de um agente iniciador. Contudo, existem agentes cancerígenos "completos" – aqueles que, ao mesmo tempo, iniciam e desencadeiam a neoplasia.

A maioria das substâncias capazes de induzir neoplasias é, na realidade, de pró-carcinógenos que são ativados após serem metabolizados por monoxidases dependentes do citocromo P450. Como a atividade dessas enzimas varia entre os indivíduos, a suscetibilidade em desenvolver neoplasias também varia na mesma proporção. Em pessoas, por exemplo, 10% da população branca tem altíssima atividade dessa enzima e é, portanto, muito mais suscetível que as demais a desenvolver tumores pulmonares causados pela fumaça do cigarro. Estudos semelhantes ainda não foram feitos em animais.

Em medicina veterinária, dois exemplos muito conhecidos de oncogênese química são os tumores no fígado resultantes da ingestão de rações contaminadas com aflatoxina B1 (Fig. 9.3) e os tumores da bexiga e faringe em bovinos (Figs. 9.4 e 9.5) causados pela ingestão da samambaia (*Pteridium aquilinum*). A aflatoxina B1 é produzida por algumas cepas do fungo *Aspergillus flavus*, que cresce em grãos mal armazenados, principalmente amendoim, milho e arroz. Muitas outras neoplasias têm causa que se suspeita ser química, como os carcinomas espinocelulares no pênis de cavalos (Fig. 9.6) ou os sarcomas de esôfago de cães parasitados por *Spirocerca lupi* (Fig. 9.7). Os primeiros têm relação direta ou indireta com o acúmulo de esmegma no prepúcio; os últimos, com algum produto ainda desconhecido do metabolismo daqueles vermes.

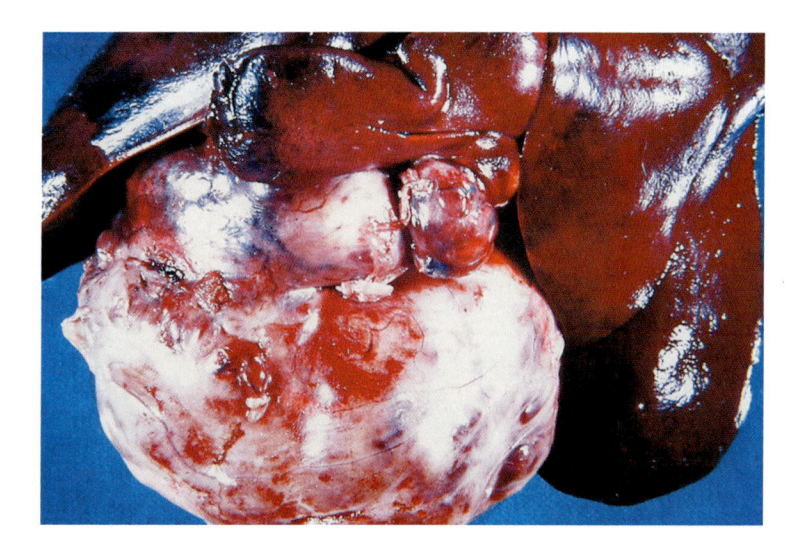

Figura 9.3 – Adenoma hepatocelular. Fígado. Cão. Vulgarmente chamados de "hepatomas", esses tumores originam-se dos hepatócitos e caracterizam-se por serem grandes e solitários. Histologicamente, as células neoplásicas são muito semelhantes aos hepatócitos normais, mas não se organizam em lóbulos hepáticos típicos. Suspeita-se que tenha sido causado por ingestão crônica de ração contaminada com aflatoxina.

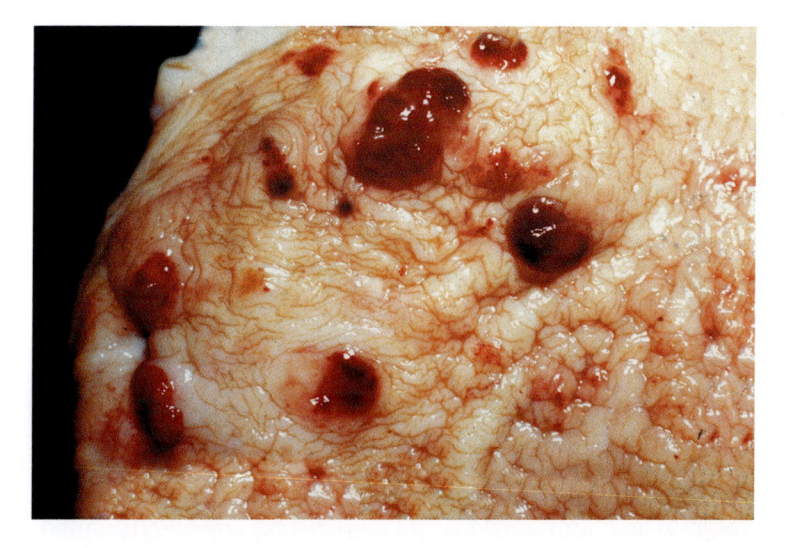

Figura 9.4 – Carcinoma. Bexiga. Bovino. Samambaia (*Pteridium aquilinum*). A ingestão crônica de samambaia causa cistite hemorrágica, que pode evoluir para neoplasias do epitélio vesical. As lesões no epitélio urinário são as responsáveis pela presença de sangue na urina, principal sinal clínico e o que dá o nome à doença, *hematúria enzoótica*. A samambaia contém vários compostos tóxicos, entre os quais um alcaloide ptaquilosídeo, o responsável pelas lesões no aparelho urinário.

Figura 9.5 – Carcinoma epidermoide. Faringe. Bovino. Apesar de bem diferenciadas (ver Fig. 9.25), as células neoplásicas têm grande potencial metastático. A morte do paciente geralmente resulta da interferência na deglutição e respiração, causando inanição, hipóxia ou pneumonia por aspiração. Essa é uma das lesões atribuídas ao consumo prolongado de samambaia (*Pteridium aquilinum*), mas, apesar de toda a evidência epidemiológica, ainda não foi possível determinar uma associação direta entre a ingestão da planta e a ocorrência dessa neoplasia em bovinos. Suspeita-se, inclusive, que haja participação do vírus do papiloma bovino como agente iniciador ou promotor das neoplasias.

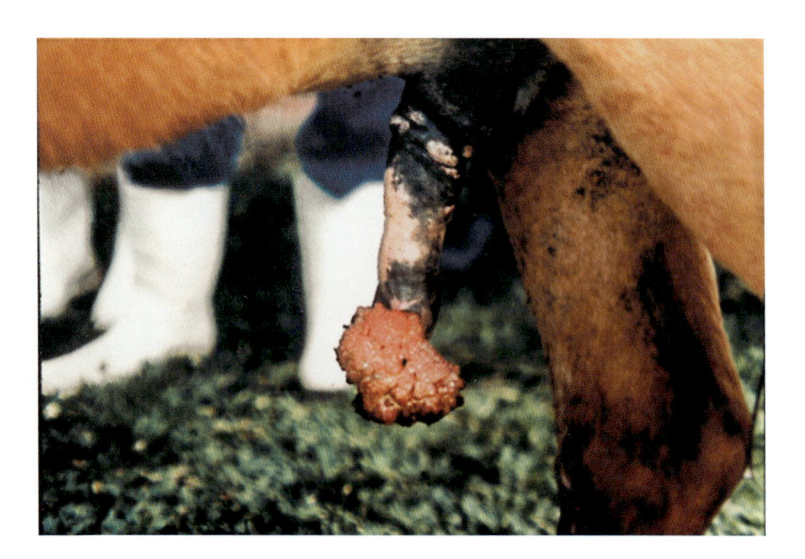

Figura 9.6 – Carcinoma do pênis. Cavalo. Neoplasias do pênis são relativamente comuns em cavalos e suspeita-se que sejam causadas por acúmulo de esmegma. O poder carcinogênico do esmegma nunca foi adequadamente comprovado; é possível que resulte não do esmegma em si, mas do metabolismo de algum microrganismo que ali se desenvolva.

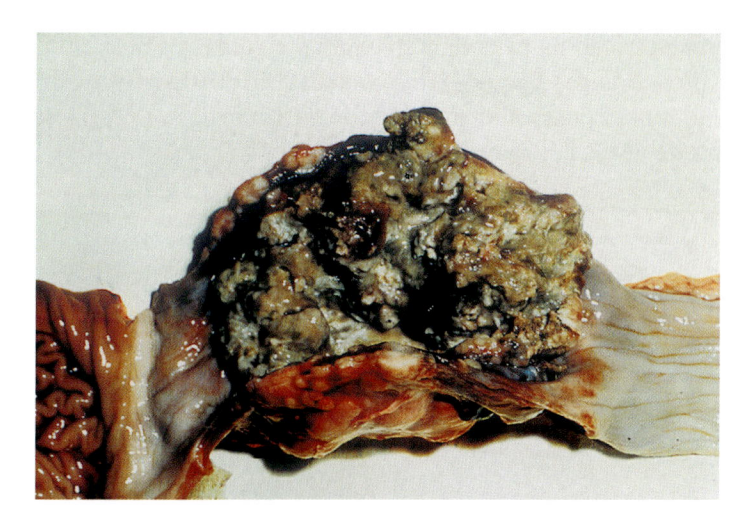

Figura 9.7 – Sarcoma. Esôfago. Cão. A infecção por *Spirocerca lupi* indiscutivelmente induz neoplasias no esôfago de canídeos, mas o agente carcinogênico produzido pelos vermes ainda não foi identificado. Os vermes induzem granulomas que, se persistem por longo período, evoluem para sarcomas na parede esofágica. Mesmo em granulomas recentes, o exame histológico revela grave displasia dos tecidos envolvidos nas lesões, comprovando o poder mutagênico dos vermes.

A ingestão de samambaia por longos períodos, além de outras alterações patológicas, causa neoplasias na bexiga urinária e no trato digestório de bovinos. Na bexiga, a doença é chamada de hematúria enzoótica, pois o principal sinal clínico é a presença de sangue na urina. Na necropsia, a mucosa está espessada e observam-se nódulos múltiplos e de vários tamanhos, sobretudo nas faces ventral e lateral (ver Fig. 9.4). Histologicamente, além da hiperplasia da mucosa, podem ser diagnosticados papilomas, adenomas, adenocarcinomas, carcinomas espinocelulares, fibromas e hemangiomas. No trato digestório, os tumores associados à samambaia são invariavelmente os carcinomas espinocelulares. Em geral, esses tumores são encontrados na região faringiana e na base da língua (ver Fig. 9.5), mais raramente na cárdia e no rúmen. Existe, aparentemente, certa associação entre a presença dos carcinomas e de papilomas de origem viral, mas essa hipótese ainda não foi comprovada.

Carcinogênese por Radiação

Todas as formas de radiação (luz ultravioleta, raios X e raios gama) são carcinogênicos completos, ou seja, iniciam e promovem a neoplasia. A radiação solar (luz ultravioleta) é a mais importante forma de radiação capaz de causar neoplasias em animais. Ela induz carcinoma espinocelular e, com menor frequência, carcinoma de células basais em áreas despigmentadas da pele em muitos animais, como na pálpebra, conjuntiva e vulva de vacas (Fig. 9.8), nas orelhas de gatos brancos (Fig. 9.9) e de ovelhas (Fig. 9.10), hemangioma da pele de cães (Fig. 9.11) e possivelmente é responsável, em pessoas, pela transformação maligna de nevos cutâneos.

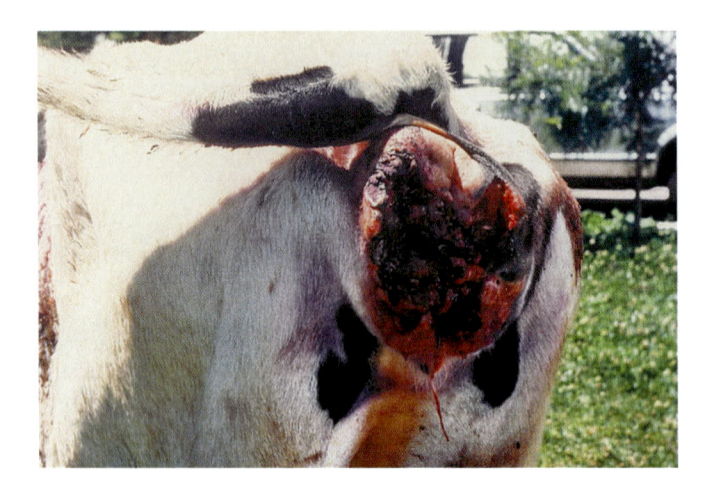

Figura 9.8 – Carcinoma. Vulva. Bovino. Carcinomas induzidos pela luz solar na vulva de bovinos da raça Holandesa Preto e Branco são relativamente comuns (ver Fig. 2.7) e, muitas vezes, atingem grande tamanho, comprometendo a fertilidade da fêmea. Felizmente, seu potencial metastático é baixo e sua correção cirúrgica é relativamente fácil.

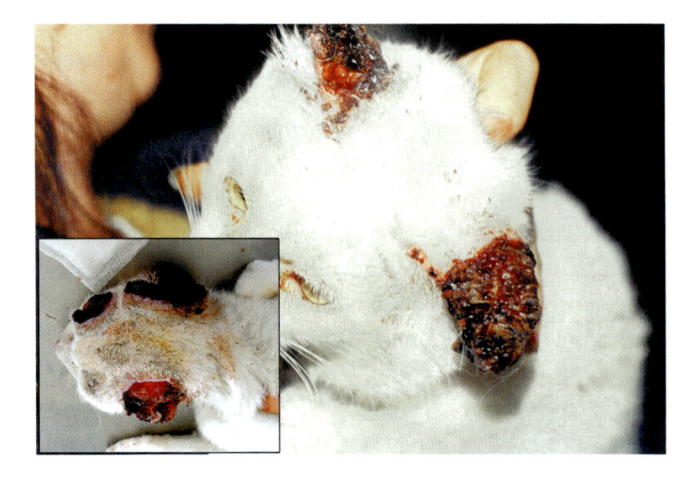

Figura 9.9 – Carcinoma. Orelha. Gato. Gatos brancos que tomam muito sol desenvolvem dermatite actínica solar na orelha que, se não prevenida ou tratada, evolui para carcinoma epidermoide. Metástases não são comuns, mas toda a orelha pode ser perdida (ver detalhe). Foto: Dra. Juliana Werner.

Neoplasia **199**

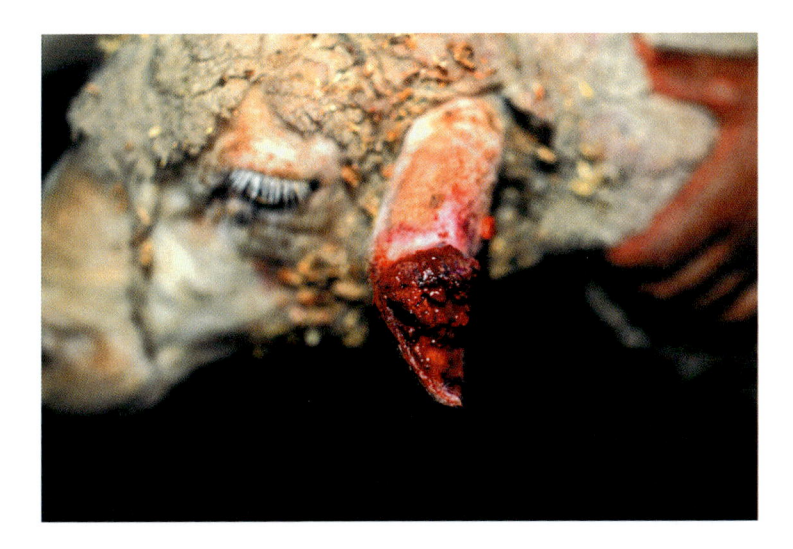

Figura 9.10 – Carcinoma. Orelha. Ovelha. Por terem poucos pelos nas orelhas e em vista do ângulo de inserção dos pelos na pele das orelhas, ovelhas brancas podem desenvolver dermatite actínica e carcinomas naquela região. No caso da ovelha da foto, vários animais do mesmo grupo desenvolveram a lesão ao mesmo tempo, o que fez com que se suspeitasse de fotossensibilização por plantas tóxicas.

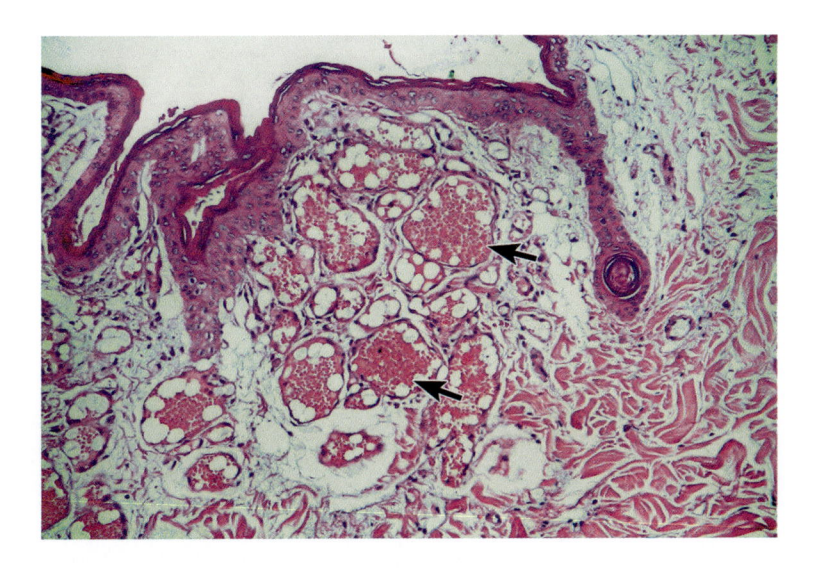

Figura 9.11 – Hemangioma. Pele. Cão. Cães da raça Pitbull de cor branca adoram deitar-se ao sol, geralmente de barriga para cima, e hemangiomas e hemangiossarcomas cutâneos são consequências comuns desse hábito. A fotomicrografia mostra um hemangioma cavernoso em fase inicial no tecido subcutâneo da barriga de um cão Pitbull. O hemangioma caracteriza-se por grandes espaços vasculares preenchidos por hemácias (*setas*). Hematoxilina e eosina. Objetiva de 10×. Foto: Dra. Juliana Werner.

Carcinogênese por Agentes Infecciosos

Em pessoas, muitas evidências correlacionam infecções gástricas pela bactéria *Helicobacter pilori* com carcinomas e, principalmente, linfomas gástricos. Em animais, essa associação só foi comprovada em mustelídeos e camundongos, mas provavelmente será demonstrada também em animais de companhia, uma vez que, da mesma forma que em pessoas, existe correlação positiva muito forte entre *Helicobacter pilori* e úlceras pépticas.

Em animais, a oncogênese viral é muito importante; mais até que em pessoas. Existem inúmeras neoplasias causadas por vírus, muitas de grande importância econômica, como a leucose (uma forma de linfossarcoma infeccioso) de bovinos, ovinos e aves, causada por um retrovírus (Fig. 9.12). As formas cutânea e digestiva da papilomatose de várias espécies animais (Figs. 9.13, 9.14 e, mais adiante, 9.23), os fibropapilomas cutâneo e genital e os sarcoides equino e felino (Fig. 9.15), para citar apenas os mais comuns, são todos causados por vírus. É importante dizer que nem todos os casos de linfossarcoma e papilomas são causados por vírus; muitos são fortuitos e não infecciosos.

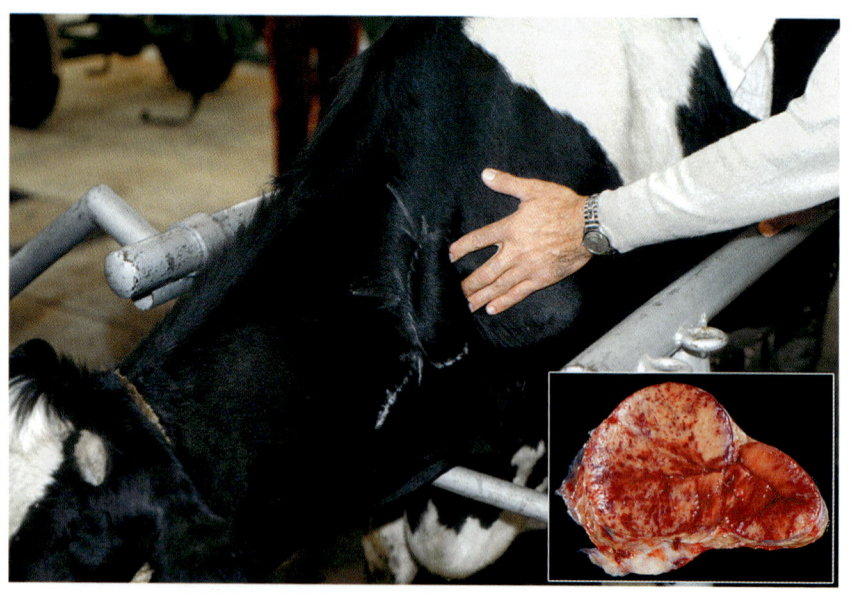

Figura 9.12 – Leucose. Bovino. A leucose bovina é uma forma de linfossarcoma infeccioso transmissível causado por retrovírus. Assim como outras doenças retrovirais, a leucose é transmitida por inoculação de células intactas a partir de outro bovino infectado. Assim, os principais meios de transmissão são a palpação retal de vários animais com a mesma luva, injeções, vacinações e testes diagnósticos em vários animais com a mesma agulha, tatuagens com tatuadores automáticos, etc. Isso faz do médico veterinário inescrupuloso um dos principais responsáveis pela disseminação da doença.

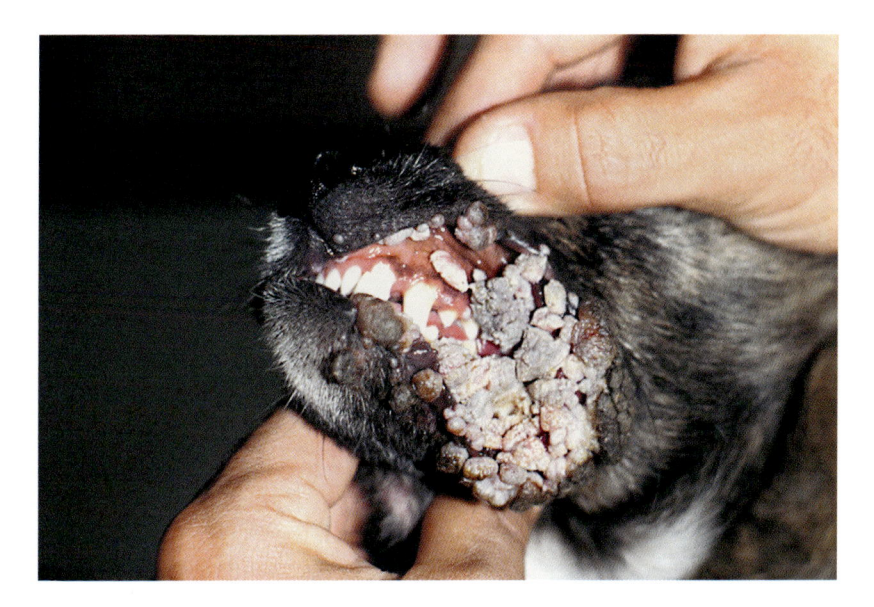

Figura 9.13 – Papilomatose oral. Cão. A papilomatose oral em cães é causada pelo vírus papova e acomete, em geral, cães com menos de um ano de idade. Casos especialmente graves, como este da foto, ocorrem em animais desnutridos ou com imunossupressão. O curso costuma ser benigno e os animais recuperados adquirem imunidade para o resto da vida.

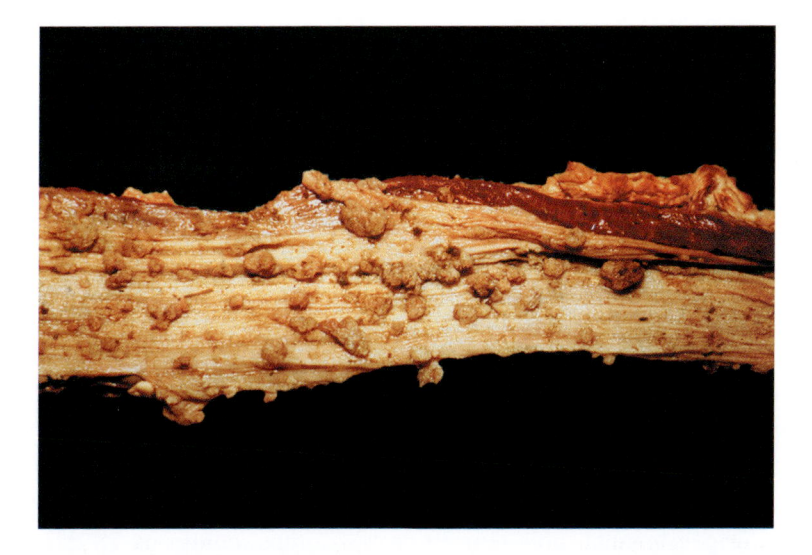

Figura 9.14 – Papilomatose esofágica. Bovino. Papilomas no esôfago de bovinos são causados pelo papilomavírus bovino tipo 4 (BPV-4), que afeta somente o epitélio escamoso de cavidade oral, faringe e trato digestório superior. Pesquisadores suspeitam que exista interação entre o BPV-4 e um ptaquilosídeo da samambaia na gênese de carcinomas espinocelulares de orofaringe e esôfago em bovinos. Contudo, essa hipótese ainda não foi comprovada.

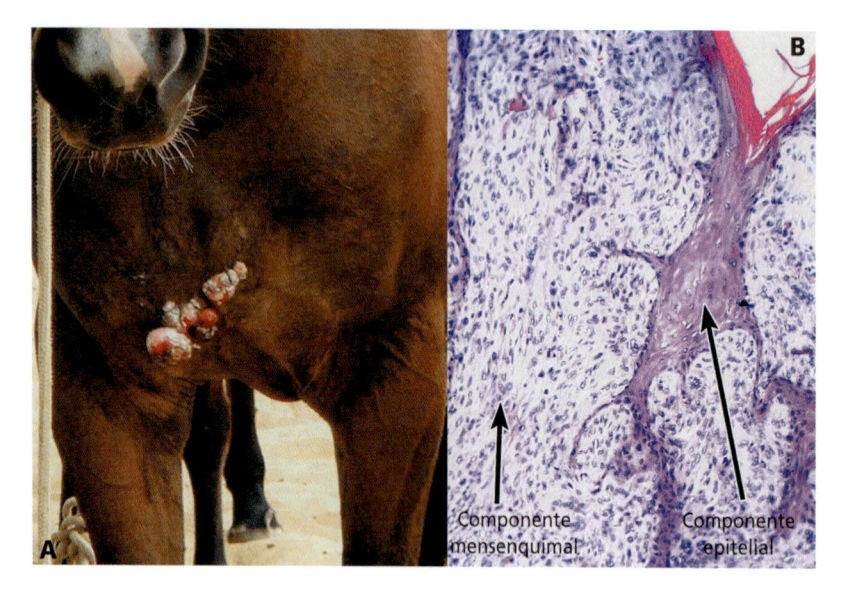

Figura 9.15 – Sarcoide equino. Trata-se de uma lesão viral, mas causada pelo vírus do papiloma bovino, tipos 1 e 2, quando inoculado por acidente na pele de equídeos. Macroscopicamente, o sarcoide não tem o aspecto clássico dos papilomas cutâneos (*A*). O aspecto histológico característico do sarcoide consiste em dois componentes histológicos distintos, mas intimamente conectados (*B*). O componente epitelial é formado pela epiderme hiperplásica, que lança longas projeções para o interior da massa neoplásica, que é o componente mesenquimal, composta de tecido conjuntivo proliferado e com aspecto fibromatoso. Foto *A*: Dr. Arnaldo Garcez de Barros Jr. Foto *B*: Dra. Juliana Werner.

978-85-7241-880-5

Carcinogênese por Implantação Homóloga

Um dos tumores mais interessantes em medicina veterinária é o TVT de cães. Por ser transmissível, essa neoplasia poderia até ser considerada infecciosa, haja vista suas particularidades epidemiológicas. Aliás, inicialmente pensou-se que o TVT fosse causado por um vírus; só mais tarde comprovou-se que havia necessidade de implantação de células intactas. O TVT é um clone de células que, como um parasita ou uma metástase, é implantado na genitália do novo hospedeiro durante o ato sexual, ou então nas mucosas ocular e nasal ou no tecido subcutâneo por lambeduras ou mordidas. É um tumor de origem incerta. Estudos imunoistoquímicos com marcadores tumorais indicam que as células do TVT têm, aparentemente, origem histiocítica. Mas, estranhamente, as células do TVT não têm origem canina, pois têm 59 cromossomos, contra os 78 das células caninas normais. Macroscopicamente, os tumores venéreos são massas friáveis, que sangram com facilidade, localizadas no vestíbulo vaginal ou na mucosa peniana ou prepucial (Fig. 9.16) ou, mais raramente, nas mucosas ocular e nasal ou até no tecido subcutâneo. O sangramento é o primeiro e mais notável sinal clínico exibido pelo paciente. Mais tarde, observa-se aumento da área, muitas vezes com exposição da neoplasia. O diagnóstico citológico de esfregaços do corrimento sanguinolento é muito rápido e fácil. Citologicamente, as células neoplásicas são uniformes, grandes, arredondadas, quase sempre isoladas umas das outras, o índice mitótico é alto e, caracteristicamente, o citoplasma contém muitos vacúolos claros (Fig. 9.17).

Classificação e Nomenclatura das Neoplasias

As neoplasias são classificadas e nominadas segundo critérios morfológicos observados durante o exame histopatológico. Sua nomenclatura correta é de extrema importância, uma vez que cada tumor tem implicações clínicas específicas e a maioria tem comportamento clínico e resposta terapêutica conhecidos e previsíveis. Nomes genéricos como câncer de pele, por exemplo, embora corretos, pouco ou nada informam. Para evitar isso, convencionou-se um sistema de nomenclatura conciso no qual o nome da neoplasia informa, ao mesmo tempo, sua origem embrionária, o tecido a que pertence e se é maligna ou benigna. Conhecendo o nome exato, o clínico pode prever a evolução, o prognóstico e as

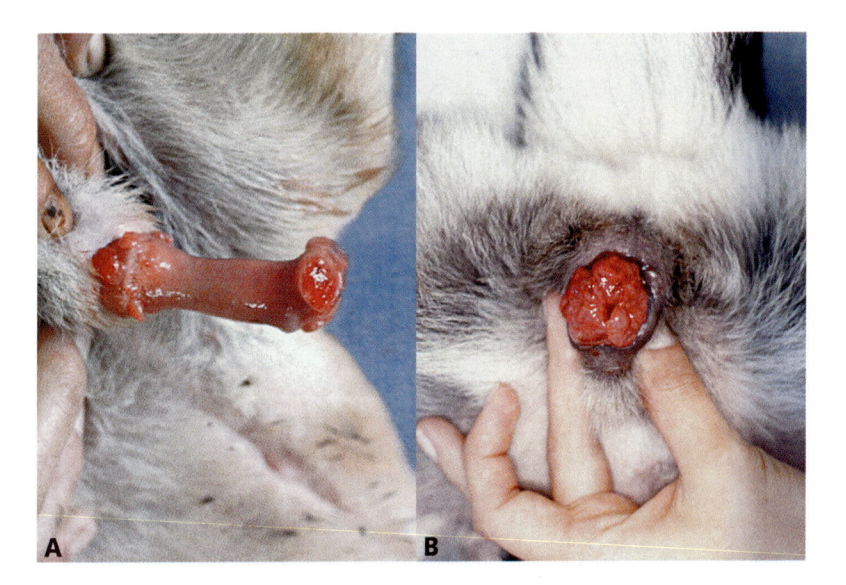

Figura 9.16 – (A e B) Tumor venéreo transmissível (TVT). Macro. A localização mais comum do TVT é na glande peniana e no vestíbulo vaginal, e o primeiro e principal sinal clínico da presença do tumor é o sangramento. As lesões são muito friáveis e hemorrágicas devido à baixa coesão entre as células neoplásicas. Ocasionalmente, as lesões podem localizar-se na mucosa ocular e nasal; mais raramente, na cavidade oral e no tecido subcutâneo. Antigamente um problema cirúrgico, o tratamento dessa neoplasia é feito com drogas antineoplásicas, geralmente sulfato de vincristina.

possibilidades de tratamento da neoplasia. Isso é possível porque se determinou a correlação entre algumas características morfológicas observadas durante o exame histopatológico e o comportamento clínico do tumor com base em milhares de casos semelhantes diagnosticados e acompanhados anteriormente por patologistas e clínicos do mundo inteiro. Qualquer informação sobre o assunto que se publique alimenta e aprimora esse vastíssimo banco de dados, que está à disposição de quem queira consultá-lo.

Para a classificação da neoplasia, o primeiro passo é o reconhecimento da origem embriológica das células neoplásicas; a seguir, o reconhecimento do tecido de origem e suas características histológicas ou citológicas, que a definem como maligna ou benigna. Por fim, de posse dessas informações, atribui-se um nome à neoplasia.

Identificação da Origem Embriológica e Histológica da Neoplasia

As células neoplásicas podem ter origem *mesenquimal* ou *epitelial*. Tumores mesenquimais são formados por células que se originaram do *mesênquima*, teci-

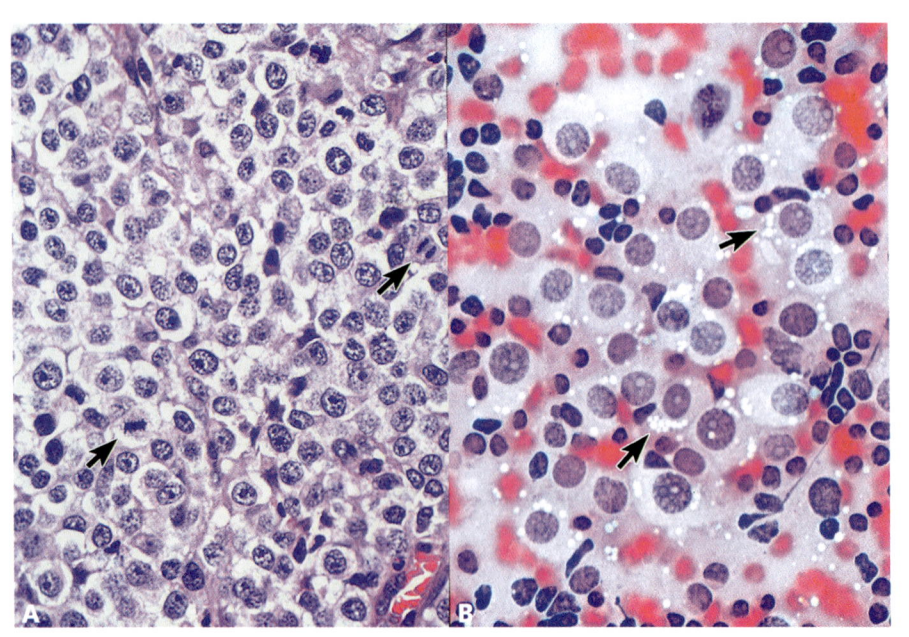

Figura 9.17 – Tumor venéreo transmissível (TVT). (*A*) Corte histológico. (*B*) Impressão (exame citológico) do TVT. Em ambos os exames nota-se a característica arredondada das células neoplásicas, citoplasma relativamente abundante e vacuolar e nucléolos evidentes. As *setas* apontam, em *A*, duas figuras de mitose e, em *B*, os vacúolos citoplasmáticos característicos.

do conjuntivo embrionário localizado no *mesoderma* e que dá origem a todo o tecido conjuntivo do organismo. Já os epitélios, de onde derivam os tumores epiteliais, podem se originar de qualquer dos três folhetos embrionários: do *ectoderma*, do *endoderma* ou do próprio *mesoderma*. Adicionalmente, com a finalidade principal de facilitar o reconhecimento citológico de algumas neoplasias, criou-se uma terceira categoria estritamente morfológica de *células redondas*.

O reconhecimento da linhagem embriológica das células neoplásicas é feito utilizando-se critérios citológicos. A Figura 9.18 é uma representação esquemática dessas três categorias e de como as células aparecem ao serem vistas ao microscópio. Contudo, por mais direta que essa classificação possa ser, existem dois tipos de tumores cuja origem pode causar dúvida, por conterem componentes mesenquimais e epiteliais: os tumores mistos e os teratomas. Alguns tipos de papilomas e sarcomas de origem viral também têm componentes mesenquimais e epiteliais: os fibropapilomas e os sarcoides.

O reconhecimento do tecido de origem da neoplasia é feito por critérios histológicos. Para isso, avaliam-se a organização e o comportamento das células neoplásicas; se formam estruturas histológicas como ductos, ácinos ou alvéolos; ou pela presença de secreção que possam produzir ou pela matriz que possam secretar. Enfim, a origem histológica é determinada identificando-se o tecido ou órgão com o qual as células neoplásicas guardam semelhança morfológica e funcional.

Neoplasias Epiteliais

O termo epitélio significa revestimento (do grego, literalmente, "sobre o mamilo") e, de maneira geral, as células epiteliais têm a função de revestir superfícies, como a pele, mucosas, túbulos, ductos, ácinos e alvéolos de glândulas. Quando isoladas, em geral as células epiteliais são aplanadas, com abundante citoplasma de limites definidos, muitas vezes contendo produtos de secreção. Quando em grupos, adaptam-se umas às outras, tornando-se poliédricas, sem substância extracelular (matriz) entre elas. Nos tecidos, geralmente apoiam-se sobre uma membrana basal e podem formar estruturas que lembram ductos, ácinos ou alvéolos glandulares. Células de epitélios ceratinizados, como a pele, mucosa oral e genitália externa, frequentemente exibem ceratinização e desmossomos, o que facilita seu reconhecimento.

Neoplasias Mesenquimais

Células mesenquimais são as que formam o tecido conjuntivo, como ossos, cartilagens, músculos, tecido adiposo, etc. A principal característica morfológica das células mesenquimais é a de terem forma alongada, fusiforme ou esteliforme. Dependendo do tecido de origem, quando em grupos, as células mesenquimais produzem a matriz extracelular, como colágeno, matriz óssea, cartilaginosa ou mucinosa, o que facilita seu reconhecimento. Muitas vezes, dispõem-se em feixes, organizados ou não, como as células da musculatura lisa ou do tecido conjuntivo fibroso.

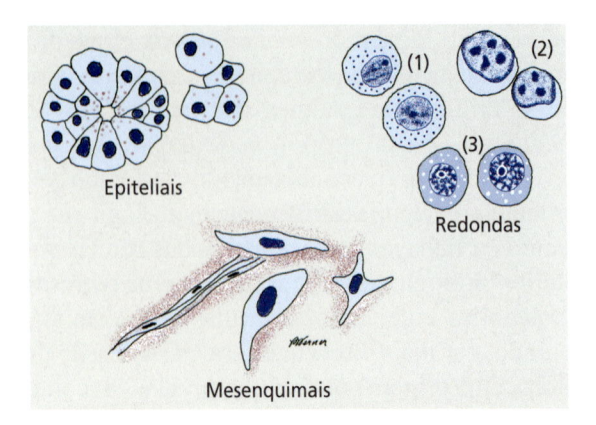

Figura 9.18 – Representação do aspecto morfológico dos três tipos básicos de células neoplásicas. *Células epiteliais* são grandes, geralmente aplanadas e adaptam-se umas às outras, podendo formar estruturas glandulares; ocasionalmente, apresentam no citoplasma produto de secreção. A principal característica das *células mesenquimais* é serem alongadas, fusiformes ou esteliformes; elas podem organizar-se em feixes e, muitas vezes, são imersas na matriz que produzem, como colágeno ou osteoide, por exemplo. As *células redondas* são esferoides e isoladas; as características morfológicas de seu citoplasma e núcleo permitem seu reconhecimento. Aqui estão representados: (*1*) mastócitos; (*2*) linfócitos; (*3*) tumor venéreo transmissível.

Neoplasias de Células Redondas

Como dito, esta é apenas uma categoria morfológica, que desconsidera a origem embriológica da célula neoplásica. Foi criada, de início, para facilitar o reconhecimento citológico de um grupo importante de neoplasias, sobretudo da pele e do tecido subcutâneo, em amostras obtidas por aspiração ou impressão da massa tumoral. Posteriormente passou-se a empregar essa classificação também no exame histopatológico de alguns tumores. Em geral, as células dessas neoplasias aparecem isoladas e têm forma nitidamente esférica ou redonda, daí o nome. Seis tipos de tumores são incluídos nessa categoria, todos passíveis de serem reconhecidos por citologia apenas, dispensando-se o exame histopatológico. São eles: *mastocitoma*, *histiocitoma*, *linfossarcoma*, *plasmocitoma*, *tumor venéreo transmissível* e *melanoma*. Todos, exceto o melanoma, são de origem mesenquimal. A origem do tumor venéreo transmissível, apesar de duvidosa, também é mesenquimal, provavelmente histiocítica.

Tumores Mistos

Na maioria dos tumores, sejam eles benignos ou malignos, as células neoplásicas seguem a mesma linhagem da célula de origem, assemelhando-se umas às outras e comprovando que todas têm a mesma ascendência. Em alguns casos, contudo, a mesma célula pode dar origem a duas linhagens distintas de células, criando os chamados *tumores mistos*. O melhor exemplo em medicina veterinária é o *tumor misto mamário* de cadelas e gatas, em que se observa o componente epitelial espalhado no meio de um estroma de aspecto mixomatoso que, na maioria das vezes, contém "ilhas" de cartilagem ou mesmo osso (Fig. 9.19). É característica desses tumores uma grande proliferação de células mioepiteliais onde, aparentemente por metaplasia ou por serem mais totipotenciais, surgem os focos de cartilagem e osso. Esses tumores costumam ser benignos, mas, quando malignos, os sinais de malignidade são encontrados apenas no componente epitelial. Existe uma tendência crescente de se denominar esses tumores *adenomas* ou *adenocarcinomas pleomórficos*. A principal característica dos tumores mistos é que suas células representam apenas uma camada germinal, no caso células epiteliais do ectoderma. Os tumores nos quais as células neoplásicas representam mais de uma camada germinal são os teratomas (ver a seguir).

Teratomas

É possível que um tumor exiba células que representem mais de uma camada germinal embrionária, usualmente as três. Esses tumores são os *teratomas*. Neles podem ser encontradas células dos mais variados tecidos, como pele, dentes, tecido nervoso, músculo, panículo adiposo, epitélio digestivo, etc. (Figs. 9.20 e 9.21). Como se recorda, *teratia* é uma monstruosidade, o que justifica o nome de teratoma para essa neoplasia.

As células dos teratomas têm a capacidade de se desenvolver em tantos tecidos diferentes porque os teratomas originam-se de células totipotenciais *germinais primitivas* e, exatamente por isso, são encontrados principalmente nas gônadas. São mais comuns nos ovários de vacas, cadelas e gatas e nos testículos de cavalos. Um tipo muito comum desses tumores é o *teratoma dermoide cístico* do ovário, sobretudo de vacas. Nesse tumor, observa-se uma cavidade cística revestida por epitélio cutâneo e que contém material pastoso amarelado constituído, principalmente, por ceratina. Os teratomas quase nunca aparecem em outras regiões que não as gônadas, a não ser em locais onde houve sequestração eventual de células germinais primitivas durante sua migração do saco vitelínico para as cristas genitais. Em animais, a maioria dos teratomas é benigna; em seres humanos, teratomas malignos são encontrados com relativa frequência.

Nomenclatura das Neoplasias

Ao se atribuir um nome à neoplasia, ela é incluída em uma de quatro categorias básicas: *epiteliais benignas*, *epiteliais malignas*, *mesenquimais benignas* ou *mesenquimais malignas*. Além disso, para maior clareza, o nome dado informa o órgão ou tecido no qual a neoplasia se iniciou e, se for o caso, o patologista pode atribuir graus que informam o potencial maligno de algumas neoplasias,

Figura 9.19 – Tumor misto mamário. Cadela. Essa neoplasia é uma das mais comuns nas mamas de cadelas. Caracteriza-se pela presença de um elemento epitelial (epitélio), à direita, e um elemento mesenquimal ao centro, neste caso, cartilagem. Muitos tumores contêm, além de cartilagem, osso. As células epiteliais neoplásicas, que exibem sinais de malignidade, originaram-se dos ductos da glândula mamária. A cartilagem formou-se por metaplasia das células mioepiteliais, muito abundantes nessas neoplasias. Hematoxilina e eosina. Apesar dos sinais histológicos de malignidade, esse tumor tem comportamento clínico relativamente benigno. Hematoxilina e eosina. Objetiva de 40×.

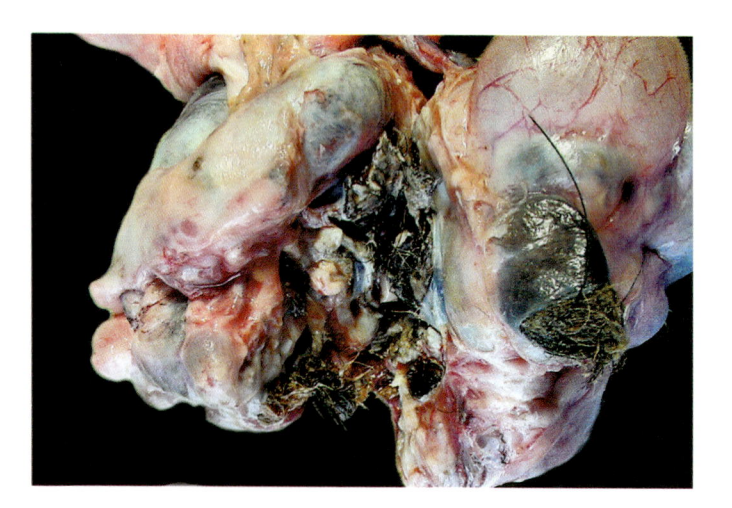

Figura 9.20 – Teratoma. Ovário. Cadela. A neoplasia apresenta várias cavidades císticas contendo pelos e restos de ceratina. O exame histológico desse espécime revelou, além de pelos, epitélio dos aparelhos respiratório e digestório, tecido muscular, cartilagem e osteoide. Foto: Dr. João Alfredo Kleiner, Curitiba/PR.

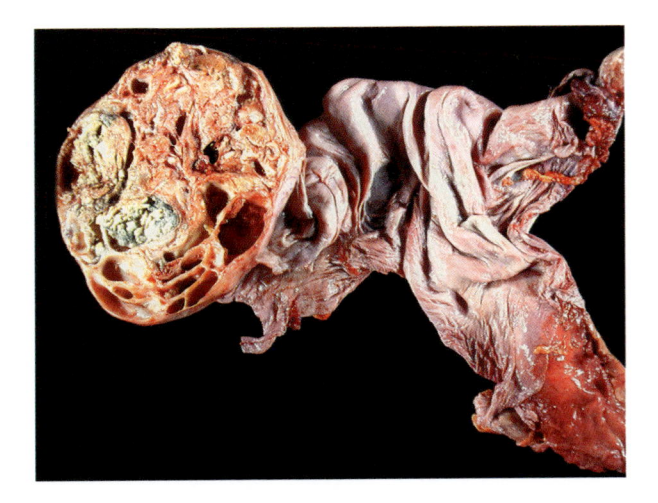

Figura 9.21 – Teratoma. Ovário. Vaca. Na parte ventral da massa neoplásica existem várias lojas ósseas. Exame histológico adicional também revelou pele, ceratina e pelos, bem como tecido nervoso e de outras origens.

novamente baseando-se em dados estatísticos de casos similares diagnosticados anteriormente e constantes em publicações especializadas.

A nomenclatura das neoplasias baseia-se em seu *parênquima*, que é composto das células neoplásicas em proliferação. O segundo componente estrutural da neoplasia é o *estroma* fibrovascular, que fornece irrigação, suporte e base para a proliferação das células neoplásicas (Fig. 9.22). O estroma do tumor não tem origem neoplásica e é uma extensão do estroma do tecido normal adjacente, que é estimulado a proliferar e crescer para o interior do tumor por fatores secretados pelas células neoplásicas. A quantidade de estroma varia segundo a neoplasia. Neoplasias muito celulares, como o linfossarcoma ou o tumor das células germinais do testículo (seminoma), têm pouquíssimo estroma, enquanto outras, como o tricoblastoma ou certos tumores mamários, podem ter estroma muito abundante. É importante notar que neoplasias não têm inervação própria nem vasos linfáticos funcionais. Por isso, a neoplasia em si não dói: a dor observada em casos de doença neoplásica resulta da estimulação das terminações nervosas dos tecidos invadidos pela massa neoplásica. Ocasionalmente, algumas características do estroma podem constituir parte do nome da neoplasia. Por exemplo, quando o estroma é pouco abundante, o tumor tem pouca consistência e é dito *mole*. Se, no estroma, houve abundante proliferação de tecido conjuntivo fibroso, diz-se que houve *desmoplasia* e, neste caso, o tumor é consideravelmente mais firme. Tumores com muito tecido conjuntivo fibroso, como certos tumores mamários, podem ser extremamente firmes à palpação e, às vezes, são referidos como *cirrosos*.

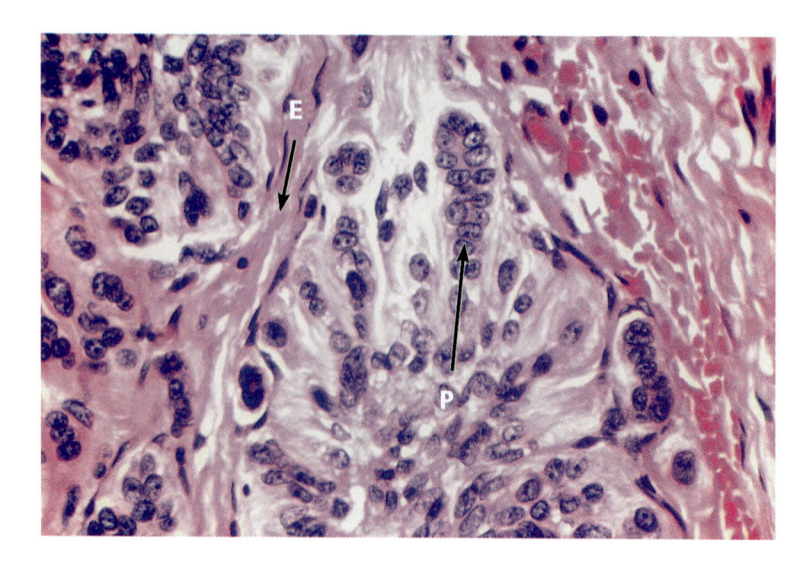

Figura 9.22 – Tricoblastoma da epiderme. Cão. Fotomicrografia evidenciando o parênquima (P) e o estroma (E) da neoplasia. O parênquima é composto de células neoplásicas em proliferação e serve de base para a nomenclatura da neoplasia. O estroma, que fornece suporte, base e irrigação às células neoplásicas, não tem origem neoplásica, sendo uma extensão do estroma do tecido onde se localiza a neoplasia. Hematoxilina e eosina. Objetiva de 40×.

Tumores Benignos

Em geral, tumores benignos são nominados acrescentando-se o sufixo *oma* ao nome da célula de origem. Essa é uma regra praticamente imutável para os tumores benignos *mesenquimais*, como músculo, ossos, tendões, cartilagem, vasos, tecidos adiposo e fibroso, etc. Assim, um tumor que se originou de fibroblastos é chamado de fibroma; de condrócitos, condroma; de osteócitos, osteoma, etc.

Já a nomenclatura dos tumores benignos *epiteliais* é mais complexa e requer um pouco mais de atenção, pois, além de sua origem histológica, sua nomenclatura pode basear-se no padrão histológico e até em seu padrão macroscópico. Se o tumor originou-se do parênquima de uma glândula, ele recebe o nome de *adenoma* (adeno = glândula + *oma*), mesmo que suas células não reproduzam padrão glandular. Mas, atenção: adenoma também pode designar o tumor de origem epitelial que não tenha se originado do parênquima de uma glândula, mas cujas células crescem em padrão glandular. Por exemplo, no adenoma da bexiga urinária, as células organizam-se formando pequenas glândulas.

Como dito, certas características morfológicas podem ser utilizadas na nomenclatura. Por exemplo, se o tumor benigno de uma superfície epitelial apresenta projeções digitiformes (*papilas*) macroscópicas ou microscópicas, ele é chamado de *papiloma* (Fig. 9.23). Se o tumor de uma glândula apresentar uma cavidade cística, recebe o nome de *cistoadenoma*. Se esse tumor apresentar projeções papiliformes dentro da cavidade cística, recebe o nome de *cistoadenoma papilar*. Se o tumor projeta-se da superfície (crescimento exofítico), mas permanece unido ao epitélio por uma base mais estreita que seu corpo, recebe o nome de *pólipo* (*polypous* = polvo). Se a base do pólipo é estreita, recebe o nome de *pólipo pediculado* (ou pedunculado); se a base é larga, de *pólipo séssil*.

Tumores Malignos

A nomenclatura de tumores malignos segue, essencialmente, o mesmo esquema da nomenclatura dos benignos, com pequenas modificações. Genericamente, os tumores malignos mesenquimais são chamados de *sarcomas*. A razão do nome é curiosa: *sarcos*, em grego, significa carne, e esses tumores, por terem pouco estroma conjuntivo, são "carnudos" (o arquétipo é o tumor das fibras musculares lisas). Para sua nomenclatura específica, adiciona-se o sufixo *sarcoma* ao nome da célula ou tecido de origem (por exemplo, leiomiossarcoma, fibrossarcoma, osteossarcoma, condrossarcoma, etc.).

Tumores malignos epiteliais (de qualquer das três camadas germinais embrionárias) recebem o sufixo, ou o nome, *carcinoma*. Assim, todos os tumores malignos originários, por exemplo, da epiderme (ectoderma), dos túbulos renais (mesoderma) ou do epitélio do trato digestório (endoderma) são carcinomas,

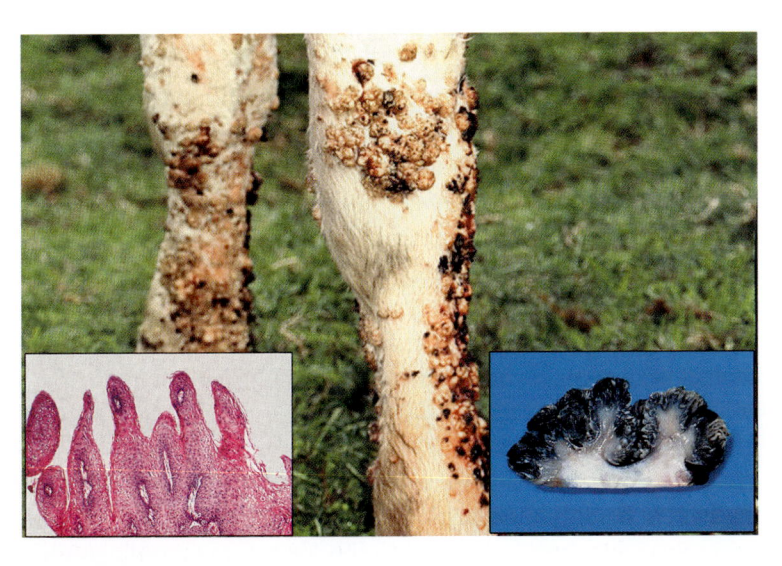

Figura 9.23 – Papilomatose. Membros anteriores de bovino. A papilomatose é uma doença caracterizada pela presença de papilomas. Papilomas são neoplasias benignas dos epitélios pavimentosos ceratinizados, e recebem esse nome porque a proliferação tem aspecto de papilas, como se pode verificar nos detalhes, que mostram os aspectos histológico e macroscópico mais detalhados das tumorações.

com as mesmas variações de nomenclatura já mencionadas para os tumores benignos e, da mesma maneira, segundo a arquitetura do tumor. Assim, *adenocarcinoma* tanto pode ser a neoplasia maligna que se origina no parênquima de uma glândula quanto a neoplasia maligna que se originou de um epitélio qualquer, mas que histologicamente exibe padrão glandular. Da mesma forma que para tumores benignos, características morfológicas da neoplasia podem ser incluídas em seu nome. O único cuidado é informar o órgão afetado após o nome da neoplasia, como adenocarcinoma papiliforme do ovário, por exemplo. Alguns tumores malignos são formados por células tão diferentes do tecido de origem (indiferenciadas) que é impossível, ou quase, reconhecer sua origem. Nesses casos, recebem o nome de *carcinoma* ou *sarcoma indiferenciado* ou, em casos extremos, *neoplasia maligna indiferenciada*. Quando, apesar da indiferenciação, ainda é possível reconhecer o tecido de origem, pode-se utilizar os nomes de, por exemplo, adenocarcinoma mamário pouco diferenciado, osteossarcoma pouco diferenciado, etc.

Exceções à Regra

Embora as regras de nomenclatura sejam bem definidas, em muitos casos o emprego errôneo de algumas denominações foi consagrado pelo tempo. O exemplo mais clássico é o *linfoma* que, apesar de ser sempre maligno, recebe esse nome de tumor benigno (o correto é *linfossarcoma*). Existem muitos exemplos de nomes inadequados. O *adenoma hepático*, originado dos hepatócitos, é denominado, por muitos, *hepatoma* (ver Fig. 9.3). O carcinoma de melanócitos ou melanocarcinoma (os melanócitos têm origem ectodérmica) é denominado, com muito mais frequência, *melanoma* (Fig. 9.24). A variável benigna do melanoma é o *melanocitoma*, mais comumente chamado de melanoma benigno. Da mesma maneira, o carcinoma das células germinais do testículo costuma receber um nome que faz pensar em tumor benigno: *seminoma*.

Por outro lado, algumas alterações congênitas que nada têm a ver com neoplasia recebem nomes que fazem pensar em tumores. Essas alterações são os coristomas e os hamartomas, que ocasionalmente são confundidos com neoplasias durante o exame macroscópico. Esse assunto já foi discutido no Capítulo 5, mas vale a pena ser relembrado aqui.

- *Coristomas*: focos, em geral nodulares e relativamente comuns, de tecido normal em localização ectópica (por exemplo, focos de tecido adrenocortical sob a cápsula do ovário ou do rim; de tecido tireoidiano sob a mucosa da cavidade oral, geralmente sob a língua; de tecido pancreático na parede do duodeno; de tecido cutâneo no dorso da língua ou na conjuntiva ocular ou mesmo na córnea). Os coristomas cutâneos costumam ser chamados de *cistos dermoides*.

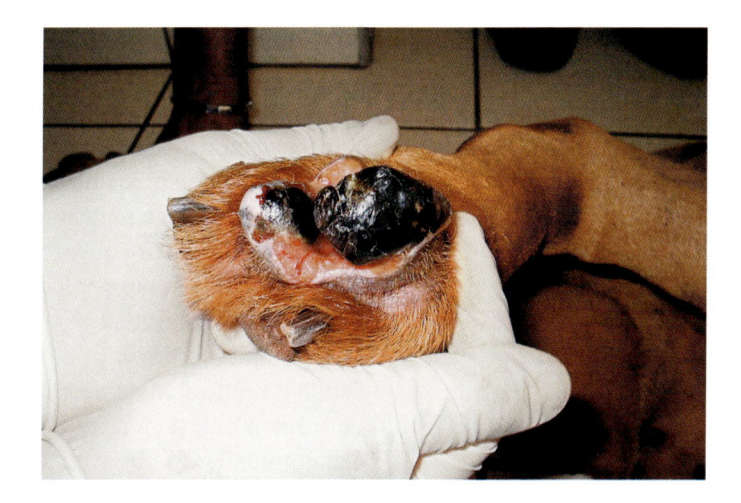

Figura 9.24 – Melanoma. Cão. Tumores melanocíticos localizados nos dígitos, como o desta foto, ou na cavidade oral, quase sempre são malignos. A variável benigna desse tumor é o melanocitoma. O nome melanoma para designar uma neoplasia maligna não é correto, mas foi consagrado pelo uso. Deve-se evitar dizer melanoma maligno ou melanoma benigno. Foto: Dra. Juliana Werner.

- *Hamartoma*: crescimento congênito excessivo não neoplásico de parte de um tecido ou órgão. Esse crescimento aparece como uma massa aberrante e desorganizada de células normais e próprias da região. O exemplo mais comum é o hamartoma de pulmão, que exibe alvéolos e arremedos de brônquios e bronquíolos, com epitélio respiratório e focos de cartilagem.

Características das Neoplasias Benignas e Malignas

A caracterização das neoplasias em benignas e malignas tem implicações clínicas e reflete a provável ameaça à vida do paciente. Contudo, é importante considerar que nem todos os tumores benignos são perfeitamente inocentes e nem todos os tumores malignos são verdadeiros vilões, como veremos adiante. A principal diferença clínica entre elas é que as neoplasias malignas são capazes de invadir os tecidos vizinhos e apresentar metástases a distância, ao contrário das benignas. A capacidade de invasão, a destruição subsequente de tecidos e a interferência na funcionalidade orgânica são as principais causas de morte por neoplasias.

Cada neoplasia comporta-se clinicamente e reage às diferentes medidas terapêuticas de maneira particular, e essa é a importância do diagnóstico específico. Mas como obter esse diagnóstico? Diagnosticar a neoplasia pelas suas características macroscópicas e pelo quadro clínico exibido pelo paciente não é confiável. O diagnóstico preciso só é possível avaliando-se os critérios morfológicos microscópicos específicos que permitem que se reconheça o tecido de origem do crescimento neoplásico e se faça a diferenciação entre neoplasias benignas e malignas.

Embora, num grande número de casos, o exame citológico de material obtido por aspiração ou impressão da neoplasia seja suficiente, a única forma realmente confiável de se obter o diagnóstico definitivo é com o exame histopatológico do tumor. No exame histopatológico, tanto as características celulares quanto a arquitetura da neoplasia são avaliadas, o que permite maior precisão. Além disso, o emprego adicional de técnicas de histoquímica e imunoistoquímica em casos selecionados garante precisão, que pode beirar os 100%.

No exame histopatológico para diagnóstico e tipificação da neoplasia, o primeiro passo é a identificação do tecido de origem e, a seguir, a avaliação se é benigna ou maligna. A comprovação da malignidade é feita avaliando-se seu grau de diferenciação, a presença de anaplasia, a invasão dos tecidos vizinhos e, principalmente, a invasão de vasos sanguíneos e linfáticos. Esta última é um sinal seguro de sua capacidade de produzir metástases. As principais diferenças entre as neoplasias benignas e malignas estão sumarizadas na Tabela 9.1.

Diferenciação e Anaplasia

Depois de reconhecida a origem embriológica das células neoplásicas, o passo seguinte é encontrar nelas características morfológicas citológicas que permitam prever o comportamento clínico do tumor. Como dito anteriormente, existe correlação entre a presença de certas características morfológicas das células neoplásicas ao comportamento benigno ou maligno dos tumores. As duas principais dessas características são diferenciação e anaplasia. As alterações citológicas que caracterizam a anaplasia e comprovam a malignidade da neoplasia estão representadas nas Figuras 9.25 a 9.29.

Tabela 9.1 – Principais características clínicas e morfológicas das neoplasias benignas e malignas

Característica	Neoplasia benigna	Neoplasia maligna
Diferenciação	Sempre bem diferenciada	Diferenciada a indiferenciada
Anaplasia	Ausente	Presente em grau variado
Forma de crescimento	Expansiva	Expansiva e invasiva
Velocidade de crescimento	Geralmente lenta	Geralmente rápida
Presença de cápsula	Geralmente presente	Geralmente ausente
Invasão local	Nunca	Geralmente presente
Mobilidade à palpação	Geralmente móvel	Geralmente fixa
Necrose e ulceração	Rara, em geral traumática	Frequente, de origem isquêmica
Metástase	Nunca	Geralmente presente

Neoplasia **215**

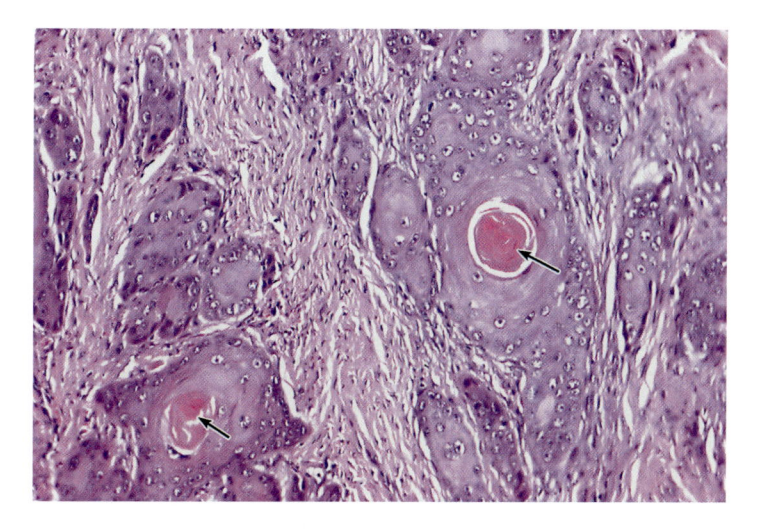

Figura 9.25 – Carcinoma epidermoide (ou espinocelular) bem diferenciado. Orofaringe de bovino. Essa neoplasia é associada ao consumo prolongado de samambaia por bovinos. Nesta fotomicrografia, a neoplasia é considerada bem diferenciada porque o epitélio é facilmente identificável como escamoso ceratinizado. Contudo, as células exibem ceratinização no interior das invaginações epiteliais. A presença de ceratinização em um local anômalo no epitélio, formando o que se denomina "pérolas córneas" (setas), é uma forma de *perda de orientação*, característica das neoplasias malignas. Compare com a Figura 9.23, um papiloma, em que a ceratinização ocorre no exterior das projeções. Hematoxilina e eosina. Objetiva de 10×. Foto: Dra. Juliana Werner.

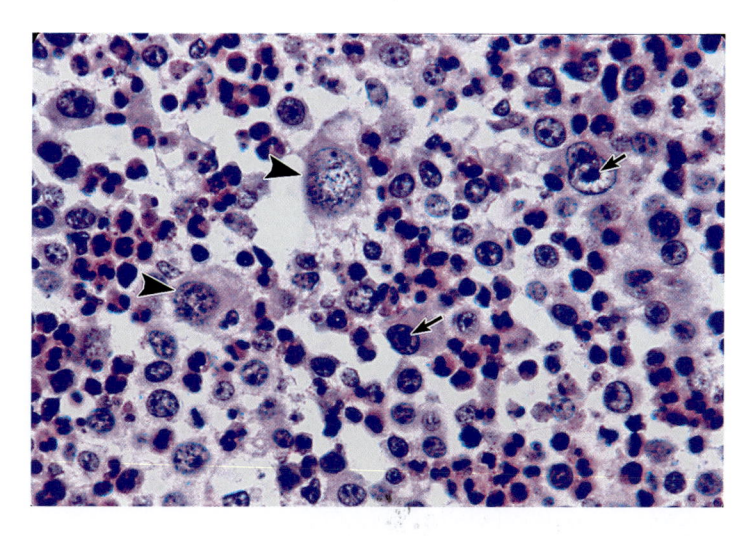

Figura 9.26 – Mastocitoma indiferenciado (grau III, classificação de Patnaik[2]). O tumor é indiferenciado porque os mastócitos não se assemelham a mastócitos normais. Note os intensos sinais de *anaplasia* evidenciados por pleomorfismo, hipercromasia, atipicidade nuclear e nucleolar (*setas e pontas de setas*). Por entre os mastócitos neoplásicos podem ser vistos vários eosinófilos (núcleos lobulados e citoplasma eosinofílico), quase sempre presentes nos mastocitomas. Hematoxilina e eosina. Objetiva de 40×.

216 Neoplasia

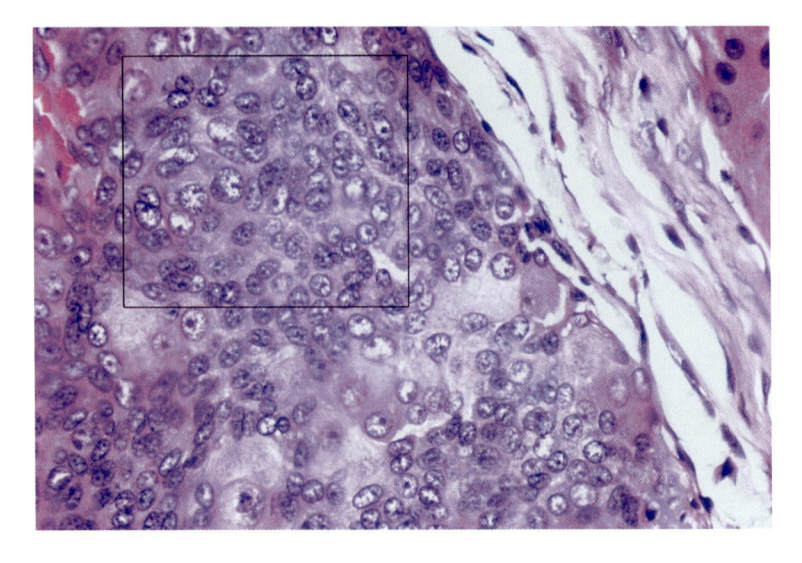

Figura 9.27 – Adenocarcinoma pouco diferenciado de glândula hepatoide. Cão. As glândulas hepatoides recebem esse nome pela semelhança de suas células com hepatócitos, o que não é o caso aqui e, por isso, é considerado pouco diferenciado. Note o *pleomorfismo*, isto é, a variação de tamanho e forma dos núcleos, sobretudo na área demarcada. Provavelmente, algumas dessas células são *células gigantes* multinucleadas, não evidentes porque o citoplasma está indistinto. Hematoxilina e eosina. Objetiva de 40×.

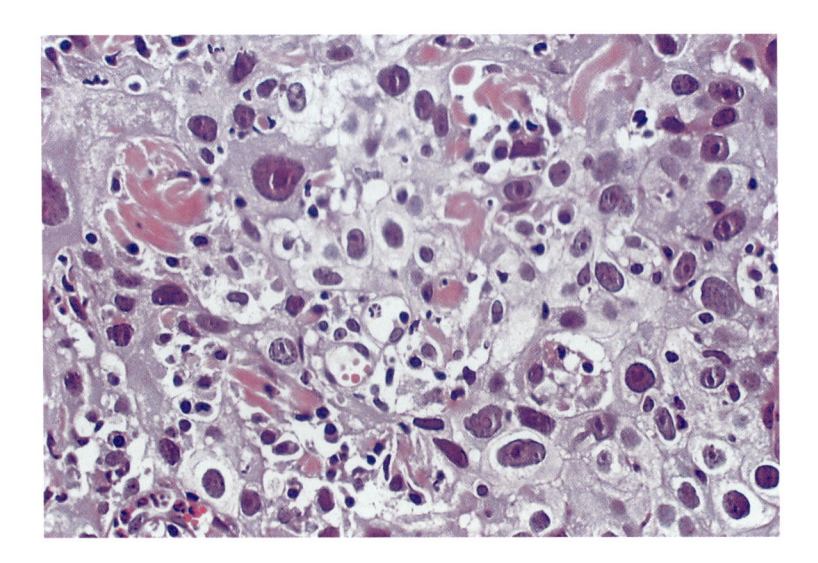

Figura 9.28 – Carcinoma indiferenciado. Pele. Cão. Além de pleomorfismo, os núcleos dos ceratinócitos neoplásicos exibem *hipercromasia* e relação núcleo/citoplasma elevada. Hematoxilina e eosina. Objetiva de 40×.

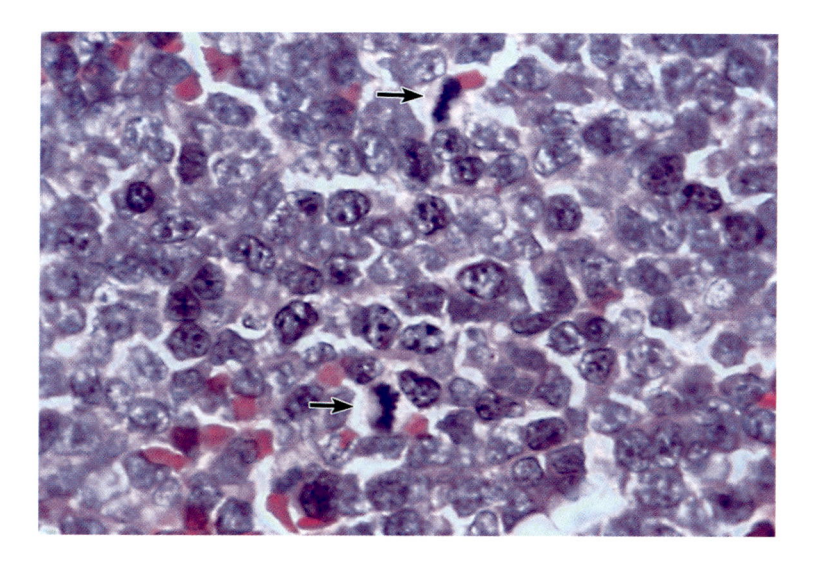

Figura 9.29 – Linfossarcoma. Índice mitótico elevado. A fotomicrografia mostra duas figuras de mitose (*setas*) numa área que representa apenas parte de um campo observado na objetiva de 40×. O índice mitótico (IM) costuma ser expresso em número de figuras de mitose (f.m.) por campo de 40×, isto é, a área observável quando o tecido é examinado sob a objetiva de 40×. Uma neoplasia de crescimento lento a moderado geralmente apresenta IM < 1 f.m./40×. Hematoxilina e eosina. Objetiva de 100× sob imersão.

Diferenciação refere-se ao grau de semelhança morfológica e, consequentemente, funcional entre as células parenquimais do tumor e as células normais da mesma origem. O termo costuma gerar confusão, em especial para o estudante. *Diferenciado* é o tumor cujas células são semelhantes às células de origem, ou seja, é facilmente reconhecível. *Indiferenciado*, por outro lado, é o tumor cujas células são irreconhecíveis ou cuja identidade não é estabelecida com facilidade. Um tumor benigno é sempre bem diferenciado. Tumores malignos, ao contrário, variam de diferenciados a indiferenciados. Quanto mais indiferenciado, mais maligno ele é.

Anaplasia é a reversão das células a um estado mais primitivo e menos diferenciado. A anaplasia se reflete por atipicidade celular, isto é, as células não são típicas do tecido onde se originaram. Um sinônimo pouco utilizado de anaplasia é "desdiferenciação", significando que as células *perderam* a diferenciação. Dizer que as células neoplásicas têm anaplasia significa que o tecido neoplásico deixou de ser semelhante ao tecido de origem e, por extensão, um tumor indiferenciado é chamado *anaplásico*. Quanto mais anaplásico, mais maligno ele é.

A anaplasia manifesta-se por algumas alterações morfológicas: pleomorfismo, hipercromasia, atipicidade nuclear e nucleolar, mitoses numerosas e/ou atípicas, presença de células gigantes, alterações citoplasmáticas e perda de orientação.

- *Pleomorfismo*: variação em forma e tamanho das células e de seus núcleos. Muitas dessas células são várias vezes maiores que o normal; outras são muito menores e têm aspecto mais primitivo.
- *Hipercromasia*: núcleos anaplásicos coram-se mais intensamente que o normal devido ao aumento do conteúdo de DNA. Em geral, a cromatina desses núcleos é grosseira e grumosa, corando-se de cor violeta intensa com os corantes básicos como a hematoxilina.
- *Alteração da morfologia nuclear e nucleolar*: além das células aumentarem de tamanho, os núcleos são desproporcionalmente grandes. A proporção núcleo:citoplasma atinge valores próximos a 1:1, em vez do normal de 1:4 ou 1:6. Além disso, na anaplasia, a forma do núcleo é muito variável e a cromatina é grosseira e localizada na periferia do núcleo, próximo à membrana nuclear. Os nucléolos podem ser muito grandes, geralmente mais pálidos e às vezes mais numerosos que o normal, evidenciando a grande atividade das células.
- *Mitoses*: a atividade mitótica de uma neoplasia é um indicador da sua velocidade de crescimento. Comparando-se com tumores benignos e tumores malignos bem diferenciados, tumores indiferenciados apresentam alto índice mitótico, que pode chegar a 12 figuras de mitose/400×. Esse valor significa que 12 mitoses, ou figuras de mitose (f.m.), podem ser observadas em um campo microscópico de 400 aumentos durante o exame histopatológico, refletindo a grande proliferação das células neoplásicas. É necessário, porém, considerar que a simples presença de mitoses não indica que a neoplasia seja maligna ou que o tecido seja neoplásico. As criptas intestinais de animais jovens, por exemplo, exibem elevado número de mitoses. Como característica de anaplasia, é mais importante a presença de figuras mitóticas atípicas, que podem ser tri, tetra ou multipolares, dando origem aos dois, três ou mais núcleos das células gigantes tumorais.
- *Células gigantes*: outra característica de anaplasia é a presença de células gigantes tumorais. Como resultado das mitoses aberrantes, muitas células neoplásicas têm dois, três ou mais núcleos ou, ocasionalmente, um único núcleo gigantesco e polimórfico. Alguns tumores mesenquimais, malignos em sua maioria, caracterizam-se pela presença marcante de células gigantes. As células gigantes tumorais não devem ser confundidas com células gigantes inflamatórias, osteoclastos ou mesmo megacariócitos.
- *Alterações citoplasmáticas*: algumas características do citoplasma estão alteradas nas células neoplásicas, como a ausência ou presença anormal de produtos de secreção. Talvez o exemplo mais clássico seja a ausência dos grânulos característicos em mastócitos anaplásicos. Além disso, em muitas neoplasias anaplásicas de crescimento rápido, o citoplasma é mais basofílico que o normal por conta da maior presença de ribossomos necessários para o crescimento e divisão celular acelerados.

- *Perda de orientação*: nas neoplasias mais malignas, as células neoplásicas perdem a orientação normal e, como resultado, crescem de maneira desordenada e irregular. Isso se mostra, por exemplo, na desorganização dos feixes de fibras musculares ou de colágeno nos sarcomas ou na desorganização da maturação progressiva normal das células epiteliais nos carcinomas. Nos carcinomas espinocelulares é comum, e até característica, a presença das chamadas "pérolas córneas", resultantes da ceratinização ectópica de acantócitos neoplásicos no interior da massa tumoral.

Necrose

Um tumor em crescimento requer que seu suprimento sanguíneo acompanhe o aumento progressivo da demanda de irrigação, o que é normalmente atingido pela ação de fatores angiogênicos produzidos pelas células neoplásicas e que estimulam a formação de novos vasos sanguíneos. Contudo, a formação de novos vasos pode não atingir a demanda em tumores que crescem muito rapidamente; como resultado, grandes áreas, inclusive da superfície da massa tumoral, podem sofrer necrose isquêmica. No exame físico, nos tumores superficiais, essas áreas geralmente aparecem como áreas de ulceração (Fig. 9.30).

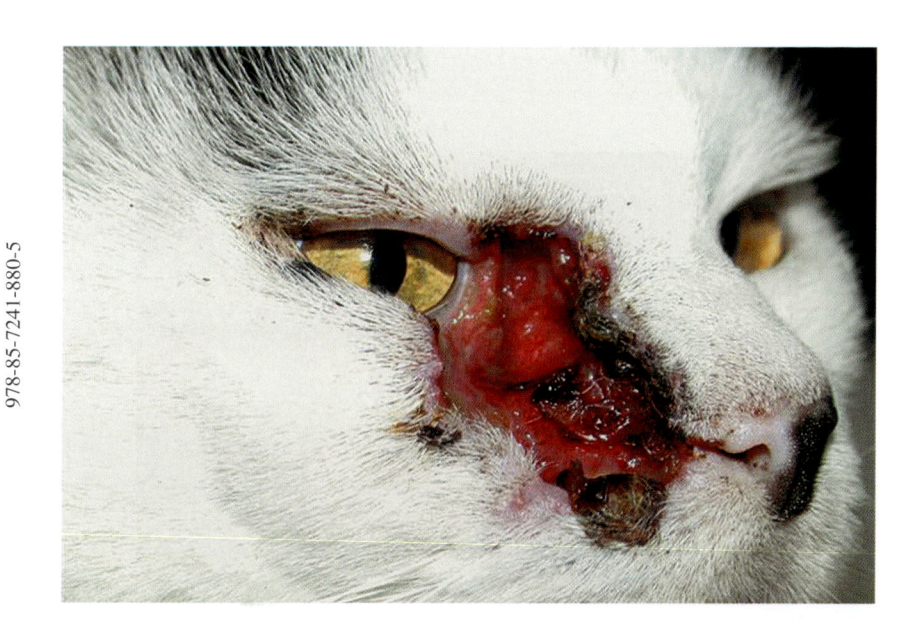

Figura 9.30 – Carcinoma epidermoide. Gato doméstico. Necrose dos tecidos envolvidos é típica das neoplasias malignas e decorre da interferência na irrigação da massa neoplásica, agravada por infecção bacteriana dos tecidos lesados. Note que existem restos de pele com evidentes sinais de gangrena seca. A falta de irrigação causa necrose e agrava a infecção que, por sua vez, potencializa a necrose. Foto: Dra. Juliana Werner.

Necrose é uma característica de tumores de crescimento rápido e, portanto, provavelmente malignos. Tumores benignos podem apresentar necrose e ulceração da superfície, em geral traumáticas e quase nunca de origem isquêmica.

Velocidade de Crescimento

A velocidade de crescimento é um parâmetro que só pode ser avaliado clinicamente, pois não existem dados que permitam correlacionar o índice mitótico com a velocidade real de crescimento do tumor. É suficiente dizer que, em geral, um tumor benigno cresce devagar e um tumor maligno cresce rápido e, mais ainda, que a velocidade de crescimento é diretamente proporcional ao grau de anaplasia. A velocidade de crescimento de um tumor benigno, além de lenta, não é constante, e muitos dos tumores benignos são hormoniodependentes. O leiomioma uterino, por exemplo, cresce durante a gravidez e atrofia-se após a menopausa. Tumores malignos também não têm crescimento linear, isto é, apresentam variações na velocidade de crescimento.

Forma de Crescimento e Invasão Local

Quase todos os tumores benignos são formados por uma massa coesa de células que *cresce por expansão, comprimindo e afastando o tecido normal adjacente, mas sem invadi-lo*. A expansão progressiva causa atrofia das células parenquimatosas vizinhas e comprime o estroma adjacente, que permanece formando uma camada de tecido conjuntivo que envolve a neoplasia, a *cápsula* (Fig. 9.31). Todos os tumores benignos, com exceção dos hemangiomas, têm cápsula.

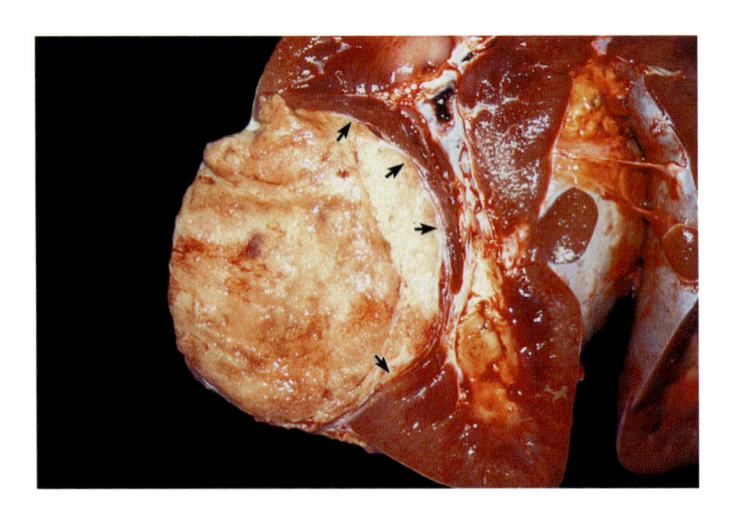

Figura 9.31 – Adenoma. Rim. Cavalo. Essa neoplasia cresce por expansão, sem se infiltrar nos tecidos vizinhos. As *setas* evidenciam a cápsula que circunda a neoplasia e a separa do tecido saudável. A cápsula é formada pelo estroma do tecido saudável que permaneceu após a atrofia do parênquima, causada pela expansão do tumor. Neoplasias malignas, ao contrário, não costumam formar cápsula porque as células neoplásicas se infiltram no tecido vizinho.

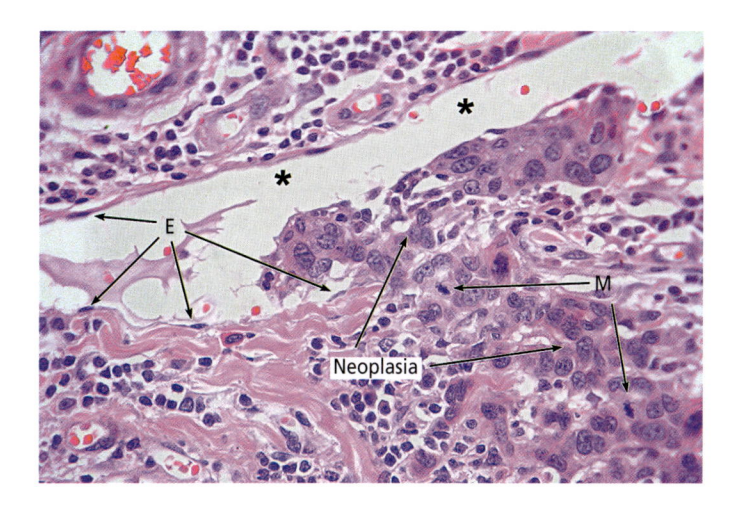

Figura 9.32 – Adenocarcinoma mamário invasivo. Gata. A invasividade é uma das características mais marcantes das células malignas. Esta fotomicrografia mostra as células neoplásicas invadindo e colonizando a luz de uma veia de pequeno calibre, primeiro passo para o desenvolvimento de metástases por via venosa. Estão indicadas a luz da veia (*), contendo plasma e algumas hemácias; as células endoteliais, que revestem a parede da veia (E); e a massa neoplásica, onde podem ser vistas duas mitoses (M). Hematoxilina e eosina. Objetiva de 40×.

Tumores malignos também crescem por expansão, empurrando e comprimindo o tecido adjacente. No entanto, ao contrário dos tumores benignos, suas células *infiltram e invadem o tecido vizinho, inclusive vasos sanguíneos e linfáticos* (Figs. 9.32 e 9.35, mais adiante). Em geral, tumores malignos não apresentam um plano de clivagem que os separa do tecido vizinho e facilita sua remoção cirúrgica, como a maioria dos tumores benignos. Todavia, tumores malignos de crescimento lento podem exibir cápsula, geralmente confundindo o cirurgião que considera essa característica como um indicador seguro de benignidade. Nesses casos, o exame histológico revela que, em muitos pontos, as células tumorais invadiram e ultrapassaram a camada de tecido conjuntivo fibroso. A capacidade de invadir e ultrapassar, por exemplo, os planos profundos da pele, a fáscia subcutânea ou a parede intestinal é uma característica dos tumores malignos que o cirurgião deve sempre considerar ao decidir quanto de tecido sadio periférico incluir no tecido a ser removido junto com a neoplasia. A invasividade é a razão da necessidade de se remover uma ampla margem de tecido sadio em torno de um tumor maligno durante a cirurgia. Voltaremos a discutir margens cirúrgicas logo após discutir o estadiamento do tumor.

Nas neoplasias subcutâneas e mamárias, a invasividade das células malignas é responsável por um importante sinal clínico característico das neoplasias malignas e que deve ser avaliado sempre que se palpam nódulos suspeitos: *sua relativa imobilidade em relação à pele e à fáscia subcutânea ou muscular*. Tumores malignos são menos "móveis" que os benignos por estarem "ancorados" às estruturas vizinhas ou profundas. O leigo, muito adequadamente, diz que o tumor "criou raízes". Se o carcinoma de uma superfície epitelial ainda não invadiu ou ultrapassou a membrana basal do epitélio, ele é chamado de *carcinoma in situ*.

A invasividade é o melhor critério para decidir se um tumor é ou não maligno, perdendo apenas para a presença de metástases. Existem diferenças na vulnerabilidade dos diferentes tecidos quanto à invasão por células neoplásicas. O estroma de órgãos e os planos naturais de clivagem são os menos resistentes e a cartilagem é o mais resistente. A resistência da cartilagem ocorre porque ela apresenta um fator antiangiogênico natural. As células neoplásicas malignas podem invadir vasos sanguíneos, principalmente veias, e vasos linfáticos – estes últimos apenas na periferia da massa tumoral, já que, no interior do tumor, não existem vasos linfáticos funcionais. Durante o exame histopatológico, a demonstração de êmbolos neoplásicos em vasos, além de uma indicação segura da malignidade, indica prognóstico reservado. Contudo, não é garantia de que vão acontecer metástases, já que apenas uma pequena porcentagem de células que invadem os vasos sobrevive e dá origem a metástases.

Metástases

Metástases são implantes tumorais distantes e não conectados ao tumor primário. A presença de metástase define inequivocamente um tumor como maligno. Com exceção dos tumores malignos das células gliais e da camada basal da epiderme (tricoepiteliomas), todos os tumores malignos são capazes de fazer metástases. Tumores benignos nunca fazem metástases. A capacidade da neoplasia maligna de invadir os tecidos vizinhos e apresentar metástases deve-se à maior mobilidade, à maior produção de proteases e à menor coesão de suas células. A formação de metástases pode ocorrer de três maneiras: por implantação, por via linfática e por via hematógena.

Implantação

A implantação ou semeadura é típica dos carcinomas quando invadem uma cavidade como a peritoneal, pleural, pericardial, subaracnoidea ou articular. A implantação é mais intensa quando as células neoplásicas têm menor coesão, como nos carcinomas do ovário e do pâncreas exócrino. Carcinomas da mucosa intestinal que atravessaram a parede do intestino também exibem múltiplos implantes na superfície dos órgãos abdominais. Durante a inspeção sanitária no abate de bovinos, é de certa forma comum observarem-se implantes tumorais nas superfícies peritoniais. Esses casos são considerados suspeitos de tuberculose e encaminhados para exames adicionais (Fig. 9.33).

Via Linfática

Considera-se a forma mais comum de disseminação inicial dos carcinomas, embora sarcomas também possam utilizá-la. Como o tumor em si não tem um

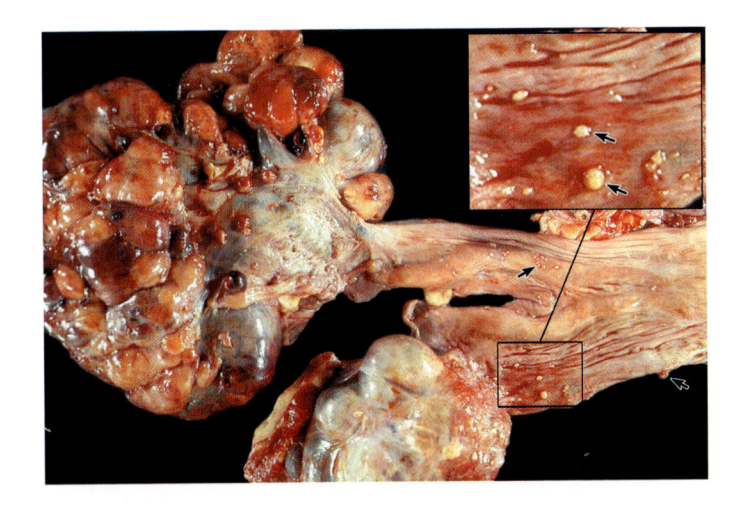

Figura 9.33 – Metástases por implantação. Carcinoma da teça e granulosa em ovário de vaca. Note que existem vários implantes da neoplasia (*setas*) na superfície do útero. O detalhe mostra uma ampliação da área onde estão as metástases. Não é incomum, durante o abate de bovinos, encontrarem-se metástases de carcinomas nas superfícies peritoniais. Como nem sempre o tumor primário é encontrado, muitas vezes essas lesões são consideradas suspeitas de tuberculose.

sistema linfático eficiente, as metástases ocorrem por invasão dos linfáticos da periferia da massa neoplásica. O conceito de que carcinomas fazem metástases por via linfática e os sarcomas, por via venosa, não é sempre verdadeiro, pois existem muitas interconexões entre os dois sistemas vasculares. Contudo, uma vez dentro dos linfáticos, as células neoplásicas seguem as vias naturais de drenagem linfática da área do tumor primário e, em geral, são retidas no linfonodo regional (Fig. 9.34).

Um conceito importante na clínica cirúrgica oncológica é o de "linfonodo sentinela". É o primeiro linfonodo de uma cadeia de linfonodos e, por isso, seria o primeiro a receber as metástases e é o que deve ser examinado com maior cuidado quando há suspeita de metástases. Nem sempre os linfonodos regionais retêm as células neoplásicas, pois pode haver anastomoses linfático-venosas antes do linfonodo. É possível, também, os vasos linfáticos estarem bloqueados em decorrência da inflamação e a metástase acontecer antes do linfonodo. Durante o procedimento cirúrgico, para facilitar o reconhecimento do linfonodo sentinela, costuma-se injetar solução de azul de metileno no tumor a ser removido. Após alguns minutos, toda a cadeia linfática exibirá a coloração.

É indiscutível que os linfonodos regionais agem como uma barreira inicial, prevenindo a disseminação da neoplasia. Uma vez no linfonodo, as células neoplásicas podem colonizá-lo ou ser destruídas por fatores imunológicos

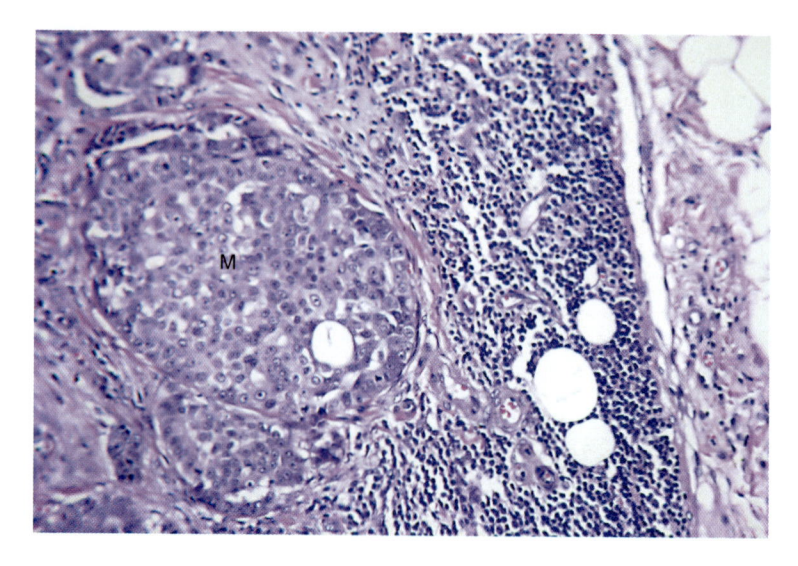

Figura 9.34 – Adenocarcinoma mamário metastático em linfonodo. Gata (mesmo caso da Fig. 9.32). Fotomicrografia do corte histológico de um linfonodo, onde se pode ver um foco de células neoplásicas (M) em um dos seios medulares. Hematoxilina e eosina. Objetiva de 40×.

específicos. Deve-se considerar que, pela cadeia linfática, passam também restos celulares e antígenos tumorais, ainda mais na vigência de necrose tumoral; e, em qualquer situação, o linfonodo aumentará de tamanho. Portanto, o aumento do linfonodo que drena a região de uma neoplasia pode decorrer tanto de metástase do tumor quanto de hiperplasia reativa. Palpando-se o linfonodo é possível, até certo ponto, diferenciar as duas causas. Nos casos de metástases locais, sua forma e superfície costumam ser irregulares e ele é mais firme que o normal. Na linfadenopatia reativa, a forma e a superfície continuam inalteradas, e apesar do aumento de tamanho, o linfonodo é um pouco menos firme que o normal e, quando comprimido, o animal geralmente manifesta dor.

Via Hematógena

A utilização da via hematógena, em especial as veias, é típica, mas não uma exclusividade dos sarcomas, pois também pode ser observada nos carcinomas (Fig. 9.35). A invasão de artérias não é comum em virtude da espessura e da musculatura das suas paredes. Ocorrem metástases por via arterial se os êmbolos neoplásicos não forem retidos pelos capilares alveolares no pulmão, se houver anastomoses arteriovenosas ou, o que é mais comum, se as metástases pulmonares originarem novas metástases, as chamadas metástases secundárias. Nesses casos, os êmbolos neoplásicos vão do pulmão ao coração pelas veias pulmonares, e de lá passam ao sistema arterial e podem atingir qualquer órgão por meio da grande circulação.

Efeitos Deletérios no Paciente

A neoplasia muitas vezes causa efeitos sistêmicos no organismo do paciente que vão muito além dos danos locais diretamente relacionados à sua presença. Fundamentalmente, neoplasmas podem ser considerados como parasitas ou predadores que prosperam à custa do paciente, roubando dele energia e substratos nutricionais e crescendo de maneira indefinida, mesmo que este definhe até a morte. Tumores malignos são mais danosos que os benignos, mas ambos podem ter efeitos devastadores. As alterações relacionadas à presença da neoplasia podem ser locais ou sistêmicas, neste caso conhecidas como *síndromes paraneoplásicas*.

Efeitos Locais

Compressão

A neoplasia, mesmo benigna, ao crescer, comprime e atrofia os tecidos vizinhos ou obstrui a luz do órgão, causando alterações funcionais que podem ser muito graves, até mesmo fatais. As consequências mais evidentes da compressão exercida pelas neoplasias são:

- Obstrução de órgãos tubulares.
- Destruição da substância nervosa em decorrência da inexpansibilidade da caixa craniana ou do canal medular, incapazes de acomodar a massa neoplásica em expansão (Fig. 9.36).
- Destruição do parênquima glandular normal adjacente.

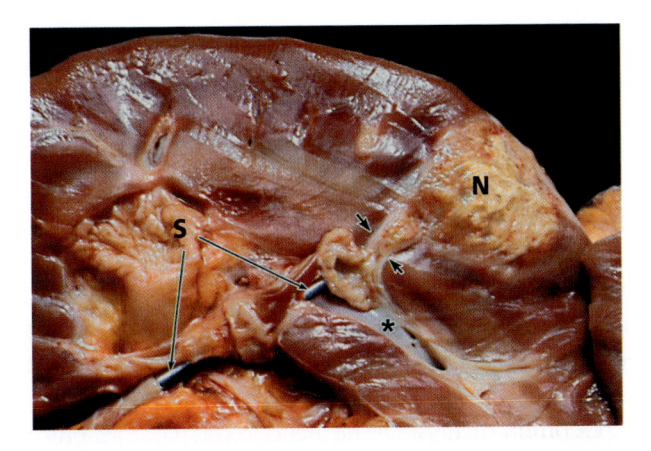

Figura 9.35 – Carcinoma invasivo. Rim. Equino. Esta foto mostra uma neoplasia maligna (N) que invadiu (*setas*) a veia renal e pode ser vista proliferando na luz (*) da veia renal. Para melhor evidenciação, uma sonda (S) foi introduzida na luz da veia renal a partir do hilo renal. Existem casos documentados na literatura de carcinomas renais que invadem a veia renal e se estendem até a cava posterior sem se destacar do ponto de origem. Enquanto permanecem ligados ao tumor primário, não são considerados metástases.

Esses são pontos que ilustram bem o conceito de que nem toda neoplasia benigna é inofensiva.

Hemorragia

Muitas vezes fatal, a hemorragia resulta da invasão e ruptura de vasos em neoplasias do tubo digestório; da ruptura de hematomas ou da própria neoplasia, por exemplo no baço; ou da parede cardíaca em hemangiomas ou hemangiossarcomas (Fig. 9.37).

Ulceração e Infecção

Quando as neoplasias provocam ulceração da pele ou do tubo digestório, bactérias penetram no parênquima ou cório expostos e podem causar infecções locais ou sistêmicas, geralmente graves em razão da condição debilitada do paciente (ver Fig. 9.30). A presença de infecção e inflamação locais é constante nas ulcerações cutâneas e intraorais. Em lesões cutâneas e intraorais ulceradas, infectadas, inflamadas e com suspeita de neoplasia, é recomendável que se repita a biópsia após terapia anti-inflamatória e anti-infecciosa caso a primeira biópsia resulte negativa para neoplasia. A presença de inflamação grave pode mascarar a presença de células neoplásicas na lesão.

Síndromes Paraneoplásicas

Sob esse título englobam-se as alterações *sistêmicas* relacionadas à presença da neoplasia. Embora existam dezenas de síndromes paraneoplásicas reconhecidas e que atingem os sistemas e aparelhos endócrino, nervoso, musculoesquelético, vascular, hematopoético e tegumentar, as mais importantes são as endocrinopatias e a caquexia.

Endocrinopatias

Os tumores benignos e os malignos mais bem diferenciados das glândulas endócrinas têm mais chance de serem funcionais e executarem as mesmas funções das células de origem, isto é, produzir hormônios. Os dois mais importantes distúrbios metabólicos resultantes de endocrinopatias são a *hipoglicemia* e a *hipercalcemia*. Um minúsculo tumor das células beta do pâncreas pode produzir tanta insulina a ponto de causar hipoglicemia fatal. A hipercalcemia induzida por neoplasia pode ser causada por tumores funcionais das paratireoides ou, mais comumente, por produção ectópica de análogos do paratormônio por carcinomas e sarcomas de outras glândulas que não as paratireoides, pois células indiferenciadas podem adquirir funções inesperadas e passar a secretar hormônios não próprios daquele tipo celular. Noventa por cento dos cães com carcinomas dos sacos anais e 20% dos cães com linfossarcoma exibem hipercalcemia. Aliás, hipercalcemia é considerada a mais comum das síndromes paraneoplásicas.

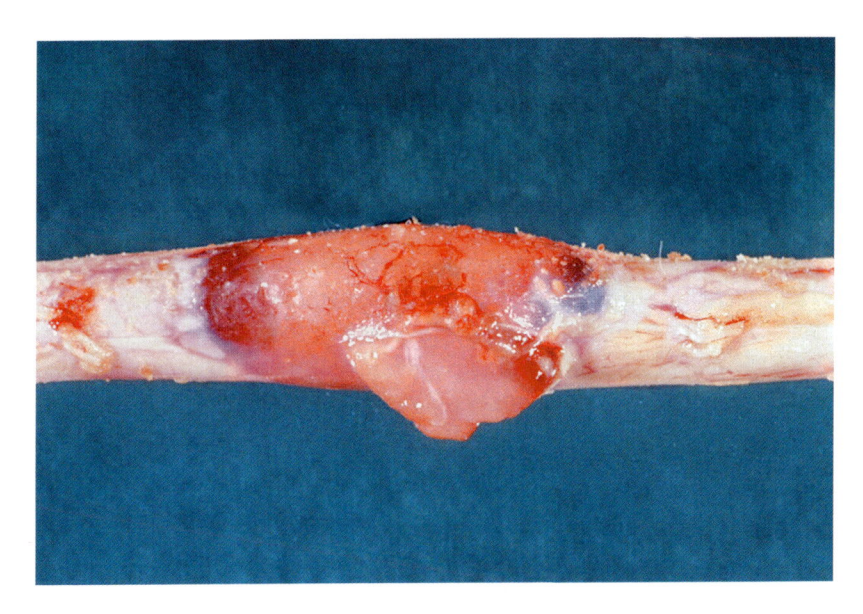

Figura 9.36 – Ependimoma. Medula espinhal. Cão. Este é um exemplo de como uma neoplasia benigna pode ter comportamento maligno e causar a morte do paciente. Em virtude da inexpansibilidade do canal vertebral, a neoplasia comprime e destrói o tecido nervoso da medula espinhal. O mesmo acontece com neoplasias benignas no encéfalo.

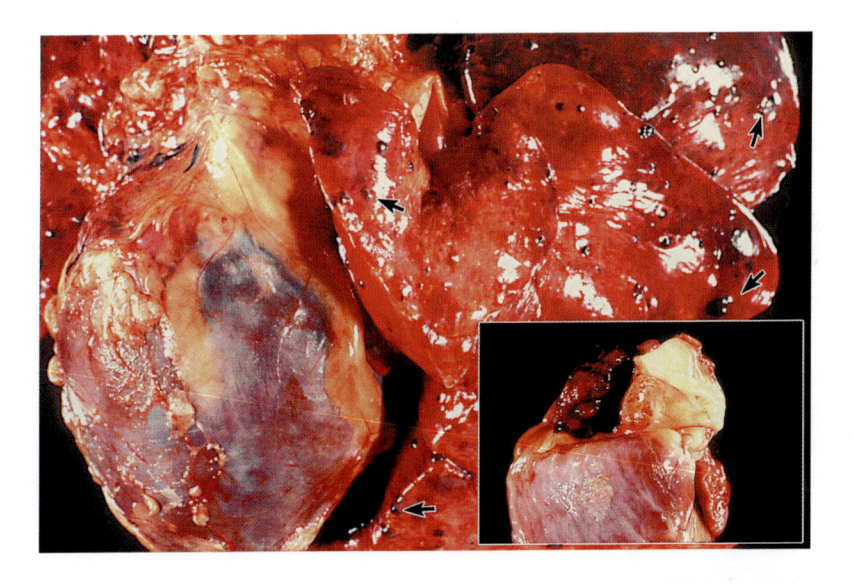

Figura 9.37 – Hemangiossarcoma roto na parede cardíaca. Cão. O pericárdio está distendido por sangue proveniente da ruptura da parede cardíaca, causada por uma metástase localizada no átrio direito (detalhe). O paciente morreu por tamponamento cardíaco. O tumor primário localizava-se no baço e várias metástases (*setas*) podem ser vistas no pulmão.

Em cães, neoplasias das células de sustentação do testículo, ou células de Sertoli, produzem estrógenos, ao contrário das células de sustentação normais, que não produzem hormônios. Como resultado, o paciente exibe feminização, com ginecomastia e, muitas vezes, exercendo atração sexual sobre outros machos.

Caquexia

Caquexia é o estado de grave desnutrição em decorrência de falta de alimento ou de má alimentação crônica, independentemente da causa. Pacientes com neoplasias malignas sofrem perda progressiva de peso, com perda de tecido adiposo e de massa muscular, acompanhada de fraqueza, anorexia e anemia. Essa síndrome é denominada caquexia da neoplasia e suas causas são complexas. Pensava-se que, assim como as outras formas de caquexia, decorresse de diminuição da disponibilidade de nutrientes, neste caso devido à demanda energética do tumor. Todavia, provou-se que resulta, principalmente, da liberação de fatores humorais, como as citocinas, produzidos tanto pelas células neoplásicas quanto pelo paciente em resposta à presença do tumor. Outras características diferenciam a caquexia da neoplasia das demais formas de caquexia. Na caquexia da neoplasia, a exigência calórica e a taxa metabólica continuam altas, ao passo que, na caquexia da falta de alimentos (fome), a exigência calórica e a taxa metabólica diminuem significativamente. Além disso, na caquexia da fome, a musculatura é relativamente preservada, enquanto na caquexia da neoplasia há grande perda de massa muscular.

Graduação e Estadiamento da Neoplasia

O prognóstico do curso da doença neoplásica e a definição da forma de tratamento mais eficaz para o paciente requerem que se estabeleça, com a máxima exatidão, a semelhança entre os padrões morfológicos da neoplasia presente no paciente e os padrões descritos na literatura especializada. Para se alcançar o grau de objetividade necessário, alguns sistemas foram desenvolvidos a fim de expressar a malignidade potencial do tumor, avaliando-se seu grau de diferenciação (*graduação*), e quantificar a extensão da invasão do tumor no corpo do paciente (*estadiamento*). Esses sistemas estão muito aperfeiçoados para seres humanos; em medicina veterinária, os pesquisadores clínicos e patologistas trabalham arduamente para conseguir unificação e maior padronização dos sistemas existentes.

Graduação

Uma vez que a diferenciação das células neoplásicas e o número de mitoses presentes, ou índice mitótico, se correlacionam diretamente com a agressividade do tumor, atribuem-se graus aos tumores na tentativa de quantificar aqueles parâmetros. A graduação atribuída ao tumor varia de I a IV, proporcionalmente à intensidade da anaplasia e ao índice mitótico de suas células. Em essência, no grau I, as células são bem diferenciadas e, no grau IV, as células são indiferenciadas ao máximo. O índice mitótico, que reflete a velocidade de crescimento do tumor, é o número médio de mitoses observadas pela objetiva de 40 aumentos em 10 campos contíguos da área mais anaplásica do tumor.

Para algumas neoplasias, existem critérios de graduação específicos e diferentes das demais – como para o mastocitoma, em que o sistema mais utilizado considera apenas três graus: I, II e III, com o agravante de que, enquanto um sistema considera o grau III como o mais agressivo, outro sistema o considera como o menos agressivo. Felizmente, este último está, progressivamente, sendo ignorado. Outras neoplasias são classificadas apenas em graus *baixo, intermediário e alto* e outras, ainda, em apenas graus *alto* e *baixo*. Os critérios para atribuir cada grau variam de uma neoplasia para outra, e foge aos objetivos deste livro enumerá-los.

Exceto, talvez, para sarcomas dos tecidos moles e para o mastocitoma, a graduação tem menor valor clínico que o estadiamento para o prognóstico da neoplasia. Contudo, a graduação é um método auxiliar ao estadiamento para se definir a forma de tratamento a ser adotada.

Estadiamento

O *estádio* da neoplasia é uma indicação clínica da extensão da doença neoplásica no organismo do paciente. Sua utilidade é permitir comparação entre os resultados de diferentes tratamentos, permitir padronização de protocolos terapêuticos e, por consequência, prognósticos mais precisos. O estadiamento utiliza o chamado sistema TNM, com base no tamanho do tumor primário (T), no envolvimento ou não dos linfonodos regionais (N) e na presença ou não de metástases (M) a distância. De maneira geral, após diagnóstico histopatológico e avaliação clínica, atribui-se um número a cada um daqueles parâmetros. Assim, T_0 designa um carcinoma *in situ* e T_1 a T_4 designam tamanhos progressivos do tumor. A ausência de envolvimento de linfonodos regionais é indicada por N_0, enquanto N_1 a N_3 indicam graus progressivos de envolvimento. Por fim, M_0 indica ausência de metástases e M_1 e M_2, metástases em um e dois ou mais órgãos, respectivamente.

Avaliação das Margens Cirúrgicas

Como regra geral, biópsias excisionais são feitas com o propósito de diagnosticar a neoplasia e, se possível, eliminá-la por completo. Sabe-se que margens cirúrgicas amplas aumentam as chances de excisão completa e possibilidade de cura, em especial para tumores invasivos como mastocitoma, melanoma e hemangiopericitoma. No entanto, geralmente por conta de particularidades anatômicas da região afetada, como face e extremidades, muitas vezes a excisão ampla é impossível, possibilitando que restos da neoplasia permaneçam no paciente, aumentando a chance de recidiva e impedindo a cura.

Um inestimável serviço proporcionado pelo patologista ao clínico é verificar se a excisão foi ou não completa e, se for o caso, recomendar nova intervenção cirúrgica mais ampla. Para avaliar a completude da remoção, ao examinar o corte histológico, o patologista procura por células neoplásicas nas margens em que o cirurgião fez as incisões para remover o bloco de tecido contendo a neoplasia. A presença de células neoplásicas nas chamadas margens cirúrgicas indica, com extrema probabilidade de acerto, que a neoplasia não foi removida completamente. Esse processo é explicado melhor na Figura 9.38, um diagrama representando uma neoplasia cuja excisão foi incompleta e como e onde o patologista pode constatar que as margens estão comprometidas. Para facilitar o reconhecimento das margens cirúrgicas durante o exame histopatológico e aumentar a precisão do resultado, a superfície externa do fragmento removido é pintada com tinta nanquim, que é visível durante aquele exame.

A avaliação das bordas cirúrgicas nem sempre é fácil e um resultado negativo pode ser falso. É necessário considerar que o tumor é uma estrutura tridimensional que cresce de maneira irregular e que os cortes histológicos correspondem

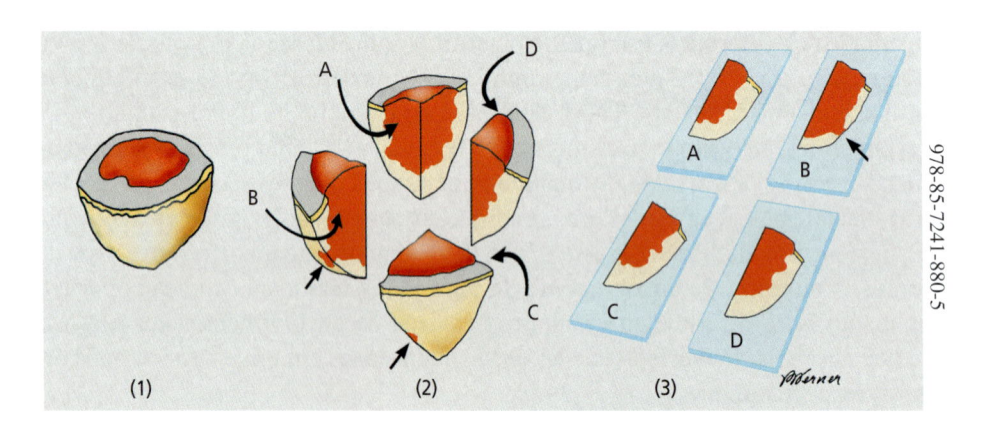

Figura 9.38 – Esquema simplificado do processo para avaliação da completude da remoção cirúrgica de uma neoplasia cutânea durante o exame histológico. A amostra contendo a neoplasia (*1*) é clivada em dois planos perpendiculares verticais, resultando em quatro fragmentos (*2*), que são incluídos separadamente em blocos de parafina para confecção de quatro lâminas histológicas (*3*) representando cada uma das faces indicadas (*A* a *D*). Nos cortes histológicos resultantes, note que, em A, C e D, existe uma margem de tecido saudável entre a neoplasia e a borda cirúrgica, mas em B a neoplasia atinge o limite lateral da amostra. Na face B, portanto, a margem cirúrgica está comprometida, indicando que, naquele ponto, a neoplasia não foi removida integralmente (*setas retas*).

a apenas uma pequena fração do total da neoplasia. Assim, é possível que um ponto comprometido das margens não seja examinado. Por outro lado, se o exame histológico seguiu os padrões recomendados, não existem falsos positivos.

Por fim, considerados juntos o tipo de tumor, a graduação, o estadiamento e a completude da excisão, o clínico pode decidir qual é o melhor plano de tratamento a ser instituído e, com razoável chance de acerto, informar o proprietário do animal sobre a evolução esperada para o caso. Mais uma vez, enfatiza-se a necessidade de cooperação constante entre o clínico e o patologista para benefício de ambos, paciente e cliente.

Referências Bibliográficas

1. WILLIS, R. A. *The Spread of Tumors in the Human Body*. London: Butterworth, 1952. 140p.
2. PATNAIK, A. K.; EHLER, W. J.; MACEWEN, E. G. Canine mast cell tumors: morphologic grading and survival times in 83 dogs. *Vet. Path.*, v. 21, p. 469-474, 1984.

Bibliografia

CAMPO, M. S. Papillomas and cancer in cattle. *Cancer Surv.*, v. 6, p. 39-54, 1987.
CULLEN, J. M.; PAGE, R.; MISDORP, W. An overview of cancer pathogenesis, diagnosis, and management. In: MEUTEN, D. J. *Tumors in Domestic Animals*. 4. ed. Ames: Blackwell Publishing, 2002. Cap. 1, p. 3-44.
DALECK, C. R.; DE NARDI, A. B.; RODASKI, S. *Oncologia em Cães e Gatos*. São Paulo: Roca, 2009. Cap. 6, p. 121-134.
GAVA, A. Intoxicações por plantas de ação anti-hematopoética e mutagênica. Intoxicação por *Pteridium aquilinum*. In: RIET-CORREA, F.; MÉNDEZ, C.; SCHILD, A. L. *Intoxicações por Plantas e Micotxicoses em Animais Domésticos*. Montevideo: Editorial Agropecuária Hemisfério Sur SRL, 1993. Cap. 12, p. 247-258.
JONES, T. C.; HUNT, R. D.; KING, N. W. Disturbances of growth: aplasia to neoplasia. In: JONES. T. C.; HUNT, R. D.; KING, N. W. *Veterinary Pathology*. 6. ed. Ames: Blackwell Publishing, 2006. Cap. 4, p. 81-112.
KUMAR, V.; ABBAS, A. K.; FAUSTO, N. Neoplasia. In: KUMAR, V.; ABBAS, A. K.; FAUSTO, N. *Robbins and Cotran Pathologic Basis of Disease*. 7. ed. Philadelphia: Elsevier Saunders, 2005. Cap. 7, p. 269-342.
KUSEWITT, D. F.; RUSH, L. J. Neoplasia and tumor biology. In: MACGAVIN, M. D.; ZACHARY, J. F. *Pathologic Basis of Veterinary Disease*. 4. ed. St. Louis: Mosby Elsevier, 2007. Cap. 6, p. 253-298.
MEUTEN, D. J. Appendix. Diagnostic schemes and algorithms. In: MEUTEN, D. J. *Tumors in Domestic Animals*. 4. ed. Ames: Blackwell Publishing, 2002. Cap. 1, p. 3-44.
NASCIMENTO, E. F.; SANTOS, R. L. Patologias do ovário. In: NASCIMENTO, E. F.; SANTOS, R. L. *Patologia da Reprodução dos Animais Domésticos*. 2. ed. Rio de Janeiro: Guanabara-Koogan, 2003. Cap. 3, p. 15-39.
SLAUSON, D. O.; COOPER, B. J. Disorders of cell growth. In: SLAUSON, D. O.; COOPER, B. J. *Mechanisms of Disease – A Textbook of Comparative General Pathology*. 2. ed. Baltimore: Williams and Wilkins, 1990. Cap. 6, p. 377-471.
WERNER, P. R.; WERNER. J. Avaliação histopatológica. In: DALECK, C. R.; DE NARDI, A. B.; RODASKI, S. *Oncologia em Cães e Gatos*. São Paulo: Roca, 2009. Cap. 6, p. 121-134.
ZUCCARI, D. A. P. C.; SANTANA, A. E.; ROCHA, N. S. Correlação entre a citologia aspirativa por agulha fina e a histologia no diagnóstico de tumores mamários de cadelas. *Bras. J. Vet. Res. Anim. Sci. (São Paulo)*, v. 38, p. 38-41, 2001.

Capítulo 10

Inflamação

A inflamação é uma reação básica de defesa, de contenção e de reparação de danos que ocorre em qualquer tecido vascularizado em resposta a agressões de natureza mecânica, química, infecciosa ou à presença local de células alteradas, necróticas ou neoplásicas. A reação inflamatória isola, contém e destrói o agente agressor e, ao mesmo tempo, dá início e mantém o processo de reparação dos danos resultantes da agressão primária e dos consequentes à própria inflamação. A reparação da lesão, que se inicia logo após a agressão, ocorre por *regeneração* das células parenquimais, em que as células perdidas são substituídas por outras idênticas; *fibroplasia (cicatrização)*, que é o preenchimento da área lesada por tecido conjuntivo fibroso; ou, mais comumente, uma combinação dos dois processos. Embora também faça parte do processo inflamatório, a reparação da lesão será discutida separadamente no próximo capítulo.

Reação subentende resposta; portanto, a inflamação não acontece simplesmente: ela necessita de um estímulo, em geral que cause dano ao tecido. Assim, é interessante pensar na inflamação como uma relação de causa e efeito. Por outro lado, os próprios produtos da reação inflamatória atuam como estímulos inflamatórios, tornando o processo cíclico ou mesmo perpetuando a inflamação, com destruição adicional de tecido e aumento da gravidade da lesão primária. Existe também a possibilidade de a intensidade da resposta inflamatória ser demasiadamente intensa ou desproporcional à intensidade do estímulo. Assim, há doenças nas quais a inflamação não só faz parte do processo geral de proteção e reparação após a injúria, como também é o fator determinante da doença em si ou de seu agravamento.

Como exemplos de doenças diretamente causadas pela reação inflamatória podem-se citar as *doenças autoimunes*, quando o organismo reage contra as suas próprias células e tecidos (pênfigo, lúpus, poliartrites, colites, etc.), ou as *reações de hipersensibilidade*, quando reage de forma excessiva contra antígenos externos (anafilaxia, atopia). Algumas doenças infecciosas são agravadas pela inflamação, como as gastrites pelo *Helicobacter* sp, as endocardites valvulares, certas formas de mastites em vacas, circovirose em suínos, etc.

O processo de reparação também pode resultar em lesões que não existiam, como cicatrizes aberrantes, que causam deformação ou limitação; aderências, que provocam obstruções intestinais; ou fibrose, que limita a mobilidade de articulações, tendões e músculos. Não é de se admirar, portanto, que grande parte do arsenal terapêutico moderno seja composta de drogas anti-inflamatórias.

A resposta inflamatória básica e a sequência dos eventos inflamatórios são essencialmente as mesmas, independentemente do tipo de agente causador e do tecido envolvido. O que varia é a duração, a intensidade da reação e a evolução do processo segundo o tecido, o hospedeiro ou o agente agressor.

A reação inflamatória ocorre no estroma conjuntivo do órgão ou tecido. Participam dela os vasos, incluindo o plasma, as proteínas plasmáticas e as células sanguíneas, e os constituintes celulares e extracelulares do tecido conjuntivo. As células sanguíneas que participam da inflamação são *neutrófilos, monócitos, eosinófilos, linfócitos, basófilos* e *plaquetas*; as células do tecido conjuntivo são *fibroblastos, histiócitos, linfócitos, plasmócitos, mastócitos e células dendríticas*; os constituintes extracelulares são proteínas estruturais do tecido conjuntivo (*colágeno* e *elastina*), *glicoproteínas* e *proteoglicanos*, incluindo a membrana basal. Todo esse conjunto constitui o que se denomina *componentes da reação inflamatória*.

Quanto à duração, a inflamação pode ser *aguda* ou *crônica*. A aguda tem início rápido e duração curta; a crônica tem início insidioso e duração longa. Além da referência à duração, os termos subentendem também um padrão morfológico distinto para cada uma delas. É o que discutiremos a seguir.

Inflamação Aguda

A inflamação aguda é, portanto, *aquela que tem início rápido, de segundos ou minutos, e duração relativamente curta, de poucos minutos a vários dias*. Às vezes, o termo "agudo" é utilizado ou interpretado erroneamente como "severo". Clinicamente, existe a possibilidade de o tempo de evolução da reação inflamatória, ou de uma doença qualquer, ser excepcionalmente rápido, aquém daquele observado em casos semelhantes. Nesse caso, pode-se utilizar o termo *peraguda* (*per* significa "além de" ou "que ultrapassa"). Outros termos são utilizados, mas não são corretos: "hiperaguda" e "superaguda". O primeiro é um jargão e deve ser evitado; o segundo não existe.

Os principais fenômenos observados na inflamação aguda estão representados na Figura 10.1. A maior característica morfológica da inflamação aguda é a exsudação de líquido e proteínas plasmáticas e a emigração de leucócitos, sobretudo neutrófilos. A resposta inflamatória aguda acontece em três passos sequenciais:

- Expansão do leito vascular local para produzir aumento do fluxo sanguíneo.
- Alterações na estrutura dos capilares para permitir a saída de proteínas do plasma e leucócitos.

- Imigração de leucócitos dos capilares, seguida de seu acúmulo no foco da agressão e sua ativação para eliminar o agente agressor.

Essa sequência de eventos é responsável pelos sinais cardinais ou característicos da inflamação, descritos por Celsius no século I (*rubor, calor, tumor, dolor...*). O quinto sinal clínico da inflamação, a incapacidade funcional (*...et functio lesa*), foi adicionado àquela tétrade por Rudolf Virchow no século XIX. A vermelhidão e o aumento da temperatura local são causados pelo aumento do fluxo sanguíneo local. A temperatura local não excede a temperatura central do corpo. O aumento de volume é causado pelo edema e a dor resulta da ação de alguns dos mediadores químicos da inflamação liberados durante o processo.

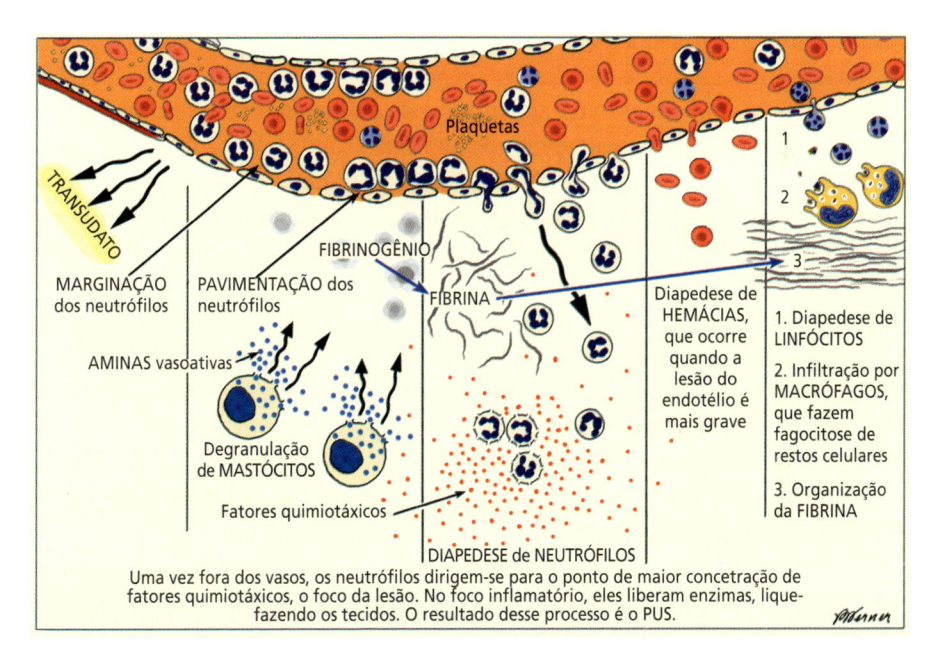

Figura 10.1 – Representação gráfica e resumida dos principais fenômenos celulares que ocorrem no processo inflamatório agudo, em ordem cronológica, da esquerda para a direita. Na parte superior da imagem está representada a luz de um capilar e, à esquerda, está a arteríola. A reação inflamatória é desencadeada pela liberação, por mastócitos, de aminas ativas. Os neutrófilos inicialmente dirigem-se para a periferia do vaso (marginação), aderem-se a ela (pavimentação) e logo iniciam a travessia da parede vascular por entre as células endoteliais (diapedese). Eles se deslocam para o foco inflamatório em direção ao maior gradiente de fatores quimiotáxicos, onde liberam suas enzimas líticas. O fibrinogênio que escapou do vaso coagula-se, formando a fibrina, a qual posteriormente sofrerá organização. Quando o espaço entre as células endoteliais permite, hemácias também extravasam e, embora não tenham nenhum papel na inflamação, passam a integrar o exsudato.

Os principais estímulos causadores de inflamação aguda são:

- Infecções por bactérias, vírus, parasitas e toxinas de microrganismos.
- Trauma, penetrante ou não.
- Temperatura (queimadura ou congelamento), irradiação, substâncias químicas.
- Necrose tecidual.
- Corpos estranhos.
- Reações imunes (hipersensibilidade).

Alterações no Calibre dos Vasos e no Fluxo Sanguíneo

As alterações no calibre dos vasos e na velocidade do fluxo sanguíneo ocorrem na seguinte ordem:

- *Vasodilatação*. A dilatação dos vasos muitas vezes é precedida por *vasoconstrição* fugaz, que não dura mais que alguns segundos. A vasodilatação decorre do relaxamento de arteríolas e de esfíncteres pré-capilares, o que provoca preenchimento e dilatação de leitos capilares que estavam vazios e, consequentemente, aumento do fluxo sanguíneo regional. Ao exame físico tem-se a impressão de que novos capilares foram criados na área, como o que se observa na conjuntiva inflamada. Esse fenômeno, por ser um processo ativo, chama-se *hiperemia* e é o mais evidente sinal clínico da inflamação. A vasodilatação é causada pela ação de mediadores químicos, principalmente a *histamina* e o *óxido nítrico* (NO), sobre a musculatura lisa da parede vascular. Esses mediadores serão estudados adiante.
- *Aumento da permeabilidade de vasos*. Logo após a vasodilatação, a permeabilidade dos vasos locais aumenta significativamente, permitindo que fluido e proteínas plasmáticas deixem os vasos e se acumulem no tecido perivascular, ocasionando edema.
- *Lentidão do fluxo sanguíneo*. A perda de fluido para o interstício causa concentração das hemácias e aumento da viscosidade do sangue, fazendo com que este flua mais devagar, num processo chamado *estase sanguínea*.
- *Marginação de leucócitos*. À medida que a estase se instala, leucócitos, principalmente neutrófilos, se acumulam e aderem ao endotélio vascular, num processo chamado *pavimentação*; a seguir, atravessam a parede vascular e iniciam a migração em direção ao foco da lesão.

Alterações na Permeabilidade Vascular

A permeabilidade dos vasos aumenta em virtude da ampliação dos espaços entre as células endoteliais, o que permite a passagem de maiores volumes de líquido, de moléculas grandes e de células para o tecido. O acúmulo de proteínas nos tecidos aumenta a pressão coloidosmótica no interstício em relação à pressão no interior dos vasos, o que provoca deslocamento de fluido dos vasos para os tecidos, resultando em *edema*. Esse fluido é o *exsudato*, cujas características físicas e químicas são diferentes do líquido que sai dos vasos em situações normais, o *transudato*. Diferenciar um do outro tem grande importância em situações específicas. Imagine um animal trazido à clínica com o abdômen distendido por líquido, no qual o exame do fluido colhido por abdominocentese permitirá saber se o acúmulo decorre de peritonite ou de qualquer outra causa de ascite. Talvez valha a pena recapitular algumas das principais características físicas, químicas e morfológicas desses dois líquidos (Tabela 10.1).

Transudato

Transudato é o líquido que sai dos vasos na ausência de inflamação e que, em situações normais, é responsável pela nutrição e pelo equilíbrio hídrico e eletrolítico dos tecidos. Em casos de hipoproteinemia, aumento da pressão hidrostática, impedimento da drenagem venosa ou obstrução da drenagem linfática, o volume de transudato que sai dos vasos, o qual normalmente é muito pequeno, aumenta grandemente e excede a capacidade de drenagem pelas vênulas e linfáticos dos tecidos. Nessas situações, o transudato se acumula no interstício ou nos espaços corporais, caracterizando o *edema*. Em virtude da permeabilidade seletiva do endotélio vascular, o transudato apresenta baixa concentração de proteínas – quase exclusivamente albumina (< 3g de proteína/dL) – e tem densidade próxima a 1,012. Essa densidade é semelhante à do filtrado dos glomérulos de rins saudáveis. Em geral, o transudato é translúcido por quase não conter leucócitos ou outras células (< 1.500/µL) e não coagula quando exposto ao ar por não conter fibrinogênio. Caso contenha mais proteína que o normal, geralmente fibrinogênio devido a alterações na permeabilidade dos

Tabela 10.1 – Principais características físicas, químicas e morfológicas para diferenciar exsudatos de transudatos

Característica	Exsudato	Transudato
Densidade	Acima de 1,02g/mL	Próximo a 1,012g/mL
Proteínas presentes	Fibrinogênio e globulinas	Geralmente albumina
Concentração de proteínas	Acima de 3g/dL	Abaixo de 3g/dL
Turbidez	Opaco	Geralmente translúcido
Coagulação	Sim	Geralmente não
Presença de leucócitos	Mais de 1.500/µL	Raros
Restos celulares	Sim	Não
Hemácias	Ocasionalmente	Não

vasos não causadas por inflamação, é chamado de *transudato modificado* e pode, eventualmente, coagular.

Exsudato

Nas fases iniciais da inflamação aguda, quando os espaços entre as células endoteliais ainda são pequenos, permitindo a saída apenas de água e proteínas de baixo peso molecular, o líquido que se acumula nos tecidos ainda é transudato (ver Fig. 10.1). À medida que a inflamação se instala e os espaços entre as células endoteliais aumentam, porém, proteínas maiores e leucócitos saem dos vasos e o líquido que deixa o vaso adquire características de exsudato. Este tem alta concentração de proteínas (> 3g/dL) – albumina, fibrinogênio e globulinas –, contém muitos leucócitos (> 1.500/μL) e, às vezes, hemácias, e densidade igual ou superior a 1,020g/mL. Macroscopicamente, o exsudato é turvo, por conter leucócitos e restos de células, e coagula por conter fibrinogênio. As características físicas, o aspecto e a população celular do exsudato caracterizam e dão nome a alguns tipos particulares de inflamação; por exemplo, o exsudato fluido ou cremoso, turvo, rico em leucócitos (principalmente neutrófilos), contendo restos celulares e, às vezes, microrganismos, é chamado de pus e caracteriza as inflamações purulentas ou supurativas.

Emigração de Leucócitos

A saída dos vasos, a migração e o acúmulo de leucócitos no local da lesão é o mais importante evento da inflamação (ver Fig. 10.1). Esses leucócitos fagocitam e destroem bactérias e outros microrganismos, fagocitam complexos imunitários e eliminam restos necróticos e corpos estranhos, mantêm a resposta inflamatória pela liberação de mediadores químicos e colaboram na resposta defensiva com suas enzimas lisossômicas e pela liberação de radicais tóxicos aos microrganismos. Infelizmente, os mesmos produtos dos leucócitos que destroem microrganismos e eliminam tecido necrótico também agridem o tecido saudável e prolongam a inflamação. O processo de emigração leucocitária segue uma sequência:

- *Marginação*: na circulação, as hemácias normalmente ocupam a posição mais central no fluxo sanguíneo; os leucócitos, a periferia. Em consequência da lentidão da circulação decorrente da vasodilatação, as condições hemodinâmicas se alteram e um número cada vez maior de leucócitos assume posição marginal no fluxo circulatório, passando a deslizar – na realidade, rolar – sobre o endotélio vascular.
- *Adesão*: os neutrófilos aderem-se ao endotélio e "forram" a parede vascular, num processo conhecido como *pavimentação*.
- *Diapedese ou transmigração*: processo pelo qual leucócitos atravessam a parede vascular aparentemente intacta. Os leucócitos se inserem entre as

células endoteliais, por meio de movimentos ameboides ativos, e atravessam a parede vascular. Hemácias também podem escapar dos vasos por diapedese; porém, ao contrário dos leucócitos, saem passivamente quando o espaço entre as células endoteliais é maior, o que acontece em lesões mais graves do endotélio dos capilares.

- *Migração e quimiotaxia*: a migração da célula inflamatória em direção ao foco inflamatório, a quimiotaxia, não acontece de forma aleatória, mas em resposta à atração exercida por certas substâncias específicas liberadas por tecidos lesados, agentes infecciosos, corpos estranhos ou algumas células neoplásicas: os *fatores quimiotáxicos*. As células se movem em direção ao ponto de maior concentração daqueles fatores, isto é, em resposta a um gradiente de concentração.
- *Fagocitose e degranulação*: a fagocitose de partículas e a liberação de enzimas lisossomais é a principal razão do acúmulo de neutrófilos e macrófagos no foco inflamatório. A fagocitose inicia-se pelo reconhecimento da partícula, o que só ocorre após sua opsoninação, seguida da ingestão da partícula e sua posterior destruição intracelular.

A última fase do processo inflamatório agudo ocorre com a liberação pelos leucócitos de enzimas lisossomais, metabólitos, prostaglandinas, leucotrienos e outros. Esses produtos, além de serem potentes mediadores químicos que amplificam e mantêm a reação inflamatória inicial, induzem a destruição e liquefação dos tecidos locais. O resultado é o *pus*, que é uma forma de necrose de liquefação.

Mediadores Químicos da Inflamação

A reação inflamatória inicia-se e mantém-se ativa por intermédio de mediadores químicos liberados no foco da lesão. Eles originam-se do plasma, de células inflamatórias sanguíneas e teciduais e dos tecidos lesados. Dezenas de substâncias podem atuar como mediadores, incluindo certas aminas vasoativas, como histamina e serotonina; proteínas do plasma, como o sistema complemento, as cininas e o sistema de coagulação; mediadores lipídicos, como os metabólitos do ácido araquidônico (prostaglandinas, leucotrienos e lipoxinas); fator ativador de plaquetas (PAF, *protein activator factor*); citocinas, quimocinas e o óxido nítrico. Discutiremos apenas alguns. A Tabela 10.2 traz um sumário dos principais mediadores, suas origens e ações.

- *Histamina*: é um dos mais importantes mediadores. Inicia as respostas vasculares e as mantém por 30 a 60min; por isso, é chamada de "mediador rápido" da inflamação. A histamina é liberada dos grânulos de mastócitos, basófilos e plaquetas.

Tabela 10.2 – Principais mediadores químicos presentes nas inflamações agudas, suas fontes e ações principais

Mediador	Fonte	Ações Permeabilidade vascular	Quimiotaxia	Outras
Histamina, serotonina	Mastócitos e plaquetas	+	–	Não tem
Bradicinina	Plasma	+	–	Dor
C3a	Plasma (via fígado)	+	–	Opsoninação
C5a	Macrófagos	+	+	Adesão leucocitária
Prostaglandinas	Mastócitos	Potencializa outros mediadores	–	Vasodilatação, dor e febre
Leucotrieno B4	Leucócitos	–	+	Adesão leucocitária
Leucotrienos C4, D4 e E4	Leucócitos, mastócitos	+	–	Bronco e vasoconstrição
Fator ativador de plaquetas	Leucócitos, mastócitos	+	+	Broncoconstrição, pré-ativação de leucócitos
Radicais de oxigênio	Leucócitos	+	–	Lesões endotelial e tecidual
Quimocinas	Leucócitos	–	+	Ativação de leucócitos
Óxido nítrico	Macrófagos, endotélio	+	+	Vasodilatação, citotoxicidade

- *Serotonina*: ocorre nos mastócitos e nas plaquetas. Seus efeitos são semelhantes aos da histamina, mas age apenas nas vênulas.
- *Bradicinina*: origina-se da ruptura de células, principalmente neutrófilos, e mantém a reação inflamatória depois de passado o efeito da histamina; por isso, é chamada de "mediador lento" da inflamação. Produz vasodilatação, contração da musculatura lisa e dor.
- *Prostaglandinas*: são hormônios de produção e ação locais, derivados do ácido araquidônico. Têm muitas outras ações além de mediar a resposta inflamatória. Na resposta inflamatória, são responsáveis por vasodilatação, dor e febre.
- *Óxido nítrico*: além de ser um potente vasodilatador, o óxido nítrico atua como modulador da reação inflamatória, reduzindo a agregação de plaquetas, diminuindo certos aspectos da reação inflamatória induzida por mastócitos e o recrutamento de leucócitos. Por outro lado, é microbicida e inibe a reprodução de bactérias, protozoários, helmintos e vírus.

Evolução da Inflamação Aguda

A reação inflamatória aguda pode evoluir para uma de cinco possibilidades:

- *Resolução*: retorno à estrutura e à função normais. Ocorre quando não houve destruição tecidual séria, principalmente do estroma dos tecidos

inflamados. A restauração da normalidade ocorre sem complicações e com pouca perda de tecido.
- *Reparação por regeneração*: a lesão ocorreu apenas no parênquima e o estroma do tecido lesado foi preservado. Este constitui um esqueleto por onde as células parenquimatosas perdidas podem multiplicar-se e repor as células perdidas (ver Cap. 11).
- *Reparação por fibroplasia (cicatrização)*: fibroplasia significa produção de tecido conjuntivo fibroso e ocorre após lesão tecidual mais extensa, com destruição do estroma, ou quando a lesão ocorreu em tecidos cujas células não têm capacidade de regeneração. Usa-se o termo *fibrose* quando a produção de tecido conjuntivo fibroso é excessiva ou ocorre de forma indesejável. A fibrose é uma consequência comum das inflamações em superfícies mesoteliais quando há abundante exsudação de fibrina (ver Cap. 11).
- *Abscedimento* (o verbo é absceder): ocorre particularmente em infecções por bactérias piogênicas, como *Staphylococcus* sp, *Streptococcus* sp, *Corynebacterium* sp, etc. A presença de grande número de neutrófilos (piócitos) provoca liquefação dos tecidos inflamados, cujos restos passam a integrar o pus.
- *Cronificação*: a reação inflamatória pode tornar-se crônica quando a causa da agressão persiste, seja porque o estímulo danoso é repetido periodicamente ou porque o agente agressor é de difícil destruição.

Inflamação Crônica

Inflamação crônica é a reação inflamatória de longa duração, de semanas, meses ou até mesmo anos. Caracteriza-se pela presença simultânea de inflamação persistente, sinais de agressão e destruição de tecido e reparação. Tem características morfológicas que permitem seu diagnóstico mesmo que se desconheça há quanto tempo existe. Morfologicamente, a inflamação crônica apresenta infiltração por linfócitos, plasmócitos e macrófagos, sinais de destruição de tecido, proliferação de fibroblastos, neoformação de vasos (tecido de granulação) e fibrose.

Causas da Inflamação Crônica

A inflamação crônica tem início insidioso e, na maioria das vezes, acontece como sequela ou prolongação da inflamação aguda. Em alguns casos, contudo, a fase aguda não existe ou é inaparente. As causas e mecanismos mais comuns da inflamação crônica são:

- Como consequência ou evolução de inflamação aguda, seja pela persistência do estímulo inflamatório ou por alguma interferência no processo de reparação.

- Ataques repetidos de inflamação aguda. Quando diagnosticado durante uma das fases de agudização do processo, esse tipo de inflamação é chamado de inflamação recorrente ou inflamação *crônica ativa*, que, caracteristicamente, apresenta tanto os componentes da inflamação aguda (neutrófilos, fibrina e proteínas plasmáticas) quanto os da inflamação crônica (presença de linfócitos, plasmócitos, macrófagos e proliferação de fibroblastos).
- Ocorrência insidiosa, sem fase aguda aparente. Essa forma de inflamação crônica é observada nos casos em que há infecção persistente por um microrganismo de baixa virulência, mas capaz de provocar estímulo antigênico persistente; exposição da célula a certas substâncias não degradáveis, mas tóxicas para a célula; e nas reações imunitárias, sobretudo de natureza autoimune.

Os agentes capazes de causar inflamação crônica o fazem porque possuem uma ou mais das seguintes características biológicas:

- *Persistência e/ou resistência*: certas bactérias (*Mycobacterium* spp, *Nocardia* spp), fungos (*Blastomyces dermatitides, Histoplasma capsulatum, Cryptococcus* spp, *Aspergillus* spp etc.) ou larvas de helmintos (*Toxocara canis*) podem escapar da fagocitose por neutrófilos e macrófagos. Caso sejam fagocitados, não se fundem com lisossomos para a formação de fagolisossomos, o que os impede de serem mortos. Além disso, sua presença nos tecidos provoca estímulo antigênico continuado, o que resulta na formação de granulomas.
- *Isolamento*: algumas bactérias piogênicas (*Streptococcus* spp e *Staphylococcus* spp), apesar de suscetíveis à fagocitose, são capazes de se isolar e se proteger das reações naturais de defesa do organismo no interior de coleções de pus. Esse isolamento os torna também resistentes a antibióticos.
- *Indestrutibilidade*: alguns corpos estranhos introduzidos no corpo animal são virtualmente indestrutíveis e, portanto, indiferentes à fagocitose e destruição enzimática, como espinhos e farpas vegetais, cristais de sílica, fibras de asbesto e alguns materiais de sutura ou próteses cirúrgicas.
- *Autoimunidade*: autoantígenos que provocam respostas exacerbadas de anticorpos, como no lúpus, pênfigo e artrite reumatoide.

Da mesma maneira que a inflamação aguda, a inflamação crônica também pode tornar-se um problema quando, em vez de um mecanismo protetor, torna-se uma doença específica que causa efeitos sistêmicos muito mais sérios. Talvez os melhores exemplos sejam as pneumoconioses, doenças pulmonares causadas por inalação de partículas, principalmente a sílica. Como resultado, há proliferação de tecido conjuntivo fibroso no pulmão, com perda de elasticidade e espessamento das paredes alveolares, impedindo tanto as trocas gasosas quanto a ventilação pulmonar.

Células Inflamatórias

Células inflamatórias são aquelas que, normalmente presentes em pequenos números nos tecidos, têm a população consideravelmente aumentada em consequência da inflamação e desempenham papel importante no processo inflamatório. Sua população é composta de leucócitos, que saem dos vasos sanguíneos e se acumulam no foco inflamatório, e algumas outras células próprias dos tecidos, que proliferam em resposta aos mediadores da inflamação. A presença e a predominância de um ou outro tipo celular no foco inflamatório caracterizam o tipo de exsudato que, por sua vez, caracteriza a reação inflamatória.

Para os clínicos, em sua maioria mais acostumados a verem células inflamatórias em lâminas de esfregaços de sangue ou de material aspirado de lesões (biópsias aspirativas), as células inflamatórias, quando vistas na lâmina histológica, parecem incrivelmente pequenas. Isso acontece porque as células são muito plásticas e se deformam com facilidade. Imagine o leucócito como um balão de plástico flexível, esférico ou arredondado, cheio de líquido e flutuando num meio também líquido. Quando retirado desse meio e colocado sobre uma superfície plana (a lâmina de citologia), ele se achata e se espalha, parecendo maior do que realmente é quando visto de cima. Por outro lado, ao imergir o tecido no fixador para o exame histológico, as células endurecem e mantêm as mesmas formas e dimensões que tinham ao flutuar no meio líquido. Além disso, ao executar os cortes histológicos, a navalha do micrótomo pode cortá-las num plano não central, fazendo-as parecer ainda menores. Aliás, alguém já disse, muito apropriadamente: "citologistas veem os ovos fritos; histologistas os veem cozidos"*.

A Figura 10.2 é uma representação esquemática das várias células inflamatórias presentes na área inflamada, em uma forma aproximada de como elas são vistas ao microscópio. As células inflamatórias, sua morfologia, funções e significância no foco inflamatório são abordadas a seguir.

Neutrófilos

Os neutrófilos são as primeiras células a aparecer no foco inflamatório. Suas principais funções são:

- Fagocitar microrganismos e material estranho que, depois de internalizados, são mortos ou degradados por suas enzimas microssomais.
- Secreção ou liberação do conteúdo de seus grânulos, para aumentar ou manter a reação inflamatória aguda e liquefazer tecidos e restos celulares.

---

* GARCIA-NAVARRO, C. E. K. Comunicação pessoal, 1988.

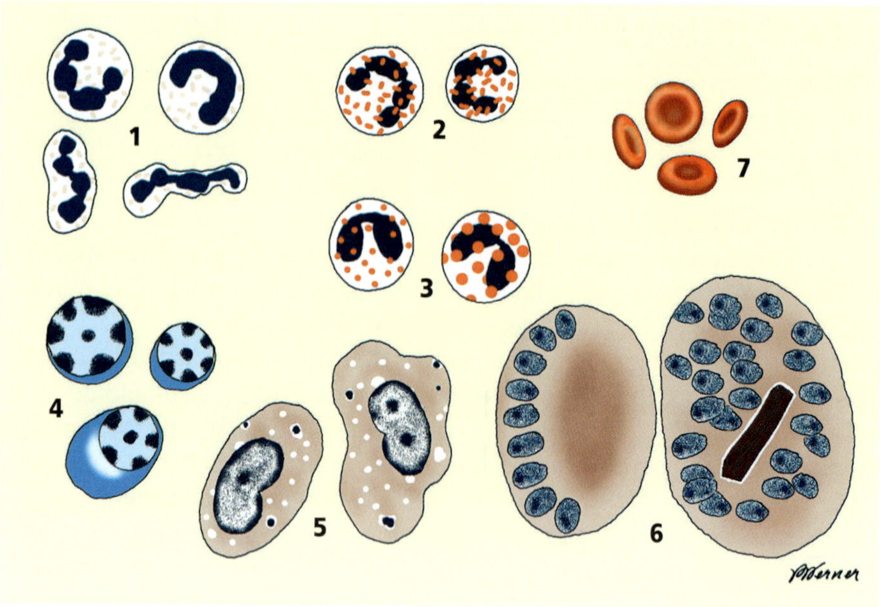

Figura 10.2 – Representação gráfica esquemática, mas sem escala, das diversas células encontradas no campo inflamatório, aproximadamente como são vistas durante o exame histopatológico. Não estão representados os fibroblastos e angioblastos, que também participam da reação. 1 = *neutrófilos*: têm o núcleo segmentado, exceto quando ainda são jovens (à direita); seus grânulos são quase invisíveis, exceto em ruminantes; alguns aparecem deformados, como são frequentemente vistos nos tecidos. 2 = *heterófilos*: são os correspondentes aos neutrófilos em aves e répteis; têm grânulos alongados e fortemente eosinofílicos, razão de serem chamados de "pseudoeosinófilos". 3 = *eosinófilos*: seu núcleo é bilobulado e os grânulos citoplasmáticos são esféricos; os grânulos dos eosinófilos de equinos (à direita) são muito grandes, chegando a encobrir o núcleo. 4 = *linfócitos e plasmócito*: os primeiros têm citoplasma escasso e basofílico e a cromatina é em grumos; o plasmócito tem abundante citoplasma, com um halo claro próximo ao núcleo, que é deslocado lateralmente. 5 = *macrófagos*: o núcleo é reniforme e o citoplasma é vacuolar, frequentemente contendo material fagocitado. 6 = *células gigantes*: estão representados dois tipos clássicos – a da esquerda é uma célula de Langhans, típica da tuberculose; a da direita é uma célula do tipo corpo estranho, que pode ter milhares de núcleos. 7 = *hemácias*: não fazem parte da reação inflamatória, mas foram incluídas aqui por serem frequentes no foco inflamatório devido à lesão do endotélio vascular.

    Neutrófilos são produzidos na medula óssea e entram na corrente sanguínea, onde sobrevivem por um período de 5 a 10h. Eles são incapazes de divisão e, após aquele período, caso não sejam requeridos em algum processo inflamatório, são eliminados do organismo pelas mucosas dos aparelhos digestório, geniturinário e respiratório. Nos tecidos, podem sobreviver por 1 a 4 dias e então são fagocitados por macrófagos ou sofrem apoptose.

    Neutrófilos são facilmente reconhecíveis em virtude do núcleo multilobulado, razão pela qual são chamados de *polimorfonucleares* (Fig. 10.3). Por estarem presentes nas reações purulentas e serem um dos principais componentes do pus, são também chamados de *piócitos* ou *células do pus*. Quando ainda jovens, são chamados de *bastonetes* porque seu núcleo não apresenta a lobulação característica e têm a forma de um bastão curvo que lembra a letra "C". Normalmente, bastonetes são encontrados apenas na medula ou, em números muito pequenos, no sangue circulante. Sua presença em maior número no sangue e nos tecidos inflamados indica que a medula não está sendo capaz de suprir a demanda de células maduras, lançando na circulação células ainda jovens, o chamado *desvio à esquerda*.

Por ter grânulos no citoplasma, o neutrófilo é um granulócito. Seus grânulos contêm dezenas de substâncias, sendo as mais importantes as proteases, que degradam proteínas, e a mieloperoxidase, que converte peróxido de hidrogênio em ácido hipocloroso. Essas enzimas fazem parte do sistema mieloperoxidase, um método eficiente utilizado pelos neutrófilos para matar e/ou degradar microrganismos e outras substâncias internalizadas por fagocitose. A composição dos grânulos dos neutrófilos é adaptada para cada espécie animal. Nos mamíferos, as enzimas liberadas dos neutrófilos provocam liquefação do exsudato, resultando na formação do pus. Em répteis e aves, cujos neutrófilos não dispõem dessas enzimas liquefativas, o pus é caseoso e será degradado por macrófagos e células

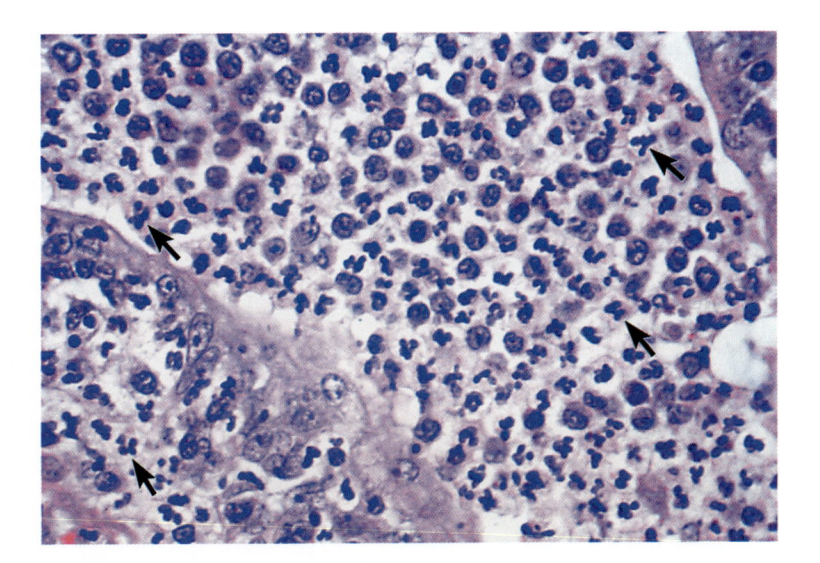

Figura 10.3 – Epididimite purulenta. Touro. A fotomicrografia mostra um ducto epididimário cuja luz (ao centro) e o epitélio contêm muitos neutrófilos (*setas*), facilmente reconhecíveis no corte histológico pela lobulação do núcleo. A reação é chamada de purulenta porque os neutrófilos são considerados "células do pus". Além dos neutrófilos, o exsudato contém abundantes macrófagos. Note como a maioria das células do epitélio ainda está intacta; com o tempo, no entanto, toda essa área será liquefeita pelas enzimas dos neutrófilos. Hematoxilina e eosina. Objetiva de 40×.

gigantes. Da mesma maneira que em aves, peixes e répteis, os neutrófilos de coelhos, lebres, cobaias e outros roedores coram-se diferentemente dos neutrófilos de outros animais e, por essa razão, são chamados de *heterófilos*. Enquanto os grânulos citoplasmáticos dos neutrófilos são invisíveis nas colorações de rotina, nos heterófilos os grânulos coram-se de vermelho, o que lhes confere uma aparência de eosinófilos – por isso, podem ser chamados de *pseudoeosinófilos*. A diferenciação entre eosinófilos e heterófilos se faz pela forma do núcleo, que é bilobulado nos eosinófilos, e pela forma dos grânulos, que são arredondados nos eosinófilos e discretamente alongados nos heterófilos. O heterófilo de répteis é muito maior que os de aves e que os neutrófilos de mamíferos, e seu núcleo não é lobulado (Fig. 10.4). Suas hemácias também são maiores.

Eosinófilos

Eosinófilos também são granulócitos, mas, ao contrário dos neutrófilos, seus grânulos coram-se de vermelho. O termo eosinófilo significa que têm afinidade pela eosina, corante ácido e de cor avermelhada utilizado nas colorações de rotina. Nos eosinófilos de equinos, os grânulos são caracteristicamente grandes e têm cor marrom avermelhada, podendo, ocasionalmente, ocultar o núcleo. Os eosinófilos são um pouco maiores que os neutrófilos, seu núcleo tem apenas dois lóbulos e a cromatina é densa.

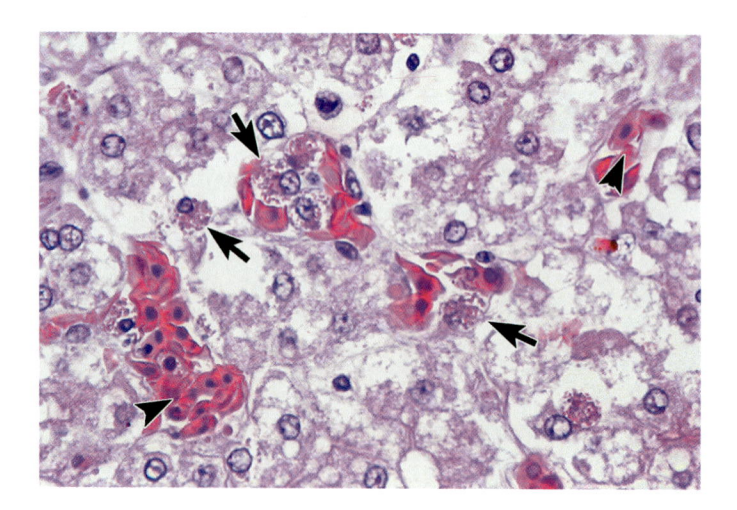

Figura 10.4 – Heterófilos. Jacaré do Pantanal (*Caiman crocodilus*). Heterófilos são os correspondentes, em aves e répteis, dos neutrófilos nos mamíferos. Seu citoplasma contém grânulos eosinofílicos, razão pela qual são chamados de *pseudoeosinófilos*. Nos crocodilianos, as hemácias (*pontas de setas*) são excepcionalmente grandes (pelo menos o dobro de suas correspondentes em mamíferos e aves). Além disso, seus heterófilos (*setas*) não têm a lobulação nuclear característica. Hematoxilina e eosina. Objetiva de 40×.

As funções do eosinófilo não são muito claras, mas ele está sempre presente quando há interação antígeno/anticorpo, principalmente envolvendo a imunoglobulina E (IgE). Nos tecidos, os eosinófilos acumulam-se em torno de parasitas ou seus restos (helmintos ou insetos). Acumulam-se também nas reações inflamatórias com intenso prurido ou nas reações alérgicas, principalmente em resposta à histamina e a fatores quimiotáticos liberados por mastócitos. Seus grânulos contêm uma proteína que é tóxica para parasitas, mas que também causa ruptura de células epiteliais em mamíferos. Assim, os eosinófilos contribuem para a lesão tecidual observada nas reações autoimunes. Às vezes, provavelmente em virtude da hipersensibilidade individual ao parasita, a infecção de fibras musculares de bovinos por *Sarcocystis* sp manifesta-se por miosite eosinofílica. Histologicamente, ocorre infiltração maciça de eosinófilos em torno de fibras musculares necróticas, nas quais é possível encontrar protozoários. Macroscopicamente, o grande número de eosinófilos confere cor esverdeada à musculatura lesada.

Em outras lesões ou doenças, a presença de eosinófilos ainda é motivo de discussão. Exemplificando: por razões desconhecidas, os eosinófilos invadem os espaços de Virchow-Robin no encéfalo de suínos privados de água ou que ingeriram grande quantidade de cloreto de sódio, causando a chamada *encefalite eosinofílica dos suínos* (Fig. 10.5). Curiosamente, também por razões obscuras, eosinófilos se acumulam no endométrio de éguas após a entrada de ar na luz uterina (Fig. 10.6). O complexo eosinofílico felino é uma doença ainda pouco compreendida na qual o eosinófilo é predominante. Nessa doença, a lesão característica é a presença de aglomerados intensamente eosinofílicos formados por grânulos de eosinófilos degranulados que lembram, vagamente, uma chama (*flame figure*). Uma alteração muito semelhante é vista em mastocitomas, nos quais a presença de elevado número de eosinófilos é uma constante. Até há pouco tempo, pensava-se que esses acúmulos eram formados por restos de colágeno degradado que teriam atraído eosinófilos, mas o material eosinofílico é composto, principalmente, de proteína básica principal (MBP, *major basic protein*), uma proteína presente em grande quantidade nos grânulos dos eosinófilos que, por alguma razão, acumula-se na região após a degranulação destes.

Monócitos e Macrófagos

Monócitos e macrófagos pertencem ao *sistema fagocitário mononuclear* ou *sistema reticuloendotelial*, formado por células especializadas em fagocitose e pinocitose. Os monócitos originam-se de uma célula-tronco especializada da medula óssea e migram para os tecidos, onde sofrem diferenciação e adquirem propriedades específicas, tornando-se macrófagos teciduais residentes. Estes são abundantes no tecido conjuntivo em geral e em órgãos como o fígado (células de Kupffer), ossos (osteoclastos), medula óssea, baço, linfonodos, pulmão

248 Inflamação

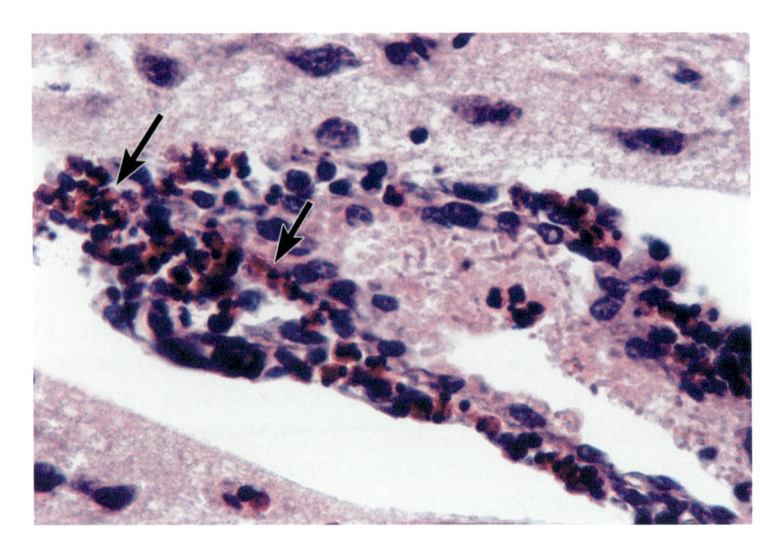

Figura 10.5 – Intoxicação por cloreto de sódio. Encefalite eosinofílica. Suíno. Por alguma razão ainda não esclarecida, suínos que ingerem quantidades excessivas de cloreto de sódio ou são privados de água para beber desenvolvem um tipo curioso de meningoencefalite, caracterizada por acúmulo de eosinófilos (setas) nos espaços perivasculares de Virchow-Robin. Hematoxilina e eosina. Objetiva de 40×.

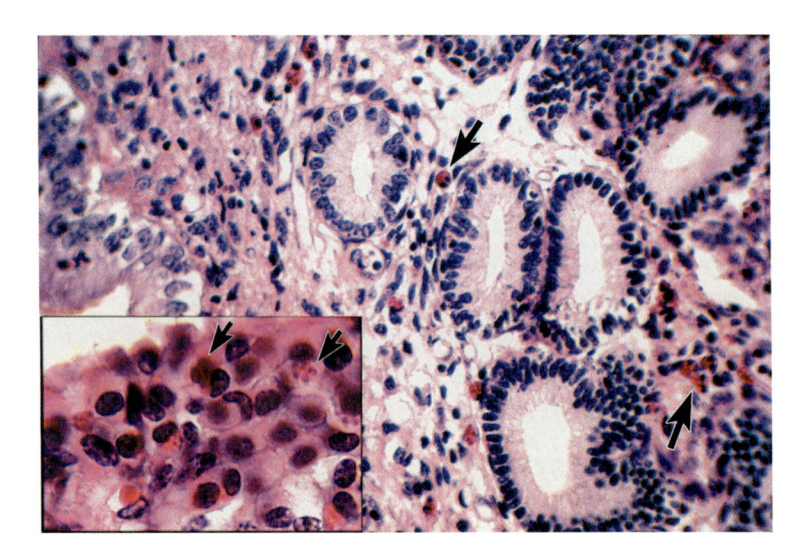

Figura 10.6 – Endométrio. Égua. A presença de eosinófilos no endométrio de éguas (setas) não é considerada uma forma de endometrite, mas uma indicação de que houve penetração de ar na luz uterina. Certas conformações da vulva permitem a entrada de ar na vagina (pneumovagina) e esse ar pode ter acesso ao útero. O detalhe mostra, com maior aumento, eosinófilos infiltrando o epitélio da tuba uterina (setas). Note o grande tamanho dos grânulos do eosinófilo equino. Hematoxilina e eosina. Objetiva de 40×.

(macrófagos alveolares), pele e superfícies serosas. Além dos macrófagos alveolares, ruminantes, gatos e porcos (mas não cães, animais de laboratório e seres humanos) têm um tipo de macrófago fixo localizado no endotélio dos capilares alveolares, os macrófagos intravasculares pulmonares (MIVP). Esses macrófagos são muito semelhantes às células de Kupffer no fígado e provavelmente têm as mesmas funções de remoção de partículas em suspensão no sangue. Por outro lado, são muito sensíveis à ação de endotoxinas bacterianas, e a remoção destas pelos MIVP resulta em lesão pulmonar aguda. A presença ou não de MIVP talvez explique a maior ou menor sensibilidade de algumas espécies para a lesão pulmonar induzida por endotoxinas bacterianas ou, em bovinos, as lesões pulmonares causadas por plantas tóxicas, como o senécio.

A meia-vida dos monócitos no sangue é de apenas um dia; contudo, uma vez fixos nos tecidos, podem sobreviver durante meses. No tecido conjuntivo, essas células residentes, mas ainda inativas, são chamadas de *histiócitos*, que se transformam em *macrófagos* quando ativadas. A ativação resulta em uma célula maior, metabolicamente mais ativa, com níveis mais altos de lisozima e maior capacidade de fagocitar partículas.

Os macrófagos começam a migrar para o foco inflamatório muito cedo e, em 48h, podem tornar-se a célula predominante. Apesar de sempre estarem presentes na inflamação aguda, os macrófagos são considerados característicos da inflamação crônica, na qual se acumulam em grandes números e podem transformar-se em células epitelioides e células gigantes multinucleadas.

Além de sua função na inflamação e na resposta imunitária, os macrófagos são os principais responsáveis pela defesa contra bactérias e outros microrganismos na corrente circulatória. Removem material indesejável e resíduos do plasma ou em órgãos, como hemácias, plaquetas e neutrófilos velhos ou outros restos, proteicos ou não. Macrófagos ativados têm o potencial de secretar uma ampla variedade de produtos cujo espectro de atividade biológica é fenomenal, dentre os quais proteases (colagenase e elastase), fatores quimiotáxicos para leucócitos, prostaglandinas, radicais livres de oxigênio e nitrogênio – que são tóxicos para microrganismos, mas também para os tecidos –, componentes do sistema complemento, fatores da coagulação, fatores de promoção de crescimento para fibroblastos e vasos neoformados, PAF e interferon. Infelizmente, além de eliminar microrganismos e iniciar o processo de reparação, são eles os responsáveis pelos danos causados aos tecidos pela inflamação crônica.

Histologicamente, os macrófagos caracterizam-se pelo grande tamanho, medindo 20 a 25µm, com núcleo oval ou reniforme, em geral excêntrico, e citoplasma abundante, muitas vezes vacuolar (Fig. 10.7). Nos tecidos inflamados, o citoplasma dos macrófagos quase sempre apresenta inclusões (fagossomos) contendo bactérias, restos celulares e resíduos de lipídios provenientes de membranas celulares degradadas. Dois tipos morfologicamente distintos são os macrófagos epitelioides e as células gigantes multinucleadas, característicos da inflamação granulomatosa. *Macrófagos epitelioides* recebem esse nome porque, quando se acumulam em uma região, assumem aspecto que lembra vagamente o epitélio pavimentoso, com células maiores que macrófagos ativados, alongadas ou poligonais, que se adaptam umas às outras formando um pseudoepitélio (ver Fig. 10.7). Macrófagos epitelioides são as células mais características dos granulomas típicos. Sua funções específicas ainda não são bem conhecidas. As *células gigantes multinucleadas* também são características dos granulomas. São células sinciciais formadas pela fusão de dois ou mais macrófagos ativados e tendo, consequentemente, dois ou mais núcleos. Existem dois tipos clássicos de células gigantes multinucleadas: as do tipo *corpo estranho*, em que uma única célula pode ter centenas de núcleos, e as do tipo *Langhans*, características do granuloma da tuberculose, nas quais os núcleos se organizam em forma de ferradura na periferia da célula (Fig. 10.8). Devido à semelhança dos nomes, deve-se cuidar para não confundir células de Langhans com células de Langerhans, que são as células dendríticas da pele. Células gigantes também são comuns em aves, geralmente em torno de restos de pus caseoso.

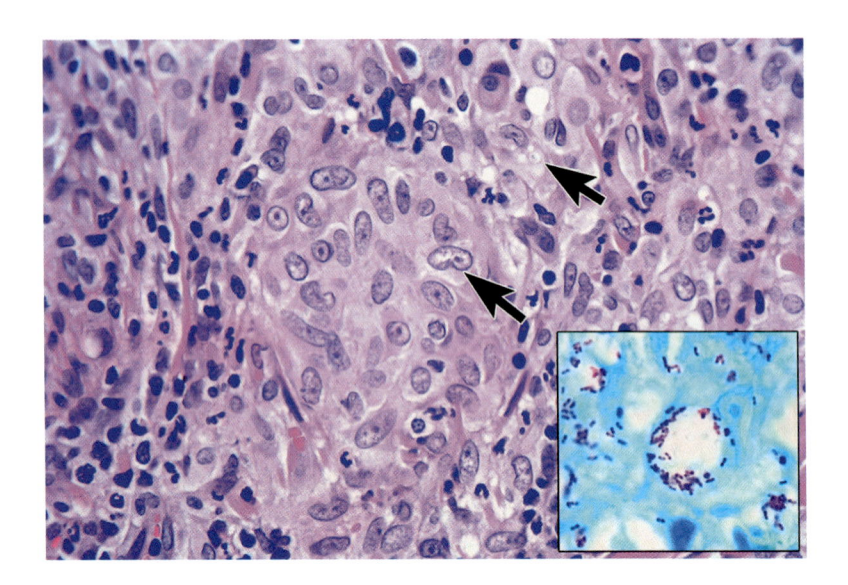

Figura 10.7 – Granuloma leproide. Cão. A fotomicrografia exibe um granuloma típico dessa micobacteriose, caracterizado por aglomerado de macrófagos epitelioides (no centro da imagem) circundados por neutrófilos e linfócitos. Os macrófagos epitelioides, ou células epitelioides, recebem esse nome por se assemelharem vagamente com células epiteliais. São evidentes certas características morfológicas de macrófagos, como indentação do núcleo e presença de vacúolos no citoplasma, muitas vezes contendo material fagocitado (*setas*). No detalhe, coloração de Fite-Faraco para bacilos ácido-álcool resistentes (BAAR), evidenciando os bacilos no citoplasma de macrófagos. Hematoxilina e eosina. Objetiva de 40×.

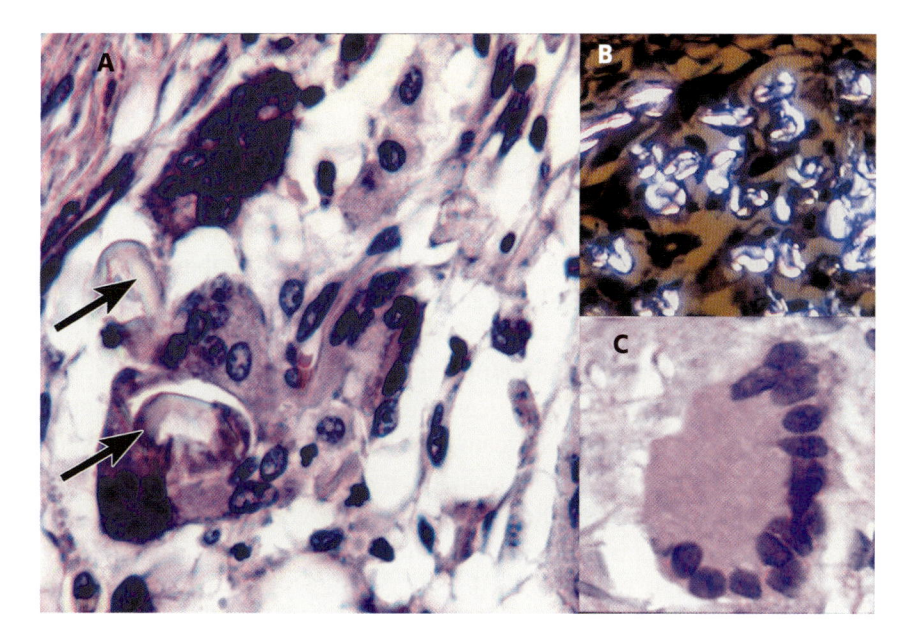

Figura 10.8 – Células gigantes. Célula gigante do tipo corpo estranho (A) em torno de restos de material de sutura de algodão (setas), que, quando examinado sob luz polarizada (B), é fortemente birrefringente. Célula gigante do tipo Langhans (C), característica da tuberculose. Coloração de hematoxilina e eosina. Objetiva de 40×.

Células Dendríticas

Células dendríticas não são células inflamatórias, mas participam de forma indireta da reação inflamatória por serem fundamentais na apresentação e no processamento de antígenos e no desencadeamento da resposta imunitária. Às vezes, liberam alguns mediadores químicos da inflamação, como as citocinas. Praticamente todos os tecidos contêm células dendríticas, mas elas são mais abundantes onde as chances de exposição a antígenos são maiores, como na pele e nas membranas mucosas que revestem os aparelhos respiratório e digestório. Na pele, por exemplo, as células dendríticas são as células de Langerhans, que apresentam os antígenos tomados na epiderme às células inflamatórias. Dendritos (*dendros* = ramos) são os prolongamentos citoplasmáticos por meio dos quais essas células aprisionam os antígenos que, mais tarde, serão apresentados aos linfócitos T e B. Em cães, essas células podem tornar-se neoplásicas, dando origem aos histiocitomas cutâneos, uma das mais comuns neoplasias naquela espécie animal, na grande maioria benigna.

Linfócitos

Existem duas populações principais de linfócitos: B e T, ambas ligadas à imunidade. Os B diferenciam-se em plasmócitos e produzem imunoglobulinas; os

T são ligados à imunidade celular. São também células inflamatórias que têm papel importante na maioria das inflamações crônicas, nas inflamações autoimunes e naquelas cujos antígenos causadores são persistentes. Da mesma maneira que os macrófagos, os linfócitos chegam ao foco inflamatório 24 a 48h após o estímulo inicial, em resposta a citocinas. Histologicamente, os linfócitos caracterizam-se por ausência de citoplasma visível, tamanho aproximado a uma hemácia (7 a 8μm) e núcleo esférico, com a cromatina distribuída em grandes grumos próximos à membrana nuclear (Fig. 10.9). Comumente aparecem dispostos em grupos de tamanhos variados ou de forma difusa no tecido inflamado ou em torno de granulomas. Estão sempre presentes nas inflamações do aparelho geniturinário e no sistema nervoso central (SNC). Nas meningoencefalites, independentemente do tipo de agente causal e da duração do processo, eles sempre aparecem, junto com outras células mononucleares, nas meninges e nos espaços perivasculares (espaços de Virchow-Robin) ao longo de vasos sanguíneos, formando os clássicos "manguitos perivasculares", que são a alteração histológica mais característica das inflamações do SNC. Na cavidade oral, sempre estão associados a plasmócitos nas estomatites linfoplasmocitárias.

Plasmócitos

Quando adequadamente estimulados, linfócitos B ativados transformam-se em plasmócitos, que são os responsáveis pela síntese das imunoglobulinas que se ligam aos antígenos e os tornam suscetíveis à fagocitose, num processo chamado de opsoninação. *Opsoninas* são as substâncias naturais que facilitam a fagocitose. Existem várias substâncias com essa propriedade, mas de longe as mais importantes são os anticorpos produzidos pelos plasmócitos e por proteínas do sistema complemento, mais especificamente pela fração C3b, que interagem com receptores específicos nos fagócitos (neutrófilos e macrófagos). Os anticorpos produzidos por plasmócitos no foco inflamatório são dirigidos contra antígenos locais persistentes ou contra componentes teciduais alterados. Os plasmócitos têm o núcleo idêntico ao dos linfócitos, mas localizado excentricamente, além de citoplasma mais abundante e mais basofílico. Sua característica morfológica mais marcante é a presença de uma área mais clara perto do núcleo, no lado onde o citoplasma é mais abundante (Fig. 10.9 e, mais adiante, Fig. 10.24), que corresponde ao aparelho de Golgi. Raramente são observados no sangue circulante, sendo encontrados apenas nos tecidos. São frequentes nas inflamações crônicas em geral, embora em números pequenos. Os plasmócitos são muito numerosos em certas inflamações intestinais de cães e gatos, nas estomatites linfoplasmocitárias de cães e gatos, na pododermatite felina, na nefrite intersticial de cães e gatos e nas dermatites crônicas e inflamações do trato geniturinário em qualquer espécie animal, mas sempre acompanhados de linfócitos.

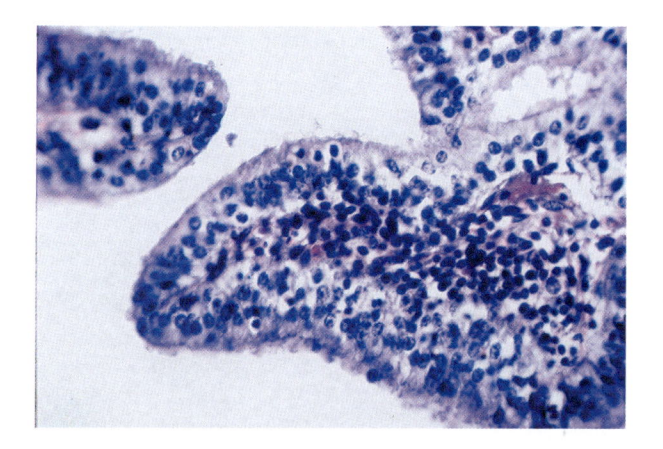

Figura 10.9 – Salpingite crônica. Égua. Linfócitos e plasmócitos infiltrando o cório do epitélio da tuba uterina. Muitas vezes, em cortes histológicos, os linfócitos são extremamente basofílicos, sendo impossível ver detalhes nucleares. (Veja também as Figs. 10.2 e 10.24.)

Mastócitos

Mastócitos são amplamente distribuídos no tecido conjuntivo, sobretudo próximos a vasos sanguíneos, e participam tanto da inflamação aguda quanto de reações persistentes. Nas reações agudas, os mastócitos liberam seus grânulos que contêm, principalmente, histamina. Muitas vezes, os mastócitos são negligenciados porque, na maioria das vezes, não são reconhecidos no foco inflamatório, uma vez que são muito discretos e podem ser confundidos com macrófagos na coloração histológica de rotina, a hematoxilina e eosina, durante uma observação mais rápida. Contudo, mesmo nessa coloração, os mastócitos podem ser identificados e aparecem como células arredondadas, com núcleo esférico e citoplasma basofílico abundante e de aspecto granular. Se os cortes forem corados com Giemsa ou azul de toluidina, os grânulos citoplasmáticos tornam-se muito evidentes por serem metacromáticos, isto é, coram-se de cor diferente daquela do corante – enquanto os corantes têm cor azul intensa, os grânulos coram-se em tom púrpura (Fig. 10.10). Cortes histológicos corados por essas técnicas revelam números surpreendentemente altos de mastócitos por entre as demais células inflamatórias.

Os mastócitos também são considerados células da inflamação crônica. A razão da sua presença no foco inflamatório é que seus grânulos contêm citocinas e enzimas proteolíticas importantes na ressíntese da matriz extracelular durante a vigência da inflamação e provavelmente contribuem para a fibrose. À medida que a inflamação persiste e a fibrose aumenta, também aumenta o número de mastócitos no local. Os mastócitos podem tornar-se neoplásicos, dando origem a uma das mais graves neoplasias em cães, o mastocitoma.

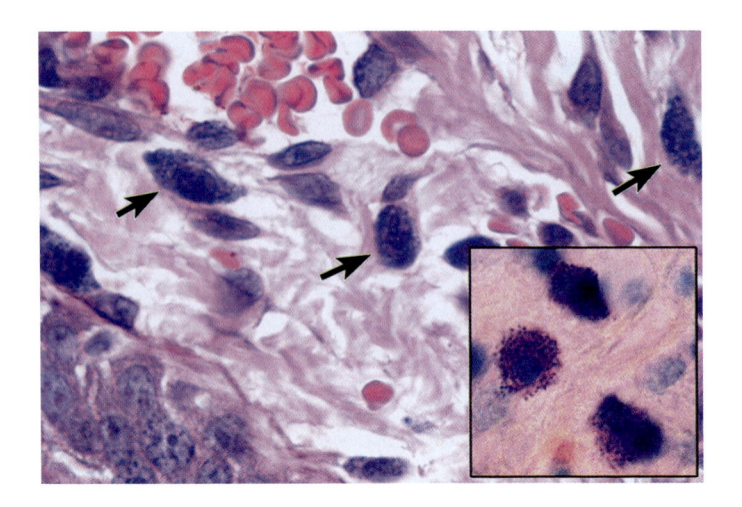

Figura 10.10 – Mastócitos cutâneos. Pele de cão. O citoplasma dos mastócitos (*setas*) contém abundantes grânulos basofílicos, que frequentemente ocultam o núcleo da célula. No detalhe podem ser vistos dois mastócitos corados com azul de toluidina, que cora os grânulos de púrpura. A propriedade de se corar em cor diferente da cor do corante (azul) é chamada de metacromasia.

Padrões Morfológicos das Inflamações – Classificação dos Exsudatos

Dependendo do agente causador, do tipo de tecido envolvido, da intensidade das respostas vasculares e celulares e do tempo decorrido, alteram-se as características macroscópicas e citológicas do exsudato e da própria lesão, o que permite a classificação morfológica da reação inflamatória segundo o tipo de exsudato, a população celular presente nos tecidos e o próprio padrão lesional macroscópico e histológico.

Existem quatro padrões morfológicos característicos das inflamações agudas, com base no tipo de exsudato: seroso, fibrinoso, purulento e hemorrágico, ou uma combinação entre eles, como fibrinopurulento, por exemplo. Os padrões morfológicos catarral (mucoide ou mucoso) e necrótico ou ulcerativo podem ser observados tanto nas inflamações agudas como nas crônicas. Já as inflamações crônicas são classificadas mais pela população celular dominante que por suas características morfológicas. Assim, os tipos morfológicos das reações crônicas podem ser tantos quanto as populações celulares inflamatórias possíveis: linfocítico, plasmocítico, histiocítico, granulomatoso, eosinofílico, etc., ou uma combinação destes entre si, como linfo-histiocítico ou linfoplasmocitário, por exemplo. Pode também haver combinações entre padrões típicos das inflamações crônicas com padrões característicos das inflamações agudas, como piogranulomatoso, por exemplo. O termo inflamação proliferativa é utilizado quando existe evidente proliferação de fibroblastos e angioblastos (tecido de granulação – ver Cap. 11) ou apenas de tecido conjuntivo fibroso (fibrose).

O diagnóstico morfológico preciso da doença inflamatória é composto de seis componentes, em geral mencionados na seguinte sequência:

- Nome do órgão ou tecido inflamado.
- Tipo de exsudato ou célula inflamatória predominante.
- Um qualificador (uma característica descritiva), quando necessário.
- Distribuição da lesão.
- Duração da lesão.
- Gravidade da lesão.

Na Tabela 10.3 estão listados os componentes mais importantes para a composição do diagnóstico morfológico. Mais de um qualificador ou um componente do mesmo tipo podem estar presentes na mesma reação e, neste caso, utiliza-se mais de um.

Inflamação Serosa (Exsudato Seroso)

Caracterizado pela presença de abundante líquido claro de aspecto seroso (semelhante ao soro sanguíneo) contendo albumina, globulina e poucas células inflamatórias. O líquido contido nas vesículas de uma queimadura da pele ou das infecções virais é um exemplo típico. Exsudato seroso é o líquido que sai

Tabela 10.3 – Principais elementos utilizados para a composição do diagnóstico morfológico da doença inflamatória. Para a composição do diagnóstico, toma-se um ou mais dos elementos listados em cada coluna. Apesar de não ser extremamente rígida, a ordem de emprego dos componentes é a indicada na tabela (por exemplo, gastrite purulenta ulcerativa difusa crônica grave)

Órgão	Exsudato	Qualificador	Distribuição[a]	Duração	Intensidade
Nefrite	Serosa	Hemorrágica	Focal	Peraguda[c]	Muito leve
Gastrite	Catarral	Ulcerativa	Multifocal	Aguda	Leve
Pneumonia[b]	Fibrinosa	Embólica	Extensa, localizada	Subaguda	Moderada
Dermatite, etc.	Purulenta ou Supurativa	Intersticial	Difusa	Crônica	Grave
	Granulomatosa			Crônica ativa[d]	Muito grave
	Linfocítica, etc.				

[a] Quanto à distribuição das lesões, ver Capítulo 1.
[b] Tradicionalmente, diz-se pneumonia para as inflamações do pulmão, sobretudo as broncoalveolares. O termo pneumonite, aparentemente mais correto, é mais empregado para as inflamações do interstício pulmonar, embora também se empregue pneumonia intersticial.
[c] O sufixo "per" significa "através" ou "que ultrapassa".
[d] Inflamação crônica na qual há sobreposição contínua de processo agudo. Caracteriza-se pela presença, além dos componentes celulares da inflamação crônica, de neutrófilos e fibrina. Também chamada de "crônica recorrente".

dos vasos sanguíneos na fase mais precoce da inflamação ou o produto de secreção das células mesoteliais das membranas serosas que revestem as cavidades pleural, peritoneal e pericárdica, quando agredidas com pouca gravidade. Sua presença caracteriza as lesões muito recentes ou menos graves. Quando localizado no interstício, dá aos tecidos inflamados um aspecto eminentemente edematoso (Fig. 10.11). O exsudato seroso da fase inicial da reação aguda é, mais tarde, substituído por outros tipos de exsudato, geralmente fibrinoso e, a seguir, purulento. Em algumas situações, como quando colhido por punção, por exemplo, o exsudato seroso pode ser confundido com transudato, do qual deve ser diferenciado (ver Tabela 10.1).

Inflamação Fibrinosa (Exsudato Fibrinoso)

Dependendo da gravidade da lesão vascular, moléculas proteicas maiores, principalmente o fibrinogênio, ultrapassam a barreira vascular e integram o exsudato. O fibrinogênio dá origem à fibrina, que se deposita no interstício ou na superfície dos tecidos inflamados. O exsudato fibrinoso é característico das inflamações graves das membranas serosas que revestem as cavidades corporais, como meninges, pericárdio, pleura e peritônio, mas pode estar presente em qualquer outro tecido se houver estímulo pró-coagulação no interstício. Com o tempo, o exsudato fibrinoso é progressivamente infiltrado por neutrófilos e torna-se purulento.

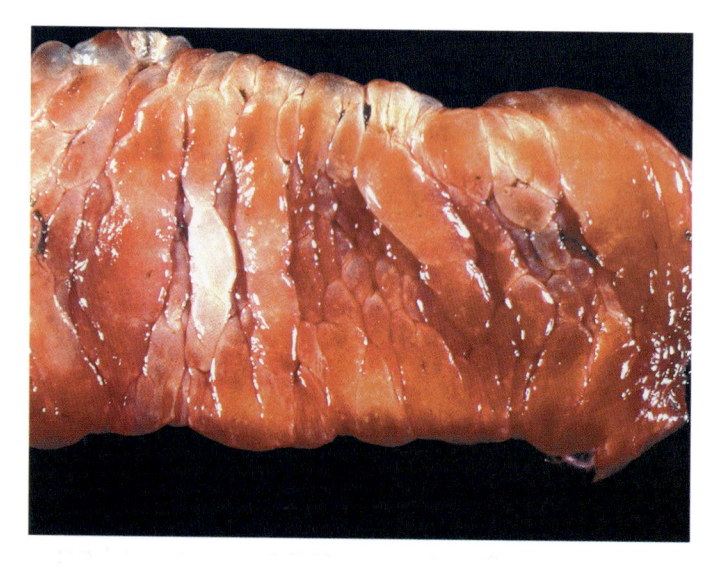

Figura 10.11 – Inflamação serosa. Cólon de cavalo. Na inflamação serosa, há produção de abundante exsudato com características de soro, o que, na fase inicial do processo inflamatório, dá ao epitélio intestinal aspecto edematoso.

Quando em superfícies, a fibrina forma uma cobertura sobre a área envolvida e, macroscopicamente, aparece como uma camada lisa e brilhante ou opaca e irregular (Fig. 10.12). Em alguns casos, pode ser destacada da superfície do órgão ou tecido e, em razão do aspecto, recebe o nome de *pseudomembrana*. Se, ao ser destacada, a pseudomembrana deixar uma superfície cruenta (sangrante), ela recebe o nome de *membrana diftérica*. O nome vem da difteria humana, causada por *Corynebacterium diphteriae*, caracterizada por grave inflamação na garganta de crianças e pela formação de uma pseudomembrana aderente característica. Em algumas ocasiões especiais, a fibrina coagula no interior de órgãos ocos e é eliminada para o exterior, mantendo a forma da estrutura que a continha: os *moldes de fibrina*. Estes se formam com relativa frequência nos brônquios de bovinos e no intestino de bovinos e equinos (Figs. 10.13 e 10.14).

Histologicamente, a fibrina aparece como uma massa de filamentos eosinofílicos entrelaçados, muitas vezes apresentando minúsculos nódulos, como as contas de um rosário, ou formando um coágulo amorfo, eosinofílico e homogêneo (Fig. 10.15). É provável que o material observado na chamada *necrose fibrinoide*, característica da febre catarral maligna em bovinos e presente em muitas outras situações, seja fibrina homogeneizada e não uma forma de necrose, já que os vasos sanguíneos e o endotélio vascular são seletivamente afetados nessa doença, causando extravasamento de grandes moléculas (ver Fig. 8.21, Cap. 8).

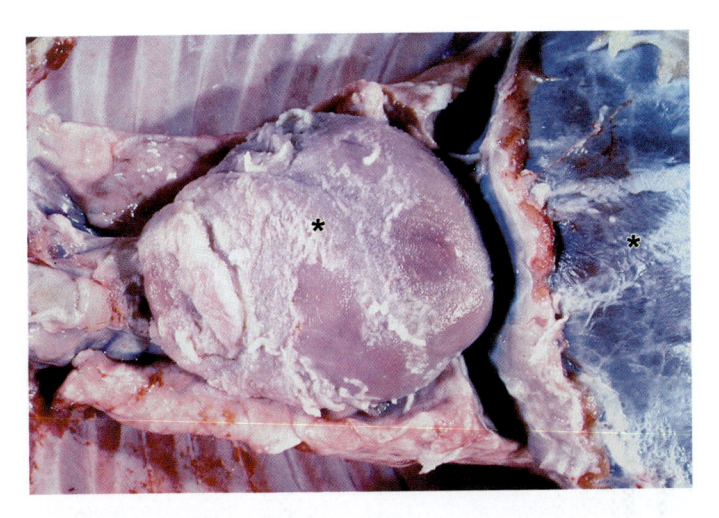

Figura 10.12 – Inflamação fibrinosa. Doença de Glasser. Suíno. As superfícies serosas do saco pericárdico e o peritônio estão cobertas por espessa camada de fibrina (*), que se assemelha a uma membrana ou uma pseudomembrana. A doença de Glasser é uma doença infecciosa causada pela bactéria *Hemophilus parasuis* e se caracteriza por polisserosite fibrinosa, isto é, várias membranas serosas (pleura, peritônio e pericárdio) exibem deposição de fibrina.

258 Inflamação

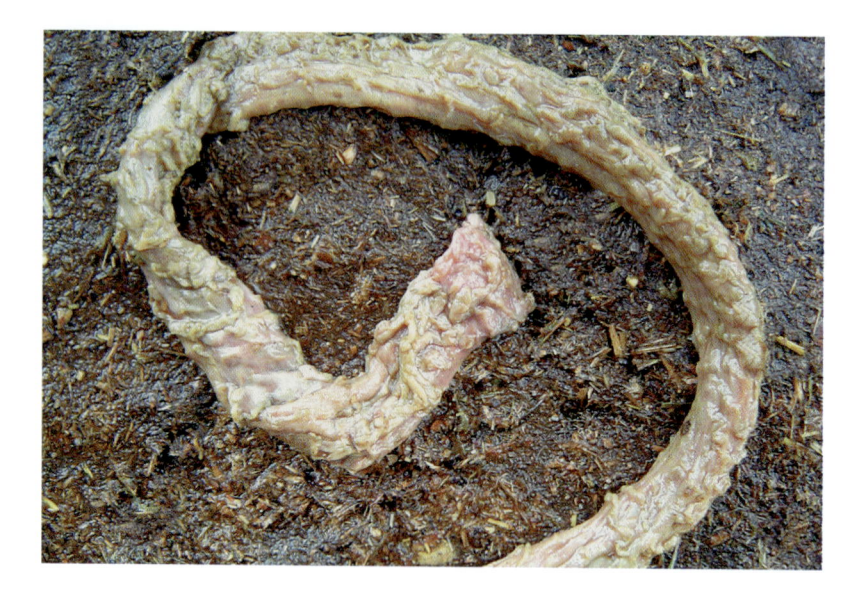

Figura 10.13 – Molde de fibrina. Fezes bovinas. Certas formas de enterite, sobretudo em bovinos, causam exsudação de grandes quantidades de fibrina, que coagula na luz intestinal. Esses coágulos são, posteriormente, eliminados com as fezes. Por manterem a forma original da estrutura onde se formaram, são chamados de moldes de fibrina. Ver Figura 10.14.

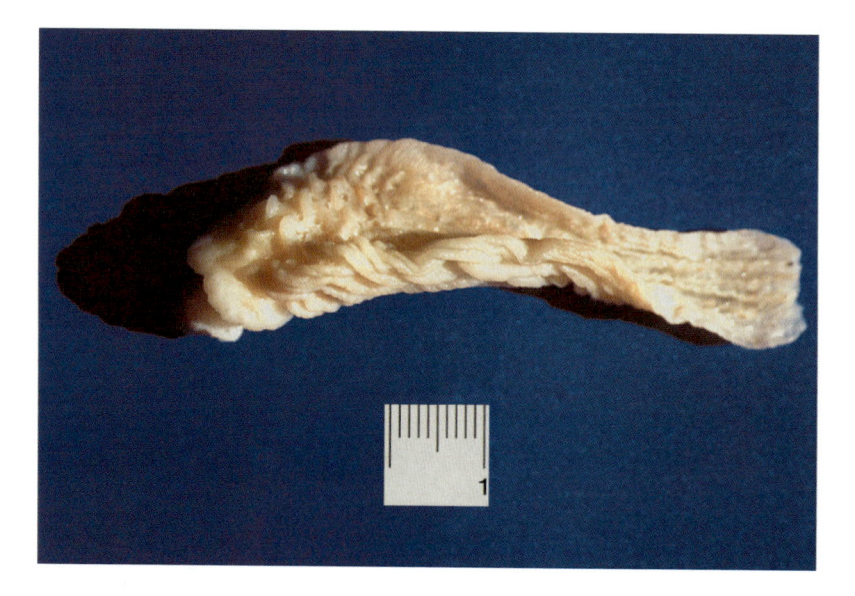

Figura 10.14 – Molde de fibrina. Vagina. Cutia. Este molde formou-se na luz vaginal de uma cutia (*Dasyprocta azarae*). Após eliminado, o coágulo de fibrina foi imediatamente colocado em formol, o que causou seu endurecimento com reprodução fiel da cavidade vaginal que o continha. Foto: Dra. Rita M. V. Mangrich Rocha.

Na evolução do processo inflamatório, a fibrina pode sofrer dois destinos: resolução ou organização. Na *resolução*, a fibrina depositada sofre fibrinólise, os resíduos são fagocitados por macrófagos e o tecido retorna à normalidade. Na *organização*, que acontece sempre que a fibrina não é eliminada, há proliferação de fibroblastos e vasos sanguíneos para o interior do coágulo de fibrina, o que resulta na produção de tecido cicatricial (fibrose). A organização de pleurites, peritonites ou pericardites fibrinosas sempre resulta em aderências entre superfícies adjacentes, as quais podem impedir o funcionamento normal dos órgãos ou até provocar obstruções (Fig. 10.16).

Inflamação Purulenta e Supurativa (Exsudato Purulento)

Exsudato purulento é o pus, no qual predominam os neutrófilos ou piócitos. Pus é o material líquido ou pastoso, de cor branca ou amarelada, constituído de neutrófilos, restos celulares e material liquefeito. Em aves e répteis, o pus é caseoso em decorrência da composição dos grânulos dos piócitos desses animais, os heterófilos.

Os nomes inflamação purulenta e supurativa costumam ser empregados como sinônimos, mas existe certa diferença entre os dois, a qual merece ser esclarecida. Sem se aprofundar na semântica, *purulento* significa "que contém pus" e

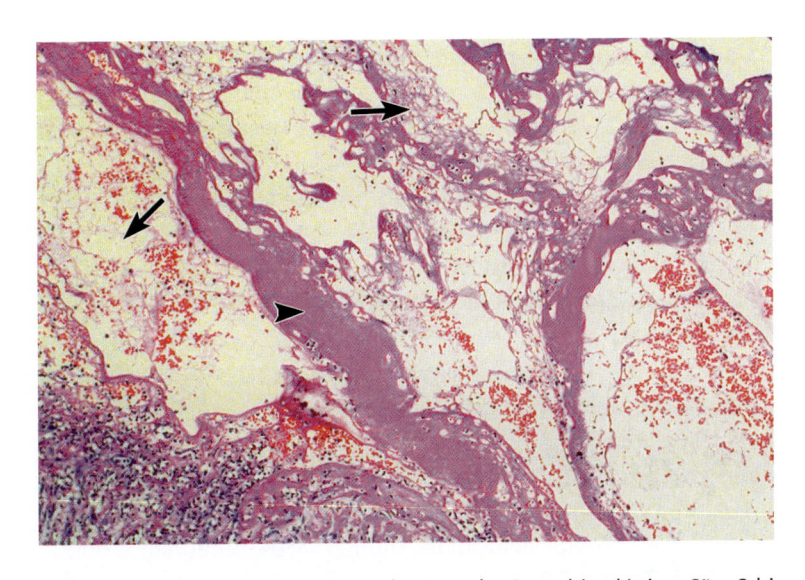

Figura 10.15 – Exsudato fibrinoso. Higroma de cotovelo. Corte histológico. Cão. O higroma é uma coleção circunscrita de exsudato sero-hemorrágico que se forma no tecido subcutâneo em áreas sujeitas a trauma repetido, como no cotovelo de cães pesados. Histologicamente, observa-se grande quantidade de fibrina em seu interior (*setas*). Em casos mais antigos, a fibrina torna-se hialinizada (*ponta de seta*), que representa uma forma de hialina extracelular (ver Cap. 6). Hematoxilina e eosina. Objetiva de 10×.

260 Inflamação

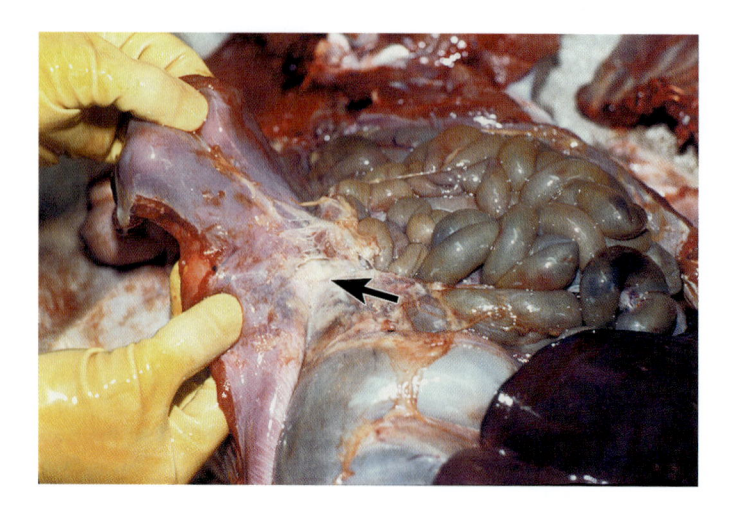

Figura 10.16 – Organização da fibrina. Peritonite focal. Veado-catingueiro (*Mazama gouazoubira*). Note a grave deposição de fibrina e a aderência de alças intestinais à parede abdominal. Havia uma área de abscedimento, que se rompeu durante a manipulação da área lesada (seta), deixando escorrer exsudato purulento. Essa peritonite provavelmente é secundária a trauma da parede abdominal ou a perfuração de alça intestinal.

supurar significa "tornar-se pus" ou "eliminar pus". Assim, purulento indica simplesmente a presença de pus (de neutrófilos) no exsudato; supurativo, ou supuração, é mais amplo e indica que o pus é abundante ou que o tecido inflamado tornou-se pus, formando coleções focais ou difusas ou mesmo sendo eliminado para o exterior.

A supuração, ou seja, o acúmulo de pus no organismo pode acontecer de três formas: abscesso, flegmão ou empiema.

Abscesso é o acúmulo circunscrito de pus em um espaço criado por necrose liquefativa, que se expande por liquefação dos tecidos vizinhos. Abscessos podem ser muito pequenos e visíveis apenas ao microscópio, quando são chamados de microabscessos (Fig. 10.17), ou atingir grandes dimensões (Fig. 10.18). O pus dos abscessos geralmente é líquido ou cremoso, mas pode adquirir aspecto caseoso quando desidratado, e mesmo ter aspecto lamelar em doenças como a linfoadenite caseosa (pseudotuberculose) de cabras e ovelhas (ver Fig. 8.19, Cap. 8). Histologicamente, abscessos aparecem como uma área composta de restos celulares e leucócitos necróticos, muitas vezes circundados por uma zona de neutrófilos preservados e, por fora desta, dilatação vascular e proliferação de células parenquimatosas e fibroblastos, indicando início de reparação. Com o tempo, o abscesso é circundado por cápsula fibrosa que se espessa em direção ao centro; eventualmente, toda a área necrótica acaba substituída por tecido conjuntivo fibroso (cicatriz).

Flegmão é a inflamação supurativa difusa, com o pus infiltrado nos tecidos e não limitado a um espaço definido. Ocorre quando, em virtude da natureza do tecido, não existem barreiras à disseminação e infiltração do pus (Fig. 10.19). Pode ser observado no tecido subcutâneo, nas glândulas mamárias (mastite flegmonosa), ao longo de bainhas tendinosas, entre planos musculares, etc.

Empiema é a coleção de pus em uma cavidade natural ou na luz de um órgão oco (Fig. 10.20). A nomenclatura é feita adicionando-se o prefixo "pio" à raiz que indica a cavidade: piotórax, piopericárdio, piometra, etc.

Inflamações purulentas e supurativas são causadas mais comumente por bactérias, ditas bactérias piogênicas, por exemplo: *Staphylococcus* spp, *Streptococcus* spp, *Escherichia coli*, *Mannheimia* spp, *Pseudomonas* spp, *Actinomyces pyogenes*. Esta última é a mais comum causadora de abscessos em animais de fazenda.

Inflamação Ulcerativa ou Necrótica

A inflamação ulcerativa é caracterizada pela presença de úlceras inflamatórias. *Úlcera* é uma solução de continuidade, como uma cratera ou uma escavação, na superfície de um órgão ou tecido, resultante da eliminação de tecido inflamado necrótico (Fig. 10.21). A ulceração só acontece quando a inflamação ocorre na superfície ou logo embaixo. É frequente em infecções bacterianas e virais das mucosas oral, gástrica, intestinal e do trato geniturinário, bem como na pele, nas

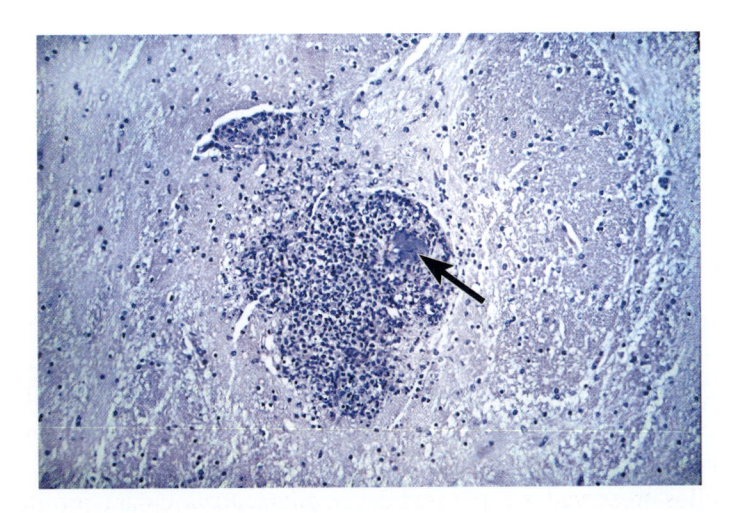

Figura 10.17 – Encefalite supurativa multifocal aguda causada por *Hemophylus somnus* (meningoencefalite tromboembólica). Bovino. A fotomicrografia mostra a lesão típica dessa enfermidade: microabscessos em torno de uma colônia (*seta*) do agente causal no parênquima do encéfalo. Os microabscessos resultam de embolia séptica a partir de uma lesão primária, geralmente localizada próximo à laringe ou faringe do animal.

262 Inflamação

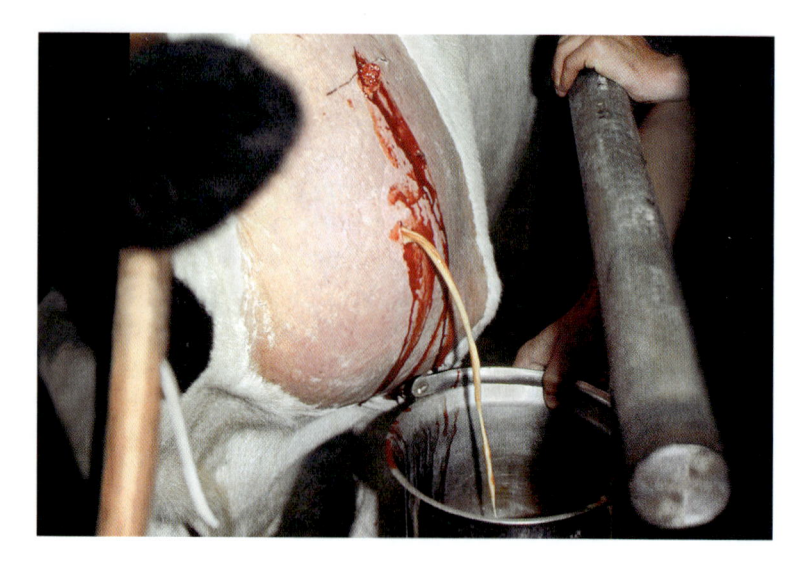

Figura 10.18 – Abscesso por *Actinomyces (Corynebacterium) pyogenes* sendo drenado. Bovino. Essa bactéria é uma das mais prevalentes em lesões purulentas de animais de fazenda. Seu cheiro é característico.

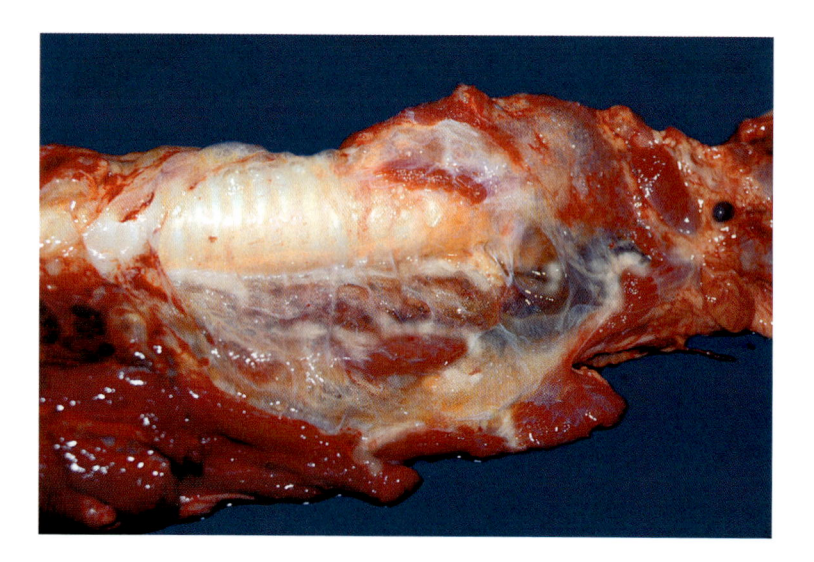

Figura 10.19 – Flegmão. Esôfago, traqueia e tecidos adjacentes. Bovino. O flegmão é uma inflamação purulenta difusa na qual o pus se infiltra por entre os planos anatômicos. Costuma ser considerada muito mais grave que o abscesso em vista da dificuldade de drenagem. Este caso resultou de perfuração do esôfago por corpo estranho.

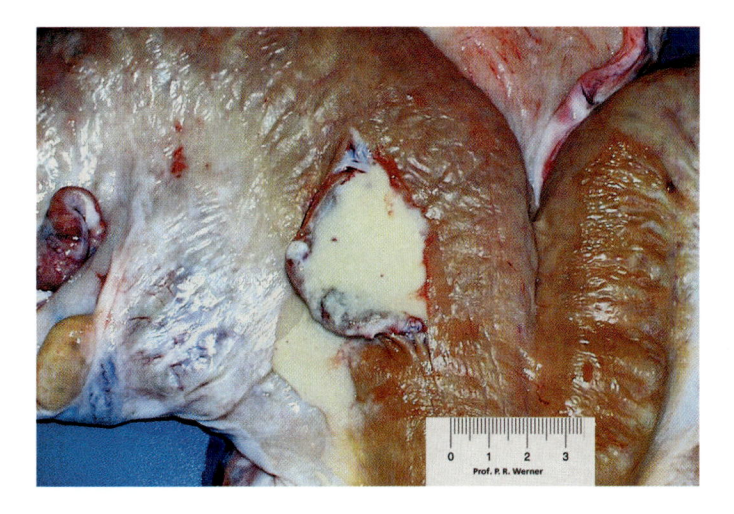

Figura 10.20 – Empiema. Útero. Bovino. A parede do útero foi incisada para demonstrar o conteúdo purulento. O nome mais comum do empiema uterino é piometra. Note a coloração pardacenta da parede uterina (lipofuscinose), uma indicação de que se trata de animal idoso (ver Cap. 6).

inflamações epidermais. É comum também na pele que recobre algumas neoplasias do tecido subcutâneo, como o mastocitoma e o histiocitoma. A cratera da úlcera quase sempre é total ou parcialmente recoberta por uma crosta fibrino-leucocitária. Uma causa também comum de necrose superficial é a obstrução vascular por trombos de fibrina quando a inflamação é muito intensa. Se a necrose é mais profunda, os tecidos necróticos não são eliminados para o exterior; caso se transformem em abscessos, a inflamação passa a ser classificada como supurativa.

Inflamação Hemorrágica (Exsudato Hemorrágico)

Neste caso, há muitas hemácias entre as células inflamatórias, o que confere ao exsudato o aspecto hemorrágico visível macroscopicamente. As hemácias chegam ao foco inflamatório após atravessar as paredes vasculares por diapedese. Ao contrário dos leucócitos, a diapedese das hemácias é passiva, pois elas não têm movimentos ameboides e só são capazes desse feito quando os espaços entre as células endoteliais tornam-se grandes o suficiente para permitir sua passagem. As hemácias não são células inflamatórias e, portanto, não participam da reação inflamatória. Sua presença indica alteração mais severa na permeabilidade vascular, o que permite concluir que o estímulo causador e a reação inflamatória resultante também são mais severos. Em medicina veterinária, várias doenças induzem (tipicamente) exsudatos hemorrágicos, como é o caso da pneumonia por *Mannheimia hemolytica*, parvovirose, peste suína, gangrena gasosa e das clostridioses (Fig. 10.22).

264 Inflamação

Figura 10.21 – Pododermatite ulcerativa ("úlcera de sola"). Bovino. São muitas as doenças inflamatórias cuja principal característica clínica ou morfológica é a ulceração dos tecidos envolvidos. A úlcera de sola (setas) em bovinos frequentemente é uma evolução da laminite, mas é possível que haja envolvimento secundário das principais bactérias presentes em pododermatites em ruminantes: *Dichelobacter nodosus* e *Fusobacterium necrophorum*.

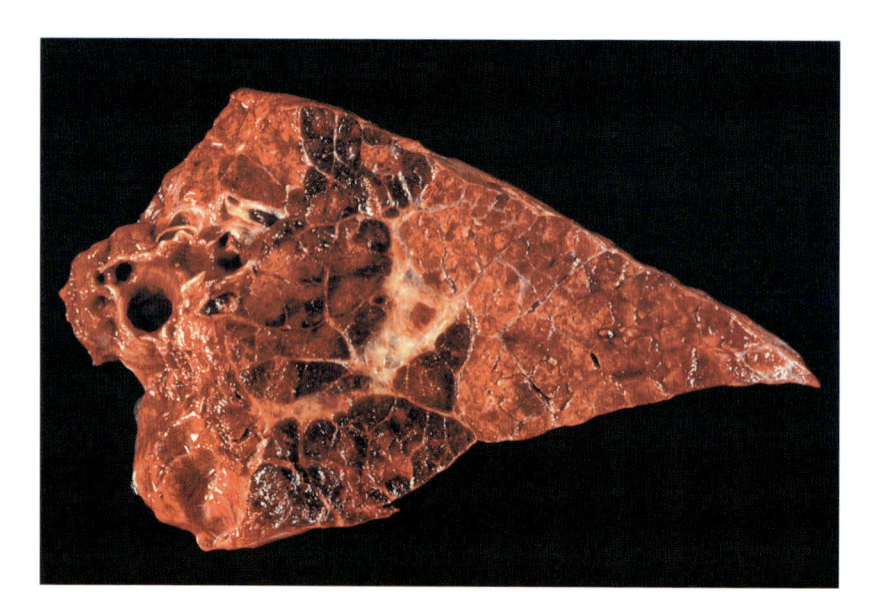

Figura 10.22 – Broncopneumonia aguda grave por *Mannheimia* (*Pasteurella*) *haemolytica*. Pulmão. Bovino. Esse tipo de broncopneumonia caracteriza-se pela gravidade das lesões e, exatamente por isso, apresenta exsudato hemorrágico. É uma doença muito comum em bovinos submetidos a situações estressantes, como viagens longas, exposições ou convivência forçada com animais estranhos.

Inflamação Catarral (Exsudato Mucoide ou Mucoso)

Catarro é sinônimo de muco. Inflamação catarral é, portanto, aquela em que o exsudato tem muco abundante (como o resfriado em seres humanos). Esse tipo de inflamação é observado nas membranas mucosas com abundantes células caliciformes ou glândulas mucosas, como nos tratos digestório e respiratório (Fig. 10.23). No trato digestório, observa-se excesso de muco em enterites de fundo alérgico ou autoimune e, no trato respiratório, na asma crônica, por exemplo. A produção excessiva de muco pode ser comparada com o aumento da produção de lágrimas ou de saliva quando as mucosas orais ou oculares são expostas a substâncias irritantes, na tentativa de "lavar" a superfície e, assim, eliminar o agressor. Entre as causas mais comuns estão as infecções virais; certos produtos químicos moderadamente irritantes, como os gases do formol, ácidos fracos ou o cloro em baixas concentrações; alimentos irritantes e a inalação de poeiras ou alérgenos. Em geral, as inflamações catarrais evoluem para purulentas com rapidez. Macroscopicamente, a superfície inflamada aparece coberta por uma camada de aspecto gelatinoso transparente ou levemente turvo. Histologicamente, observa-se aumento do número de células caliciformes ou da celularidade das glândulas mucosas e presença de muco sobre o epitélio.

O emprego da designação "inflamação catarral" está caindo em desuso (já era tempo, pois o termo foi criado por Hipócrates no século V a.C.). Como é um

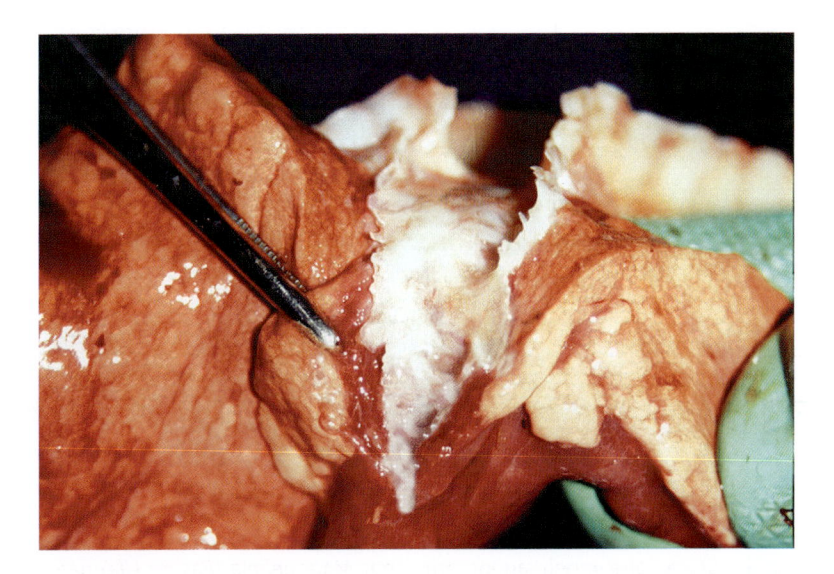

Figura 10.23 – Inflamação catarral. Obstrução de brônquio por muco. Cão. A luz do brônquio está obstruída por exsudato mucoso espesso, o que acarretou atelectasia de parte do lobo pulmonar (a região mais escura e com aspecto cárneo). A causa dessa forma de bronquite, neste caso, não foi determinada.

tipo de exsudato mal caracterizado e pouco definido, muitos patologistas evitam o termo em seus diagnósticos, embora outros ainda o utilizem nas inflamações não purulentas do tubo digestório.

Inflamação Linfocítica e/ou Plasmocítica (Exsudato Linfocítico e/ou Plasmocítico)

É a inflamação caracterizada por grandes números de linfócitos e/ou plasmócitos. É sempre considerada crônica. Embora invariavelmente apareçam juntos no foco inflamatório, quase sempre há mais linfócitos que plasmócitos. A inflamação é considerada linfoplasmocítica (ou linfoplasmocitária) quando a população de plasmócitos aproxima-se ou iguala-se à de linfócitos no foco inflamatório. A presença de linfócitos e plasmócitos significa reação crônica e sempre indica estímulo antigênico local. Existem algumas afecções cujo exsudato é tão caracteristicamente formado por linfócitos e plasmócitos que esses elementos entram na composição de seu nome, como é o caso das estomatites linfoplasmocitárias (Fig. 10.24). Em algumas inflamações crônicas graves, o acúmulo de linfócitos, células dendríticas e plasmócitos assume características morfológicas de folículos linfoides, que têm, inclusive, centros germinais bem definidos. São exemplos

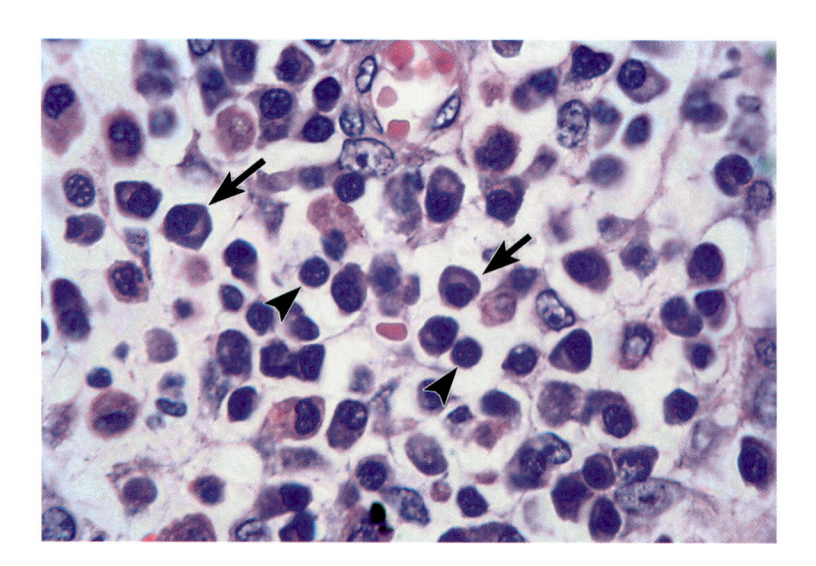

Figura 10.24 – Estomatite linfoplasmocitária. Cão. Na composição do exsudato, os linfócitos (*pontas de setas*) estão em menor número que os plasmócitos e podem ser reconhecidos pela cromatina em grumos e a quase ausência de citoplasma. Os plasmócitos (*setas*) podem ser reconhecidos pelo citoplasma mais abundante, o núcleo idêntico ao dos linfócitos, mas localizado excentricamente no citoplasma, e pela mancha clara próximo ao núcleo. Essa área clara corresponde ao complexo de Golgi, que está aumentado em razão da intensa síntese proteica (imunoglobulinas) que a célula realiza. Hematoxilina e eosina. Objetiva de 100× sob imersão.

clássicos dessas alterações os acúmulos linfoides observados nas pneumonias intersticiais por *Mycoplasma* spp em várias espécies animais, nas quais recebem o nome de BALT (*bronchiole associated lymphoid tissue* – tecido linfoide associado a bronquíolo)

Alguns exemplos de inflamações tipicamente linfocíticas são as inflamações no SNC; as hepatites tóxicas, quando os linfócitos acumulam-se nos espaços porta; as hepatites por *Salmonela* sp e as nefrites crônicas por *Leptospira* sp.

Inflamação Proliferativa

O termo indica que há proliferação de novo tecido, geralmente tecido conjuntivo fibroso e novos vasos, em resposta à reação inflamatória. É a lesão crônica clássica e representa a tentativa de reparação quando há persistência do agente agressor. Em alguns casos, também há proliferação de tecido epitelial.

Na reparação de ferimentos, quando há perda de tecido, ocorre proliferação de um tipo especial de tecido inflamatório cuja função é preencher a área de perda tecidual e auxiliar a reparação da lesão: o tecido de granulação (não confundir com inflamação granulomatosa, a seguir). Caracteriza-se pela intensa proliferação de fibroblastos e vasos neoformados e, quando exuberante, é um exemplo clássico de inflamação proliferativa. O tecido de granulação será estudado com detalhes no Capítulo 11. Outro ótimo exemplo de inflamação proliferativa é a hepatite crônica causada pelo consumo prolongado de algumas plantas tóxicas que contêm alcaloides pirrolizidínicos, principalmente o *Senecio brasiliensis* ("maria-mole" ou "flor-das-almas"). Esses alcaloides, ao mesmo tempo em que agridem o hepatócito, impedem-no de dividir-se, fazendo com que aumente de tamanho (megalocitose), e induzem intensa proliferação de tecido conjuntivo fibroso nos espaços porta. Como resultado, o fígado fica extremamente rígido (Fig. 10.25).

Inflamação Granulomatosa

A inflamação granulomatosa (não confundir com tecido de granulação) é um tipo muito específico de reação inflamatória caracterizada pelo acúmulo focal de macrófagos ativados que, com frequência, adquirem aspecto epitelioide, isto é, assemelham-se a células epiteliais. Esse padrão inflamatório é causado por um número relativamente restrito de doenças infecciosas e umas poucas não infecciosas, todas imunomediadas. Assim, a identificação do padrão inflamatório limita o número de diagnósticos diferenciais possíveis e aumenta a precisão do diagnóstico definitivo. Doenças granulomatosas são aquelas que produzem granulomas; a tuberculose é o seu paradigma. Os *granulomas* típicos são formados por coleções pequenas, em geral de dimensões microscópicas ou, no máximo, 0,5 a 2mm de diâmetro, de macrófagos epitelioides (ver Fig. 10.7), circundados por leucócitos mononucleares, sobretudo linfócitos e, às vezes,

268 Inflamação

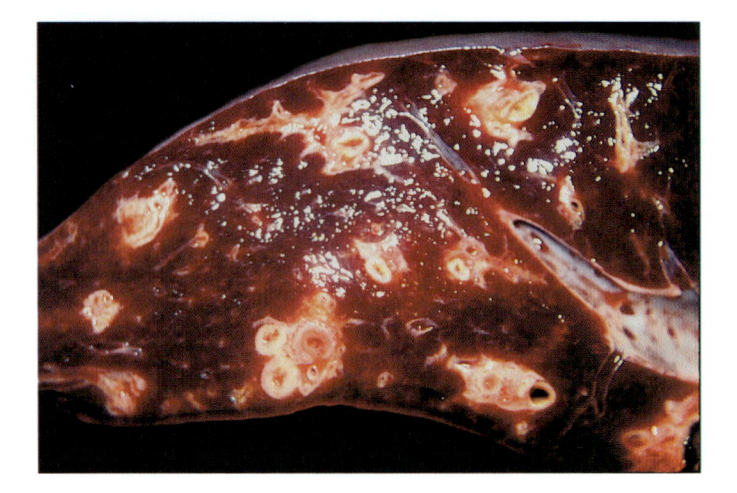

Figura 10.25 – Fibrose hepática. Intoxicação crônica por *Senecio brasiliensis*. Bovino. Este é um exemplo clássico de inflamação proliferativa. Os alcaloides pirrolizidínicos presentes na planta induzem proliferação de tecido conjuntivo fibroso, que aqui aparece sob a forma de áreas pálidas no parênquima hepático. Como resultado, o fígado fica extremamente rígido.

plasmócitos e neutrófilos. Fibroblastos sempre estão presentes em torno dos granulomas mais antigos. Em cortes histológicos corados com hematoxilina e eosina, os macrófagos epitelioides têm citoplasma rosado pálido e granular, de limites indistintos, que aparentemente se funde com as células vizinhas; seu núcleo é pouco denso, oval ou alongado e pode exibir uma dobra na membrana, adquirindo aspecto reniforme. Às vezes, os macrófagos fundem-se para formar células gigantes do tipo Langhans ou do tipo corpo estranho, na periferia ou no centro dos granulomas.

Existem dois tipos de granulomas, os quais se diferenciam pela patogênese. Os primeiros são os *granulomas de corpo estranho* e se formam em torno de material relativamente inerte, como fios de sutura ou fragmentos vegetais introduzidos nos tecidos. Como o material é grande demais para ser fagocitado por um macrófago e não provoca nenhum tipo específico de reação inflamatória, o granuloma se forma ao longo de todo o corpo estranho. No corte histológico, o corpo estranho aparece no centro do granuloma e pode ser evidenciado, em geral, por luz polarizada (ver Fig. 10.8). O segundo tipo é o *granuloma imunitário*, causado por partículas insolúveis e capazes de provocar uma resposta imunitária celular; por certos microrganismos, como os da tuberculose e da lepra; ou por alguns fungos. O arquétipo do granuloma é o da tuberculose, quando é chamado de *tubérculo*, daí o nome da doença (Fig. 10.26). O granuloma tuberculoso caracteriza-se pela presença de uma área central com necrose de caseificação, o que é raro em outras doenças granulomatosas, e pela presença de células gigantes de

Inflamação 269

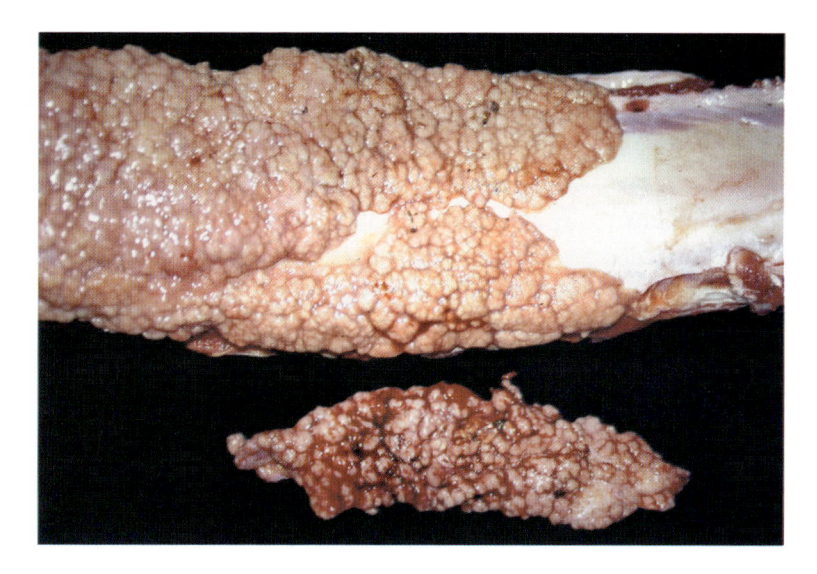

Figura 10.26 – Inflamação granulomatosa. Tuberculose miliar. Bovino. A foto mostra a superfície pleural de uma costela e um fragmento de pleura parietal. Note os pequenos tubérculos, na realidade granulomas, com aparência de pequenos grãos de milho, ou milheto, que dão nome a essa forma da tuberculose. A forma miliar é uma forma mais aguda, mais agressiva e muito infecciosa da tuberculose.

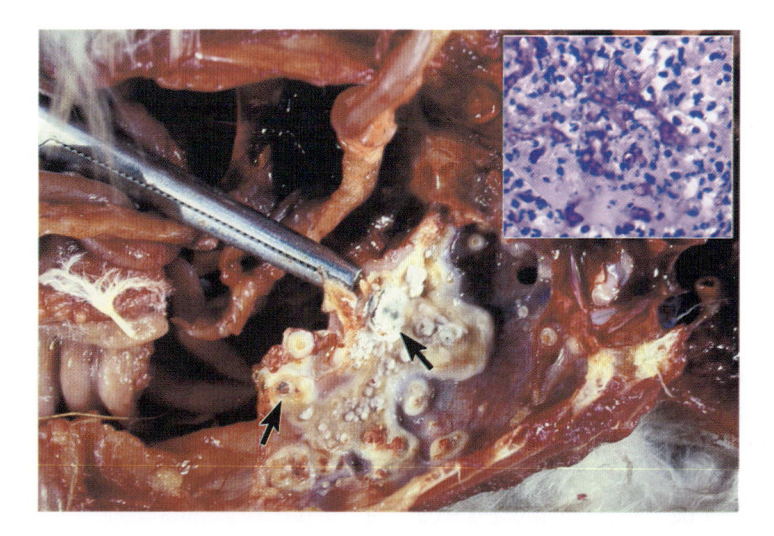

Figura 10.27 – Inflamação granulomatosa. Aspergilose. Sacos aéreos. Gavião. Existem vários granulomas no mesotélio de revestimento do saco aéreo. Em alguns, é possível ver, macroscopicamente, colônias de *Aspergillus* sp (*setas*). O detalhe mostra o corte histológico de uma dessas lesões corado com ácido periódico de Schiff para evidenciar as hifas fúngicas (cor carmim) entre os macrófagos. A arpergilose é muito comum em aves selvagens submetidas a condições estressantes, como captura e aprisionamento.

Langhans. Felizmente, os padrões morfológicos das várias doenças granulomatosas costumam ser característicos o suficiente para permitir diagnóstico preciso por um patologista experiente. Contudo, como sempre ocorrem variações – as ditas formas atípicas –, geralmente é necessário empregar métodos histoquímicos, as colorações especiais, para chegar ao diagnóstico conclusivo ou mesmo para confirmar o diagnóstico (por exemplo, colorações de Ziehl-Nielsen ou Fite-Faraco para os bacilos ácido-álcool resistentes da lepra e tuberculose e o ácido periódico de Shiff ou de Grocot para os fungos) (Fig. 10.27).

Bibliografia

ACKERMANN, M. R. Acute inflammation. In: MCGAVIN, M. D.; ZACHARY, J. F. *Pathologic Basis of Veterinary Disease*. 4. ed. St. Louis: Mosby Elsevier, 2007. Cap. 3, p. 101-145.

KUMAR, V.; ABBAS, A. K.; FAUSTO, N. Acute and chronic inflammation. In: *Robbins and Cotran Pathologic Basis of Disease*. 7. ed. Philadelphia: Elsevier Saunders, 2005. Cap. 2, p. 47-86.

RINGLER, D. J. Inflammation and repair. In: *Veterinary Pathology*. 6. ed. Ames: Blackwell Publishing, 2006. Cap. 5, p. 103-157.

SLAUSON, D. O.; COOPER, B. J. Inflammation and repair. In: *Mechanisms of Disease – A textbook of Comparative General Pathology*. 2. ed. Baltimore: Williams & Wilkins, 1990. Cap. 4, p. 167-301.

Capítulo 11

Reparação

Embora façam parte de um mesmo processo, inflamação e reparação são tratadas separadamente nos textos sobre patologia. Isso acontece por didática apenas, já que é mais fácil entender os dois processos se abordados separadamente. Contudo, é importante que se diga que, do ponto de vista prático, ambos são inseparáveis. Pouco tempo após a agressão aos tecidos e o início da resposta inflamatória iniciam-se os eventos preparatórios para a reparação da lesão, tanto dos danos primários quanto daqueles resultantes da própria inflamação. Os dois processos começam quase ao mesmo tempo, progridem coordenadamente e terminam juntos.

Reparação é o processo de cura de uma lesão e compreende a substituição de células e tecidos perdidos por outros viáveis, visando à recuperação funcional do tecido ou órgão. Essas células podem originar-se tanto do parênquima quanto do estroma da área lesada. Dependendo da população celular envolvida e da extensão e tipo da lesão, a reparação pode ocorrer de duas maneiras: por *regeneração*, quando há proliferação de células do parênquima, sem deixar vestígios, ou por *fibroplasia*, quando a lesão é preenchida por proliferação de tecido conjuntivo, resultando em uma cicatriz. Na maioria das situações, ocorre uma combinação das duas formas. A Figura 11.1 mostra a reparação de um trauma grave na região cervical de um cavalo e a incrível capacidade do organismo animal de recuperar-se quando as condições são propícias e os cuidados adequados.

Reparação por Regeneração

Regeneração significa o crescimento de células e tecidos para repor estruturas corporais que foram perdidas, como o que acontece com a lagartixa quando perde a cauda. A regeneração ocorre em todo o reino animal e vegetal. No reino animal, quanto mais se aproxima das ordens inferiores na escala evolutiva, mais completa é a regeneração observada. O velho dito "uma minhoca cortada ao meio não é igual a uma minhoca morta, mas a duas minhocas" é aparentemente verdadeiro para algumas espécies: cada uma das partes regenera a parte faltante. Já em ordens superiores, mamíferos e aves, essa regeneração só ocorre em nível celular e, ainda assim, nem todas as células são capazes de regenerar-se, sendo impossível a reconstituição completa de órgãos ou partes do corpo.

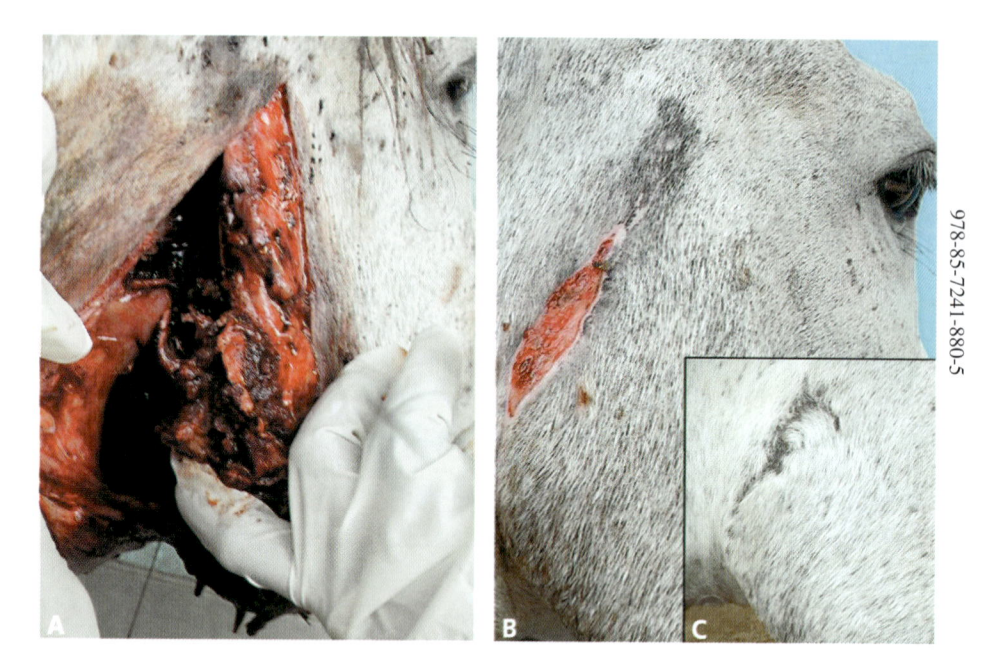

Figura 11.1 – Reparação por cicatrização de trauma grave na região cervical. Cavalo. A composição fotográfica mostra a sequência de reparação de um grave ferimento produzido por instrumento cortante. (*A*) Lesão recente. (*B*) Lesão após algumas semanas. (*C*) Cicatriz resultante após recuperação completa do paciente. Fotos: Dr. Arnaldo Garcez de Barros Jr., Angola/África.

No que concerne à regeneração de órgãos inteiros, enquanto algumas salamandras podem regenerar a cauda, membros, lentes, retina, mandíbula e até parte do coração, em mamíferos e aves o que se refere como regeneração é, na realidade, um processo de crescimento compensatório que envolve hipertrofia e hiperplasia. Nesse caso, a funcionalidade do órgão é restabelecida sem que haja, necessariamente, reconstituição da sua anatomia normal. Contudo, caso as células perdidas tenham sido somente as parenquimais, permanecendo intactos o estroma e, principalmente, a membrana basal, a anatomia do órgão lesado é restabelecida. Os melhores exemplos são observados nos rins, nas necroses tubulares, e no fígado, nas hepatites virais. Em ambos os casos, como o arcabouço que mantinha o parênquima não foi afetado, as células parenquimais remanescentes se multiplicam e voltam a ocupar os locais que ocupavam antes, ou células-tronco locais se diferenciam e as substituem. No entanto, caso o estroma também tenha sido perdido, o resultado é uma cicatriz.

Embora muitos outros órgãos, como pâncreas, suprarrenais, tireoide e pulmões de animais recém-nascidos, também tenham capacidade de sofrer crescimento compensatório, o arquétipo desse tipo de "regeneração" é o do fígado.

Regeneração do Fígado

Dentre os órgãos de mamíferos, o fígado tem a mais notável capacidade de regeneração – que é, na realidade, uma forma de hiperplasia compensatória, como dito anteriormente. Em roedores, a remoção cirúrgica de 70% do fígado (hepatectomia parcial) resulta no crescimento da porção restante que, em 10 a 14 dias, atinge a massa do fígado original. É provável que o fígado de todos os mamíferos se comporte da mesma maneira. Em seres humanos, após a remoção do lobo hepático direito para doação entre vivos, a porção remanescente do fígado recupera a massa original em 7 a 10 dias. A recuperação ocorre porque *os lobos remanescentes aumentam de tamanho, e não porque a parte que foi removida cresce novamente*. Recupera-se a massa funcional perdida, mas não a anatomia normal.

No processo de regeneração hepática, os hepatócitos, que são células quiescentes, são estimulados a multiplicar-se em resposta a fatores de crescimento polipeptídios, citocinas e certos hormônios, como noradrenalina, insulina e hormônios tireoidianos. Células do epitélio dos ductos hepáticos, células endoteliais e células de Kupffer também se replicam de maneira coordenada. O processo de multiplicação compensatória inicia-se várias horas após a hepatectomia, todos os hepatócitos replicam uma ou duas vezes e, em seguida, voltam a quietar-se sob a ação de fatores inibidores de crescimento.

A cirrose hepática é uma doença na qual a capacidade de regeneração do fígado tem papel importante. Quando agredido, além da inflamação, o fígado responde com fibrose e proliferação de hepatócitos. A combinação desses dois processos resulta na formação de focos de hepatócitos que se multiplicaram desordenadamente, circundados por tecido conjuntivo fibroso (Fig. 11.2).

Reparação de Fraturas

A reparação óssea, mais especificamente de fraturas, merece um tratamento diferente em virtude das peculiaridades nela envolvidas. Em primeiro lugar, ossos não cicatrizam: o espaço entre as extremidades fraturadas é preenchido por osso neoformado, não por uma cicatriz de tecido conjuntivo fibroso. Assim, é errado dizer que a "fratura cicatrizou" ou está "cicatrizada". Em vez disso diz-se que houve cura da fratura ou que ela está "consolidada". Em segundo lugar, o osso neoformado que une os fragmentos fraturados não se forma por regeneração do remanescente de tecido ósseo no local da lesão, mas por metaplasia dos fibroblastos que colonizam o foco da fratura.

Embora haja fraturas nas quais não seja aparente, a característica mais marcante da consolidação de fraturas é a presença do "calo ósseo". Trata-se de uma massa de osso desorganizado (calo primário) que preenche o espaço entre as

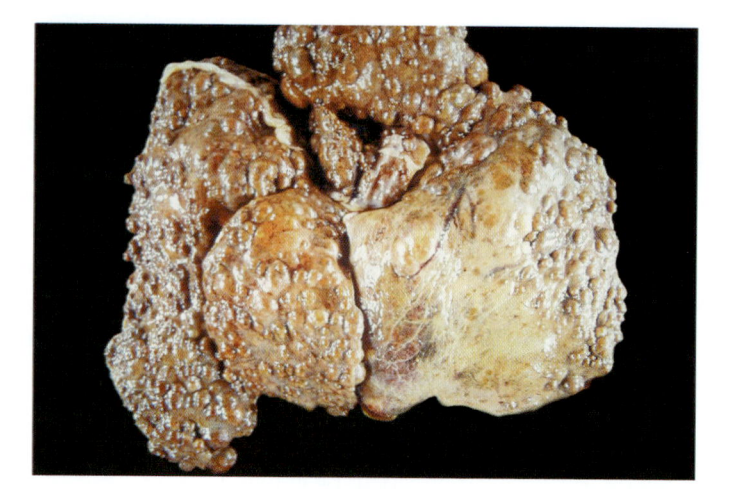

Figura 11.2 – Cirrose hepática. Cão. Este é um exemplo de regeneração do tecido hepático. O aspecto característico da cirrose hepática deve-se à combinação de regeneração e de fibrose: grupos de hepatócitos proliferados, que fazem saliência na superfície do órgão, são circundados por tecido conjuntivo fibroso. Conforme o tamanho dos nódulos regenerativos, duas formas são reconhecidas: macronodular (que é o caso aqui) e micronodular.

extremidades fraturadas e estabiliza a fratura (Figs. 11.3 e 11.4). O calo primário pode conter cartilagem, cuja quantidade depende da tensão de oxigênio no local. Baixa tensão de oxigênio faz com que os fibroblastos se diferenciem em condroblastos, em vez de osteoblastos. A cartilagem não estabiliza a fratura de forma adequada, mas, com o tempo, ela sofrerá ossificação encondral e o calo eventualmente se tornará ósseo. Com o tempo, o osso desorganizado é substituído por osso lamelar maduro e mais forte (calo secundário). Dependendo das forças atuando sobre a região, o calo secundário poderá ser reabsorvido e remodelado por osteoclastos e o osso readquire sua forma original.

Na formação do calo, células mesenquimais indiferenciadas com potencial osteogênico originadas do periósteo, do endósteo e da cavidade medular ou, possivelmente, de células endoteliais com potencial metaplásico, invadem o hematoma no foco da fratura e formam uma massa de tecido conjuntivo frouxo. Ao mesmo tempo, essa massa é invadida por vasos neoformados. Por conta da semelhança, muitos chamam esse tecido de "tecido de granulação", mas essa denominação deve ser evitada. O tecido de granulação clássico, como veremos adiante, faz parte do processo inflamatório e, na sua evolução, transforma-se em tecido conjuntivo fibroso, a cicatriz. Já no calo ósseo, esse tecido fibroso e neovascular sofre metaplasia e se transforma em osso – ou em cartilagem, se a tensão de oxigênio for baixa.

Reparação 275

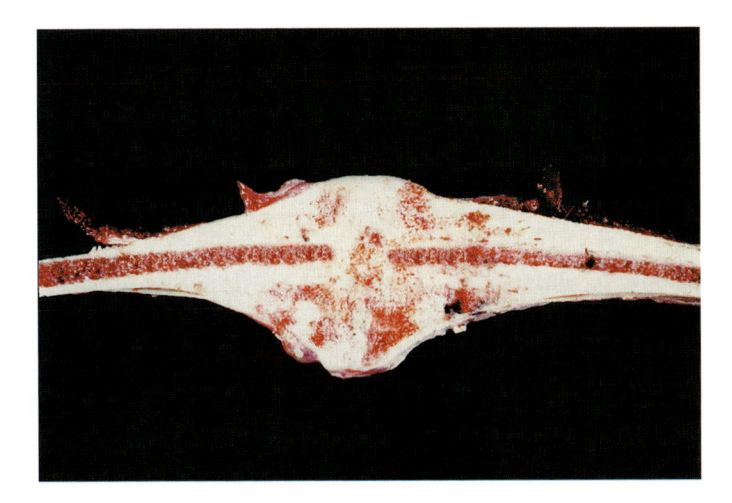

Figura 11.3 – Calo ósseo. Fratura de costela. Bovino. A região da fratura foi cortada longitudinalmente para mostrar as duas extremidades da fratura unidas por calo ósseo secundário. A fratura está estável, isto é, não existe mobilidade entre os fragmentos, que são mantidos imóveis pelo calo ósseo. Com o tempo, haverá remodelagem óssea, sendo restabelecida a continuidade da camada cortical e do canal medular, e o calo ósseo desaparecerá.

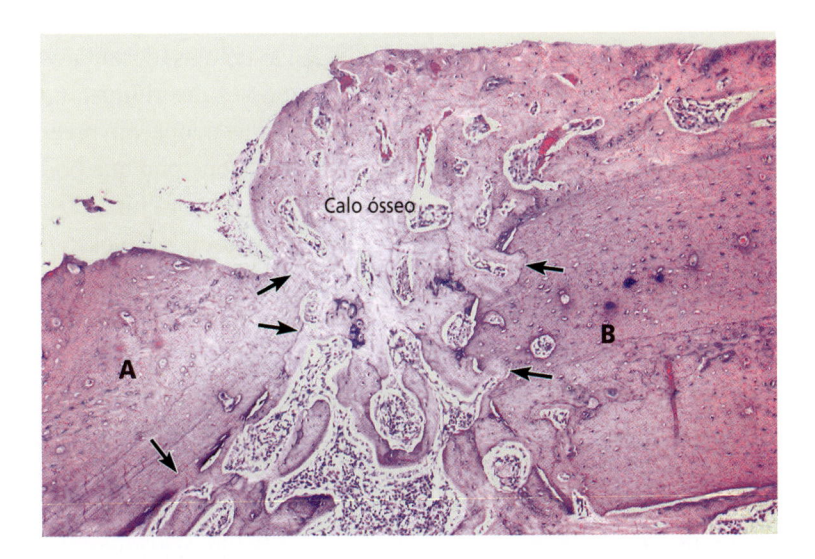

Figura 11.4 – Reparação óssea. A fotomicrografia mostra as extremidades A e B de uma fratura unidas por calo ósseo maduro (secundário) composto de osso trabecular em fase de remodelação. Note que as camadas corticais do osso não estão perfeitamente alinhadas, mas estão estáveis, sendo possível ver a integração homogênea entre as extremidades fraturadas e o osso neoformado (setas). Hematoxilina e eosina. Objetiva de 10×.

Capacidade Proliferativa dos Tecidos

De acordo com a capacidade de proliferar na vida adulta, as células dos tecidos corporais são divididas em três grupos: lábeis, estáveis e permanentes. Um tipo especial de células presentes em todos os tecidos, as células-tronco, serão consideradas separadamente.

- *Células lábeis*: são células que proliferam de modo contínuo, repondo aquelas que são perdidas também continuamente. São as células dos epitélios da pele, mucosas, ductos de glândulas, trato intestinal, útero, tuba uterina, trato urinário e nos tecidos linfoides e hematopoético.
- *Células estáveis ou quiescentes*: são células que se replicam de forma lenta e apenas ocasional. Quando estimuladas, no entanto, iniciam rapidamente a replicação para reconstituir o tecido de origem lesado. Pertencem a esse grupo as células parenquimais de quase todos os órgãos e todas as células mesenquimais (fibroblastos, osteócitos, condrócitos e células do endotélio e do músculo liso) de todos os órgãos. O melhor exemplo da capacidade regenerativa das células estáveis ou quiescentes é observado no fígado, como descrito anteriormente.
- *Células permanentes*: pertencem a esse grupo as células que perderam a capacidade de replicação na vida pós-natal. Pertencem a esse grupo os neurônios do sistema nervoso central (SNC) e as células musculares esqueléticas e cardíacas. Os *neurônios do SNC*, uma vez destruídos, nunca são repostos por outros neurônios, sendo os lugares que ocupavam preenchidos por células da glia. Todavia, estudos recentes demonstram que pode ocorrer neurogênese a partir de células-tronco. Já os neurônios do sistema nervoso periférico são passíveis de regeneração parcial. No caso de lesão no axônio, toda a sua parte distal é perdida, da mesma maneira que a parte proximal até o mais próximo nódulo de Ranvier *(degeneração walleriana)*. A essa perda segue-se o crescimento (regeneração) de um novo axônio a partir do coto proximal. Se a lesão ocorrer no corpo celular ou muito próximo a ele, toda a célula morre e não é substituída. *Células musculares esqueléticas* em si não se regeneram, mas a musculatura como um todo tem capacidade limitada de regeneração a partir da diferenciação de células satélites, que são células-tronco localizadas nas bainhas do endomísio. Essa capacidade de regeneração é muito limitada e, de tão pequena, pode ser considerada inexistente. *Células musculares cardíacas* regeneram-se menos ainda. Áreas do músculo cardíaco lesadas durante infarto do miocárdio são substituídas por tecido cicatricial.

Células-tronco

Células-tronco fazem parte de uma população emergencial de células quiescentes, as quais mantêm certas características embrionárias que lhes conferem a capacidade de se multiplicar e diferenciar em vários tecidos, tanto epiteliais quanto mesenquimais, desde que estimuladas da maneira adequada. Embora conhecidas há muito tempo, apenas há pouco desenvolveram-se técnicas para isolá-las, replicá-las *in vitro* e utilizá-las terapeuticamente para repor ou acelerar a reposição de células ou tecidos perdidos.

O emprego de células-tronco com finalidades terapêuticas é uma das mais novas especialidades médicas, tanto em medicina humana como veterinária, a *medicina regenerativa*. As células-tronco caracterizam-se por *manterem intacta sua capacidade de se autorrenovar e replicar assimetricamente*. Replicação assimétrica significa que, quando a célula se divide, uma das filhas mantém as características originais (continua sendo uma célula-tronco), enquanto a outra pode entrar em uma sequência de diferenciação que a levará a se tornar uma célula permanente. As células-tronco foram primeiramente identificadas em embriões como células totipotenciais (capazes de dar origem a todos os tecidos corporais) e denominadas *células-tronco embrionárias*. Mais tarde, descobriu-se que células-tronco também existem em muitos tecidos de animais adultos, as *células-tronco adultas*, atuando na manutenção da homeostase tecidual e funcionando como reservatório para reposição emergencial de células perdidas.

As seguintes descobertas foram substanciais para alavancar as pesquisas sobre o emprego terapêutico de células-tronco:

- Células-tronco estão presentes em muitos tecidos, inclusive no cérebro, sempre considerado um órgão permanentemente quiescente.
- Algumas células-tronco de vários tecidos, em especial da medula óssea, são capazes de se diferenciar em várias linhagens celulares.
- Algumas células-tronco adultas têm as mesmas propriedades das células--tronco embrionárias.

Em medicina veterinária, o emprego terapêutico de células-tronco tem se limitado principalmente às tentativas de recuperação de lesões articulares e de tendões e ligamentos em cães e cavalos, utilizando células-tronco isoladas do tecido adiposo do próprio paciente. Os resultados são promissores e a comunidade médica mundial monitora cuidadosamente os resultados em animais porque as mesmas técnicas podem ser empregadas em seres humanos. A segunda razão do interesse é que as possibilidades de pesquisa e emprego de células-tronco em animais têm muito menos restrições éticas e legais que em seres humanos. Desta forma, assim como aconteceu com a medicina reprodutiva, as pesquisas em medicina regenerativa caminham mais rápido na medicina veterinária que na medicina humana.

Reparação por Tecido Conjuntivo Fibroso (Fibroplasia)

Ao contrário da reparação por regeneração – quando os componentes teciduais perdidos são repostos, como acontece com a epiderme em ferimentos cutâneos e com os ossos após fraturas –, a reparação por fibroplasia simplesmente substitui o tecido perdido por um "remendo" de tecido conjuntivo fibroso: a *cicatriz*. A reparação por fibroplasia é mais evidente na pele, em ferimentos envolvendo a derme e o tecido subcutâneo (a epiderme se regenera completamente); em tecidos cujas células são incapazes de se multiplicar, como o miocárdio após um infarto; ou em qualquer órgão sempre que haja perda de parênquima e estroma, como num abscesso no fígado ou um infarto no rim.

A proliferação de tecido conjuntivo fibroso também acontece como sequela de inflamações fibrinosas, que são comuns nas superfícies serosas da pleura e do peritônio (Fig. 11.5). Embora não seja verdadeiramente uma cicatriz, esse tipo de fibrose é, com frequência, chamado como tal.

Para facilitar o entendimento do processo, a reparação por fibroplasia pode ser dividida, de forma simples, em três fases:

- Inflamação.
- Proliferação (granulação e fibroplasia).
- Remodelação (maturação e contração).

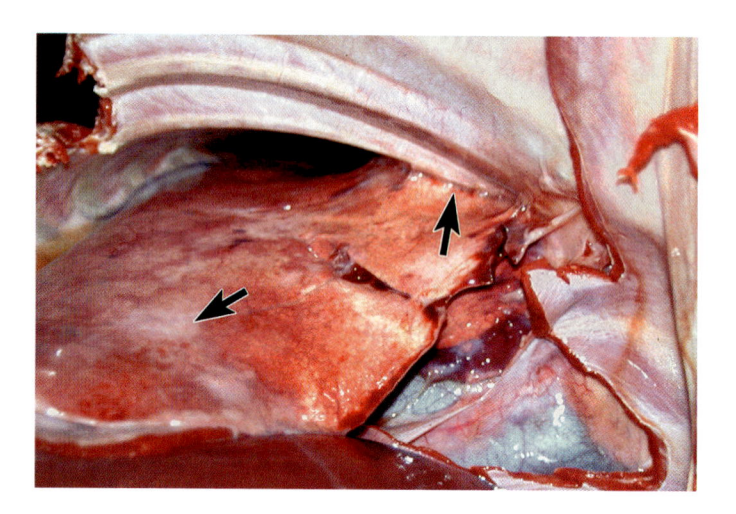

Figura 11.5 – Fibrose e aderência entre as pleuras. Ovino. Uma consequência muito comum das broncopneumonias graves por *Mannheimia (Pasteurella) haemolytica* é a pleurite fibrinosa. A resolução da inflamação e a organização da fibrina resultam em tecido conjuntivo fibroso, que se manifesta por fibrose e aderências (*setas*) entre as pleuras. Muitas vezes, esse processo é referido como "cicatrização", o que, apesar de incorreto, é aceitável.

Apesar de ser mais fácil pensar nessas fases como sequenciais, elas na realidade se sobrepõem, e componentes de cada uma delas podem ser encontrados ao mesmo tempo no tecido reparado. No estudo da reparação de ferimentos cutâneos (ver adiante), existe uma fase anterior às três mencionadas: a fase de hemostasia.

A inflamação já foi estudada no capítulo anterior, mas vale a pena recordar que, no que concerne ao processo de reparação por fibroplasia, os principais objetivos da *fase de inflamação* são remover o tecido lesado e iniciar a deposição da matriz extracelular essencial para a formação da cicatriz. A *fase proliferativa* caracteriza-se pela formação de tecido de granulação, passo essencial para a deposição de colágeno e formação de tecido conjuntivo fibroso, num processo denominado genericamente fibroplasia e que é a base da formação da cicatriz. Na *fase de remodelagem*, o tecido conjuntivo fibroso torna-se mais maduro e resistente e, por fim, contrai-se para diminuir o tamanho da área lesada e da cicatriz resultante.

Tecido de Granulação

O tecido de granulação é o mais característico e importante evento na reparação por fibroplasia. Ele começa a ser formado poucas horas após a lesão inicial e torna-se evidente 3 a 5 dias mais tarde. *Macroscopicamente*, aparece como um tecido rosado edematoso e exsudativo, com aspecto levemente granular (de onde vem o nome de granulação), graças à presença de minúsculos nódulos visíveis na superfície, algo semelhante à casca da laranja (ver Fig. 11.12, mais adiante). Embora o aspecto macroscópico não deixe dúvidas quanto ao diagnóstico, é o aspecto histológico que é realmente característico. *Microscopicamente*, observam-se edema, proliferação de fibroblastos, neoformação de vasos e infiltração de células inflamatórias, sobretudo macrófagos (Fig. 11.6). Caso haja contaminação por bactérias, os neutrófilos são particularmente abundantes. Caracteristicamente, os vasos neoformados orientam-se de forma perpendicular à superfície lesada, enquanto os fibroblastos ficam paralelos a ela. A angiogênese, ou neoformação de vasos, dá-se por brotamento a partir dos vasos da periferia da lesão. Os vasos neo-formados dirigem-se para a superfície, onde terminam em fundo cego ou se anastomosam com outros neoformados, formando alças para garantir o fluxo do sangue. Aliás, os minúsculos nódulos visíveis na superfície do tecido de granulação são essas extremidades cegas e as alças dos vasos neoformados. Como as paredes desses vasos têm apenas uma célula de espessura, são muito frágeis e se rompem ao menor toque, sangrando com facilidade. Devido à imaturidade das células endoteliais, os espaços entre elas são grandes, o que permite a passagem constante de líquido, proteína e hemácias para o espaço perivascular. Por conseguinte, o tecido de granulação é sempre úmido e edematoso.

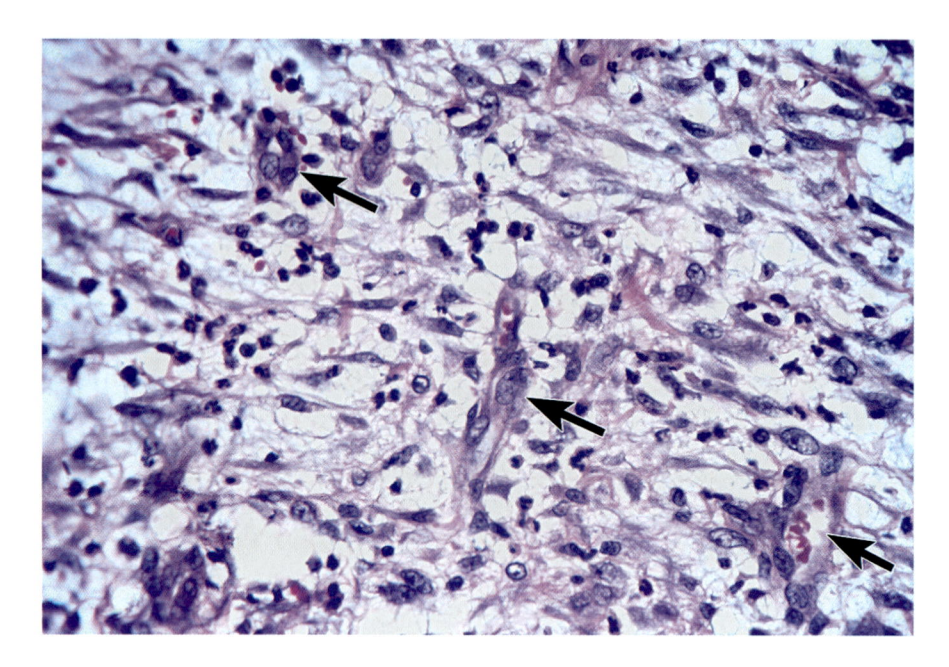

Figura 11.6 – Tecido de granulação. Ferimento cutâneo. Cão. A fotomicrografia mostra tecido de granulação relativamente jovem, que se evidencia por fibroblastos tumefeitos, edema intersticial e infiltração por neutrófilos. Os vasos neoformados (*setas*) orientam-se perpendicularmente à superfície do ferimento; os fibroblastos, paralelamente. Hematoxilina e eosina. Objetiva de 40×.

Fibroplasia, Colágeno e Fibrose

O principal objetivo do tecido de granulação é promover fibroplasia, ou seja, a formação de tecido conjuntivo fibroso. Para isso, os fibroblastos, que são as células mais abundantes e principais do tecido de granulação, passam a produzir colágeno, proteína que vai conferir resistência ao tecido reparado.

O colágeno é a mais comum e importante proteína do organismo animal. Sem colágeno, qualquer vertebrado seria apenas um amontoado amorfo de células interconectadas por neurônios, incapaz de sustentar-se ou mover-se. Existem pelo menos 27 diferentes tipos de colágeno, cuja produção é regulada por 41 genes distribuídos em pelo menos 14 cromossomos. A Tabela 11.1 lista os principais tipos de colágeno e os locais onde são encontrados. Os colágenos I, II, III e IV são intersticiais, de estrutura fibrilar e os mais abundantes. Suas fibrilas apresentam elos ou interconexões entre fibrilas adjacentes, o que lhes confere a conformação de uma rede e contribui para a grande resistência à tração apresentada pelo colágeno. Na fase inicial da reparação, está presente principalmente o colágeno tipo III, que é transformado em colágeno tipo I à medida que o tecido conjuntivo fibroso amadurece e adquire maior resistência à tração.

Tabela 11.1 – Principais tipos de colágeno encontrados nos tecidos de vertebrados

Tipo	Forma	Distribuição
I	Fibrilar	Pele, tendões, ligamentos, ossos, cicatrizes
II	Fibrilar	Cartilagem, núcleo do disco intervertebral
III	Fibrilar	Vasos sanguíneos, pele, fase inicial da cicatrização
IV	Não fibrilar	Membrana basal
V	Não fibrilar	Pericelular em muitos tecidos e vasos sanguíneos
VI, VII, IX, XV, XVII, XVIII, etc.	Desconhecida	Ubíqua

A formação de tecido conjuntivo fibroso maduro é uma consequência comum de qualquer inflamação crônica. Usa-se o termo *fibrose* sempre que o tecido conjuntivo fibroso for indesejável. A cicatriz também é uma forma de fibrose; porém, constitui um processo necessário e útil. Todavia, muitas vezes, emprega-se o termo cicatriz como sinônimo de fibrose.

Contração da Lesão

Ao mesmo tempo em que se produz colágeno, alguns fibroblastos se diferenciam e adquirem características estruturais e funcionais semelhantes às células de músculo liso. Essas células especializadas são os *miofibroblastos*, capazes de contrair-se e responsáveis pelo fenômeno de contração da lesão em processo de reparação. A finalidade desse fenômeno é, evidentemente, diminuir a área a ser reparada e o tempo necessário para a reparação. A contração é particularmente notável nos ferimentos cutâneos, nos quais a cicatriz resultante é, muitas vezes, dez vezes menor que o ferimento original (ver Fig. 11.1).

Cicatriz

Cicatriz é o resultado do processo de reparação por fibroplasia. É formada por tecido conjuntivo fibroso com abundante colágeno. Em virtude da contração do ferimento, a cicatriz é sempre menor que a lesão original.

A remodelagem da cicatriz continua muito tempo após a lesão inicial ter cicatrizado. O processo de remodelagem envolve produção, digestão e reorientação contínuas das fibrilas e fibras do colágeno. Inicialmente, a deposição do colágeno é feita de maneira desorganizada. Com o tempo, dependendo da natureza e da direção das forças aplicadas no tecido, as fibras de colágenos são digeridas pela enzima colagenase e novamente depositadas numa orientação similar àquela do tecido vizinho. Por exemplo, na reparação de um tendão, a cicatriz jovem não seria capaz de resistir sequer às mínimas forças a que são submetidas as fibras em um tendão normal. À medida que a remodelagem progride, as novas fibras passam a ter orientação paralela às linhas de força aplicadas no tendão e, eventualmente, a cicatriz atingirá um grau de resistência satisfatório.

Em algumas situações, o tecido conjuntivo fibroso e o colágeno que formam a cicatriz continuam a ser produzidos além do necessário, resultando em uma cicatriz exuberante, o *queloide* (ver adiante).

Reparação de Ferimentos Externos

A reparação de ferimentos externos merece consideração especial graças ao interesse e à importância da traumatologia e à elevada frequência de ferimentos, tanto cirúrgicos quanto acidentais, nas clínicas veterinárias.

A reparação de ferimentos é denominada, genericamente, "cicatrização"; por ser mais simples, é esse o termo que utilizaremos ao discutir esse assunto, a seguir. A cicatrização de ferimentos, em particular os cutâneos, deve ser estudada em duas situações clínicas diferentes entre si, mas comuns:

- Ferimentos cujas bordas não se afastaram em demasia ou foram aproximadas e justapostas por pontos de sutura.
- Ferimentos nos quais houve perda de substância ou as bordas estão afastadas umas das outras.

Cada uma dessas situações dá origem a uma forma de cicatrização denominada, respectivamente, "por primeira intenção" e "por segunda intenção". Elas são essencialmente semelhantes, variando apenas quanto às dimensões da área a ser reparada, ao tempo necessário para reparação e à intensidade dos fenômenos observados. Essas diferenças são suficientes para que os clínicos e cirurgiões as considerem entidades clínicas diferentes, mais ainda devido à maior possibilidade de complicações na segunda. As cicatrizações por primeira e segunda intenção estão representadas na Figura 11.7.

Cicatrização por "Primeira Intenção"

A cicatrização não complicada, observada em um ferimento limpo e não infectado, cujas bordas não estão afastadas ou foram aproximadas e imobilizadas por sutura cirúrgica (Fig. 11.8), chama-se cicatrização por *primeira intenção* ou *primária*. A hemorragia é controlada e o pequeno espaço incisional é logo preenchido por um coágulo contendo fibrina e células sanguíneas. Na superfície, o coágulo seca, formando uma *crosta* que cobre e isola o ferimento do meio exterior. O processo de reparação segue uma sequência:

- Em *24 a 48h*, neutrófilos movem-se para o coágulo de fibrina. A camada basal da epiderme das bordas incisadas começa a sofrer mitoses e as células

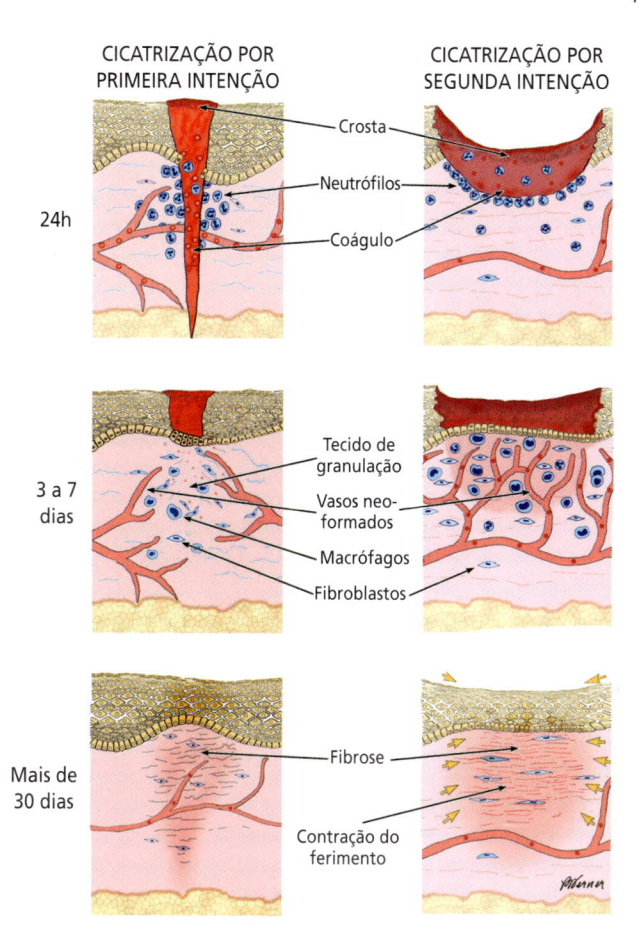

Figura 11.7 – Representação de alguns dos processos envolvidos nas cicatrizações por primeira e segunda intenções. Note a maior extensão da lesão, a maior quantidade de tecido de granulação e a contração do ferimento na cicatrização por segunda intenção (à direita).

epiteliais iniciam migração para baixo e através do ferimento, formando um filme monocelular.
- Em *48h*, as células epiteliais da camada basal estendem-se por toda a superfície do ferimento, sob a crosta. É interessante notar que a migração das células epiteliais não ocorre apenas na incisão, sob a crosta, mas também nos tratos formados pelos fios de sutura. Quando essas células atingem o tecido conjuntivo, elas sofrem ceratinização e provocam reação inflamatória purulenta em torno da sutura que pode, mais tarde, ser confundida com contaminação bacteriana. A remoção precoce da sutura minimiza esse problema.

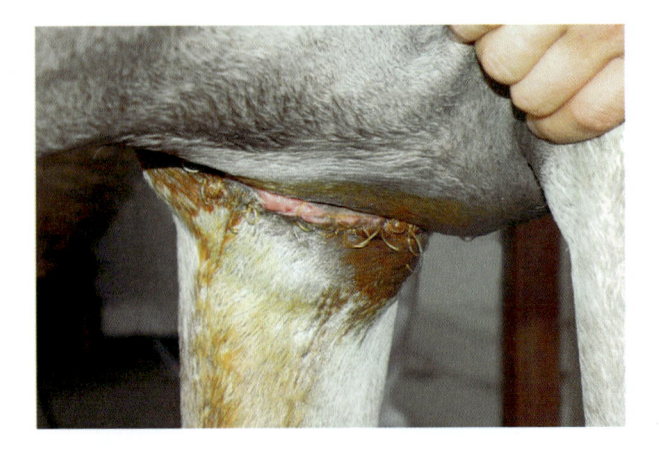

Figura 11.8 – Cicatrização por primeira intenção. Cavalo. Este animal chocou-se contra uma estaca de madeira que perfurou a pele na região da axila esquerda e penetrou profundamente entre a parede torácica e a escápula. Aspecto do ferimento cinco dias após a sutura. Apesar de haver vários pontos evidentes de granulação, considera-se cicatrização por primeira intenção por ser o tipo de cicatrização predominante na lesão. Foto: Dr. Luiz Rômulo Alberton, Umuarama/PR.

- No *3º dia*, neutrófilos são substituídos por macrófagos e o espaço incisional começa a ser invadido por tecido de granulação. Fibras colagenosas estão presentes nas bordas da incisão, mas não as unem. A epitelioplastia continua, com muitas mitoses na camada basal, espessando a cobertura epitelial inicial.
- No *5º dia*, o tecido de granulação preenche o espaço incisional. A neoformação de vasos atinge o máximo. Fibras colagenosas começam a interligar os bordas incisadas. A epiderme recupera sua espessura original e as células superficiais começam a ceratinizar-se.
- Na *segunda semana*, o acúmulo de colágeno continua. As células inflamatórias e os vasos neoformados desaparecem progressivamente, sendo obstruídos e eliminados. Em animais de pele clara, nota-se maior palidez da cicatriz em virtude do aumento de tecido conjuntivo fibroso e da diminuição do número de vasos.
- Na *quarta semana*, resta uma cicatriz de tecido conjuntivo fibroso, sem inflamação, recoberta por epiderme intacta. Alguns anexos cutâneos atingidos pela incisão não são recuperados. A resistência do ferimento aumenta progressivamente e só atingirá o nível máximo vários meses mais tarde, embora seja provável que nunca atinja a resistência idêntica à pele intacta.

Cicatrização por "Segunda Intenção"

A cicatrização por segunda intenção é aquela observada em ferimentos cujas bordas estão afastadas ou quando houve perda mais extensa de tecido, o que resulta em lesões maiores que precisam ser "preenchidas". Nesses casos, o processo de reparação é mais complicado porque requer maior quantidade de tecido de granulação e a área a ser epitelizada é maior (Fig. 11.9). A cicatrização por segunda intenção difere daquela por primeira intenção nos seguintes aspectos:

- Como há mais fibrina, restos celulares e exsudatos a serem removidos, *a reação inflamatória é muito mais intensa*.
- *O tecido de granulação é muito mais abundante*, especialmente se a lesão for mais profunda.
- A mais clara diferença, contudo, *é a maior extensão da lesão e a contração do ferimento*. A contração nos ferimentos cutâneos tem a finalidade de diminuir a extensão da área a ser reepitelizada. Experimentalmente, demonstrou-se que um ferimento de 40cm^2 na pele de um coelho é reduzido para apenas 2 a 4cm^2 após 6 semanas. Esse fenômeno se deve aos miofibroblastos presentes no tecido de granulação. Como regra, a cicatriz é *sempre menor que o ferimento original*, o que pode ser comprovado com base na Figura 11.1.

Cicatrização por "Terceira Intenção"

A chamada cicatrização por terceira intenção não é, na realidade, um tipo de cicatrização como as duas anteriores, mas uma forma especial de tratamento de ferimentos excessivamente contaminados. Nesse método, o ferimento é deixado aberto, se necessário por vários dias, até que a contaminação e a inflamação tenham diminuído substancialmente. A seguir, as bordas são reavivadas

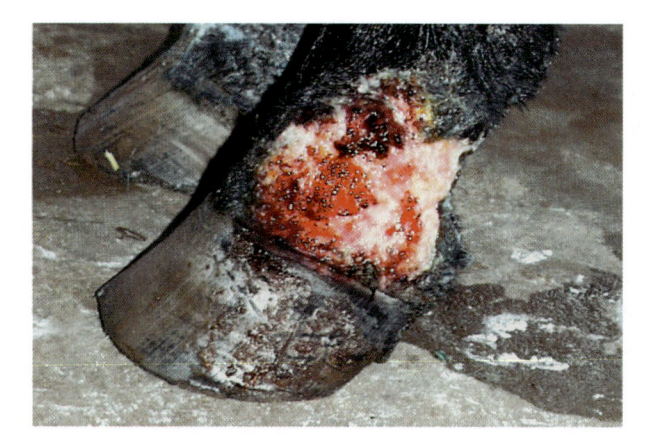

Figura 11.9 – Cicatrização por segunda intenção. Ferimento com grande perda de pele. Cavalo. O leito do ferimento é formado por tecido de granulação ainda jovem. Não é possível suturar esse tipo de ferimento e a cicatrização só pode acontecer por segunda intenção. O sucesso dependerá de cuidados médicos veterinários intensos. Foto: Dr. Max Gimenez Ribeiro, Maringá/PR.

e aproximadas e o ferimento é suturado, agora sim em uma tentativa de cicatrização por primeira intenção. Essa técnica também é chamada de "fechamento primário postergado".

Resistência do Ferimento

Muitas vezes, clínicos e cirurgiões têm dúvidas quanto à resistência de um ferimento cicatrizado. As questões mais comuns são: em quanto tempo um ferimento cutâneo cicatrizado atinge resistência máxima? Quanto é essa resistência e que fatores a influenciam?

A recuperação da resistência de um ferimento cutâneo suturado está representada na Figura 11.10. O ganho de resistência é muito pequeno durante a primeira semana. Nesse período, a resistência do ferimento é representada quase exclusivamente pela sutura, que é algo em torno de 60 a 70% do normal. Por "normal" entenda-se a resistência da pele intacta. Quando os pontos são removidos, a resistência cai para cerca de 10% do normal, mas aumenta rapidamente durante as quatro semanas seguintes. Desse ponto em diante, a resistência aumenta mais lentamente até nivelar-se em 75 a 80% do normal em torno de três meses após a incisão original. A partir de então, a resistência permanece praticamente inalterada e é provável que nunca atinja os mesmos valores da pele intacta. O aumento da resistência durante os primeiros dois meses deve-se apenas ao aumento de colágeno na cicatriz, já que a síntese excede a degradação. Após o segundo mês, a velocidade de síntese diminui e iguala-se à da degradação e o aumento de resistência deve-se apenas à reorganização no sentido das fibras e formação de interconexões entre fibrilas próximas.

Complicações na Cicatrização de Ferimentos Cutâneos

Problemas na cicatrização de ferimentos externos não são muito frequentes. Os mais comuns são cicatrização deficiente, excesso de tecido de granulação, cicatriz hipertrófica e formação de contraturas pós-cicatriciais.

Cicatrização Deficiente

Quando há deficiência na formação de tecido de granulação ou na formação da cicatriz, pode ocorrer deiscência do ferimento ou ulceração (Fig. 11.11). *Deiscência é a separação das bordas da incisão que estavam unidas*. As causas mais comuns de deiscência são duas: aplicação de tração excessiva nas bordas do ferimento, enquanto ainda suturado ou pouco tempo após à remoção das suturas, ou vascularização inadequada do ferimento. Os exemplos, no primeiro caso, são as deiscências de incisões no abdômen ou em qualquer região normalmente sujeita a tensão, quando o paciente não obedece repouso. No segundo caso, bandagens muito apertadas ou pontos de sutura excessivamente apertados interferem na irrigação e na oxigenação da incisão. Enquanto a formação de colágeno

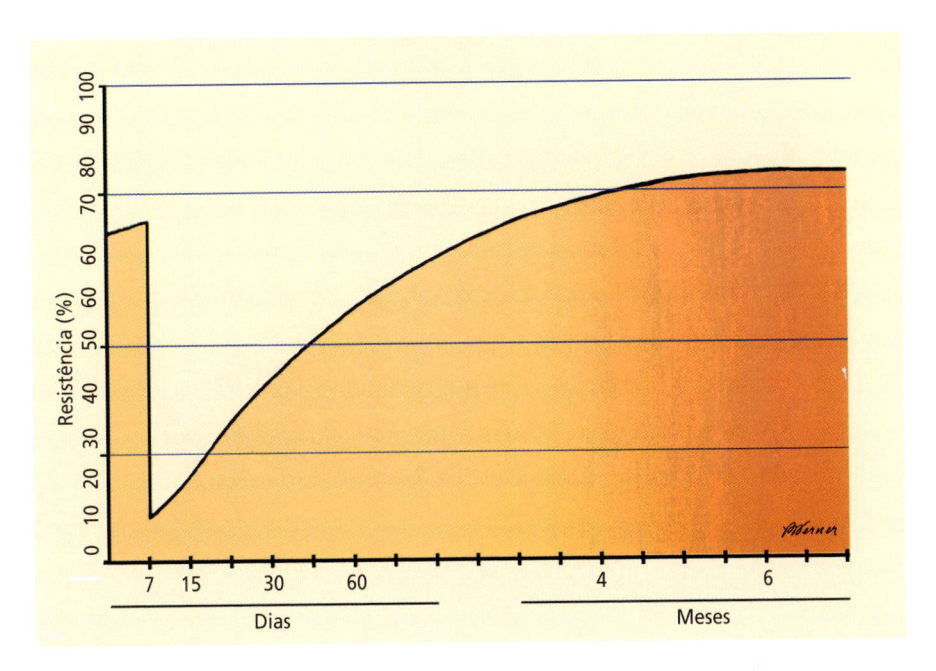

Figura 11.10 – Gráfico representando a variação da resistência à tração na cicatriz de um ferimento cutâneo suturado em função do tempo decorrido após a incisão. Cem por cento corresponde à resistência da pele normal intacta. Note que, nos primeiros sete dias, a resistência do ferimento depende quase exclusivamente da sutura e cai para apenas 10% quando os pontos são retirados. A resistência aumenta progressivamente até o terceiro ou quarto mês, quando se estabiliza em 70 a 80% da resistência normal. Valores idênticos aos da pele intacta provavelmente nunca serão atingidos.

é oxigênio-dependente, a degradação não é. Consequentemente, a cicatriz de um ferimento no qual a oxigenação é inadequada torna-se cada vez mais fraca. Se os pontos de sutura forem excessivamente apertados, a cicatrização também não será adequada e o ferimento terá maior probabilidade de sofrer deiscência se os pontos forem removidos no prazo normal. Uma causa negligenciada de excesso de tensão nos pontos de sutura é o edema pós-operatório. O cirurgião experiente sabe atar os nós de sutura com a tensão adequada para compensar essa possibilidade. Uma última possibilidade é a intervenção do paciente com a sutura, o que pode ser contornado com cuidados pós-operatórios adequados.

Excesso de Tecido de Granulação

Algumas situações que mantêm o estímulo inflamatório no ferimento, como trauma repetido, infecção recorrente ou presença constante de moscas alimentando-se no ferimento, resultam em excesso de tecido de granulação, que protrai entre as bordas da lesão e bloqueia a reepitelização da superfície (Fig. 11.12).

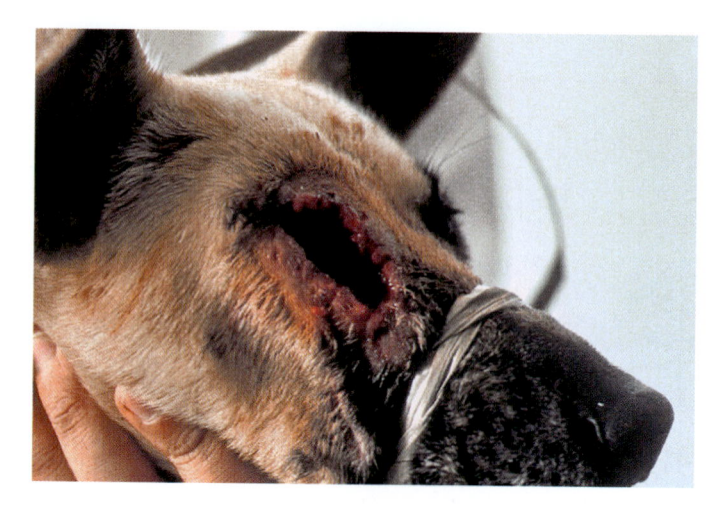

Figura 11.11 – Deiscência de sutura cutânea após enucleação do globo ocular decorrente de cicatrização insuficiente. Cão. Deiscência é a separação das bordas da incisão que estavam previamente unidas, não importando o método utilizado para mantê-las unidas.

Ferimentos cutâneos em equídeos, em especial quando extensos e nas extremidades dos membros, costumam ter a reparação complicada por esse motivo. A lesão pode atingir grandes dimensões e é popularmente conhecida como "carne esponjosa". Em português o termo é curioso, mas é ainda mais curioso em inglês: *proud flesh*. Em equídeos, uma doença que sempre deve fazer parte da lista de diagnósticos diferenciais nas granulações excessivas é a *habronemose*. Larvas de *Habronema* sp infectam ferimentos cutâneos abertos e a presença das larvas incita reação inflamatória intensa e constante, estimulando a produção de tecido de granulação. O diagnóstico da habronemose cutânea é feito pela constatação histológica de elevado número de eosinófilos entre as células inflamatórias e concentrados em torno de eventuais larvas vivas ou restos delas. O excesso de tecido de granulação pode ser excisado ou cauterizado para permitir a reepitelização. Alguns veterinários chamam a lesão de "queloide", o que não é correto, pois queloide é a cicatriz hipertrófica resultante de distúrbios da síntese de colágeno, como veremos a seguir, e não o excesso de tecido de granulação. Uma vez recoberto por epitélio e sendo a inflamação controlada, o tecido de granulação diminui progressivamente e desaparece.

Queloide

É uma cicatriz exuberante que, após a epitelização da superfície, *cresce além dos limites do ferimento original e não diminui de tamanho*. Histologicamente, difere da cicatriz normal pela abundância, pela desorganização e pelo tamanho excessivo das fibras colagenosas. Suas causas são desconhecidas, mas ligadas à síntese e degradação do colágeno no processo cicatricial. Deve-se a fatores individuais hereditários e, muitas vezes, sua excisão é seguida de recidiva. Não é comum em animais e não tem a mesma importância que em seres humanos, sendo mais frequente em pessoas de pele escura.

Contraturas Pós-cicatriciais

São comuns as deformações resultantes da retração pós-cicatricial de ferimentos em regiões corporais de pouca resistência, como as orelhas em cães após ferimentos acidentais, cirurgias ou otoematomas.

Fatores que Influenciam a Reparação por Fibroplasia

Uma primeira afirmação é necessária: não existem drogas ou medicamentos que acelerem a cicatrização. O que se pode fazer é controlar ou eliminar os fatores que poderiam retardar a cicatrização ou diminuir a qualidade e a resistência da cicatriz. Esses fatores são os seguintes:

- *Idade*. Apesar do consenso em contrário, até hoje não se conseguiu comprovar experimentalmente que a cicatrização é mais lenta no indivíduo idoso.

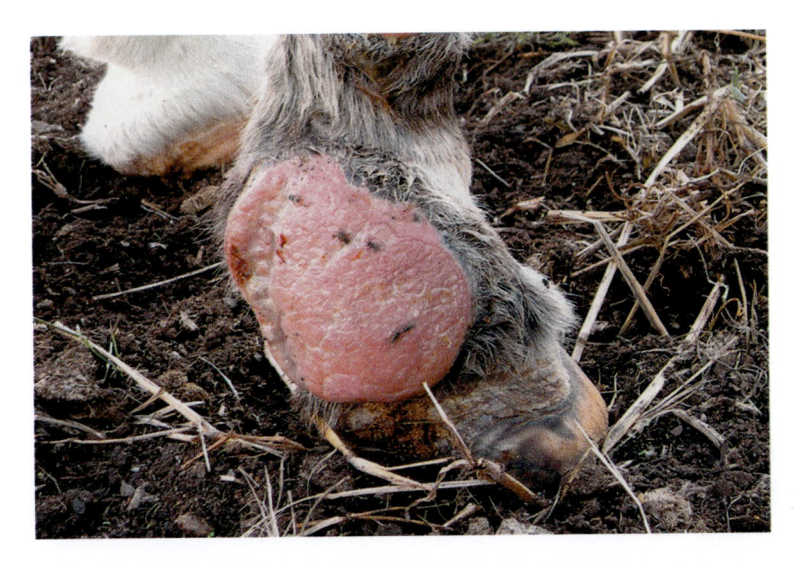

Figura 11.12 – Tecido de granulação exuberante. Asno. A foto mostra um ferimento cutâneo com tecido de granulação antigo. Note o aspecto discretamente granular da superfície, característico do tecido de granulação. Esse tipo de reação é relativamente comum em ferimentos nos membros de equídeos, mais ainda se houve perda de epiderme. A principal causa é a contaminação bacteriana persistente, agravada por trauma repetido e, muitas vezes, a presença de moscas se alimentando das secreções, como pode ser visto aqui. A granulação abundante impede a epitelização da superfície, perpetuando a lesão.

Talvez a razão daquele conceito seja que indivíduos idosos podem ter mais problemas de saúde que interfiram na cicatrização. Pelo menos no que se refere à cicatrização, a idade do indivíduo saudável não parece ser um problema.

- *Dieta*. A síntese do colágeno é inibida em animais desnutridos ou que recebem dieta hipoproteica por longos períodos. Menor síntese de colágeno traduz-se em diminuição da resistência da cicatriz ou, pelo menos, em atraso em ganhar resistência. Por outro lado, altos teores de proteína na dieta aceleram o processo de recuperação da resistência do ferimento, mas não a velocidade da cicatrização. Aparentemente, a *metionina* e a *cistina* são os dois aminoácidos mais importantes no processo de cicatrização. A *vitamina C* é importante na síntese do colágeno e sua deficiência causa cicatrizes menos resistentes. A *deficiência de zinco* atrasa a cicatrização por inibir a multiplicação de macrófagos e células epiteliais.
- *Hipoproteinemia*. A velocidade de cicatrização não é influenciada por pequenas variações nos níveis de proteína no plasma, mas demonstrou-se que a cicatrização é inibida em animais com níveis proteicos menores que 2g/dL.
- *Distúrbios hematológicos*. A *granulocitopenia* aumenta a suscetibilidade a infecções bacterianas, as quais dificultam a cicatrização. *Coagulopatias* permitem maior sangramento para o interior do ferimento e o sangue serve de substrato para o crescimento bacteriano. A *hipovolemia*, por interferir na oxigenação do sangue, é o fator por trás da dificuldade de cicatrização em animais com hemorragia ou choque (ver a seguir). A *anemia* não interfere na cicatrização, desde que a volemia seja normal.
- *Oxigênio*. Indivíduos mantidos em ambientes com concentrações menores de oxigênio tiveram a velocidade de cicatrização reduzida. Contudo, o que realmente importa no que tange aos níveis de oxigênio é a tensão de oxigênio no tecido de granulação. Baixa tensão de oxigênio no tecido de granulação diminui e até impede a migração de fibroblastos, a atividade dos macrófagos e a formação de novos vasos.
- *Diabetes*. Indivíduos diabéticos são mais suscetíveis a infecções bacterianas em vista da diminuição da quimiotaxia de neutrófilos e da fagocitose. As infecções bacterianas interferem na cicatrização.
- *Drogas anti-inflamatórias*. Drogas anti-inflamatórias não esteroidais, como ácido acetilsalicílico, fenilbutazona e tantas outras, não afetam a cicatrização desde que estritamente administradas segundo as doses farmacológicas recomendadas. São anti-inflamatórias porque inibem a liberação de ácido araquidônico pelas membranas celulares e, por conseguinte, a produção de prostaglandinas. Já os *esteroides* (corticoides) dificultam a cicatrização por inibirem a síntese de proteínas e do colágeno, a formação de novos vasos e a proliferação de fibroblastos. Existem muitas evidências de que estresse

crônico ou administração de corticoides por longos períodos inibam a cicatrização. O estresse agudo ou a administração de doses únicas de corticoides não interferem na cicatrização.
- *Drogas antineoplásicas*. A maioria dos agentes quimioterápicos inibe a proliferação celular e pode, portanto, impedir a reparação de ferimentos. Alguns agentes quimioterápicos agem especificamente obstando a proliferação de células endoteliais e, assim, impedem a neovascularização, que é vital para a reparação.
- *Neoplasia*. A invasão por células neoplásicas da área a ser reparada inibe a cicatrização do ferimento.
- *Uremia*. A uremia afeta a cicatrização ao alterar sistemas enzimáticos e o metabolismo celular. A uremia diminui a formação de tecido de granulação e a multiplicação de células epiteliais.
- *Temperatura*. Os ferimentos cicatrizam mais rapidamente em temperatura ambiente de 30°C do que a 18 a 20°C. A diminuição da temperatura ambiente de 20°C para 11°C diminui a resistência à tração do ferimento em 20% dentro da mesma faixa temporal. A razão disso é a vasoconstrição reflexa dos vasos cutâneos, já que a diminuição da resistência não ocorre se a pele for insensibilizada por desnervação antes da diminuição da temperatura.
- *Infecção*. É um dos fatores locais mais importantes dentre aqueles capazes de retardar a cicatrização. Bactérias produzem colagenases, que se somam à colagenase produzida por granulócitos e macrófagos e degradam o colágeno. Além disso, em ferimentos infectados, a atividade dos fibroblastos diminui.
- *Corpos estranhos*. Fragmentos de madeira, vidro, ossos, etc. retardam a cicatrização. Deve-se lembrar que o fio de sutura é um corpo estranho. Estudos demonstraram que um ponto de sutura amplia em 10.000 vezes a capacidade do *Staphylococcus* sp de invadir os tecidos.
- *Antissépticos*. Produtos antissépticos matam bactérias. Assim, parece lógico pressupor que substâncias antissépticas sejam benéficas para a cicatrização ao diminuírem a quantidade de bactérias nos ferimentos. Mas a verdade é outra: antissépticos são letais para fibroblastos e leucócitos, causam constrição de capilares, inibem a epitelização e a formação de tecido de granulação e diminuem a resistência dos ferimentos. Da mesma maneira que sua ação nas bactérias, os efeitos deletérios nos tecidos são proporcionais às suas concentrações.

Bibliografia

ACKERMANN, M. R. Chronic inflammation and wound healing. In: MCGAVIN, M. D.; ZACHARY, J. F. *Pathologic Basis of Veterinary Disease*. 4. ed. St. Louis: Mosby Elsevier, 2007. Cap. 4, p. 153-191.
CLARK, R. A. F. Cutaneous tissue repair: basic biologic considerations. I. *J. Am. Acad. Dermatol.*, v. 13, p. 701-725, 1985.
FUCHS, E.; SEGRE, J. A. Stem cells, a new lease on life. *Cell.*, v. 100, p. 143-155, 2000.
GABBIANI, G.; MAJNO, G. Dupuytren's contracture: fibroblast contraction? *Am. J. Pathol.*, v. 66, p. 66-131, 1972.

HARGIS, A. M.; GINN, P. E. The integument. In: MCGAVIN, M. D.; ZACHARY, J. F. *Pathologic Basis of Veterinary Disease*. 4. ed. St. Louis: Mosby Elsevier, 2007. Cap. 17 p. 1107-1161.

JOHNSTON, D. E. The processes in wound healing. *J. Am. Anim. Hosp. Assoc.*, v. 13, p. 186-196, 1977.

KUMAR, V.; ABBAS, A. K.; FAUSTO, N. Tissue renewal and repair: regeneration, healing, and fibrosis. In: *Robbins and Cotran Pathologic Basis of Disease*. 7. ed. Philadelphia: Elsevier Saunders, 2005. Cap. 3, p. 87-118.

PROBST, C. W. Wound healing and specific tissue regeneration. In: SLATTER, D. *Textbook of Small Animal Surgery*. 2. ed. Philadelphia: W. B. Saunders, 2003. Cap. 4, p. 53-63.

REED, B. R.; CLARK, R. A. F. Cutaneous tissue repair: practical implications of current knowledge. II. *J. Am. Acad. Dermatol.*, v. 13, p. 919-941, 1985.

RINGLER, D. J. Inflammation and repair. In: *Veterinary Pathology*. 6. ed. Ames: Blackwell Publishing, 2006. Cap. 5, p. 113-157.

SLAUSON, D. O.; COOPER, B. J. Inflammation and repair. In: *Mechanisms of Disease – A Textbook of Comparative General Pathology*. 2. ed. Baltimore: Williams & Wilkins, 1990. Cap. 4, p. 167-301.

WEISBRODE, S. E. Bone and joints. In: MCGAVIN, M. D.; ZACHARY, J. F. *Pathologic Basis of Veterinary Disease*. 4. ed. St. Louis: Mosby Elsevier, 2007. Cap. 16, p. 1041-1105.

WEISSMAN, I. L. Stem cells units of developments, units of regeneration, and units in evolution. *Cell*, v. 100, p. 157-168, 2000.

Capítulo 12

Distúrbios Hidro e Hemodinâmicos

Sob esse título englobam-se as alterações na distribuição de fluidos nos espaços corporais e os distúrbios relacionados à circulação do sangue e à perfusão dos tecidos.

Alterações na Distribuição dos Fluidos Corporais

Equilíbrio Hídrico Normal

Aproximadamente 60% da massa do organismo animal é composta de água, excluindo-se desse cálculo a urina, as fezes e os produtos de secreção de glândulas exócrinas ainda não eliminados do corpo. Apesar de também serem considerados líquidos orgânicos, esses fluidos não fazem mais parte do meio interno corporal. O conteúdo de água no corpo animal sofre pequenas variações segundo a espécie, o gênero, a idade e o estado nutricional.

A água contida no corpo está dividida em dois compartimentos hídricos funcionais: os espaços intra e extracelular. O *espaço intracelular*, o maior deles, contém aproximadamente dois terços do volume total de água, ou aproximadamente 40% da massa total do organismo. O segundo, o *espaço extracelular*, contém o terço restante do volume total de água, ou aproximadamente 20% da massa total do organismo. O espaço extracelular é subdividido em *espaço intravascular*, preenchido pelo plasma e correspondente a 5% da massa corporal, e pelo *espaço intersticial*, ocupado pelo líquido intersticial, correspondente a 15% da massa corporal (Fig. 12.1). Uma pequena fração do espaço extracelular é ocupada por líquido cerebroespinhal, fluido peritoneal, fluido pericárdico e humor aquoso.

Além dos dois espaços mencionados, existe um "terceiro espaço", que é o espaço entre as vísceras nas cavidades corporais. Esse espaço, na realidade, faz parte do compartimento extracelular, mas não entra no cômputo do balanço hídrico por conter apenas volume desprezível de fluido. Contudo, é um espaço virtual, isto é, existe, mas está inaparente e tem o potencial de expandir-se e conter

294 Distúrbios Hidro e Hemodinâmicos

Sólidos 40%			
Espaço intracelular	**Espaço extracelular**		
Líquido intracelular 40% (dois terços do total de líquido)	Cavidades corporais	Líquido intersticial 15% (um terço do total de líquido)	Plasma 5%

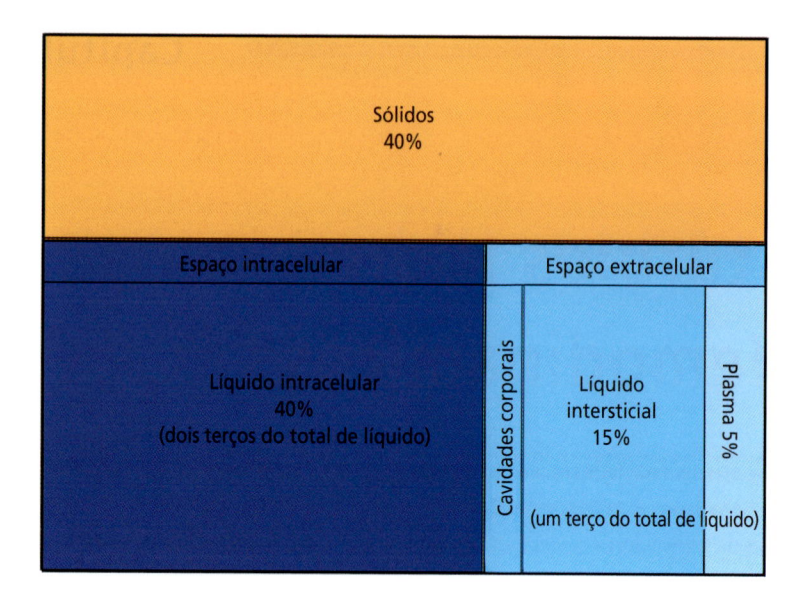

Figura 12.1 – Representação da distribuição dos fluidos (água) e sólidos no organismo animal. Aproximadamente 60% do corpo de um animal adulto saudável é constituído de água distribuída em dois compartimentos principais: os espaços intra e extracelular. No espaço extracelular, o líquido localiza-se no interstício entre as células e no plasma. O líquido pode, eventualmente, acumular-se nas cavidades corporais (entre as vísceras) e nos espaços resultantes de trauma em partes moles. O acúmulo excessivo de água no espaço intersticial ou nos ditos espaços eventuais chama-se edema.

volumes enormes de fluido. Consideram-se também como "terceiro espaço" os espaços traumáticos eventuais criados no organismo por agressões mecânicas.

O balanço hídrico entre os compartimentos é feito pela manutenção do equilíbrio de gradientes de pressão entre eles, as chamadas forças de Starling: pressão hidrostática e pressão coloidal osmótica. A pressão hidrostática é a pressão sanguínea, venosa e arterial, no sistema vascular; a coloidal osmótica é a pressão exercida pelas moléculas dos sais e de proteína presentes nos fluidos. O balanço hídrico é dinâmico, mas geralmente estável, e qualquer desequilíbrio entre aquelas forças altera sua estabilidade, fazendo com que água se mova do compartimento onde a pressão hidrostática é maior para o compartimento onde é menor e de onde a pressão coloidal osmótica é menor para onde é maior. Por exemplo, hipoproteinemia causa diminuição da pressão coloidal osmótica do plasma e, para reequilibrar as pressões, a água desloca-se do espaço intravascular para o interstício, onde a pressão coloidal osmótica é maior. Normalmente, como será visto no próximo tópico, esse trânsito de fluidos não causa danos sérios, exceto em algumas situações clínicas especiais.

Edema

Edema é o acúmulo de líquido no espaço intersticial ou nas cavidades corporais. Também se considera uma forma de edema o acúmulo de água no interior de células, na realidade uma manifestação precoce de lesão celular causada por falha no mecanismo de transporte de íons sódio e potássio através da membrana celular (*Tumefação Celular Aguda* – Cap. 3), uma alteração invariavelmente localizada.

Causas do Edema

O fluxo de líquido entre os tecidos e capilares depende das diferenças entre a pressão hidrostática do plasma e a do líquido intersticial e entre a pressão coloidal osmótica do plasma e a dos tecidos. Na extremidade arterial do leito capilar ocorre "filtração" de líquido para o interstício em razão da maior pressão hidrostática no interior do vaso; na extremidade venosa do leito capilar, ocorre "reabsorção" de líquido para o interior dos vasos por conta da maior pressão coloidal osmótica do plasma. Além disso, líquido pode passar para o interstício, independentemente das pressões mencionadas, sempre que a permeabilidade dos vasos esteja comprometida.

Em condições normais, a quantidade de líquido que passa para o espaço intersticial excede levemente a quantidade que volta deste para o espaço intravascular. Esse excesso é drenado continuamente pelos vasos linfáticos e reincorporado ao plasma pelo ducto torácico. É fácil concluir, portanto, que o edema se instala *sempre que o volume de líquido que passa dos vasos aos tecidos excede a capacidade de reabsorção dos capilares e da rede linfática somadas, ou então quando a drenagem pela rede linfática é interrompida.* Assim, ocorrerá edema quando houver alterações na pressão coloidal osmótica, aumento da pressão hidrostática venosa, obstruções linfáticas e alterações na permeabilidade vascular.

Alterações na Pressão Coloidal Osmótica

O edema resultante de alteração na pressão osmótica ocorre em apenas duas situações: diminuição da pressão coloidal osmótica do plasma (hipoproteinemia) ou aumento da pressão nos tecidos (inflamação). Na *hipoproteinemia*, a queda nos valores normais de proteína plasmática faz com que aumente o fluxo de líquido do plasma para o interstício. Há quatro causas principais para a hipoproteinemia: algumas *verminoses gástricas e intestinais*; *desnutrição*, principalmente resultante de dietas hipoproteicas; *diminuição na síntese proteica* em decorrência de hepatopatias; e *doenças renais* caracterizadas por proteinúria. Na *inflamação*, o aumento da permeabilidade vascular permite que, além de líquido, saiam dos capilares proteínas de alto peso molecular (globulinas e fibrinogênio) que causam aumento da pressão coloidal osmótica do líquido intersticial, o que atrai mais líquido do plasma para os tecidos.

Aumento da Pressão Hidrostática Venosa

A hipertensão venosa manifesta-se inicialmente por congestão passiva (a ser vista a seguir) e é observada nas insuficiências cardíacas congestivas, na hipostase e nas obstruções venosas. O aumento da pressão hidrostática venosa provoca elevação do fluxo de líquido do sangue para os tecidos e diminuição do fluxo em sentido inverso, resultando em edema, que pode ser severo. A *insuficiência cardíaca congestiva* (ICC) resulta da má oclusão ou da valva atrioventricular esquerda ou direita, causando, respectivamente, hipertensão e edema pulmonar ou hipertensão hepática e ascite. A hipertensão por *hipostase* é causada por ação da gravidade, que faz com que o sangue se acumule nas partes mais baixas do corpo. Por fim, pode haver *obstrução do fluxo venoso*, cujas causas mais comuns são os *trombos* (geralmente secundários) e as *compressões* externas, por exemplo, por uma bandagem muito apertada ou por torção do pedículo vascular.

Obstruções Linfáticas

O edema consequente à falta de drenagem linfática chama-se *linfedema*, um dos mais comuns e importantes tipos de edema, causado por acúmulo de linfa nos tecidos. Como visto anteriormente, em situações normais, a quantidade de líquido que é reabsorvido é inferior à quantidade de líquido que é filtrado dos capilares para o interstício. A fração excedente é a *linfa*, que é removida pelos linfáticos. Caso essa remoção não aconteça, ocorre o edema. Como qualquer órgão tubular, os vasos linfáticos podem sofrer obstruções do fluxo. Nas *linfoadenites*, a passagem da linfa é interrompida nos linfonodos em razão da obstrução dos seios subcapsulares e paracorticais. O mesmo acontece caso existam *metástases de neoplasias* nos linfonodos. Os linfáticos podem ser obstruídos por *compressão externa*, pelas mesmas causas mencionadas para as compressões de veias.

Alterações na Permeabilidade Vascular

O aumento da permeabilidade vascular é comumente observado nas fases iniciais da *inflamação*, mas existem outros fatores que causam essa alteração. *Toxinas* bacterianas são importantes causas em medicina veterinária e o melhor exemplo disso é a *doença do edema* em suínos. Também conhecida como *colibacilose enterotoxêmica*, é causada por uma enterotoxina produzida por uma cepa de *Escherichia coli* hemolítica no intestino delgado de leitões de 6 a 14 semanas, geralmente associada à alteração da dieta na época do desmame. A toxina lesa o endotélio de arteríolas em todo o organismo, o que permite extravasamento de líquido e edema generalizado. O edema é mais notável nas pálpebras, na mucosa gástrica, no mesentério do cólon espiral (Fig. 12.2) e no encéfalo. Neste, as alterações são microscópicas e se caracterizam por encefalomalácia focal simétrica. As lesões no encéfalo são as responsáveis pelos sinais clínicos clássicos

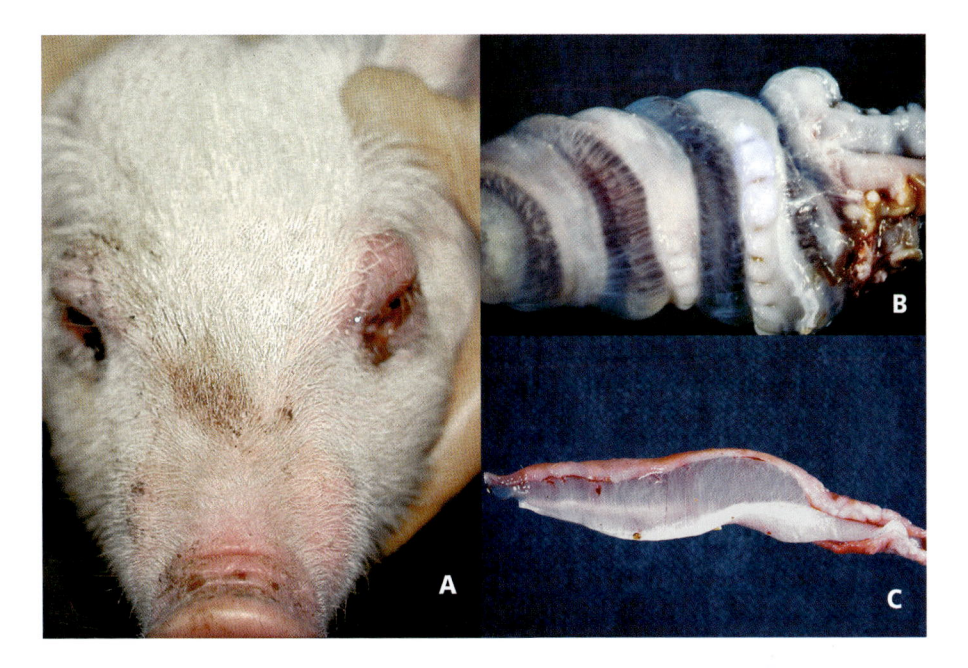

Figura 12.2 – Doença do edema. Suíno. Esta é uma doença na qual o edema é a principal manifestação clínica. Acomete leitões à época do desmame e é causada pela toxina de uma cepa patogênica de *Escherichia coli*. A imagem mostra os sinais mais comuns. (*A*) Edema nas pálpebras. (*B*) Edema do mesentério entre as alças do cólon espiral. (C) Edema na parede gástrica, que aqui foi seccionada transversalmente para evidenciar o aspecto gelatinoso da submucosa.

da doença: incoordenação motora, falta de equilíbrio, tremores e convulsões. A *anafilaxia* também é uma causa relativamente comum de edema. São bastante comuns os casos de reação anafilática que se manifestam por edema em animais sensíveis expostos ao antígeno específico. Desses, o edema pulmonar e o da laringe ("edema de glote") são os mais graves, podendo levar à morte.

Diagnóstico do Edema

O edema tem características morfológicas incontestáveis que permitem seu diagnóstico. Clinicamente, observa-se aumento de volume que, quando não resultante de inflamação, é frio, sem hiperemia e indolor. Quando se aplica pressão com a extremidade do dedo, a depressão resultante permanece por até vários minutos, a chamada "impressão digital". Esse sinal, conhecido como *sinal do cacifo* (não de *Cacifo*; cacifo é um buraco ou depressão, não um nome próprio), é causado pela expulsão do fluido intersticial para os tecidos vizinhos quando se pressiona o local (Fig. 12.3).

A localização e distribuição do edema podem indicar o provável diagnóstico da doença responsável por ele. Assim, é muito comum o edema subcutâneo

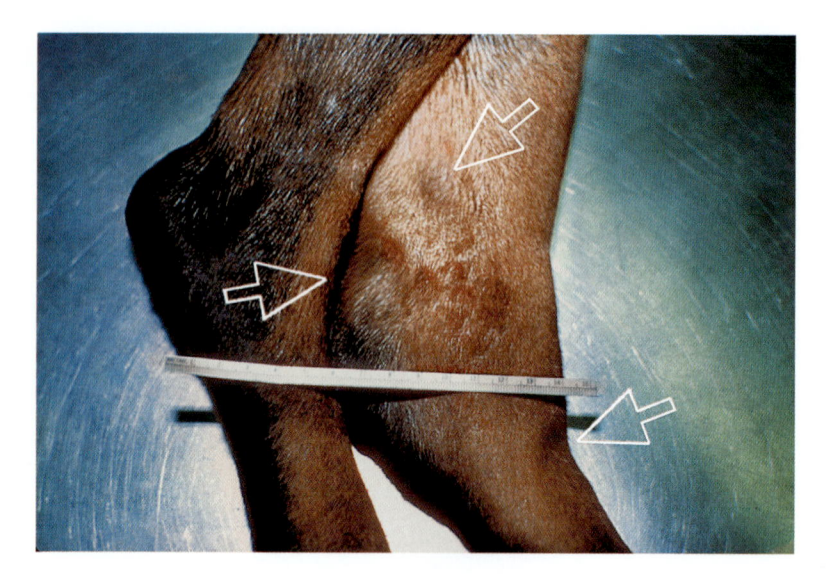

Figura 12.3 – Diagnóstico clínico do edema. Linfedema do membro posterior em cão, causado por obstrução da drenagem linfática. A compressão da parte edemaciada resulta numa depressão que persiste após a remoção da compressão (*setas*). Esse sinal é chamado de "sinal do cacifo" ou "da impressão digital", e é patognomônico para o edema.

concentrar-se nas regiões mais baixas do corpo na hipoproteinemia em ruminantes, onde é mais visível sob a mandíbula ("papeira"). O edema causado pelo extravasamento de urina nas rupturas da uretra em ruminantes localiza-se na região ventral do abdômen e pode ter vários centímetros de espessura. Nos casos de tamponamento cardíaco por empiema do saco pericárdico devido à retículo-pericardite traumática, o edema localiza-se na porção anterior do esterno ("ponta do peito") do animal. Doenças renais crônicas podem manifestar-se por edema generalizado (anasarca).

Na *necropsia*, os órgãos ou tecidos edematosos estão tumefeitos, úmidos e têm aspecto gelatinoso; quando cortados, deixam escorrer fluido claro. Destes, o sinal mais característico é o *aspecto gelatinoso* do tecido edematoso (Fig. 12.4). Quando em cavidades, o fluido está livre por entre as vísceras (Fig. 12.5) e, mais raramente, contém coágulos de fibrina e pode coagular. O edema nas cavidades corporais recebe uma nomenclatura especial, como hidrotórax, hidroperitôneo (ascite), hidropericárdio, etc. Hidrocele é o edema escrotal causado por compressão dos vasos espermáticos.

Histologicamente, observa-se afastamento das células, com formação de espaços claros entre elas e dilatação dos vasos linfáticos. Dependendo do conteúdo proteico do líquido, ele se cora mais ou menos intensamente em rosa claro nos cortes histológicos corados por hematoxilina e eosina (Fig. 12.6).

Distúrbios Hidro e Hemodinâmicos **299**

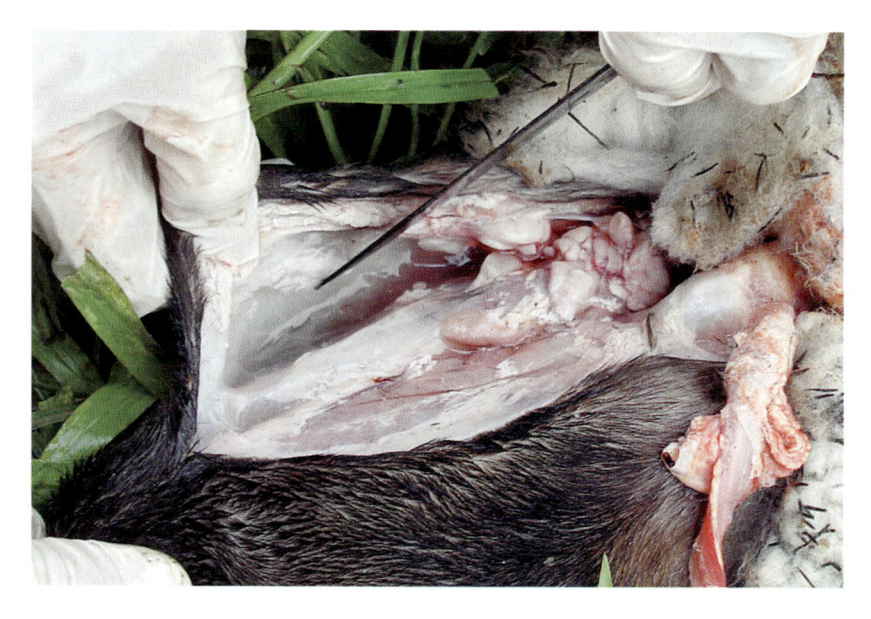

Figura 12.4 – Diagnóstico macroscópico do edema. Edema subcutâneo grave em um caso de, provavelmente, infecção por *Clostridium novyi* ("edema maligno"). Ovelha. Note o aspecto gelatinoso do tecido subcutâneo, o que é patognomônico para o edema. Foto: Dr. Diego Lopes Raschelli, Curitiba/PR.

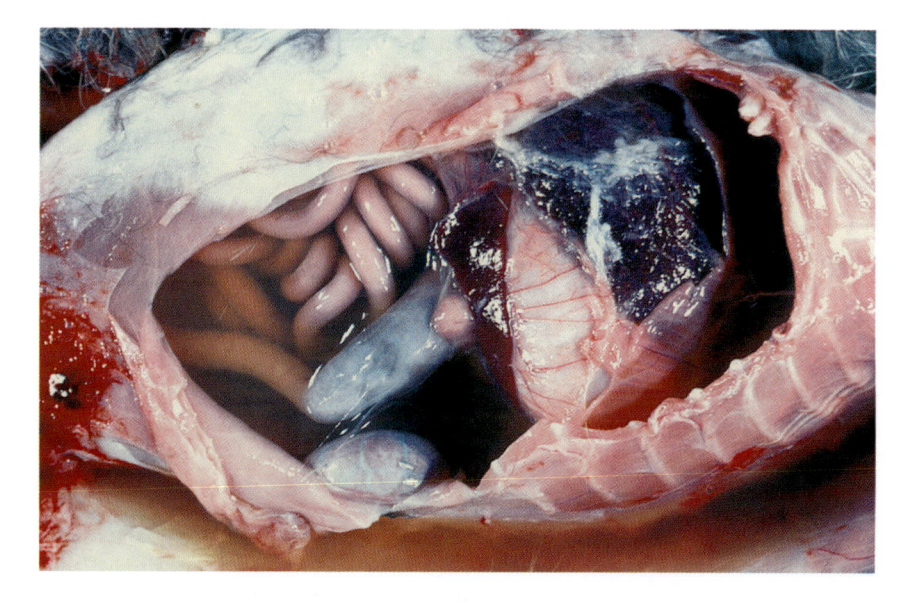

Figura 12.5 – Diagnóstico necroscópico do edema. Ascite (hidroperitônio) decorrente de peritonite infecciosa felina. Gato doméstico. O acúmulo de líquido em cavidades corporais também é uma forma de edema.

300 Distúrbios Hidro e Hemodinâmicos

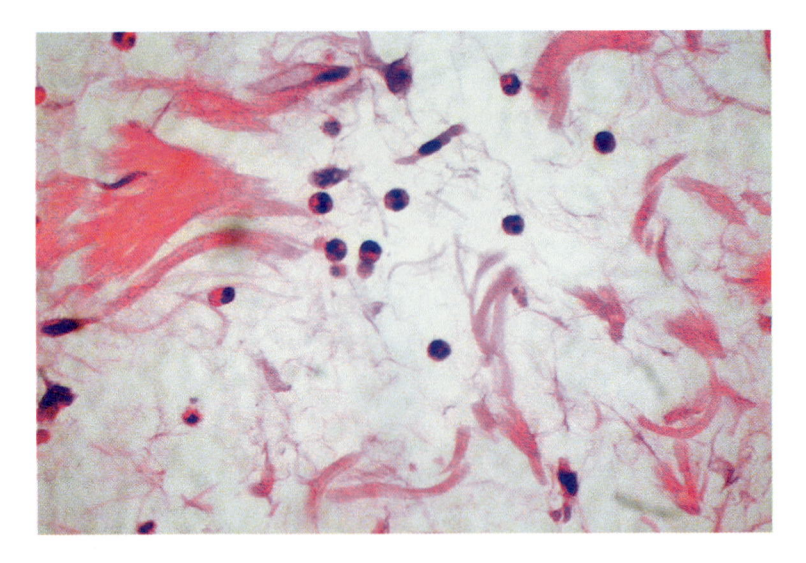

Figura 12.6 – Diagnóstico histológico do edema. Aspecto histológico de edema subcutâneo em cão. As fibras de colágeno e elastina estão afastadas umas das outras por líquido claro e levemente rosado. Neste caso, o edema foi causado por picada de inseto, com participação de imunoglobulina E, como atestam os eosinófilos no campo histológico. Hematoxilina e eosina. Objetiva de 40×.

Nos pulmões e no encéfalo, por terem características morfofisiológicas e significado clínico muito particulares, o diagnóstico e prognóstico do edema são muito importantes, o que motiva sua discussão em separado.

Edema Pulmonar

As principais causas do edema pulmonar são as reações anafiláticas agudas e severas, a hipertensão pulmonar decorrente da ICC esquerda, a inflamação e o choque. Na maioria das vezes, o acúmulo de líquido inicia-se no interstício (edema intersticial) e evolui para preenchimento dos alvéolos (edema alveolar), quando se torna perigoso e pode ser fatal. O edema intersticial caracteriza-se por distensão dos septos interlobulares, que adquirem aspecto gelatinoso, fazendo com que os lóbulos tornem-se muito evidentes. Quando o líquido invade os alvéolos, os sinais clínicos se agravam e a lesão torna-se muito característica. Na necropsia, o pulmão edemaciado é mais pesado que o normal, não colapsa quando o tórax é aberto – isto é, mantém-se distendido – e sua superfície é lisa e brilhante (Fig. 12.7). Quando cortado, existe líquido espumoso claro ou rosado preenchendo as vias aéreas, muitas vezes inclusive a traqueia (Fig. 12.8). A espuma que preenche as vias aéreas resulta da mistura do ar inspirado com o líquido filtrado para o interior do alvéolo, e é muito densa e resistente devido à presença de proteína e do surfactante produzido pelos pneumócitos tipo II que revestem as paredes alveolares. A função do surfactante é facilitar a reinflação dos alvéolos colapsados após uma expiração mais forte. Não fosse o surfactante, a fase inicial da inspiração seria muito difícil, talvez impossível. Histologicamente, a luz dos alvéolos está preenchida por líquido discretamente eosinofílico, onde se observam espaços claros, que correspondem às bolhas de ar (Fig. 12.9). Caso o edema decorra de pneumonia, o líquido intra-alveolar, por conter mais proteína, é bem mais eosinofílico. Caso se deva à ICC, estarão presentes muitos

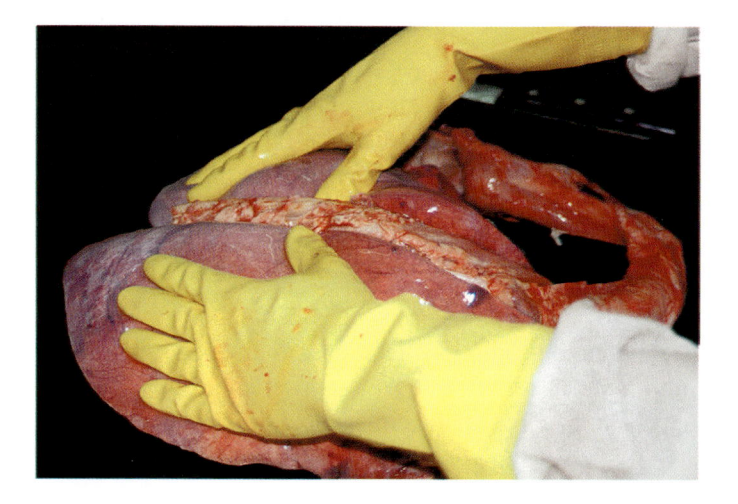

Figura 12.7 – Edema pulmonar. Ovino. O pulmão edematoso não se colapsa após a abertura do tórax, tem a superfície lisa e brilhante e, à palpação, é mais firme e elástico que o normal.

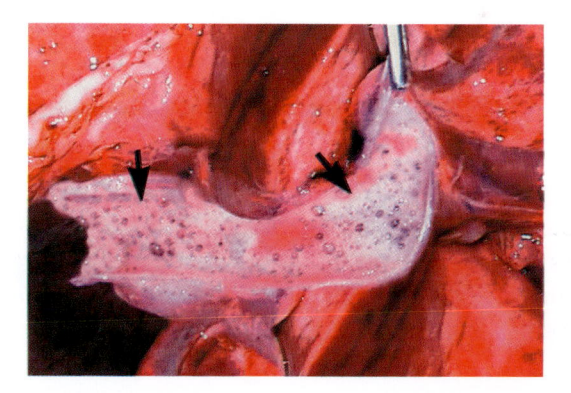

Figura 12.8 – Edema pulmonar alveolar. Suíno. No edema alveolar, os alvéolos contêm fluido que, ao se misturar com ar, forma espuma que preenche as vias aéreas (*setas*). Essa espuma resulta da ação do surfactante que reveste a parede alveolar e da proteína contida no fluido que preencheu o alvéolo e, caracteristicamente, é muito pertinaz, não se desfazendo facilmente.

macrófagos alveolares contendo hemácias ou hemossiderina, as chamadas *células da insuficiência cardíaca*. É importante ressaltar que a observação de espuma na luz das vias aéreas é muito comum em necropsias, em especial de equinos, e, na maioria dos casos, não tem significado por resultar, provavelmente, de inspirações forçadas na fase agônica. Assim, a presença de sinais de edema pulmonar deve ser avaliada com cautela, sendo considerada significativa apenas nos casos em que houve sinais clínicos ou se encontram outras lesões compatíveis com sua presença *ante mortem*.

Edema Cerebral

O correto seria *edema do encéfalo*, pois não é só o cérebro que é envolvido. Mas, como as principais manifestações clínicas da lesão são mais ligadas ao córtex cerebral, o nome edema cerebral prevaleceu. O edema cerebral é complexo, existindo quatro tipos diferentes: *vasogênico*, *citotóxico*, *hidrostático* e *hipo-osmótico*. Em animais, o mais comum é o vasogênico, que ocorre após inflamação, trauma, hipertensão e neoplasia. O tipo citotóxico ocorre após isquemia e hipóxia; o tipo hidrostático, ou intersticial, resulta de hidrocefalia e o tipo hipo-osmótico acontece nos casos de consumo excessivo de água e de intoxicação por cloreto de sódio. Na necropsia, o diagnóstico do edema cerebral pode ser difícil, pois as alterações costumam ser sutis. Quando o edema é suficientemente severo, os giros aparecem achatados e os sulcos mais rasos, mas a

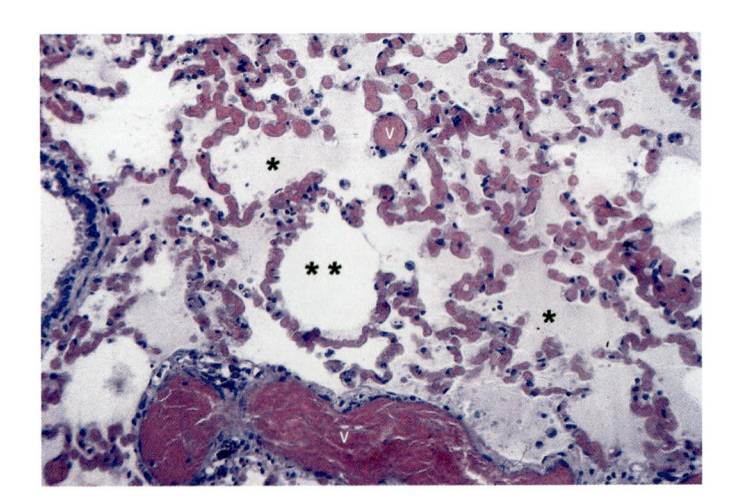

Figura 12.9 – Aspecto histológico do edema pulmonar alveolar. Cão. A luz dos alvéolos (*) contém quantidade variável de fluido que, por ser proteico, cora-se pela eosina em rosa. As bolhas de ar presentes em alguns alvéolos não se coram (**). Note como os capilares alveolares (paredes dos alvéolos) e as vênulas (v) presentes no campo histológico estão repletos de sangue, o que caracteriza *congestão*. Hematoxilina e eosina. Objetiva de 10×.

alteração mais evidente é o prolapso da porção posterior do cerebelo, o vérmis, através do forâmen magno (Fig. 12.10). Histologicamente observa-se *degeneração espongiforme* da substância branca, que aparece sob a forma de múltiplos espaços claros cheios de fluido localizados na substância branca do sistema nervoso central (SNC).

Um ponto importante a se considerar sobre o edema cerebral é que os sinais clínicos do animal podem ser muito severos, mais até que os que seriam produzidos apenas pela lesão primária. O mesmo é verdade quanto à extensão das lesões, que no edema são mais extensas e, às vezes, mais severas que aquelas produzidas diretamente pela doença primária. Isso tem extrema importância em casos de animais com suspeita de doença do SNC e que são sacrificados para colheita e envio de material para exames adicionais, sobretudo histopatologia. Para muitas doenças, os diagnósticos negativos são relativamente frequentes nesses casos. A razão disso é que, na grande maioria das vezes, a severidade do quadro clínico exibido pelo paciente deve-se ao edema cerebral, não à doença sob suspeita, cujas lesões ainda são pequenas e mais prováveis de passar despercebidas. Assim, para maximizar a possibilidade de diagnóstico correto, é de extrema importância que, em casos com suspeita de doenças do SNC, aguarde-se até a morte natural do animal para a colheita de amostras ou, se isso não for possível, que o animal seja sacrificado apenas *in extremis*, dando tempo para que a doença primária evolua e produza suas lesões características e diagnósticas.

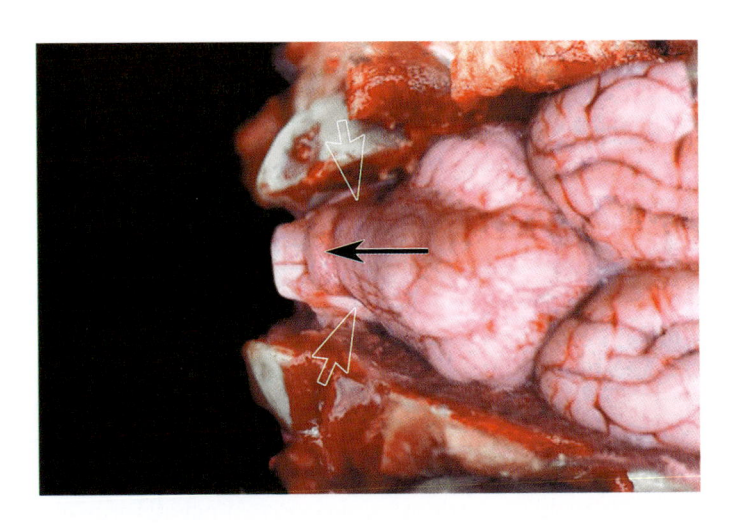

Figura 12.10 – Edema cerebral. Ovino. O edema cerebral causa aumento da pressão intracraniana, que resulta em expulsão parcial da porção caudal do cerebelo pelo forâmen magno. Na necropsia, isso é evidenciado pela deformação do vérmis do cerebelo, que adquire forma cônica (*setas claras*), muitas vezes formando um mamilo (*seta escura*) que protrai pelo forâmen magno e que pode ser visível antes mesmo de se abrir e remover a calota craniana.

Prognóstico do Edema

Na grande maioria dos casos, o edema não representa ameaça à vida do paciente e tem prognóstico favorável, *exceto no edema pulmonar alveolar e no edema cerebral*, que são potencialmente fatais. No edema pulmonar, os alvéolos estão repletos de fluido, o que impede as trocas gasosas no pulmão e causa hipercapnia e hipóxia. Além disso, o líquido proteico que preenche os alvéolos pode servir de substrato a bactérias e resultar em infecções. No encéfalo, devido à inexpansibilidade da caixa craniana, o edema se manifesta por aumento da pressão intracraniana e compressão do encéfalo, o que impede a perfusão dos capilares e causa anóxia do parênquima encefálico, perda da consciência, coma e morte. Adicionalmente, *edemas subcutâneos severos* interferem na cicatrização e podem retardar a cura de infecções por interferir na irrigação regional.

Alterações Hemodinâmicas
Acúmulo de Sangue

O sangue pode acumular-se em uma região por dois motivos básicos: necessidade de maior afluxo (sangue arterial) ou diminuição do efluxo (drenagem venosa). No primeiro caso, o processo é *ativo* e chama-se *hiperemia*; no segundo, é *passivo* e chama-se *congestão*. Essa nomenclatura é muito clara e simples, mas o mau uso dos termos deu origem a algumas confusões. Assim, é muito comum o emprego de termos como "congestão ativa" ou "hiperemia passiva" na tentativa de deixar clara a etiologia da lesão. A hiperemia, por ocorrer na maioria das vezes em processos fisiológicos, tem menos importância que a congestão, quase invariavelmente um processo patológico em si ou resultante de um.

Hiperemia

A hiperemia é o aumento do afluxo sanguíneo a uma região em resposta a uma demanda orgânica e que se manifesta por vasodilatação. A hiperemia *nunca é generalizada*, pois seria fatal se fosse, uma vez que aumentaria de tal forma o continente do espaço intravascular que o volume sanguíneo não seria suficiente para preenchê-lo. Aliás, o aumento do espaço vascular é a causa e a consequência do colapso circulatório no choque anafilático, como veremos ainda neste capítulo. A hiperemia ocorre na microcirculação. Os capilares não são inervados e não têm parede muscular, e o maior ou menor afluxo de sangue a eles é controlado pela contração ou dilatação de arteríolas, dos esfíncteres pré-capilares e das anastomoses arteriovenosas. Talvez a hiperemia mais evidente ocorra na *inflamação aguda*, em resposta aos mediadores químicos inflamatórios, mas pode acontecer também em resposta ao aumento das concentrações de dióxido de carbono, ácido láctico e outros metabólitos, como durante a atividade muscular;

para *dissipar calor*, na pele; por *ação hormonal*, na genitália durante o cio ou coito; ou no *aparelho digestório*, durante a digestão. Existe uma forma *emocional* de hiperemia, o rubor facial, comum em pessoas, da qual ainda não se notou nada similar em animais. Vê-se que, exceto na inflamação, todas as ocorrências de hiperemia ocorrem em reposta a uma demanda fisiológica.

Congestão

Ao contrário da hiperemia, a congestão é um processo *passivo* resultante da diminuição ou interrupção do escoamento venoso. Pode ser generalizada, como na insuficiência cardíaca, e regional ou local, nos casos de diminuição de escoamento ou estagnação da circulação local ou regional. Na grande maioria das vezes, resulta de um processo patológico. Por outro lado, pode ser, em si, um processo patológico porque invariavelmente causa graus variados de hipóxia por diminuição da perfusão. Os tecidos congestos geralmente têm coloração azulada (cianótica) devido ao acúmulo de hemoglobina não oxigenada. Segundo a causa, existem várias formas: congestão hipostática, congestão por obstrução do efluxo venoso, congestão por relaxamento vascular e congestão por insuficiência cardíaca.

Congestão Hipostática

É a congestão que resulta da hipostase. Por força da gravidade, o retorno venoso diminui e o sangue tende a acumular-se nas regiões em declive ou mais baixas do corpo. A congestão é um fator complicador nas inflamações de partes inferiores, nas quais o processo curativo pode ser retardado em virtude da hipóxia. O restabelecimento da perfusão sanguínea está por trás do invariável sucesso da aplicação de duchas como terapia adicional nas inflamações de extremidades. A congestão hipostática é um processo muito importante no pulmão de pacientes em decúbito prolongado. Nesses casos, o pulmão inferior exibe congestão e, como consequência, má perfusão e má ventilação, o que pode resultar em pneumonia ou agravá-la. Além de prevenir úlceras de decúbito, essa é a razão de se alternar frequentemente o lado de decúbito do paciente. A congestão também pode dificultar o diagnóstico morfológico de mastites e pneumonias na necropsia, pois, à simples inspeção visual, a congestão em mamas e pulmões tem aspecto muito semelhante àquelas lesões. Por isso, a única forma de diferenciar inflamação de congestão em pulmões e mamas é pela palpação: *na inflamação, esses órgãos são firmes; na congestão, são macios.*

Congestão por Obstrução do Efluxo Venoso

A drenagem venosa pode ser obstruída por uma série de condições, como trombos, neoplasias e compressão externa. Esta última é, de longe, a causa mais comum, incluindo aqui a torção de órgãos e de pedículos vasculares, mesentério, cordão testicular, etc. As veias, por terem as paredes delgadas, ao contrário das artérias, são particularmente suscetíveis à compressão externa. Assim, na maioria das torções – como a do mesentério no vólvulo intestinal –, enquanto as artérias continuam funcionais, o retorno venoso é impedido, resultando em congestão severa, anóxia estagnante e, eventualmente, infarto da região congesta. Na torção gástrica, a congestão do baço por compressão dos vasos esplênicos é um fator complicador, contribuindo para a diminuição da volemia e a hipotensão. A obstrução crônica da drenagem venosa causa dilatação venosa persistente, que recebe o nome de *variz* (flebectasia), mais comumente usada no plural: *varizes* (Fig. 12.11).

Congestão por Relaxamento Vascular

Este é um tipo especial de congestão aguda observado no baço de animais que foram anestesiados ou sacrificados com barbitúricos. Deve-se ao intenso relaxamento da musculatura lisa dos vasos e das trabéculas esplênicas, fazendo com que o baço atinja grande tamanho, o que pode ser confundido com uma das formas simétricas de esplenomegalia.

Congestão por Insuficiência Cardíaca

Três situações circulatórias centrais causam congestão de grande extensão, ou mesmo generalizada: ICC esquerda, ICC direita e aumento da resistência pulmonar.

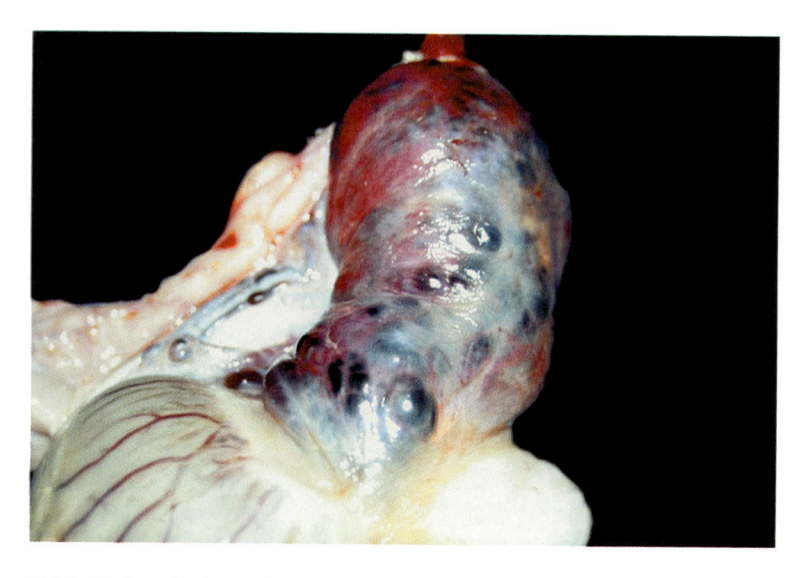

Figura 12.11 – Varicocele do cordão espermático. Cavalo. A variz, ou flebectasia, das veias do plexo pampiniforme é uma forma de congestão causada por impedimento crônico do escoamento venoso do testículo.

- ICC esquerda: deve-se ao mau funcionamento da valva atrioventricular esquerda. A cada sístole, uma fração variável de sangue é devolvida (diz-se regurgitada) ao átrio, sobrecarregando a pequena circulação e represando sangue na vasculatura pulmonar. O *resultado é congestão pulmonar, cuja principal consequência é o edema intersticial e alveolar* (ver Figs. 12.7 a 12.9). Macroscopicamente, o pulmão é mais pesado, distendido, de cor mais vermelha que o normal e, ao ser cortado, contém sangue abundante. Histologicamente, na congestão pulmonar crônica, os capilares alveolares estão repletos de hemácias, os septos interalveolares estão espessados por fibrose e os alvéolos frequentemente contêm muitos macrófagos com hemácias ou hemossiderina, as chamadas *células da insuficiência cardíaca*.
- ICC direita: deve-se ao mau funcionamento da valva atrioventricular direita e, neste caso, o represamento do sangue dá-se na grande circulação. Os efeitos mais notáveis observados são consequentes à estagnação na veia porta, que *causa congestão do fígado, do baço e do aparelho digestório*. Na *congestão hepática aguda*, as veias centrais e sinusoides estão distendidas por sangue e pode haver degeneração dos hepatócitos da região centrolobular. Os hepatócitos periportais, por estarem mais próximos das arteríolas hepáticas, são menos suscetíveis à hipóxia e exibem apenas lipidose. A *congestão hepática crônica* causa hipóxia persistente nas áreas centrais dos lóbulos hepáticos e consequente atrofia e morte dos hepatócitos das áreas centrolobulares. *Macroscopicamente*, as regiões centrais dos lóbulos hepáticos têm cor vermelha amarronzada e são levemente deprimidas (devido à perda de células) em relação ao parênquima vizinho, que tem cor castanha clara. Em virtude da semelhança, e na ausência de melhor descrição, o fígado com esse aspecto é descrito como "fígado em noz-moscada" (Fig. 12.12). *Histologicamente*, evidencia-se necrose ou mesmo ausência de hepatócitos das regiões centrolobulares, com hemorragia e macrófagos contendo hemossiderina. Casos graves e de longa duração exibem fibrose das regiões centrolobulares. Talvez valha a pena fazer aqui uma pequena ressalva: por serem os últimos a receber sangue, os hepatócitos da área central do lobo hepático são muito suscetíveis à necrose. Assim, *observa-se necrose centrolobular em qualquer situação em que haja diminuição do fluxo sanguíneo hepático ou hipóxia por qualquer causa*, sem necessidade de congestão hepática prévia. Nesses casos, as alterações costumam ser mais leves e são descritas convencionalmente como "acentuação do padrão lobular" do fígado.
- Aumento da resistência pulmonar: dificuldade do sangue fluir através do pulmão, em geral consequente de fibrose do parênquima pulmonar, resulta em congestão e edema generalizado (anasarca). O represamento do sangue se dá, inicialmente, na pequena circulação, e depois se estende para a grande circulação.

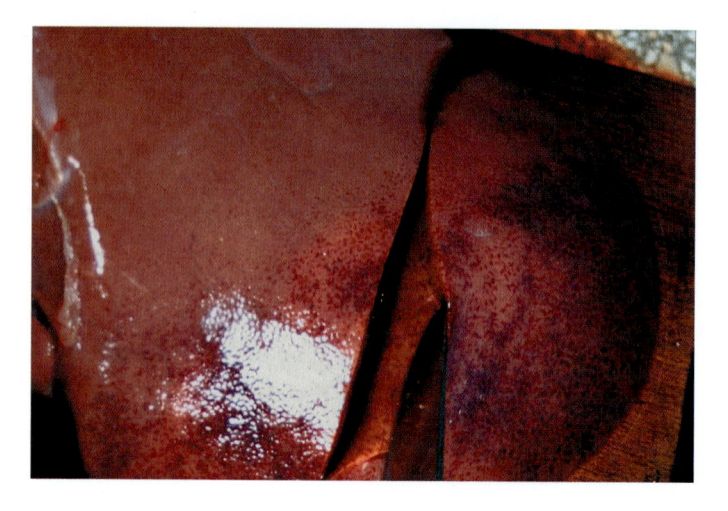

Figura 12.12 – Congestão hepática decorrente de insuficiência cardíaca congestiva direita. Carneiro. Esta é uma imagem da necropsia do mesmo animal da Figura 12.18, o qual apresentava grave insuficiência da valva atrioventricular direita. Note o aspecto mosqueado (de noz-moscada) da extremidade do lobo hepático e como a incisão do parênquima rapidamente se enche de sangue. (Ver também Fig. 4.10, no Cap. 4.)

Hemorragia

Em geral, hemorragia indica extravasamento de sangue em decorrência de ruptura vascular, mas pode ocorrer também por diapedese em situações de congestão severa, nas chamadas hemorragias capilares ou na vigência de inflamação ou hipóxia por conta de lesão do endotélio vascular de capilares e vênulas. Sob um ponto de vista acadêmico, considera-se hemorragia quando há, estritamente, extravasamento de *hemácias*. Podem estar presentes fora do vaso todos os elementos do sangue; contudo, se não houver hemácias, não se configura a hemorragia.

Morfologia

As hemorragias podem ser externas ou internas. Nas externas, o sangramento se dá para o meio externo, isto é, o exterior do corpo e a luz de órgãos ocos. Nas internas, o sangramento se dá para o interior de cavidades corporais ou para o interstício dos tecidos. As *hemorragias cavitárias* não têm particularidades morfológicas além da presença de sangue, coagulado ou não, preenchendo parcial ou totalmente a cavidade corporal que o contém. A nomenclatura dessas hemorragias é feita antepondo-se o sufixo "hemo" ao nome da cavidade que contém o sangue: hemotórax, hemoperitôneo, hemopericárdio, etc. (Fig. 12.13). Quando a hemorragia é localizada nos tecidos, o foco hemorrágico pode apresentar-se sob cinco formas diferentes:

- Petéquias: são as hemorragias puntiformes, medindo até 2mm de diâmetro, na pele, mucosas ou superfícies serosas (Fig. 12.14). Sua presença costuma estar associada ao aumento localizado de pressão intravascular, à trombocitopenia ou a defeitos na função das plaquetas, como na uremia, a defeitos na coagulação e a lesões do endotélio vascular.
- Equimoses: são focos hemorrágicos maiores que petéquias e menores que sufusões. A coleção de sangue está infiltrada no tecido, é confinada e não faz saliência deformando-o. Sua causa mais comum é o trauma e pode ser exacerbada nas condições clínicas que diminuem a coagulabilidade do sangue.
- Sufusões: áreas hemorrágicas mais extensas e de tamanho variado. O sangue está infiltrado nos tecidos, ao longo de planos anatômicos, e não faz saliência deformando os tecidos (Fig. 12.15).
- Hematomas: toda coleção circunscrita de sangue, não importando o tamanho, que faz saliência ou deforma os tecidos vizinhos ou a superfície que o recobre. Note que esta é uma condição *sine qua non* para ser considerado hematoma, já que o sufixo "oma" significa tumor (Fig. 12.16). Muitas vezes, a hemorragia caracteriza-se como hematoma apenas no início, pois assim que o sangue se infiltra nos tecidos a deformação desaparece e a lesão passa a chamar-se equimose ou sufusão. O hematoma pode ter tamanho diminuto ou atingir grandes proporções quando houver algum distúrbio de coagulação ou então quando for causado por ruptura de uma artéria de calibre maior. Nessa situação, pode ser fatal, seja pela perda sanguínea ou pela compressão exercida nos tecidos vizinhos, como nos hematomas intracranianos, por exemplo.

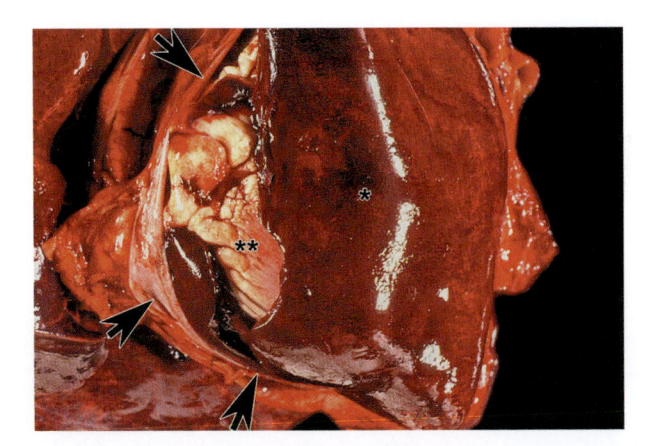

Figura 12.13 – Hemopericárdio e tamponamento cardíaco decorrentes de ruptura da parede do átrio, causada por hemangiossarcoma, em ovelha. O saco pericárdico foi incisado e rebatido (*setas*) para revelar um grande coágulo (*) circundando o coração. Uma parte do coágulo foi removida para revelar o músculo cardíaco (**). A coleção de sangue no saco pericárdico impede a expansão (diástole) cardíaca, causando insuficiência cardíaca progressiva grave e fatal.

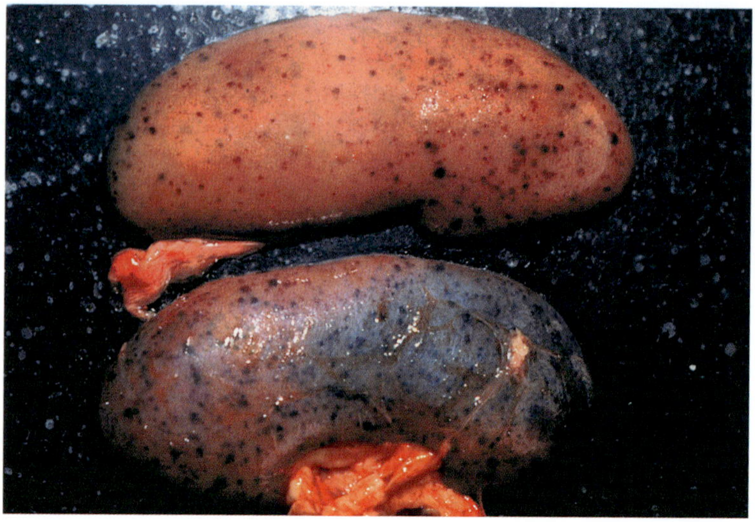

Figura 12.14 – Petéquias. Rim. Peste suína. O vírus da peste suína tem grande tropismo pelo endotélio vascular, o que faz com que um dos principais sinais clínicos da doença sejam hemorragias focais em vários órgãos, dentre os quais os rins. Em virtude de seu aspecto, alguns chamam essa lesão de "rim arlequim". Por serem maiores, alguns dos focos hemorrágicos aqui visíveis poderiam ser considerados equimoses. A remoção da casula renal, como foi feito no rim superior, permite melhor visualização das hemorragias e demonstra que elas se localizam no parênquima, e não na cápsula renal.

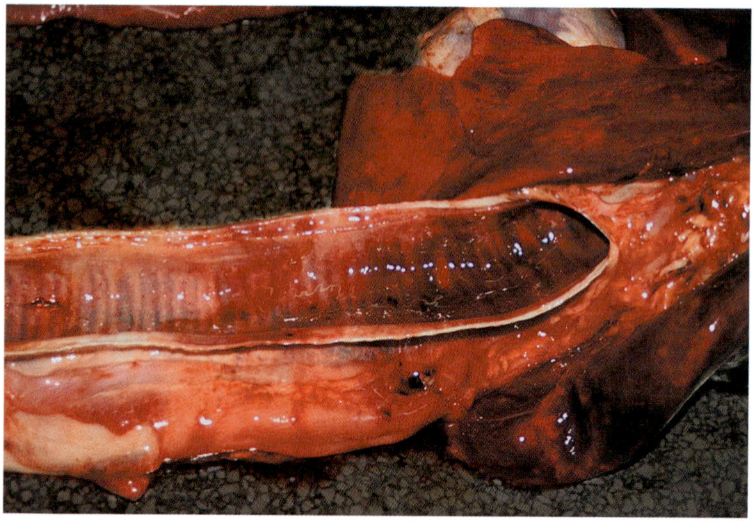

Figura 12.15 – Sufusão. Traqueia. Ovelha. A sufusão é uma forma de hemorragia difusa no interior dos tecidos, como pode ser visto na traqueia e nos tecidos periféricos desta ovelha que morreu por enforcamento.

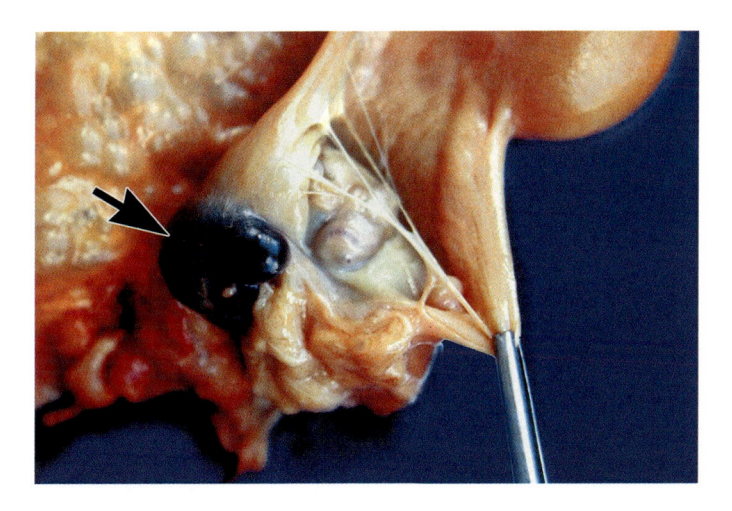

Figura 12.16 – Hematoma (*seta*). Ovário. Égua. O que caracteriza uma hemorragia como hematoma é ser uma coleção circunscrita de sangue e que deforma ou faz saliência no tecido que a contém, como no ovário desta égua.

- Púrpura: na realidade, não é uma lesão específica, mas um termo clínico utilizado para descrever a presença de hemorragias petequiais e equimóticas generalizadas, em geral resultantes de coagulopatia por qualquer causa.

A púrpura é um sinal clínico muito importante e comum nos envenenamentos por raticidas cumarínicos em pequenos animais e na intoxicação aguda pela samambaia em bovinos. Esses dois quadros lesionais merecem consideração especial. Os *envenenamentos por cumarínicos* em cães muitas vezes provocam hemorragias maciças e fatais no mediastino e hemotórax antes que a púrpura seja evidente. Esses casos simulam e podem ser confundidos com rupturas de aneurismas, traumatismos torácicos, etc. Diferenciam-se porque, apesar da grande quantidade de sangue livre, é impossível determinar a fonte da hemorragia. Nas *intoxicações agudas por samambaia* (*Pteridium aquilinum*) em bovinos, a lesão mais característica é a presença de púrpura em superfícies mucosas e membranas serosas. Um dos princípios tóxicos da samambaia, um alcaloide ptaquilosídeo, deprime severamente a medula óssea, causando granulocitopenia e trombocitopenia graves. Esta última é a causa da púrpura observada. A ação sobre a medula óssea é muito similar à da radiação ionizante e esse efeito da samambaia sobre a medula óssea já foi chamado "efeito radiomimético". Existe uma terceira alteração, sobretudo em bovídeos e equídeos, mas não exclusivamente nesses animais, na qual são comuns hemorragias multifocais, que variam de petéquias a sufusões no epicárdio e no endocárdio. Na grande maioria das vezes, resultam da intensa hipóxia que acontece em casos de choque ou quando há parada respiratória antes da parada cardíaca ou em qualquer situação caracterizada por hipóxia intensa. Contudo, em qualquer espécie animal, recomenda-se cuidado na interpretação desse achado, pois esse tipo de hemorragia também pode ser sinal de septicemia, endotoxemia ou infecções virais endoteliotrópicas, como na peste suína, por exemplo.

Hemostase

Ao se discutir hemorragia, é necessário que se fale sobre hemostase, o mecanismo orgânico que promove a coagulação do sangue para prevenir perdas sanguíneas. A hemostase é um mecanismo notavelmente complexo e será discutido apenas superficialmente aqui. Suas funções são manter o sangue em estado fluido e sem coágulos no sistema vascular e, ao mesmo tempo, estar pronto para, quase instantaneamente, formar um coágulo capaz de obstruir locais onde a integridade do vaso tenha sido comprometida e impedir a hemorragia. O oposto patológico da hemostase é a trombose, a ser vista a seguir, que é a formação de coágulos em vasos não lesados ou a obstrução de vasos após lesões não importantes ao endotélio vascular. A fibrinólise, que é a eliminação do coágulo, também é um processo intimamente ligado à hemostase.

A hemostase depende da interação entre endotélio vascular, plaquetas e fatores de coagulação. O desequilíbrio entre eles pode resultar em hemorragias ou em trombose. O *endotélio normal* forma uma superfície que reveste os vasos e permite o fluxo suave e não turbulento do sangue, mas, quando lesado, produz ou responde a mediadores que promovem vasoconstrição, estimulam a adesão de plaquetas e estimulam a coagulação. As *plaquetas* são fragmentos anucleados de megacariócitos. Sua maior função na hemostase é formar um tampão inicial que obstrui pequenas áreas de lesão vascular. Após a lesão vascular, as plaquetas aderem ao colágeno subendotelial e a outros componentes da matriz extracelular e se tornam ativadas. Quando ativadas, liberam os produtos de seus grânulos e produzem mediadores que estimulam os *fatores de coagulação*. Estes são proteínas plasmáticas produzidas principalmente pelo fígado e são ativados em uma sequência que se convencionou chamar de "cascata da coagulação", cuja função final é a formação de *fibrina*, o principal componente do coágulo.

Processo Hemostático

Na interrupção espontânea da hemorragia após lesão vascular, mediadores neuro-humorais causam vasoconstrição transiente, que diminui o fluxo sanguíneo local. Ao mesmo tempo, a matriz extracelular e o colágeno subendoteliais expostos pela lesão provocam adesão local de plaquetas que, após serem ativadas, liberam seus grânulos e atraem mais plaquetas ao local para formar o tampão hemostático primário. A liberação de mediadores específicos pelas plaquetas desencadeia a cascata de coagulação, que resulta em polimerização de fibrina por entre as plaquetas, estabilizando-as e formando o tampão hemostático secundário ou definitivo. A seguir, o trombo retrai-se, diminuindo de tamanho para restabelecer o fluxo sanguíneo e aproximar as bordas rompidas do vaso, facilitando a reparação. A fase final do processo é a dissolução do trombo, a fibrinólise. O desencadeamento da coagulação também inicia a cascata de fibrinólise, para limitar o tamanho final do coágulo, o que é conseguido por meio da *plasmina*, a partir do plasminogênio. A plasmina faz a fibrinólise e interfere na polimerização da fibrina. Os produtos de degradação da fibrina podem ser medidos na circulação sanguínea como meio de diagnóstico laboratorial para comprovação da existência de distúrbios de coagulação, como coagulação intravascular disseminada (CID), tromboses venosas profundas e trombose pulmonar.

Coagulação Intravascular Disseminada

A CID é uma coagulopatia caracterizada pela formação generalizada de microtrombos em vasos de pequeno calibre, capilares e sinusoides de vários órgãos. Na realidade não é uma doença primária, mas uma condição precipitada por outras situações clínicas. Em seres humanos, a maioria dos casos associa-se a problemas obstétricos, mas em animais trata-se de um distúrbio que ocorre como complicação secundária de várias doenças, como choque séptico (endotóxico), complicações obstétricas, septicemia, neoplasias, trauma severo e queimaduras e cirurgias extensas. A CID já foi observada em bovinos infectados por *Sarcocystis* sp e em suínos com peste suína, provavelmente em decorrência da lesão endotelial causada por essas doenças. No choque, a CID é precipitada pela lesão generalizada ao endotélio vascular. Quando presente, pode induzir ou agravar o estado de choque (a seguir). A patogênese da CID está ligada à liberação de fatores teciduais, à liberação de fatores de coagulação pelo endotélio ou à ativação direta de fatores de coagulação por substâncias liberadas na corrente circulatória, que propiciam a formação de trombos em todo o sistema vascular.

Os microtrombos consequentes à CID podem ser encontrados em qualquer órgão, mas são mais comuns nos pulmões, rins, fígado, baço, suprarrenais, coração e cérebro, onde podem causar microinfartos e complicar o quadro clínico. A coagulação disseminada causa depleção de plaquetas e de fatores de coagulação e, simultaneamente, ativa o plasminogênio, que passa a digerir a fibrina e, ao mesmo tempo, o fibrinogênio e os fatores de coagulação V e VIII. Por isso, ela é chamada também de "coagulopatia de consumo" e, como ocorre ativação dos mecanismos de fibrinólise, é denominada "síndrome de defibrinação". A depleção de plaquetas e de fatores de coagulação causa hemorragia generalizada, principal manifestação clínica da doença.

Os sinais clínicos são relacionados à hipóxia tecidual e aos infartos causados por miríades de microtrombos e microêmbolos ou aos distúrbios hemorrágicos consequentes à depleção dos fatores necessários para a hemostase.

Macroscopicamente, observa-se *púrpura* (petéquias e equimoses generalizadas, mais evidentes na pele clara, nas mucosas e no tecido subcutâneo). *Microscopicamente*, além de pequenas hemorragias focais no encéfalo, observam-se microtrombos (em ordem decrescente de frequência) no encéfalo, coração, pulmões, rins, suprarrenais, baço e fígado.

Trombose

Trombose é a doença caracterizada pela formação de *trombos*: os coágulos resultantes da coagulação patológica do sangue *no interior do sistema vascular em vida*. A ênfase é necessária porque, durante a execução de necropsias, coágulos *post mortem* no sistema vascular podem ser confundidos com trombos (ver *Morfologia dos Trombos*, a seguir).

Três fatores – a chamada *tríade de Virchow* – predispõem à formação de trombos: lesão do endotélio, estase ou turbulência da corrente sanguínea e hipercoagulabilidade do sangue.

Lesão do Endotélio

Alterações no endotélio constituem o principal fator determinante de trombose, pois a exposição de componentes subendoteliais, como o colágeno e outros, estimula a agregação plaquetária e a coagulação. Lesões endoteliais podem resultar de trauma (injeções intravenosas malfeitas ou repetitivas e cateterismos), vasculites, doenças metabólicas, neoplasias e toxinas. A vasculite pode resultar de injeções de substâncias agressivas à veia, como certos compostos de cálcio ou drogas antineoplásicas, de infecções virais como hepatite canina, cinomose, herpesvirose equina (rinopneumonite), arterite equina, diarreia viral bovina (BVD, *bovine viral diarrhea*), peste suína, etc.; infecções bacterianas por *Salmonella* sp, *Mannheimia* sp, *Hemophylus somnus*, *Erysipelothrix rhusiopathiae*, etc.; infecções por fungos, como *Aspergillus*, *Mucor*, *Absidia* e *Rhizopus*; nematoides, como *Dirofilaria immitis*, *Spirocerca lupi*, *Strongylus vulgaris*, *Aelurostrongylus abstrusus*, *Angiostrongylus* sp, etc.; endotoxinas bacterianas; deficiência de selênio e vitamina E (microangiopatia); e CID.

Alterações no Fluxo Sanguíneo

As duas mais importantes alterações do fluxo sanguíneo são a redução da velocidade de escoamento, ou estase, e a turbulência. Quanto à possibilidade de causar trombos, a redução do fluxo e a estase são mais comuns e importantes nas veias, onde o fluxo lento permite maior contato das plaquetas com o endotélio. Trombose venosa é comum em equinos após obstrução das veias por vólvulo intestinal e, em cães, nas veias gastroesplênicas após torção gástrica. Já a turbulência é mais comum em artérias e no próprio coração, por conta da maior velocidade do fluxo sanguíneo. Fluxo turbulento é o oposto de fluxo laminar.

No fluxo laminar (ou lamelar), todos os elementos em suspensão no sangue seguem uma trajetória paralela à parede do vaso, e existe uma lâmina de plasma entre a parede e os elementos sólidos do sangue que impede que as plaquetas entrem em contato com o endotélio e se adiram ali. Já o fluxo turbulento é desordenado e cheio de vórtices. Além de propiciar contato das plaquetas com as paredes do vaso, a própria turbulência pode causar trauma no endotélio. A turbulência ocorre em pontos de bifurcação ou de mudança repentina de diâmetro, como em aneurismas ou em pontos de compressão. Aneurismas são dilatações segmentares de uma artéria e não são comuns em animais, exceto os causados por larvas de *Strongylus vulgaris* em equídeos, principalmente na raiz e em ramos da artéria mesentérica cranial. Neles existe uma perigosa associação de turbulência com as lesões no endotélio causadas pelas larvas do parasita (Fig. 12.17).

Hipercoagulabilidade

O aumento da tendência de coagulação do sangue também é um fator que predispõe os pacientes à trombose. Esse é um problema observado em várias condições clínicas nas quais há alterações na composição do sangue, como aumento do número e da adesividade das plaquetas consequentes a procedimentos cirúrgicos extensos, traumas severos, inflamação intensa, prenhez e distocias, neoplasia generalizada, estresse e doenças renais.

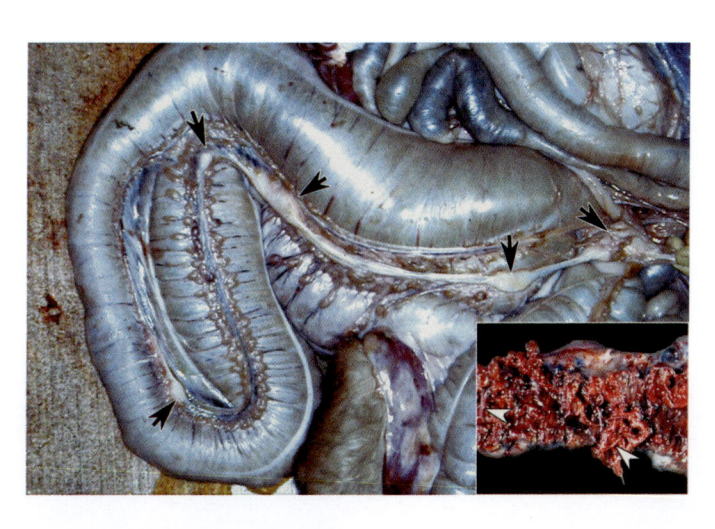

Figura 12.17 – Aneurismas por *Strongylus vulgaris*. Muar. As *setas* apontam vários aneurismas no ramo cólico da artéria mesentérica cranial e na raiz dessa artéria (à direita). Os parasitas danificam e enfraquecem a parede da artéria, que se dilata, formando os aneurismas. A lesão endotelial e a turbulência resultante causam trombos que podem se destacar e causar embolia de ramos arteriais menores, cólica e infartos intestinais. O *detalhe* mostra um aneurisma aberto longitudinalmente, evidenciando o trombo e larvas de *Strongylus vulgaris* (*pontas de setas*).

Morfologia dos Trombos

Trombos podem formar-se em qualquer lugar do sistema cardiovascular: no interior das câmaras cardíacas, nas cúspides das valvas, nas artérias, nas veias e nos capilares. Eles têm forma e tamanhos que variam dependendo da localização e das circunstâncias que levaram à sua formação. Sua aparência depende também da proporção de plaquetas, fibrina e hemácias que os compõem: os trombos em que há predominância de plaquetas e fibrina são pálidos e foscos; se há predominância de hemácias, são vermelho-escuros e mais brilhantes. Trombos cardíacos e arteriais quase sempre ocorrem em locais de lesões do endotélio; trombos venosos, em locais de estase. A endocardite valvular vegetativa bacteriana (Fig. 12.18) é a forma mais comum de trombose no endocárdio. Trombos arteriais tendem a crescer em direção contrária ao fluxo, enquanto trombos venosos crescem na direção do fluxo; o ponto de aderência é a "cabeça" e a parte livre é a "cauda". Nos trombos venosos, a cauda é mais suscetível a romper-se, podendo soltar-se e se transformar em um êmbolo. Nos trombos cardíacos e arteriais, a velocidade do fluxo sanguíneo impede a fixação de hemácias, mas não de mais plaquetas e fibrina, o que faz com que sejam pálidos. Como seu crescimento se dá por aposição de plaquetas com aprisionamento de ocasionais hemácias, principalmente os grandes trombos arteriais apresentam aparente laminação concêntrica, visível macro ou microscopicamente – as "linhas de Zahn".

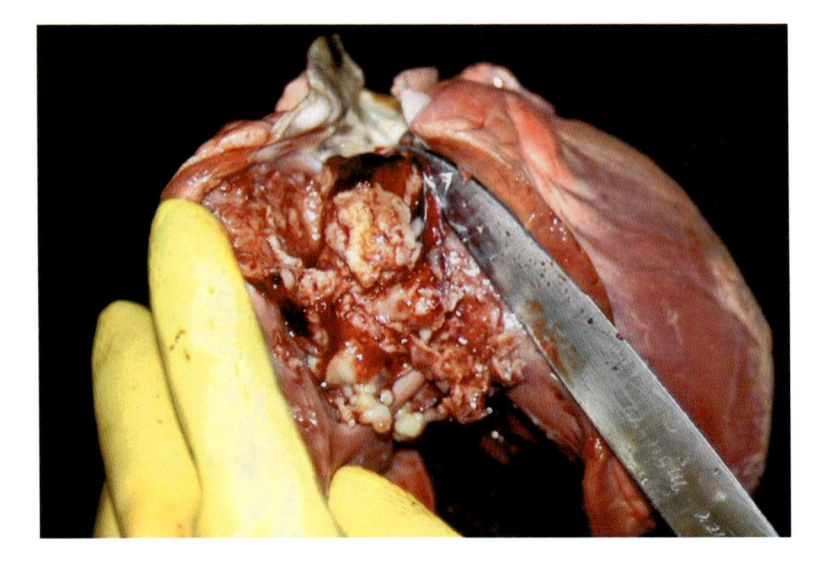

Figura 12.18 – Trombo na valva atrioventricular direita. Carneiro. Esse animal morreu por insuficiência cardíaca congestiva direita aguda causada por um grande trombo localizado nas cúspides da valva atrioventricular direita. O trombo é toda essa massa de cor clara localizada entre a faca de necropsias e os dedos enluvados.

Diferenciação entre Trombos e Coágulos *Post Mortem*

Na vasta maioria dos casos, a presença de trombos não provoca sinais clínicos em animais e, consequentemente, sua constatação quase sempre ocorre de maneira acidental durante a necropsia. Além disso, coágulos *post mortem* podem ser confundidos com trombos ou pior: trombos podem não ser diagnosticados por serem confundidos com coágulos *post mortem*. A diferenciação, em muitos casos, requer extrema atenção, em especial quando se trata de diferenciar coágulos *post mortem* de trombos venosos, pois ambos podem ser muito semelhantes.

Coágulos *post mortem* são lisos e brilhantes, têm aspecto úmido e gelatinoso, são relativamente elásticos, têm estrutura uniforme e amoldam-se exatamente, mas não aderem ao vaso ou à cavidade onde se formaram. Muitas vezes, os coágulos *post mortem* têm duas tonalidades: mais escura na parte inferior e mais clara na parte superior, os chamados coágulos mistos (ver Cap. 7, Fig. 7.3). Ao contrário dos coágulos, trombos são foscos, têm superfície e estrutura interna irregulares, às vezes de aspecto lamelar, são menos elásticos e mais friáveis e aderidos à parede do vaso ou da câmara cardíaca. Mesmo os trombos venosos resultantes de estase quase invariavelmente têm pontos de aderência e, quando seccionados, um exame mais cuidadoso de sua estrutura interna evidencia camadas pálidas formadas por fibrina (linhas de Zahn).

Significância e Consequências da Trombose

A significância da trombose é determinada por sua localização e sua capacidade de interferir no fluxo sanguíneo da região dependente. Em geral, trombos que se formam lentamente são menos danosos que os de formação rápida pela possibilidade de o tecido dependente se adaptar ou de desenvolver circulação colateral compensatória. Trombos menores também são menos danosos por serem mais facilmente removidos por fibrinólise, ao contrário de trombos maiores. Trombos oclusivos podem impedir o aporte (trombos arteriais) ou a drenagem (trombos venosos) de sangue; ambas as situações resultam em isquemia e têm o potencial de causar infarto.

Na evolução da trombose, o trombo pode ser incorporado à parede vascular, com organização da fibrina, seguida de proliferação de fibroblastos e revestimento de sua superfície por endotélio. Uma segunda possibilidade é a recanalização do trombo. Nesse processo, canais vasculares se formam no interior do trombo e, lentamente, o fluxo do vaso é restabelecido.

O trombo ou fragmentos dele podem desprender-se, sendo carregados pela corrente sanguínea, e alojar-se em um vaso de menor calibre, obstruindo-o, em um processo chamado embolia (ver a seguir). Fragmentos de trombos venosos trafegando pelas veias cavas invariavelmente se alojam em ramos da artéria pulmonar, em capilares do pulmão ou no fígado, quando vindos pela veia porta. Já fragmentos de trombos arteriais se alojam em qualquer lugar da grande circulação.

Embolia

Embolia é a obstrução de um vaso por um êmbolo. *Êmbolos* são materiais insolúveis e estranhos ao sangue ou à linfa sendo carreados pela corrente circulatória. A obstrução por êmbolos pode ocorrer nas artérias, nas veias ou nos vasos linfáticos. Nestes, as embolias quase sempre acontecem nos linfonodos. Nas veias, as embolias ocorrem nos pontos de redução de diâmetro, como nos sistemas porta e na circulação pulmonar. Nas artérias, os êmbolos podem se alojar em qualquer ponto da grande circulação quando o diâmetro da artéria se torna menor que o trombo ou na bifurcação do vaso. Quando localizado na bifurcação do vaso, diz-se "êmbolo em sela". A probabilidade de determinado órgão ser afetado depende da parcela da circulação que ele recebe. Assim, em primeiro lugar estão a musculatura esquelética e a pele, onde as consequências clínicas da embolia são mínimas. A embolia nos membros, comum em seres humanos, não é observada em animais. Dos demais órgãos, o risco maior está no encéfalo, por receber em torno de 20% da circulação e onde as consequências podem ser seríssimas. A principal consequência da embolia venosa e arterial é a obstrução parcial ou total do fluxo sanguíneo, com a possibilidade de necrose isquêmica do tecido dependente ou infarto (Fig. 12.19). A embolia de vasos linfáticos só é importante quando o êmbolo é composto de células neoplásicas, o que pode dar origem a metástases.

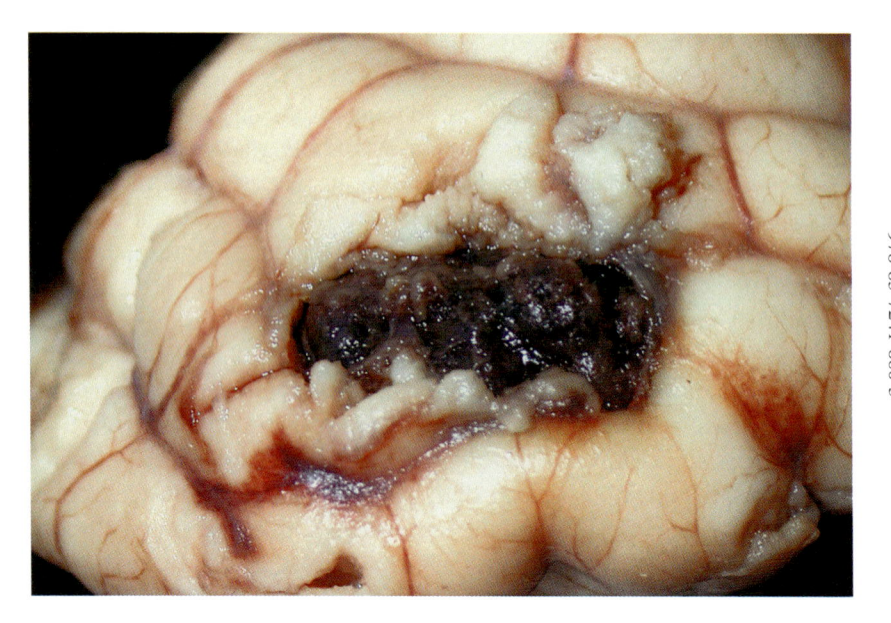

Figura 12.19 – Infarto cerebral antigo. Cão. Este infarto cerebral foi causado pela obstrução de uma artéria por um êmbolo fibrinoso.

Tipos de Êmbolos

Qualquer material insolúvel estranho presente na corrente sanguínea ou linfática é um êmbolo. Assim, não causa surpresa a extrema variedade possível de êmbolos, que podem ser desde trombos que se destacaram de seu ponto de formação até fragmentos de pele cortados pela agulha hipodérmica, bolhas de ar ou medicamentos injetados na circulação. Em seres humanos, existem relatos de embolia por projéteis de arma de fogo ou estilhaços. Em animais, um exemplo surpreendente de êmbolos e que nos causou grande surpresa ao ser detectado foi espermatozoides em arteríolas pulmonares num reprodutor ovino que morreu algum tempo após várias tentativas de coleta de sêmen por eletroejaculação. A necropsia não foi feita por um patologista e a *causa mortis* não foi determinada, nem após exame histopatológico dos fragmentos de órgãos colhidos. A presença dos espermatozoides na corrente circulatória foi atribuída a uma possível ruptura da uretra e do corpo cavernoso durante os procedimentos para colheita do sêmen. Esses dados nunca foram publicados. Outro tipo de êmbolo incomum é material encefálico em animais que foram sacrificados ou abatidos com pistola de dardo cativo (*captive bolt*) acionada por ar comprimido. Como a função dessas pistolas é promover a inconsciência no animal antes da sangria, o coração continua batendo por algum tempo, a circulação se mantém e, ocasionalmente, encontram-se fragmentos de encéfalo nas veias do pescoço, na cava anterior e nos ramos da artéria pulmonar. Os êmbolos mais encontrados em animais são descritos a seguir.

Êmbolos Simples ou Fibrinosos

São os êmbolos formados por trombos ou fragmentos de trombos destacados. Esse tipo de embolia é chamado, especificamente, de *tromboembolia*. Os êmbolos fibrinosos constituem o mais comum tipo de êmbolo, e *todo caso de embolia deve ser considerado tromboembolia até prova em contrário*. Pode ser difícil diagnosticar os êmbolos de origem venosa localizados nos ramos da artéria pulmonar por se confundirem com os eventuais coágulos *post mortem* ali localizados (Fig. 12.20). Casos suspeitos devem ser examinados com muito mais cuidado, de preferência logo após a morte do paciente, antes que o sangue se coagule nos vasos.

Êmbolos Gordurosos

São gotículas de gordura, em geral endógena, que tiveram acesso à circulação. Embora não detectáveis macroscopicamente, elas são facilmente visíveis durante o exame histológico dos tecidos, onde aparecem como vacúolos de bordas bem definidas e de vários tamanhos alojados no interior de arteríolas ou capilares. Fraturas de ossos longos são a causa mais comum de êmbolos gordurosos. Fragmentos de medula óssea, introduzidos nos vasos em casos de fratura de ossos longos, são os mais comuns êmbolos gordurosos, podendo ser encontrados em praticamente

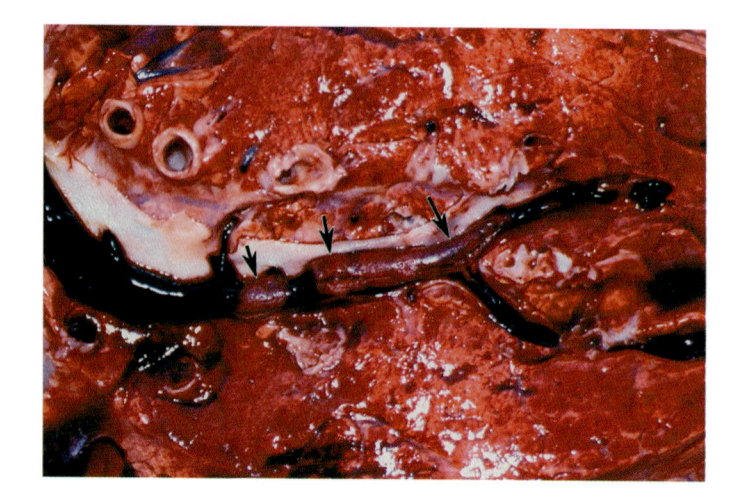

Figura 12.20 – Êmbolos fibrinosos em ramos da artéria pulmonar (*setas*). Ovelha. As *setas* apontam um grande êmbolo fibrinoso que preenche e se amolda à luz de um ramo da artéria pulmonar, aberta longitudinalmente. Note as diferenças de consistência, cor e brilho entre o êmbolo (um trombo) e o coágulo sanguíneo localizado à esquerda, no mesmo vaso. Apesar do calibre da artéria obstruída, não houve infarto do tecido pulmonar porque o pulmão tem dupla circulação sanguínea, recebendo sangue da artéria pulmonar e da artéria traqueobronquial.

todos os casos de fraturas graves de ossos longos. Outra possível fonte de êmbolos gordurosos é a ruptura de cistos lipídicos em casos de lipidose hepática severa ou, mais eventualmente, injeções intravasculares de substâncias oleosas. A maioria dos êmbolos gordurosos se aloja na circulação pulmonar e, na vastíssima maioria dos casos, os achados são casuais, haja vista que infartos pulmonares são excepcionalmente raros em animais, mais ainda porque êmbolos gordurosos quase nunca causam interrupção do fluxo sanguíneo no pulmão por não serem sólidos.

Êmbolos Gasosos

Em geral, o gás responsável pela embolia é o ar, o qual tem acesso ao sistema vascular por ruptura de grandes veias (elas literalmente aspiram o ar) ou por injeção intravenosa. A injeção intravenosa acidental de pequeno volume de ar não traz consequências porque as bolhas se fragmentam ao passarem no coração e as pequenas bolhas resultantes são rapidamente absorvidas nos capilares pulmonares. Em seres humanos, estima-se que seja necessário injetar, no mínimo, 100mL de ar para causar quadro clínico. Grandes volumes de ar resultam em uma grande massa de espuma que pode obstruir vasos pulmonares maiores. A embolia gasosa consequente à descompressão (doença de "caisson") é improvável em animais. Em seres humanos, é uma doença séria e vista com relativa frequência em mergulhadores de grande profundidade. Nessa forma de embolia, as bolhas – nesse caso de nitrogênio – formam-se em todo o sistema vascular, causando dores intensas. Se não for tratada imediatamente, a situação evolui para necrose isquêmica multifocal, sobretudo na cabeça do fêmur, tíbia e úmero.

Êmbolos Sépticos

Colônias de bactérias originadas de lesões como endocardite valvular bacteriana ou abscessos podem cair na corrente sanguínea (bacteriemia) sob a forma de êmbolos sépticos e dar origem a novos locais de infecção. Todas as bactérias piogênicas têm essa capacidade, mas duas delas causam um quadro lesional específico em que a embolia séptica caracteriza a doença. A primeira é a meningoencefalite tromboembólica de bovinos infectados com *Hemophylus somnus*. A lesão característica dessa doença é a presença de inúmeros microabscessos secundários localizados no sistema nervoso central em torno de colônias de bactérias (ver Fig. 10.17, no Cap. 10). Em geral, o abscesso primário localiza-se na faringe. A outra doença é a actinobacilose em potros causada por *Actinobacillus equuli*. Potros com a doença morrem poucos dias após o parto e, na necropsia, observam-se múltiplos e pequenos abscessos em vários órgãos, em especial nos rins. Histologicamente, os microabscessos localizam-se nos corpúsculos renais em torno de colônias de bactérias. Nefrites embólicas também são observadas em porcos infectados com *Erysipelothrix rhusiopathiae* e em cabras infectadas com *Corynebacterium pseudotuberculosis*.

Êmbolos Parasitários

Parasitas intravasculares como *Dirofilaria immitis* (Fig. 12.21), ou seus restos, podem soltar-se, converter-se em êmbolos e alojar-se em ramos da artéria pulmonar. O mesmo pode acontecer com *Schistosoma* spp ou com larvas ou mesmo vermes adultos de *Strongylus vulgaris*. No caso da dirofilariose, a morte de muitos vermes adultos após tratamento com vermífugos pode resultar em embolia pulmonar grave.

Êmbolos Neoplásicos

São os êmbolos formados por células neoplásicas que, após invadirem uma vênula ou vaso linfático, destacam-se e são carreadas pela circulação (Fig. 12.22). A formação de metástases por meio de embolia é a mais importante forma de disseminação de tumores malignos. Embora não seja regra, os sarcomas produzem metástases mais frequentemente por meio de êmbolos venosos e os carcinomas, por êmbolos linfáticos. Felizmente, a parcela de êmbolos neoplásicos que efetivamente dão origem a metástases é estimada em menos de 1%.

Êmbolos Fibrocartilaginosos

É bastante raro, mas fragmentos do núcleo de discos intervertebrais podem penetrar o plexo venoso vertebral e causar uma mielopatia embólica, caracterizada por infartos focais da medula espinhal.

322 Distúrbios Hidro e Hemodinâmicos

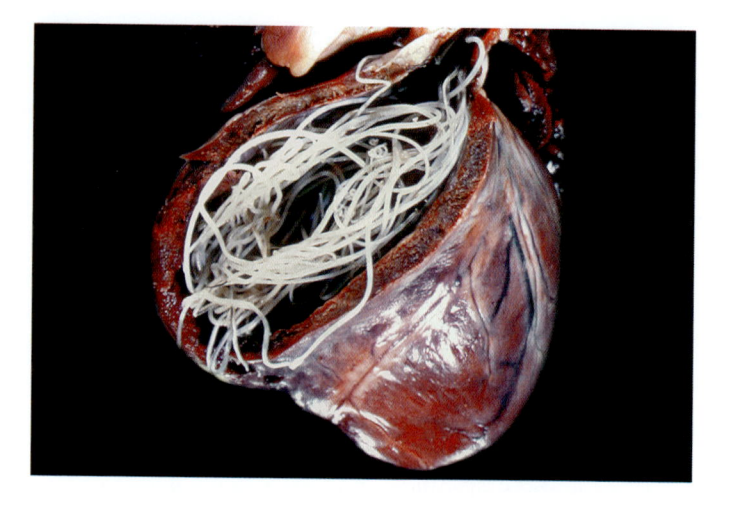

Figura 12.21 – *Dirofilaria immitis* no ventrículo cardíaco direito. Cão. Vermes que se destacam de seu ponto de fixação podem causar embolia em ramos da artéria pulmonar, mas raramente causam infartos pulmonares. Contudo, quando o paciente recebe vermífugo, muitos vermes morrem e podem causar embolias graves, infarto pulmonar e morte do paciente.

Êmbolos Iatrogênicos

Êmbolos iatrogênicos são aqueles que resultam de um procedimento médico, como uma injeção intravenosa. Ao atravessar a pele, a agulha hipodérmica corta fragmentos da epiderme e anexos cutâneos, os quais são introduzidos no vaso, tanto maiores quanto mais calibrosa for a agulha. Fragmentos de agulhas que-

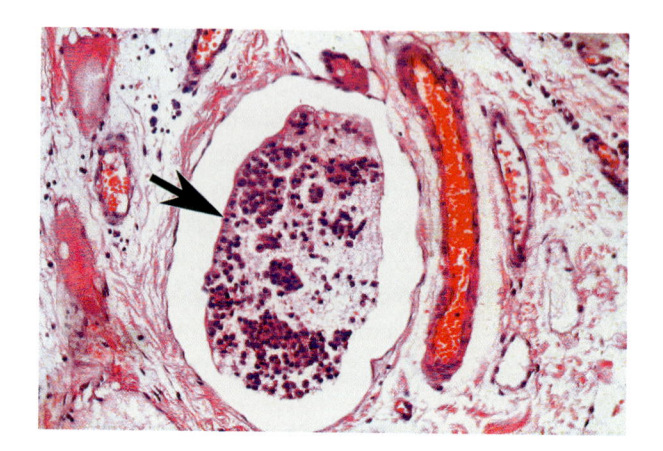

Figura 12.22 – Êmbolo (*seta*) de células neoplásicas (carcinoma mamário) na luz de vaso linfático. Cadela. Hematoxilina e eosina. Objetiva de 10×.

bradas acidentalmente ou de cateteres também são relativamente frequentes. São êmbolos iatrogênicos também as bolhas de ar e os medicamentos oleosos ou outros não solúveis injetados por via intravenosa.

Isquemia

Isquemia é a deficiência localizada de irrigação sanguínea; a área que deixou de ser irrigada torna-se *isquêmica*. É muito importante considerar que, ao contrário do que alguns pensam, a isquemia pode ser causada tanto por obstrução *arterial* quanto *venosa*. A única diferença é que a isquemia de origem arterial se instala mais rapidamente e, por isso, tem maior potencial lesivo que a resultante da obstrução venosa. A obstrução venosa causa estagnação da irrigação e a isquemia se instala quando as reservas de nutrientes e oxigênio se esgotam. Ela é comum, por exemplo, no intestino, nas hérnias, torções e vólvulos, já que as veias, por terem paredes mais delgadas, são comprimidas e obstruídas com mais facilidade que as artérias. A isquemia total provoca morte e infarto da área que era irrigada. A isquemia parcial, apesar de causar hipóxia, por ser lenta, permite adaptação, com desenvolvimento de circulação colateral (revascularização) e sobrevivência da área comprometida.

Infarto

Infarto, enfarte ou enfarto é a *necrose de coagulação consequente à isquemia resultante da obstrução da irrigação arterial ou da drenagem venosa a um determinado tecido*. O processo é dito "infartamento". Embora a divisão seja bastante acadêmica e sem objetivos práticos a não ser descritivos, os infartos podem ser divididos em *brancos ou anêmicos* e *vermelhos ou hemorrágicos* (ver Fig. 8.3, no Cap. 8). No primeiro caso, a área infartada permanece pálida como resultado da obstrução arterial em órgãos mais sólidos, como o coração ou rim. A firmeza do órgão impede que sangue da área sadia se infiltre na área infartada. Já o infarto hemorrágico ou vermelho aparece em casos de:

- Obstrução da drenagem venosa, como no testículo ou intestino.
- Obstrução arterial em órgãos menos densos, como pulmões, que permitem que o sangue da vizinhança se infiltre na área infartada.
- Órgãos com dupla circulação, como fígado e pulmão.
- Órgãos sólidos, quando a circulação arterial obstruída é, posteriormente, restabelecida.

Existe uma terceira categoria de infartos, os *infartos sépticos*, que acontecem quando a área infartada foi causada por êmbolos sépticos ou foi colonizada por bactérias.

Morfologia dos Infartos

Quando seccionada, a maioria dos infartos tem forma de cone invertido ou de cunha; o vaso ocluído localiza-se no ápice e a superfície do órgão constitui a base do cone ou da cunha (ver Fig. 8.3, no Cap. 8). As margens laterais podem ser irregulares, refletindo o padrão vascular adjacente. No início, o infarto é maldefinido e tem aspecto levemente hemorrágico. Com o passar das horas, torna-se mais definido por uma tênue área de hiperemia que o separa do tecido sadio. Essa zona hiperêmica deve-se à inflamação é recebe o nome de "zona de demarcação". Os infartos pálidos tornam-se cada vez mais pálidos, retraídos e bem definidos. *Histologicamente, a área infartada é reconhecível pela presença de necrose de coagulação* (Cap. 8). A reação inflamatória em torno da área infartada, provocada pela presença de células mortas, começa após várias horas e torna-se bem definida 24 a 48h mais tarde.

É extremamente importante considerar que *o diagnóstico macroscópico ou histológico do infarto é praticamente impossível se a isquemia aconteceu há menos de 12h*. Mesmo que o paciente sobreviva por até 18h após a oclusão da circulação, a única alteração visível na necropsia poderá ser apenas hemorragia. Deve-se lembrar que a necrose (alterações morfológicas que comprovam a morte celular) requer várias horas para se instalar e se tornar evidente. Assim, em medicina veterinária, muitos casos de isquemia fatal do miocárdio, por exemplo, não são diagnosticados à mesa de necropsia por conta da ausência de história ou suspeita clínica. Nesses casos, as únicas alterações encontradas podem ser, por exemplo, sinais inespecíficos de choque (colapso circulatório). Os diagnósticos de infarto só acontecem com facilidade quando os animais sobrevivem por, no mínimo, 18h após a instalação da isquemia e morte dos tecidos. Existe uma técnica histoquímica, raramente utilizada em medicina veterinária, que pode evidenciar a morte de miócitos cardíacos 2 ou 3h após sua ocorrência: quando se imergem fatias do miocárdio suspeito em uma solução de *cloreto de trifeniltetrazólio*, as áreas de miocárdio lesado tornam-se pálidas, destacando-se do miocárdio normal, que adquire coloração vermelho-tijolo, e antigas cicatrizes adquirem cor branca brilhante. Essa reação baseia-se na presença de desidrogenases que vazam das células lesadas após destruição das membranas celulares.

Fatores que Influenciam a Ocorrência do Infarto

As oclusões vasculares podem ter consequências que podem ser mínimas ou podem causar a morte do tecido ou mesmo do indivíduo. Os principais fatores que determinam essas possibilidades são: (1) a natureza do suprimento sanguíneo; (2) a velocidade com que se instala a oclusão; (3) a vulnerabilidade do tecido à hipóxia e (4) a concentração de oxigênio no sangue.

1. A disponibilidade de um suprimento sanguíneo alternativo é o mais importante fator a determinar a ocorrência ou não de infarto. O parênquima pulmonar, por exemplo, recebe sangue tanto de ramos da artéria pulmonar quanto de ramos das artérias bronquiais. O mesmo acontece no fígado, que

recebe sangue da artéria hepática e da circulação portal. Nesses órgãos, obstruções de artérias de menor calibre não têm consequências sérias e não resultam em infartos. Por outro lado, no coração, nos rins e no baço, obstruções, mesmo de pequenas artérias, causam infarto.
2. Quando as obstruções são progressivas e se desenvolvem lentamente, existe tempo para que se desenvolva perfusão alternativa. Por exemplo, entre as artérias coronárias, existem pequenas anastomoses que, em situações normais, apresentam apenas um fluxo mínimo de sangue. Se a obstrução da artéria coronária for suficientemente lenta, haverá tempo para que o fluxo nessas anastomoses aumente a ponto de suprir a demanda e prevenir a morte de células, desenvolvendo uma *circulação colateral*.
3. Quanto maior a vulnerabilidade do tecido à hipóxia, maior sua probabilidade de sofrer infarto após isquemia. Neurônios morrem após apenas 3 a 4min de privação de irrigação sanguínea. Células cardíacas, embora também bastante suscetíveis, conseguem sobreviver após 20 a 30min de isquemia. Ao contrário, fibroblastos, mesmo aqueles localizados no coração, conseguem sobreviver por horas.
4. A concentração ou a pressão parcial de oxigênio no sangue também influencia as consequências da isquemia. Obstruções circulatórias parciais que não teriam consequências sérias em um paciente saudável podem resultar em infarto se o paciente for anêmico ou apresentar hipercapnia (cianose) por qualquer razão.

Choque

Choque, colapso circulatório ou colapso cardiovascular indica a síndrome caracterizada por deficiência circulatória generalizada aguda e intensa. A principal manifestação clínica do choque é a hipotensão grave e sua principal consequência é a hipóxia celular generalizada decorrente de perfusão tecidual deficiente. O sistema vascular é um sistema fechado em que o sangue é mantido sob pressão; a manutenção dessa pressão é indispensável para perfusão adequada dos tecidos. Se a pressão cai abaixo dos níveis mínimos adequados, os tecidos passam a não mais receber irrigação.

A gravidade do choque depende, em primeiro lugar, da gravidade do fato que o desencadeou; em segundo lugar, da velocidade com que se instala; e, em terceiro lugar, do tempo decorrido entre o início dos sinais clínicos e o início das medidas terapêuticas apropriadas. Se o estado de choque é rapidamente revertido, os efeitos hipóxicos e metabólicos da hipoperfusão causam apenas danos reversíveis às células. Contudo, se o choque persiste, danos irreversíveis incompatíveis com a vida podem se instalar. Inicialmente, vários mecanismos compensatórios emergenciais são colocados em ação, como taquicardia, taquipneia, vasoconstrição e retenção de fluido pelos rins; na maioria dos casos, esses mecanismos têm sucesso. Contudo, à medida que a síndrome se agrava, esses mecanismos tornam-se progressivamente ineficientes, outros fatores complicadores se instalam e o desfecho pode ser a morte do paciente.

Classificação e Causas do Choque

Sob os pontos de vista clínico e etiológico, o choque pode ser classificado de várias maneiras. Cada especialidade médica encara o choque sob uma óptica própria e adequada a seus princípios. Contudo, sob uma análise mais precisa, o quadro de insuficiência circulatória observado no choque ocorre como resultado direto de uma ou da combinação de mais de uma das seguintes três (e apenas três) situações:

- Perda de volume sanguíneo (hipovolemia absoluta).
- Aumento do leito vascular (hipovolemia relativa).
- Falha na bomba cardíaca (impossibilidade de o coração impulsionar o sangue).

Os mecanismos envolvidos no choque por hipovolemia absoluta e por insuficiência cardíaca são relativamente simples de serem entendidos, mas o choque por vasodilatação pode ser extremamente complexo.

Choque Decorrente de Hipovolemia Absoluta

Por hipovolemia absoluta entende-se perda de volume sanguíneo. Essa perda pode ser causada tanto pela perda de sangue total como apenas da fração líquida do sangue. Perdas de até 10% do volume sanguíneo não têm consequências sérias, mas perdas de 35 a 45% resultam em queda dramática da pressão arterial e do débito cardíaco (volume de sangue bombeado por minuto). As seguintes situações causam hipovolemia:

- *Hemorragias*, internas ou externas.
- *Perda de plasma*, geralmente em decorrência de queimaduras extensas ou trauma violento, como esmagamentos.
- *Perda de fluidos* por:
  — Diarreia, vômito ou sudorese intensa.
  — Aumento da permeabilidade vascular, em casos de septicemia, trauma e hipóxia.
  — Sequestração de fluidos consequentes a deslocamentos de vísceras, como torções, vólvulos, etc.

Nos deslocamentos, torções e vólvulos gástricos e intestinais, inicialmente ocorre retenção de sangue na luz de vênulas e capilares devido à congestão venosa; mais tarde, o aumento da pressão hidrostática força a exsudação de líquido para a luz da víscera deslocada, que é facilitada pela lesão do endotélio causada pela hipóxia.

Choque Decorrente de Insuficiência Cardíaca

O choque dito "cardiogênico" é consequente à lesão severa do coração, que tem comprometida sua função de impulsionar o sangue, ou então quando há obstrução da circulação sanguínea que sai do coração, como na embolia pulmonar grave ou na estenose da aorta ou da artéria pulmonar. A perda da capacidade de bombear o sangue acontece em casos de infarto do miocárdio, fibrilação ou outras arritmias, cardiomiopatias dilatadas ou hipertróficas, prolapso agudo de valvas atrioventriculares devido à ruptura de cordas tendinosas e tamponamento cardíaco. Como regra geral, os diagnósticos de alterações cardíacas responsáveis por casos de choque em animais não são comuns. Além disso, em animais, lesões degenerativas de curso longo no coração, como as observadas em seres humanos, são raras. São raros também os casos de animais que são necropsiados já com suspeita ou diagnóstico de doenças cardíacas, o que normalmente requer um exame mais cuidadoso do coração. Por exemplo, rupturas de cordas tendinosas nunca são diagnosticadas, a não ser que exista suspeita de sua existência, já que comumente essas estruturas são seccionadas pela faca de necropsia durante a abertura do coração. Da mesma maneira, pelas razões já explicadas, o infarto do miocárdio recente é impossível de ser diagnosticado na necropsia. Já o tamponamento cardíaco é muito óbvio e nunca passaria despercebido. O tamponamento acontece quando líquido (exsudato ou sangue) se acumula no interior do saco pericárdico e limita a expansão do coração durante a diástole (ver Fig. 12.13).

Choque Decorrente de Vasodilatação

Também chamado de choque por "má distribuição" sanguínea, caracteriza-se por diminuição da resistência vascular periférica e concentração de sangue nos tecidos causada por vasodilatação induzida por estimulação neural ou humoral (citocinas). A vasodilatação aumenta a capacidade vascular e o volume sanguíneo normal torna-se insuficiente para fazer a perfusão adequada dos tecidos. A grande maioria dos casos de choque ocorre por esse mecanismo. Entre eles, os mais importantes são os choques anafilático, neurogênico e séptico.

Choque Anafilático

É o colapso circulatório que acompanha a reação de hipersensibilidade tipo I generalizada. A interação entre o antígeno específico e a imunoglobulina E ligada a mastócitos resulta em degranulação maciça de mastócitos e basófilos, com liberação de histamina e outras aminas vasoativas causando intensa vasodilatação e, adicionalmente, aumento da permeabilidade vascular, o que resulta em edema e agravamento da hipotensão. As causas mais comuns são as exposições a alérgenos de plantas e animais, drogas ou vacinas.

Choque Neurogênico

É observado em casos de medo, dor ou trauma severo, em particular do SNC, ou por descargas elétricas (contatos com rede elétrica ou raios). O choque neurogênico é mais comum durante contenção física em animais selvagens, sobretudo naqueles muito nervosos, agressivos ou com medo, especialmente em tempo frio. Os mecanismos por trás do choque neurogênico não são bem entendidos, mas, ao contrário do choque anafilático ou séptico, a vasodilatação não é causada por citocinas, mas por estímulos do sistema nervoso autônomo ou do SNC. Para comprovar a intermediação do SNC em casos de trauma muscular severo, demonstrou-se que a secção prévia dos nervos regionais prevenia o choque em cães submetidos ao esmagamento experimental de um membro. Esse tipo de pesquisa, que seria hoje absolutamente condenável e não seria realizado, foi comum na década de 1940 na tentativa de entender as lesões observadas em soldados e civis durante a guerra. Outra forma de choque neurogênico é a que ocorre durante ou após anestesias locorregionais ou traumas envolvendo a medula espinhal, em virtude da perda do tônus vascular e da estagnação de grande volume de sangue nas vísceras por estimulação ou bloqueio do sistema nervoso autônomo.

Choque Séptico

Esta é a forma de choque mais complexa, observada geralmente nas septicemias por bactérias Gram-negativas, embora bactérias Gram-positivas e fungos também possam causá-la. A vasodilatação resulta da ação de grande quantidade de mediadores vasculares e inflamatórios liberados em resposta a uma endotoxina bacteriana, um lipopolissacarídeo (LPS) que faz parte da parede da bactéria. Além da vasodilatação, os mediadores causam aumento da permeabilidade vascular, CID e depressão da contratilidade do miocárdio, que contribuem para queda na perfusão e hipóxia generalizada. O choque séptico acontece nas infecções bacterianas maciças, que geram grande quantidade de LPS, ou então na vigência de isquemia intestinal prolongada, seja por torções, vólvulos ou outros tipos de choque que causam alteração da integridade da mucosa intestinal, permitindo vazamento de bactérias e toxinas para a corrente circulatória. Uma variação do choque séptico é o *choque toxêmico* (ou tóxico), provocado por toxinas liberadas de tecidos necróticos em casos de gangrena, de queimaduras extensas e por ação de venenos de animais peçonhentos.

Fases e Progressão do Choque

Independentemente da causa, o choque cursa em três fases sequenciais: adaptativa, progressiva e irreversível.

A *fase adaptativa* ou não progressiva caracteriza-se por ações compensatórias que se contrapõem à redução do volume funcional sanguíneo e à queda da pressão vascular. A queda da pressão incita uma resposta do sistema simpático e a liberação de adrenalina e noradrenalina, que resultam em aumento do débito cardíaco e vasoconstrição arteriolar na maioria dos tecidos, exceto no cérebro, nos rins e no próprio coração, onde o fluxo sanguíneo é preservado. Além disso, por ação do hipotálamo, ocorre retenção de sódio e água. Quando a agressão é mínima, esses mecanismos são bem-sucedidos e a homeostase é readquirida.

Em casos de hipovolemia mais grave ou prolongada ou quando alguma lesão cardíaca impede o aumento do débito cardíaco, os mecanismos compensatórios são ineficientes e o choque entra na *fase progressiva*. Nessa fase, começa a haver sequestração de sangue e hipoperfusão periférica. O metabolismo celular torna-se anaeróbico, o que resulta em acidose celular e sistêmica e hipóxia local. A hipóxia causa relaxamento e dilatação das arteríolas, o que provoca diminuição dramática da resistência vascular e acúmulo e estagnação sanguínea. Quando os depósitos intracelulares de oxigênio e energia se esgotam, há lesão de membranas, liberação de enzimas microssomais e as células morrem e sofrem necrose. Além dos efeitos diretos da hipóxia, na fase progressiva do choque há grande acúmulo de mediadores, como histamina, cininas, fator ativador de plaquetas (PAF, *protein activator factor*), fragmentos de complementos e ampla variedade de citocinas que contribuem para a progressão do choque.

A *fase irreversível* do choque caracteriza-se por falência múltipla de órgãos. À medida que cada órgão falha, em particular pulmão, fígado, intestinos, rins e coração, o apoio metabólico que cada órgão proporciona ao outro diminui, ocorrendo um ciclo vicioso no qual a falência de um causa a falência do outro. Por exemplo, a falência cardíaca causa isquemia renal e pancreática; a isquemia renal resulta em desequilíbrio eletrolítico que causa arritmia cárdica e o pâncreas isquêmico libera o fator depressor do miocárdio, que potencializa a falência cardíaca. O estágio final do choque irreversível é frequentemente marcado pelo desencadeamento de CID, o que agrava ainda mais o quadro clínico e culmina com a morte do paciente.

Diagnóstico *Post Mortem* do Choque

É impossível falar sobre diagnóstico *post mortem* sem uma breve consideração do quadro clínico exibido pelo paciente em choque. As manifestações clínicas surgem e progridem rapidamente e se caracterizam por hipotensão, taquicardia com pulso superficial ou filiforme, hiperventilação com estertores úmidos, oligúria, hipotermia e extremidades frias. Os sinais clínicos que indicam comprometimento de órgãos ou sistemas específicos aparecem mais tardiamente e se tornam mais evidentes à medida que o choque irreversível se instala.

Ao contrário do diagnóstico clínico, o diagnóstico *post mortem* nem sempre é fácil, sobretudo quando se desconhece o quadro clínico do paciente, e requer que se observe o quadro lesional como um todo, não um órgão ou tecido em particular, pois nenhuma das alterações é patognomônica para o choque quando considerada isoladamente. Por exemplo, congestão e edema pulmonar sempre estão presentes no choque, mas não permitem um diagnóstico definitivo da síndrome se forem as únicas alterações apresentadas. As alterações morfológicas observadas no choque são variadas e dependem da natureza e intensidade do estímulo que o desencadeou, da fase evolutiva em que se encontra o choque e do grau de comprometimento do órgão ou sistema em questão. Outro ponto a ser considerado é que os danos causados pelo choque são sempre ligados à *hipóxia* e as lesões observadas são aquelas que resultam direta ou indiretamente dela. Deve-se considerar também que, em vista da variação na vulnerabilidade de diferentes órgãos à privação de oxigênio, alguns sofrem mais que outros e, além disso, as respostas podem variar entre um indivíduo e outro. Discutiremos essas alterações de maneira geral e, a seguir, como aparecem em alguns órgãos nos quais são mais características e particularmente evidentes, como no cérebro, coração, pulmões, rins, suprarrenais e trato gastrintestinal, embora ocorram em todos os órgãos.

De maneira geral, as lesões observadas em animais que morreram em consequência de choque consistem em alterações vasculares com concomitante degeneração celular e necrose, mais intensas nos casos que evoluíram para CID e em tecidos mais dependentes de metabolismo oxidativo, como o nervoso e o muscular cardíaco. Na maioria dos casos, a não ser que tenha havido perda considerável de sangue, há congestão generalizada. Edema, hemorragias focais (petéquias e equimoses) e trombose, resultantes da deterioração vascular, são observadas com frequência. No choque séptico, devido ao considerável dano endotelial e à CID, que causam trombose e embolia mais grave de arteríolas e capilares, as lesões necróticas são mais extensas e mais severas que em outros tipos de choque.

Alterações no Cérebro

O choque causa no cérebro a chamada *encefalopatia hipóxica*. O cérebro é extremamente dependente do metabolismo aeróbico: apesar de representar apenas 1 a 2% do peso corporal, ele recebe 15% do fluxo sanguíneo e consome 15 a 20% de todo o oxigênio do organismo. Os neurônios resistem a apenas 3 a 4min de isquemia sem sofrer lesão irreversível. Existe certa hierarquia quanto à dependência de oxigenação: os mais sensíveis – e os primeiros a morrer, portanto – são as células piramidais do hipocampo e da neocórtex e os neurônios de Purkinje. A hipóxia cerebral é uma importante *causa mortis* em casos de choque, pois, independentemente da causa, qualquer lesão severa do cérebro costuma ser seguida de hipotensão grave e parada cardíaca.

A observação das alterações que acompanham a encefalopatia hipóxica depende do tempo de sobrevivência do paciente após o dano ao cérebro. *Alterações macroscópicas*, raramente observadas, consistem em edema cerebral, com aumento da largura dos giros, estreitamento dos sulcos e prolapso do cerebelo pelo forâmen magno e, ao corte, maior indistinção entre a substância branca e a substância cinza. *Alterações histológicas* são observadas apenas se o paciente sobrevive por, no mínimo, 12 a 24h. Essas alterações consistem em necrose de neurônios isolados, que, em razão da intensa eosinofilia do citoplasma, são chamados de "neurônios vermelhos" (Fig. 12.23). O corpo celular se retrai e o núcleo exibe picnose e cariorrexe. Se o paciente sobrevive por mais tempo, observam-se satelitose e neuronofagia, quando células da micróglia se acumulam em torno do neurônio morto e iniciam fagocitose do corpo celular (Fig. 12.24). *Hipoglicemia* intensa e prolongada, em casos de coma diabético, produz lesões neuronais semelhantes às do choque devido à morte de neurônios por falta de substrato energético.

Alterações no Coração

Não são discutidas aqui as lesões que *causam* o choque cardiogênico, como infarto do miocárdio, tamponamento cardíaco, etc., mas as lesões cardíacas *consequentes* ao choque. Mesmo que o choque não seja de origem cardiogênica, o coração é envolvido em todas as formas de choque. Observam-se três tipos de lesões:

- *Hemorragias* no endocárdio e no epicárdio (Fig. 12.25), que claramente resultam da lesão endotelial causada pela hipóxia e são muito intensas no choque séptico.

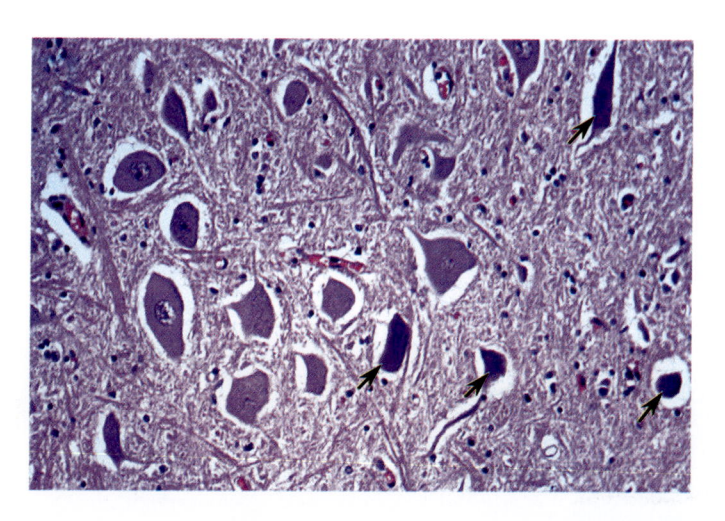

Figura 12.23 – Encefalopatia hipóxica. Choque. Encéfalo de cão. A hipóxia cerebral inicial causa a morte de neurônios isolados que, no exame histológico, aparecem menores, mais condensados e eosinofílicos que os demais (*setas*), os chamados "neurônios vermelhos". Note que alguns dos neurônios normais não têm núcleo, mas isso é um artefato: como os neurônios são células grandes, é possível que o corte histológico não inclua o núcleo. Hematoxilina e eosina. Objetiva de 40×.

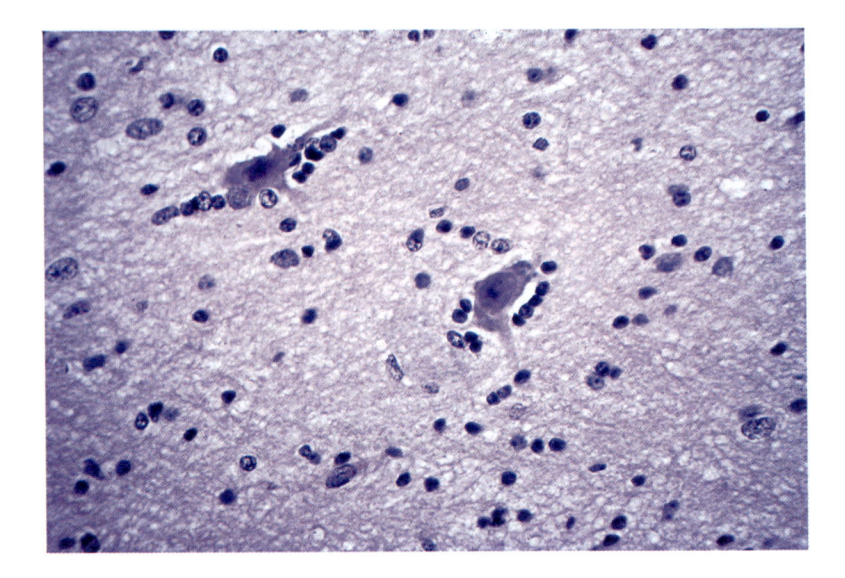

Figura 12.24 – Satelitose e neuroniofagia. Encéfalo de cão. Pouco tempo após a morte de neurônios, células da glia concentram-se em torno da célula morta (satelitose) e iniciam a fagocitose do corpo celular (neuroniofagia). Ambos os processos podem ser vistos nos dois únicos neurônios presentes na fotomicrografia. Hematoxilina e eosina. Objetiva de 40×.

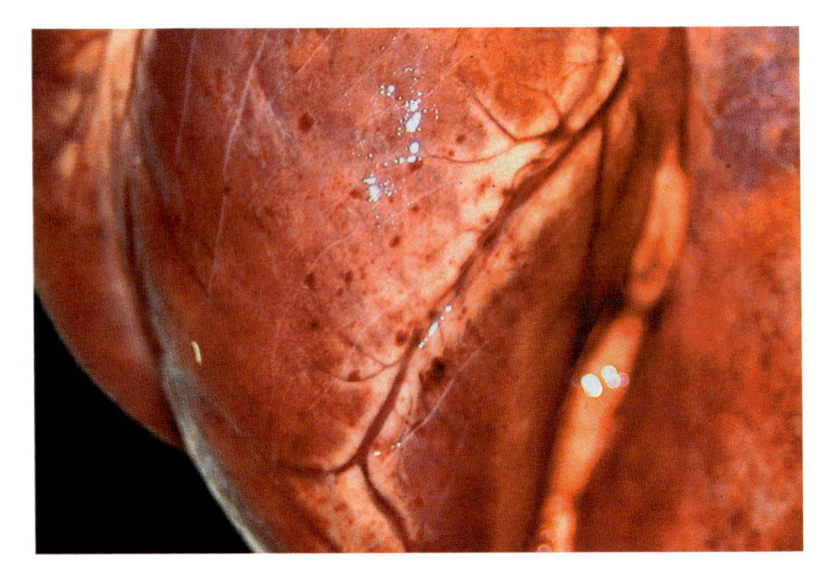

Figura 12.25 – Hemorragias focais no epicárdio. Choque. Caprino. Hemorragias petequiais e equimóticas no epicárdio constituem um sinal muito seguro de hipóxia, o que está sempre presente no choque. Uma segunda causa a ser considerada é a septicemia.

- *Necrose* de fibras cardíacas isoladas ou, às vezes, de áreas mais extensas. Todavia, como já dito, a necrose de fibras cardíacas só se torna evidente se o paciente sobrevive por 12h, no mínimo.
- *Zonas (faixas) de contração* em fibras isoladas, causadas por hipercontração de fibras cardíacas ao morrer. Aparecem no exame histológico como faixas transversais intensamente eosinofílicas em algumas fibras, que representam sarcômeros hipercontraídos.

Alterações nos Pulmões

O pulmão alterado no choque é comumente chamado de "pulmão de choque" ou "pulmão encharcado". A alteração patológica responsável por esse aspecto é a *congestão* seguida de *edema* causado pelo aumento da permeabilidade dos capilares alveolares, o chamado dano microvascular pulmonar. O edema resulta da passagem de fluidos e proteínas inicialmente para o espaço intersticial e, a seguir, para a luz dos alvéolos. O edema alveolar é o responsável pela *síndrome do desconforto respiratório agudo* (SDRA), condição clínica frequentemente fatal observada no choque e em muitas outras situações, como infecção pulmonar, sepse, aspiração de conteúdo gástrico, trauma encefálico grave, trauma pulmonar, afogamento, etc. Quando decorrem de choque, as alterações morfológicas são mais intensas no choque séptico e no choque resultante de trauma pulmonar severo. *Morfologicamente*, o pulmão de choque é pesado, congesto, distendido e com a superfície lisa e de aspecto úmido. À palpação, parece ser mais elástico e, quando seccionado, apresenta líquido espumoso preenchendo as vias aéreas (ver Figs. 12.7 e 12.8). Histologicamente, os alvéolos contêm material proteico hialino onde se observam espaços redondos claros que correspondem às bolhas de ar retidas no líquido. Esse material frequentemente forma uma membrana hialina que recobre a parede dos alvéolos (ver Fig. 12.9).

Alterações nos Rins

A lesão a ser descrita aqui, a *necrose tubular aguda* (NTA), é uma das mais características do choque. Trata-se de uma entidade clinicopatológica caracterizada morfologicamente por destruição das células epiteliais tubulares e, clinicamente, por diminuição ou perda aguda da função renal. O epitélio do túbulo renal é extremamente sensível à isquemia e a toxinas. Assim, a NTA ocorre em várias condições, como isquemia (choque e CID), agressão tóxica aos túbulos (gentamicina, etilenoglicol, tetracloreto de carbono) e obstrução urinária. Para entender o processo de sua ocorrência no choque, é necessário rever a irrigação do néfron. O túbulo renal é irrigado pela arteríola eferente, pelo mesmo sangue que acabou de irrigar o corpúsculo renal. A hipotensão, sempre presente no choque, causa vasoconstrição pré-glomerular em decorrência da liberação de renina-angiotensina, o que provoca isquemia glomerular e, por conseguinte, isquemia e necrose tubular.

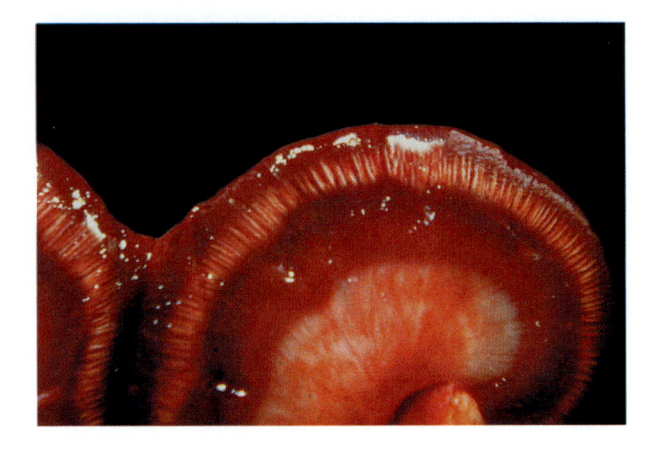

Figura 12.26 – Necrose tubular aguda. Rim. Cão. As estrias pálidas radiais localizadas na camada cortical do rim correspondem aos túbulos isquêmicos em decorrência da hipoperfusão sanguínea dos corpúsculos e túbulos renais. Pode-se notar também que o parênquima renal está aumentado de volume, o que se deve à tumefação celular aguda das células parenquimatosas (ver Cap. 3).

Aspecto macroscópico. Tumefação da cortical, com palidez e, às vezes, estriações radiais ou perpendiculares à superfície do rim, que correspondem aos túbulos isquêmicos (Fig. 12.26). A medular é mais escura por conta dos cilindros de hemoglobina e das células descamadas dos túbulos necróticos.

Aspecto microscópico. Tumefação do epitélio tubular, necrose de túbulos isolados ou de células epiteliais isoladas, presença de cilindros granulosos, obstrução dos túbulos por células descamadas (tubulorrexe) e, às vezes, cilindros pigmentados (hemoglobina). Essas alterações não são uniformes, encontrando-se grupos de néfrons lesados ao lado de outros absolutamente normais. A não uniformidade das alterações deve-se ao fato de nem todas as unidades do órgão estarem em atividade ao mesmo tempo, variando assim sua suscetibilidade à agressão.

Alterações nas Suprarrenais

Na realidade, as alterações nas suprarrenais são relacionadas ao estresse e não ao choque propriamente dito. Observa-se diminuição da quantidade de lipídios na camada fasciculada da região cortical da glândula, o que representa a perda do produto de secreção das células. Como resultado, as células tornam-se mais densas ou eosinofílicas e, além disso, ocorre necrose de células isoladas em consequência à hipóxia (Fig. 12.27).

Alterações no Trato Gastrintestinal

Ocorrem hemorragias focais superficiais no epitélio em virtude de necrose isquêmica e eliminação das extremidades das vilosidades intestinais, expondo os vasos do cório destas. A necrose das vilosidades decorre de sua congestão e/ou isquemia. Como resultado, há sangramento para a luz intestinal, fazendo com que o conteúdo torne-se hemorrágico.

Alterações no Fígado

Observa-se necrose da região centrolobular dos lóbulos hepáticos em virtude da anóxia dos hepatócitos mais distantes aos espaços porta. Casos de maior duração podem apresentar transformação gordurosa centrolobular. Macroscopicamente, observa-se o que se convencionou descrever como acentuação do padrão lobular e, em casos mais graves, aspecto de noz-moscada no fígado.

Alterações no Baço

O baço pode ser considerado um reservatório de sangue (na realidade de hemácias, pois o sangue nele contido tem hematócrito muito maior que o sangue circulante). Em consequência da hipotensão e do estresse, o baço contrai-se intensamente para injetar mais sangue no aparelho circulatório e, assim, melhorar as condições gerais de perfusão e oxigenação. Caso o paciente morra durante o período de choque, o baço aparece contraído. *Macroscopicamente*, a esplenocontração é comprovada pelo tamanho diminuído e pelo aspecto enrugado de sua cápsula. *Microscopicamente*, observa-se aparente aumento do número de trabéculas no campo do microscópio.

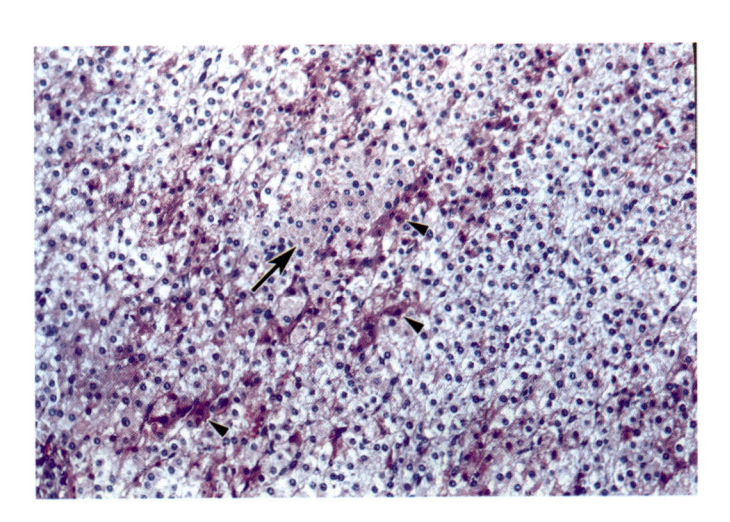

Figura 12.27 – Perda de lipídios das células da camada cortical da suprarrenal. Cão. Em resposta ao intenso estresse causado pelo choque, ocorre utilização dos produtos das células (corticosteroides) e seu citoplasma torna-se menos vacuolar e mais denso (*seta*). Compare com as demais células presentes no campo. Note também que muitas células exibem sinais de necrose, como citoplasma eosinofílico e núcleos picnóticos (*pontas de setas*), causados pela hipóxia. Hematoxilina e eosina. Objetiva de 20×.

Bibliografia

BALDWIN, C. J.; COWELL, R. L.; KOSTOLICH, M. et al. Hemostasis: physiology, diagnosis, and treatment of bleeding disorders in surgical patients. In: SLATTER, D. *Textbook of Small Animal Surgery*. 2. ed. Philadelphia: W. B. Saunders, 2003. Cap. 3, p. 28-52.

BOON, G. D. An overview of hemostasis. *Toxico Pathol.*, v. 21, p.170-179, 1993.

GAVA, A. Intoxicações por plantas de ação anti-hematopoética e mutagênica. In: RIET-CORREA, F.; MÉNDEZ, M. C., SCHILD, A. L. *Intoxicações por Plantas e Micotoxicoses em Animais Domésticos*. Montevideo: Editorial Agropecuaria Hemisferio Sur SRL, 1993. Cap. 12, p. 247-258.

HAUPTMAN, J.; CHAUDRY, I. H. Shock: pathophysiology and management of hipovolemia and sepsis. In: SLATTER, D. *Textbook of Small Animal Surgery*. 2. ed. Philadelphia: W.B. Saunders, 2003. Cap. 1, p. 1-11.

HIRONO, I.; KONO, Y.; TAKAHASHI, K. et al. Reproduction of acute bracken poisoning in a calf with ptaquiloside, a bracken constituent. *Vet. Rec.*, v. 115, p. 375-378, 1984.

HUSAIN, A. N.; KUMAR, V. The lung. In: KUMAR, V.; ABBAS, A. K.; FAUSTO, N. *Robbins and Cotran Pathologic Basis of Disease*. 7. ed. Philadelphia: Elsevier Saunders, 2005. Cap. 15, p. 711-772.

KING, J. M.; ROTH-JOHNSTON, L.; DODD, D. C.; NEWSON, M. E. *The Necropsy Book*. Gurnee: Charles Louis Davis, DVM Foundation Publisher, 2005. 242p.

MARÇAL, W. S.; GASTE, L.; REICHERT NETTO, N. C.; MONTEIRO, F. A. Intoxicação aguda pela samambaia (*Pteridium aquilinum*) em bovinos da raça Aberdeen Angus. *Arch. Vet. Sci.*, v. 7, p. 77-81, 2002.

MITCHELL, R. N. Hemodynamic disorders, thromboembolic disease, and shock. In: KUMAR, V., ABBAS, A. K.; FAUSTO, N *Robbins and Cotran Pathologic Basis of Disease*. 7. ed. Philadelphia: Elsevier Saunders, 2005. Cap. 4, p. 119-144.

MOSIER, D. A. Vascular disorders and thrombosis. In: MCGAVIN, M. D.; ZACHARY, J. F. *Pathologic Basis of Veterinary Disease*. 4. ed. St. Louis: Mosby Elsevier, 2007. Cap. 2, p. 63-99.

RAFFE, M. R. Fluid, electrolyte, and acid-base therapy in the surgical patient. In: SLATTER, D. *Textbook of Small Animal Surgery*. 2. ed. Philadelphia: WB Saunders, 2003. Cap. 2, p. 11-28.

ROBINSON, W.; MAXIE, M. G. The cardiovascular system. In: JUBB, K. V. F.; KENNEDY, P. C.; PALMER, N. *Pathology of Domestic Animals*. 4. ed. San Diego: Academic Press, 1993. v. 3, Cap. 1, p. 1-100.

SLAPPENDEL, R. J. Disseminated intravascular coagulation. *Vet. Clin. North. Am. Small Anim. Pract.*, v. 18, p. 169-184, 1988.

SLAUSON, D. O.; COOPER, B. J. Disturbances of blood flow and circulation. In: *Mechanisms of Disease – A Textbook of Comparative General Pathology*. 2. ed. Baltimore: Williams & Wilkins, 1990. Cap. 3, p. 89-166.

SUMMERS, B. A.; CUMMINGS, J. F.; DE LAHUNTA, A. Injuries to the central nervous system. In: *Veterinary Neuropathology*. St. Louis: Mosby, 1994. Cap. 4, p. 189-207.

Capítulo 13

Doenças Imunológicas

A imunopatologia trata das doenças específicas ligadas ao funcionamento inadequado do sistema imunológico – as chamadas doenças imunológicas ou doenças imunes. Embora não se incluam na imunopatologia, as manifestações morfológicas e funcionais das respostas defensivas normais desencadeadas pelo sistema imunológico também são consideradas processos patológicos, como as várias formas de reação inflamatória.

Para melhor entendimento das chamadas doenças imunes, faremos uma revisão dos componentes básicos do sistema imunológico e das respostas imunitárias. Essa revisão é apenas superficial, pois uma discussão mais aprofundada da imunologia transcende os objetivos deste texto.

Conceitos Básicos sobre o Sistema Imunológico

A função do sistema imunológico é proteger o organismo de invasões de agentes infecciosos e de substâncias proteicas estranhas e evitar a proliferação de células alteradas que poderiam se desenvolver em certos tipos de neoplasia. A capacidade do organismo de resistir à invasão e à proliferação de patógenos é conhecida como "imunidade". Existem duas formas de imunidade: uma *inata*, responsável pela proteção geral e inespecífica contra agentes infecciosos, e uma *adquirida*, que se desenvolve após a exposição a antígenos específicos. Esta última é mais poderosa que a anterior, extremamente eficiente e específica e dotada de uma propriedade que se convencionou chamar de "memória", como se verá adiante. Também convencionalmente, quando se diz "resposta imunológica", refere-se às reações observadas na imunidade adquirida, não na imunidade inata. As respostas imunológicas são mediadas, coordenadas e executadas pelos chamados componentes do sistema imunológico, que são células, tecidos e substâncias altamente especializados na realização dessas funções.

Imunidade Inata

A imunidade inata ou imunidade natural é exercida pelos mecanismos de defesa que nascem com o indivíduo, portanto presentes no organismo antes mesmo da primeira exposição a eventuais patógenos. Essa proteção é inespecífica e constitui a primeira linha de defesa do organismo contra infecções. A imunidade inata é realizada:

- Pela pele e mucosas, que impedem a invasão de patógenos devido à sua integridade, ao seu pH e à presença de muco nas mucosas em geral, de surfactante nos alvéolos pulmonares e de cílios no epitélio respiratório.
- Por *células fagocíticas*.
- Por *linfócitos natural killers*.
- Por algumas *proteínas plasmáticas*, principalmente as do sistema complemento (SC).

As células fagocíticas (neutrófilos, monócitos e macrófagos teciduais), que são atraídas aos focos de infecção onde ingerem e destroem os agentes invasores, fazem parte da reação básica de inflamação, já discutida no Capítulo 10. O SC consiste em proteínas especializadas e seus subprodutos e participa tanto da imunidade inata quanto da adquirida para defesa contra agentes microbianos. As proteínas do SC estão presentes no plasma como formas inativas e, na vigência de inflamação aguda, muitas dessas proteínas são ativadas e se tornam enzimas proteolíticas que degradam outras proteínas do SC, formando uma cascata capaz de intensa atividade enzimática, que causa ruptura de outras proteínas e de células. A segunda função básica do SC é como mediador da reação inflamatória aguda, quando interfere em fenômenos vasculares; na adesão, quimiotaxia e ativação de leucócitos; e na fagocitose.

Imunidade Adquirida

A imunidade adquirida é um processo altamente seletivo dirigido contra antígenos específicos aos quais o organismo havia sido exposto anteriormente. Na segunda exposição ao mesmo antígeno, o organismo é capaz de reconhecê-lo e, por já estar preparado, reage de maneira muito mais rápida e eficiente. Essa propriedade de reconhecer com exatidão um determinado antígeno dentre milhares de outros permanece para o resto da vida do indivíduo, o que se convencionou chamar de "memória" do sistema imunológico. Sob o ponto de vista evolutivo, essa foi uma das mais importantes aquisições dos organismos mais desenvolvidos por aumentar exponencialmente sua capacidade de sobrevivência.

A imunidade adquirida, de maneira geral, consiste na *imunidade celular*, efetuada por linfócitos T e dirigida contra antígenos ou patógenos intracelulares, e na *imunidade humoral*, efetuada por linfócitos B e dirigida contra antígenos e patógenos extracelulares. A imunidade celular é dirigida também contra células próprias do organismo (*self*) alteradas por infecção viral ou por transformação neoplásica, ou então quando o sistema imunológico deixa de reconhecer células ou componentes teciduais normais como próprios, passando a considerá-los como estranhos (*non-self*).

Componentes da Reação Imunológica

Linfócitos T

Linfócitos T são as principais células da imunidade celular. Eles são gerados a partir de células precursoras que originalmente sofreram diferenciação e maturação no timo (e essa é a razão do nome "T"), de onde migram para colonizar os órgãos linfoides secundários. Linfócitos T maduros são encontrados no sangue, onde representam 60 a 70% dos linfócitos circulantes, nas áreas paracorticais dos linfonodos e nas bainhas periarteriolares do baço.

Ao contrário dos linfócitos B, os linfócitos T não podem ser ativados por antígenos solúveis e têm receptores que reconhecem apenas antígenos levados a eles por células especializadas nessa função, os macrófagos e as células dendríticas.

Linfócitos B

Linfócitos B são as principais células da imunidade humoral. O nome "B" vem de *bursa de Fabricius*, uma estrutura linfoide localizada na cloaca de aves, onde as células precursoras desses linfócitos foram identificadas pela primeira vez. Já em mamíferos, as células precursoras dos linfócitos B sofrem diferenciação e maturação na medula óssea e, por isso, muitas pessoas mais ligadas à imunologia em seres humanos atribuem o nome "B" a *bone marrow* (medula óssea, em inglês). Linfócitos B maduros são encontrados no sangue, onde representam 10 a 20% dos linfócitos circulantes; em órgãos linfoides periféricos, como os linfonodos, nódulos hemolinfáticos e baço; e em órgãos extralinfáticos, como o tecido linfoide associado às mucosas (MALT, *mucosal associated lymphoid tissue*) do trato gastrintestinal, mais especificamente nas tonsilas e placas de Peyer, do aparelho respiratório e do trato geniturinário. Note que esses locais são os mais prováveis de terem contato com patógenos. Em todos esses órgãos, os linfócitos B localizam-se em coleções circunscritas de limites pouco definidos, os *folículos linfoides*, que, quando ativados, se expandem e apresentam a região central mais pálida que a periferia, os *centros germinais*, onde os linfócitos B proliferam.

Os linfócitos B apresentam, na superfície, imunoglobulinas M e D (IgM e IgD) que respondem aos antígenos solúveis. Quando estimulados antigenicamente, os linfócitos B diferenciam-se em:

- *Plasmócitos* ou células plasmáticas, células que efetivamente sintetizam e secretam as *imunoglobulinas* ou *anticorpos*, os efetores da imunidade humoral.
- *Células de memória* específicas para o antígeno que as estimulou.

Os plasmócitos permanecem nos órgãos linfoides periféricos e no cório dos epitélios da pele e das mucosas; alguns deles deslocam-se para a medula óssea.

Já os anticorpos que secretam passam para o plasma e para as secreções das membranas mucosas e são capazes de encontrar, neutralizar e eliminar os antígenos específicos contra os quais foram produzidos.

Imunoglobulinas

Imunoglobulinas ou anticorpos são glicoproteínas produzidas pelos linfócitos B e que reagem especificamente com o antígeno que induziu sua formação. São reconhecidas cinco classes de imunoglobulinas: IgG, IgA, IgM, IgD e IgE. Suas concentrações séricas e suas funções são variadas. A IgG é a mais abundante, correspondendo a 75% das imunoglobulinas no soro, e é o principal anticorpo que combate microrganismos e toxinas. IgM corresponde a 7% das imunoglobulinas no soro; é o primeiro anticorpo formado após a exposição ao antígeno e funciona de maneira similar à IgG. IgA é a imunoglobulina das secreções externas, produzida nas mucosas dos aparelhos digestório, respiratório, etc., onde serve como primeira linha de defesa. Enquanto a IgA corresponde a 16% das imunoglobulinas presentes no soro, a IgE representa apenas uma pequeníssima fração das imunoglobulinas séricas (0,01%), mas é abundante nas membranas mucosas dos tratos respiratório e digestório e na pele, onde se adere à superfície de mastócitos e basófilos. Ao entrar em contato com o antígeno específico, a IgE faz com que aquelas células liberem seus mediadores químicos, produzindo reação inflamatória aguda. IgE é o anticorpo envolvido nas reações alérgicas e naquelas envolvendo larvas de helmintos ou de insetos, quando presentes nos tecidos (larva *migrans* e miíases), principalmente se o hospedeiro não for apropriado. As funções da IgD ainda são desconhecidas.

Macrófagos

O sistema fagocítico mononuclear inclui os monócitos circulantes no sangue e os macrófagos. Destes, consideram-se dois grupos: os localizados nos tecidos linfoides e os localizados em outros tecidos. Os primeiros localizam-se nos seios subcapsulares dos linfonodos e na zona marginal do baço, locais que facilitam sua exposição a antígenos. Os macrófagos localizados em tecidos não linfoides são denominados segundo o tecido onde residem (Tabela 13.1).

São duas as funções primárias dos macrófagos. A primeira relaciona-se à inflamação, na fagocitose de antígenos opsonizados por anticorpos ou componentes do SC, como discutido no Capítulo 10. A segunda é como parte do sistema imunológico, como célula apresentadora de antígenos. Nessa função, os macrófagos fagocitam os antígenos e os transformam em fragmentos de peptídios para serem apresentados aos linfócitos T no desenvolvimento da imunidade celular. Dos macrófagos, os únicos que não têm função nos processos imunitários ou inflamatórios são os osteoclastos do tecido ósseo, que atuam apenas na remodelagem óssea.

Tabela 13.1 – Nomenclatura e localização dos macrófagos fora dos tecidos linfoides

Nome do macrófago	Localização
Células de Kupffer	Sinusoides do fígado
Células mesangiais	Corpúsculos renais
Histiócitos	Tecido conjuntivo
Macrófago pulmonar alveolar	Alvéolos pulmonares
Macrófago pulmonar intravascular	Capilares alveolares
Micróglia	Parênquima e espaços perivasculares do sistema nervoso central
Monócitos	Sangue circulante
Osteoclastos	Medula óssea

Células Dendríticas

Células dendríticas são as mais importantes células apresentadoras de antígenos para a iniciação das respostas imunológicas a antígenos proteicos. Localizam-se principalmente em tecidos que têm contato com o meio externo e no interstício de todos os tecidos. Recebem esse nome em virtude das longas e numerosas projeções citoplasmáticas, cuja função é aumentar a superfície exposta aos antígenos. As células dendríticas imaturas da epiderme são chamadas de *células de Langerhans*, em homenagem ao seu descobridor. Nos epitélios, elas capturam os antígenos e, sob ação de mediadores inflamatórios, deslocam-se para os linfonodos regionais, onde apresentam os antígenos aos linfócitos T. As células dendríticas que apresentam antígenos exclusivamente aos linfócitos B localizam-se nos centros germinais dos folículos linfoides e são chamadas de *células dendríticas foliculares*.

Células *Natural Killers*

As células *natural killers* (NK) são linfócitos citotóxicos não específicos que, no sangue, representam 10 a 15% dos linfócitos circulantes. Esses linfócitos não têm receptores T ou imunoglobulinas na superfície e, portanto, não respondem a antígenos solúveis ou intracelulares. São um pouco maiores que os pequenos linfócitos e contêm abundantes grânulos azurófilos; por isso, são chamados também de *linfócitos granulares*. As células NK são chamadas assim por apresentarem, independentemente de sensibilização prévia, capacidade de matar células tumorais, células infectadas por vírus e células normais quando não mais reconhecidas como *self*. Em situações normais, as células do hospedeiro não são atacadas por apresentarem na superfície moléculas do complexo de histocompatibilidade principal (MHC, *major histocompatibility complex*), que são reconhecidas por um receptor inibidor presente nas células NK. As células NK atacam também células recobertas por IgG, fenômeno conhecido como *citotoxicidade celular anticorpo-dependente*.

Citocinas

O funcionamento do sistema imunológico depende de interações entre linfócitos, monócitos, neutrófilos, células endoteliais, etc. Muitas das interações se fazem por contato direto entre essas células, mas muitas outras são feitas a distância, por meio de mediadores polipeptídicos solúveis de curta ação, as *citocinas*, produzidas por células do sistema imunológico ou outras.

As citocinas são os mensageiros do sistema imunológico. Sua nomenclatura, inicialmente feita de acordo com a célula de origem (por exemplo, linfocinas para as originadas de linfócitos), evoluiu para uma que menciona também a célula-alvo (por exemplo, interleucina, citocina produzida por leucócitos e que influencia outros leucócitos) ou sua função primária (por exemplo, quimocina, citocina que influencia a quimiotaxia). À medida que as citocinas eram mais bem caracterizadas, tornou-se evidente que uma mesma citocina pudesse ser produzida por diferentes células e que suas funções eram muito mais complexas que se pensava, podendo ser variáveis, redundantes, sinergéticas ou antagonísticas. Já foram descobertas várias dezenas de citocinas. A lista continua a aumentar e nominá-las aqui transcenderia os propósitos deste texto.

As ações das citocinas são muitas e incluem:

- Mediação da imunidade inata e da imunidade adaptativa.
- Crescimento, ativação e diferenciação de linfócitos.
- Ativação de células inflamatórias e desencadeamento da reação inflamatória aguda.
- Quimiotaxia de leucócitos.
- Estimulação de hematopoese e crescimento de novos vasos sanguíneos.

Apesar de suas ações serem múltiplas e diversas, elas têm várias características ou propriedades em comum.

Características Comuns das Citocinas

- A mesma citocina pode ser produzida por várias células diferentes. Por exemplo, a interleucina-1 (IL-1) é produzida por qualquer um dos leucócitos, por células endoteliais e por fibroblastos.
- A ação das citocinas é *pleotrópica*, isto é, a mesma citocina pode atuar em vários tipos celulares e mediar muitos efeitos diferentes. Por exemplo, a interleucina-2 (IL-2), além de mediar o crescimento e a diferenciação de linfócitos T, medeia o crescimento e a maturação de linfócitos B e de linfócitos NK.
- A ação das citocinas é *redundante*, isto é, citocinas diferentes têm efeitos similares e que podem estimular a mesma resposta biológica.

- As citocinas induzem seus efeitos de três maneiras diferentes:
  - Efeito *autócrino* (agem na mesma célula que as produziu).
  - Efeito *parácrino* (agem nas células próximas).
  - Efeito *endócrino* (agem em células de todo o organismo).
- As citocinas agem ligando-se a receptores altamente específicos nas células-alvo.

Imunopatologia

Após essa breve revisão sobre os fundamentos do sistema imunológico, passamos à imunopatologia, discutindo algumas doenças imunológicas específicas. Ao final, discutiremos também a *amiloidose*, doença caracterizada pela deposição de fragmentos de imunoglobulinas nos tecidos.

Doenças imunológicas são consideradas sob três categorias:

- *Imunodeficiências*, que acontecem quando as ações e reações imunológicas são insuficientes e deixam o organismo suscetível a infecções e ao possível desenvolvimento de tumores.
- *Reações de hipersensibilidade*, quando as reações imunológicas são exacerbadas e desproporcionais à intensidade do estímulo antigênico, como nas reações anafiláticas.
- *Doenças autoimunes*, quando o sistema imunológico perde a capacidade de distinguir entre self e non-self e passa a reagir contra tecidos e células do próprio indivíduo.

Imunodeficiências

Imunodeficiências são aquelas situações nas quais o sistema imunológico não é competente o suficiente para proteger o indivíduo de agentes infecciosos e do desenvolvimento de neoplasias. As imunodeficiências podem ser *primárias* ou congênitas e *secundárias* ou adquiridas. Evidentemente, por conta do volume de pesquisas realizado, o número de imunodeficiências já identificadas e estudadas em seres humanos e em roedores de laboratório ultrapassa em muito as identificadas em outros animais. Entretanto, como já amplamente demonstrado, a maioria das doenças identificadas em uma espécie tem seu correspondente em outras, e muito do conhecimento gerado em uma espécie animal pode ser empregado em várias outras. De qualquer maneira, discutiremos apenas as mais comuns observadas em animais domésticos.

Imunodeficiências Primárias

São aquelas presentes no indivíduo desde o nascimento. Contudo, embora sejam congênitas, é possível que suas manifestações só apareçam mais tarde na vida.

A maioria das imunodeficiências é hereditária, podendo afetar a imunidade inespecífica (complemento, fagocitose, células NK, etc.) ou a imunidade específica adaptativa. Nesta última, as deficiências podem ser divididas em aquelas que afetam os linfócitos T, os linfócitos B ou ambos (combinada). Na imunodeficiência combinada, existe comprometimento tanto da imunidade celular quanto da imunidade humoral. Essa forma de imunodeficiência já foi descrita em seres humanos, camundongos, cavalos e cães.

Imunodeficiência Combinada em Cavalos

Em equinos, a imunodeficiência combinada é causada por um gene recessivo autossômico e já foi descrita em cavalos da raça Árabe ou seus mestiços. Os animais afetados não produzem linfócitos T e B funcionais, o que se manifesta por linfopenia severa (< 1.000 células/µL) e por incapacidade de produzir imunoglobulinas. Quando as imunoglobulinas que receberam passivamente pela placenta ou colostro são catabolizadas, os potros desenvolvem agamaglobulinemia e, em consequência, passam a sofrer infecções recorrentes por *Adenovirus, Pneumocystis carinii, Cryptosporidium parvum* ou bactérias patogênicas comuns e geralmente morrem antes dos cinco meses de idade. Na necropsia, além das lesões diretamente causadas pelo agente infeccioso responsável pela morte, o timo é extremamente pequeno ou mesmo indetectável. No exame histopatológico dos órgãos linfáticos, observa-se hipoplasia linfoide em todos eles. No timo, os lóbulos são pequenos e não existe distinção entre o córtex e a medula. No baço e nos linfonodos, não se encontram folículos linfoides ou outros tipos de coleções de linfócitos e, muito importante, não se encontram plasmócitos. Curiosamente, o mesmo defeito genético que causa a imunodeficiência afeta os processos de reparação de ácido desoxirribonucleico (DNA, *deoxyribonucleic acid*) alterado, que são importantes na prevenção do desenvolvimento de neoplasias. Evidentemente, isso não tem consequência nos animais homozigotos, pois estes nunca sobrevivem à imunodeficiência, mas já se demonstrou que equinos portadores heterozigotos têm risco muito mais elevado que animais normais de desenvolver *sarcoide*. O sarcoide é um fibrossarcoma cutâneo de origem viral, típico de equídeos, clinicamente muito agressivo e que, com frequência, recidiva após remoção cirúrgica. Contudo, já existem alternativas de tratamentos utilizando drogas injetadas no interior da lesão e que causam regressão do tumor e cura clínica do paciente.

Imunodeficiência Combinada em Cães

Em cães, a imunodeficiência combinada já foi descrita em Basset Hounds nos quais, ao contrário da doença em cavalos, é um defeito genético ligado ao cromossomo X, portanto só ocorre em machos. Caracteriza-se por linfopenia, não tão grave como a observada em cavalos, com aumento do número de linfócitos B e poucos ou nenhum linfócito T no sangue circulante. Apesar de a linfopenia atingir apenas os linfócitos T, a imunodeficiência é classificada como combinada porque os linfócitos T são necessários para ativar os linfócitos B na síntese de anticorpos. À medida que a imunidade passiva recebida pelo filhote desaparece, seus níveis de IgG e IgA diminuem progressivamente e ele passa a apresentar infecções recorrentes da pele e dos aparelhos digestório e respiratório, e raramente sobrevive além dos quatro meses de idade. Na necropsia, os órgãos linfáticos são de tamanho reduzido ou até impossíveis de serem localizados. Histopatologicamente, as lesões são muito semelhantes às descritas para a imunodeficiência combinada em cavalos.

Imunodeficiências Secundárias

As imunodeficiências secundárias são aquelas que se instalam como consequência de doenças infecciosas, estresse, desnutrição, falta de ingestão de colostro, senilidade, terapia com corticosteroides, radioterapia e quimioterapia antineoplásica ou para o controle de doenças autoimunes.

Doenças Infecciosas

Praticamente toda doença infecciosa tem impacto deletério no sistema imunológico. As doenças bacterianas graves ou de longa duração causam intenso estresse, o qual induz imunodeficiência. Quanto às doenças virais, praticamente todas têm impacto maior no sistema imunológico por conta da predileção dos vírus por células em replicação, como é o caso das células dos órgãos linfoides e da medula óssea. Contudo, alguns vírus atingem seletivamente componentes chaves da resposta imunológica e sua principal consequência clínica é a sucumbência do paciente às infecções secundárias.

As doenças virais que causam imunossupressão são mais comuns em carnívoros, como a *cinomose*, cujo vírus infecta cães e outros canídeos, felídeos selvagens, mustelídeos e alguns mamíferos marinhos. O vírus passa das tonsilas e linfonodos traqueobronquiais para outros linfonodos, baço e medula óssea, causando necrose de linfócitos e, consequentemente, grave linfopenia. Por essa razão, principalmente em cães, nos quais a doença tem maior prevalência, são comuns as infecções secundárias por *Bordetella bronchiseptica* ou outras bactérias patogênicas, que causam graves broncopneumonias (Fig. 13.1). É mais ou menos praxe entre os patologistas procurar por corpúsculos de inclusão do vírus da cinomose no encéfalo de cães com encefalite por *Toxoplasma gondii*, pois ambas as doenças frequentemente estão associadas. Na *parvovirose* em canídeos e felídeos, o vírus infecta tanto o tecido linfoide quanto a medula óssea, provocando leucopenia, principalmente linfopenia e neutropenia, deixando o animal suscetível a infecções secundárias. Em outras espécies animais, o impacto da parvovirose no sistema imunológico não é importante: em bovinos, ela provoca apenas diarreia transitória; em suínos, causa morte de fetos, seguida de mumificação. Gatos infectados pelo *vírus da leucemia felina* sofrem intensa atrofia do córtex do timo e redução da capacidade funcional dos neutrófilos. Esses animais são muito suscetíveis ao desenvolvimento de doenças infecciosas e de linfossarcomas. Gatos também se infectam pelo *vírus da imunodeficiência felina*, que atinge preferencialmente os linfócitos. Os efeitos de imunossupressão são particularmente evidentes em gatos infectados simultaneamente pelos vírus da leucemia e da imunodeficiência felina, o que ocorre em aproximadamente 1% dos casos. Em outras espécies animais, os vírus mais comuns que predispõem animais a pneumonias são os vírus da *influenza* em porcos e cavalos, o herpes-vírus-1, o parainfluenza-3 e o vírus sincicial respiratório em bovinos.

Estresse

É muito difícil discutir os efeitos do estresse no sistema imunológico sem discutir o estresse em si, mas tentaremos passar ao largo dessa verdadeira armadilha. Diante de uma situação que o organismo interpreta como ameaçadora, ele se prepara para duas reações instintivas, lutar ou fugir, utilizando hormônios produzidos pelas glândulas suprarrenais, inicialmente adrenalina e noradrenalina e, num efeito mais duradouro, cortisol (glicocorticoide) e aldosterona. O cortisol, que é o que nos interessa nesta discussão, é liberado pelo córtex das glândulas suprarrenais em resposta a um estímulo hipofisário. Em geral, as ações do cortisol sobre o metabolismo de carboidratos, proteínas e lipídios visam poupar

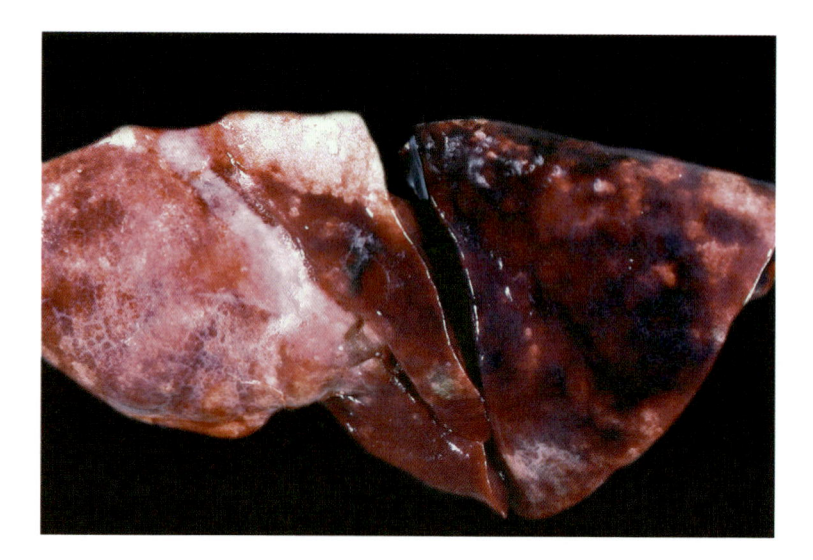

Figura 13.1 – Broncopneumonia localmente extensiva por *Bordetella bronchiseptica*. Cão. A cinomose causa imunodepressão no hospedeiro, deixando-o suscetível a broncopneumonias bacterianas secundárias, como no caso mostrado aqui, que exibe o aspecto típico da lesão.

glicose, causando aumento da glicemia e da produção de glicose, uma ação necessária para as situações estressantes emergenciais. Níveis altos ou persistentes de cortisol, porém, suprimem também a inflamação e as respostas imunológicas, diminuindo a resistência do animal a bactérias, vírus e fungos. Num efeito deletério adicional, níveis altos de cortisol afetam profundamente a cicatrização de ferimentos ao diminuir a proliferação de fibroblastos e a síntese de colágeno. Os efeitos causados por excesso de cortisol endógeno são idênticos aos observados nas terapias com corticosteroides sintéticos (ver a seguir).

Talvez a doença que mais perfeitamente exemplifique essa interação entre estresse e infecção seja a broncopneumonia por *Mannheimia (Pasteurella) hemolytica* em bovinos submetidos a situações estressantes (ver Fig. 1.2, no Cap. 1). Os microrganismos estão presentes na cavidade nasal de todos os bovinos saudáveis, mas causam doença naqueles expostos a transporte, aglomerações com rebanhos desconhecidos e fadiga. Essas situações são comuns em bovinos transportados para outras áreas, como em exposições agropecuárias, e dão o nome popular da doença: "febre do transporte". Pneumonias resultantes de estresse e causadas por outros microrganismos além da *Mannheimia hemolytica* podem ser encontradas em muitos outros animais e também são comuns em animais selvagens. Aves selvagens submetidas a situações estressantes severas frequentemente morrem de infecções dos pulmões e dos sacos aéreos por fungos *Aspergillus* sp (ver Fig. 10.27, no Cap. 10).

Falta de Colostro

No período imediatamente após o parto, a transferência passiva de imunoglobulinas por meio do colostro é a única forma de neonatos da maioria das espécies de animais domésticos adquirirem imunidade. Em cães e gatos, o colostro não é tão importante porque parte de sua imunidade passiva vem da transferência de imunoglobulinas pela placenta. Além de imunoglobulinas, outros componentes da imunidade celular, como linfócitos e citocinas, são transferidos por meio do colostro. Passado o período imediatamente posterior ao parto, algumas substâncias, inclusive imunoglobulinas, continuam a ser excretadas no leite e oferecem proteção contra infecções dos tratos digestório e respiratório do lactente.

Recém-natos, principalmente herbívoros, que não recebem colostro são mais suscetíveis a infecções sérias, que seriam banais em outros que mamaram adequadamente. Em potros que não receberam colostro, são comuns as infecções por *Shiguella (Actinobacillus) equulii*. Nesses casos, as lesões são características nos rins e se manifestam por embolias sépticas dos corpúsculos renais por colônias da bactéria. As lesões evoluem para abscedimento múltiplo e insuficiência renal aguda e fatal. Esses animais são, também, muito suscetíveis a infecções por adenovírus (Fig. 13.2).

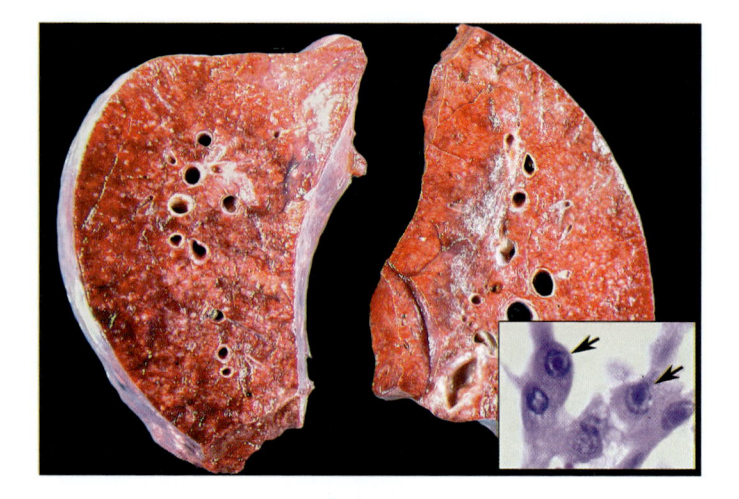

Figura 13.2 – Pneumonia intersticial por *adenovírus*. Potro. A falta de colostro em herbívoros resulta em imunodeficiência importante que, na maioria dos casos, torna os filhotes extremamente suscetíveis a infecções secundárias. Potros nessa situação, na maioria dos casos, morrem em decorrência de pneumonia intersticial grave por adenovírus, como pode ser visto nesta imagem, na qual o parênquima pulmonar apresenta consolidação difusa. O *detalhe* mostra corpúsculos de inclusão intranucleares típicos de adenovírus (*setas*) em células epiteliais pulmonares.

Substâncias Imunossupressoras

Certos medicamentos podem causar imunodeficiências, como as drogas antineoplásicas e os corticosteroides. As drogas antineoplásicas, de maneira geral, agem inibindo a proliferação celular e, sobre o sistema imunológico, causam leucopenia e inibem a reação inflamatória e a ação dos granulócitos. Os corticosteroides, como já discutido quando nos referimos ao estresse, tem efeitos profundos no sistema imunológico. Eles são prescritos para vários problemas médicos em animais, principalmente no controle de doenças autoimunes e reações de hipersensibilidade, mas casos de superdosagens são frequentes. Em medicina veterinária, existem os problemas adicionais da venda indiscriminada e sem prescrição dos corticosteroides e de intoxicações, acidentais ou não, por substâncias que causam imunodeficiência (Figs. 13.3 e 13.4).

Uma causa pouco mencionada de imunodeficiência são algumas plantas tóxicas. Os compostos químicos contidos na *Pteridium aquilinum* (samambaia) também causam grave imunodepressão em bovinos. Um ou mais desses compostos tóxicos, provavelmente um alcaloide ptaquilosídeo, agem sobre a medula óssea e causam leucopenia e anemia graves em animais que consomem quantidades superiores a 10g da planta/kg de peso vivo durante, no mínimo, três semanas. Os efeitos tóxicos da samambaia na medula óssea, devido à similitude com os efeitos da radiação, são chamados de "radiomiméticos".

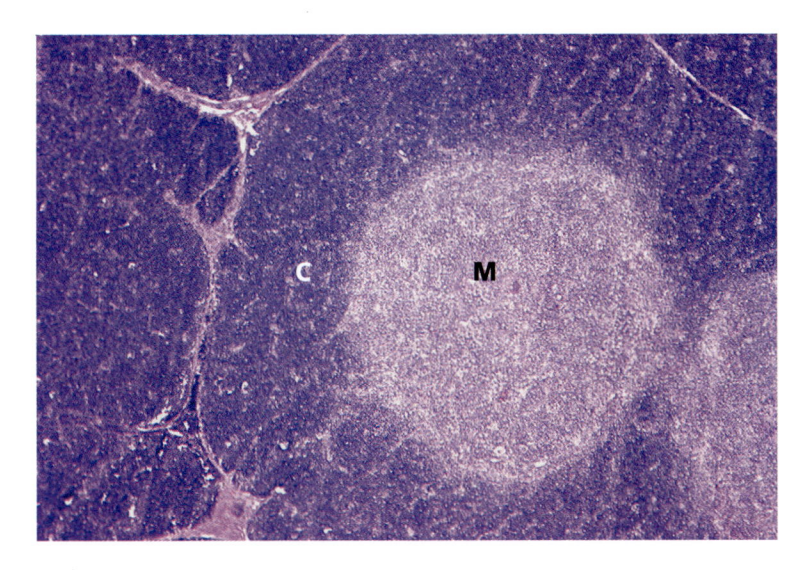

Figura 13.3 – Timo normal. Suíno de quatro semanas. O timo normal é formado por lóbulos que apresentam duas regiões bem definidas: uma região medular clara (M) circundada por uma área cortical escura (C), cuja cor deve-se à grande população de linfócitos pequenos. Hematoxilina e eosina. Objetiva de 4×. Compare com a Figura 13.4.

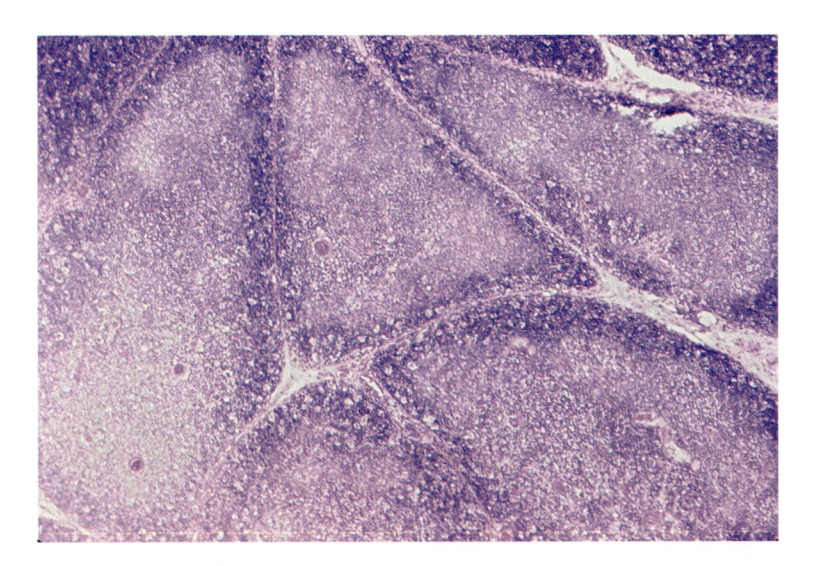

Figura 13.4 – Timo hipoplásico. Suíno de quatro semanas. Esse animal recebeu, experimentalmente, bifenis polibrominados, que causaram hipoplasia do timo e imunodeficiência relativa. Compare com a figura anterior, que é o timo de um animal-controle na mesma pesquisa. Note que, aqui, os lóbulos são menores, a separação entre as regiões é menos nítida e a população de linfócitos das regiões corticais é intensamente reduzida. Hematoxilina e eosina. Objetiva de 4×.

Hipersensibilidade

As reações de hipersensibilidade são aquelas nas quais os efeitos da reação imunológica deixam de ser benéficos e passam a ser deletérios, em certos casos até pondo em risco a vida do paciente. O nome "hiper" não é bem empregado nesse contexto, pois as ditas reações de hipersensibilidade nem sempre são marcadas pela severidade extrema, mas pela inadequação da reação imunológica ao potencial danoso do antígeno. As reações de hipersensibilidade são classificadas em quatro tipos, com base nos mecanismos imunológicos envolvidos. Os três primeiros são relacionados à imunidade humoral, com reações mediadas por anticorpos; o quarto tipo relaciona-se à imunidade celular, com reações mediadas por macrófagos e linfócitos T.

Hipersensibilidade Tipo I

Esse tipo de reação é dirigido a antígenos exógenos, os chamados "alérgenos" ou "alergênios". A hipersensibilidade tipo I é mediada por IgE e requer ativação de mastócitos e basófilos. Por se desenvolver com rapidez, em geral minutos após a exposição do indivíduo previamente sensibilizado ao antígeno específico, é chamada de "reação imediata", podendo ocorrer de forma *local* ou *sistêmica*.

Os mastócitos são peças chaves na hipersensibilidade tipo I. Mastócitos são encontrados no estroma de todos os tecidos do organismo, estrategicamente localizados nas proximidades de vasos sanguíneos, onde exercem sua ação principal. São reconhecíveis com facilidade pelos grânulos citoplasmáticos, caracteristicamente metacromáticos. *Metacromasia* é a capacidade de algumas estruturas orgânicas de corarem-se de cor diferente daquela do corante ou dos outros tecidos corados com aquele corante. Assim, os grânulos dos mastócitos têm cor púrpura quando corados com azul de toluidina, o que facilita seu reconhecimento nos tecidos (ver Fig. 10.10, no Cap. 10). Os grânulos dos mastócitos, semelhantes aos grânulos dos basófilos, são liberados quando ativados pela IgE e contêm, no mínimo, 15 mediadores químicos diferentes, incluindo as aminas vasoativas histamina, serotonina e adenosina, fatores quimiotáxicos para eosinófilos e neutrófilos, enzimas hidrolíticas, prostaglandinas e heparina. A liberação dos grânulos dos mastócitos induz resposta inflamatória aguda.

Existem duas formas de reação de hipersensibilidade tipo I a considerar: alergia e anafilaxia. *Alergia* é a reação inflamatória sem nenhum propósito evidente, desencadeada pela exposição a alérgenos ambientais aparentemente inócuos, como certos alimentos, pólen, etc., e tem manifestação geralmente limitada a um órgão ou tecido específico. *Anafilaxia* também é uma manifestação de alergia, mas muito mais grave, que resulta em colapso circulatório (choque), comprometendo vários sistemas orgânicos e que, se não tratada, pode resultar em morte.

Uma das formas mais comuns de hipersensibilidade tipo I localizada são as dermatites alérgicas. Quando essa forma de alergia resulta de predisposição genética, recebe o nome de *dermatite atópica* (Fig. 13.5). Apesar de as manifestações serem cutâneas, a exposição ao antígeno (o contato) pode ter ocorrido em local diferente de onde se manifestou a reação, o que constitui a razão do nome da doença: *atopia*. Assim, a exposição pode ser percutânea, por inalação ou por ingestão e a manifestação é cutânea. Dermatites alérgicas são muito diagnosticadas na clínica de pequenos animais; uma das mais comuns é a dermatite alérgica a pulgas. Muitas vezes, as dermatites alérgicas se tornam crônicas, passando a ter características de hipersensibilidade tipo IV.

Os sinais clínicos da anafilaxia variam em forma e intensidade, dependendo de características individuais, familiares e da espécie animal em questão. Esses sinais incluem prurido, urticária, hipotensão, taquicardia, broncoespasmo, edema da laringe e dispneia. Os antígenos que causam reações anafiláticas com mais frequência incluem medicamentos injetados, vacinas, picadas de insetos e soros heterólogos. Em geral, a morte ocorre por insuficiência respiratória aguda. Na necropsia de casos suspeitos, além de edema das vias aéreas e hiperinflação pulmonar, *não se encontra lesão patognomônica que confirme o diagnóstico de anafilaxia*. Em cães, observa-se também intensa congestão do fígado e hemorragia nas vísceras abdominais, mas porque essas são lesões comuns em casos de choque nesses animais.

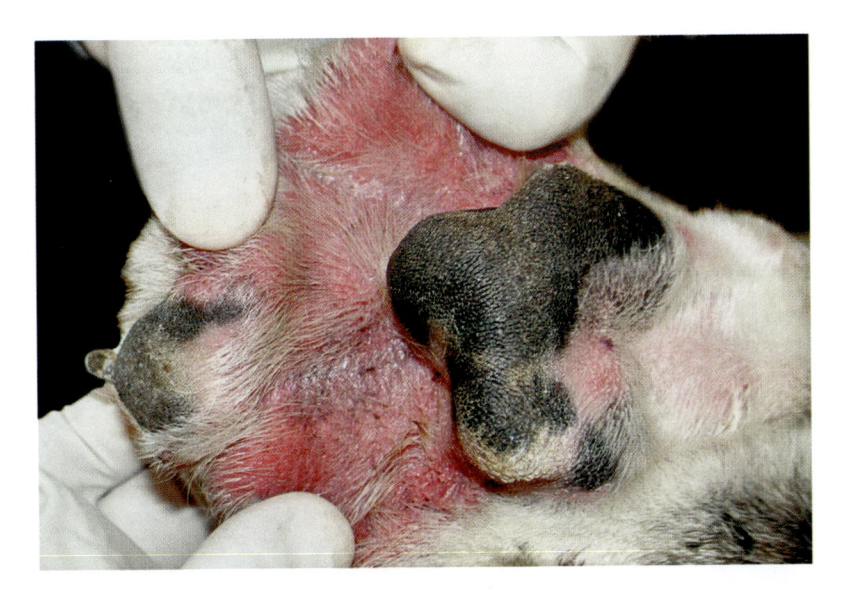

Figura 13.5 – Dermatite atópica. Cão. A atopia é uma das formas mais comuns de hipersensibilidade tipo I. O nome atopia vem do fato de a manifestação alérgica ocorrer em local diferente da exposição ao antígeno, que pode ter sido introduzido no organismo por inalação, ingestão ou contato cutâneo. Quando a manifestação alérgica ocorre na mesma região onde houve o contato com o alérgeno, alguns a chamam de dermatite de contato. Foto: Dra. Juliana Werner.

Hipersensibilidade Tipo II

É a imunidade dirigida a antígenos localizados nas membranas celulares do próprio indivíduo. Os antígenos podem ser endógenos, como uma proteína tecidual normal, ou exógenos, como uma droga ou proteína adsorvida pela célula. Os exemplos mais comuns de reação de hipersensibilidade tipo II são algumas doenças hemolíticas e doenças cutâneas do grupo pênfigo (Figs. 13.6 e 13.7). As hemácias são particularmente suscetíveis a desenvolverem hipersensibilidade tipo II. Primeiro, porque sua superfície contém um arranjo complexo de antígenos de grupos sanguíneos que podem ser alvos de ataques por anticorpos, como acontece em reações de transfusões e após doenças hemolíticas imunomediadas dos recém-nascidos. Segundo, porque as propriedades bioquímicas de suas membranas as tornam suscetíveis à adsorção de substâncias potencialmente antigênicas, como certas drogas ou componentes de agentes infecciosos ou tumores neoplásicos. Após a adsorção, a hemácia é atacada por anticorpos porque a substância adsorvida à sua superfície é o alvo do ataque ou porque a membrana alterada passa a ser reconhecida como *non-self*.

Hipersensibilidade Tipo III

As reações de hipersensibilidade tipo III são mediadas pela formação de complexos antígeno/anticorpo que se depositam nos tecidos. Esses complexos causam ativação do complemento e atração de neutrófilos, que liberam suas

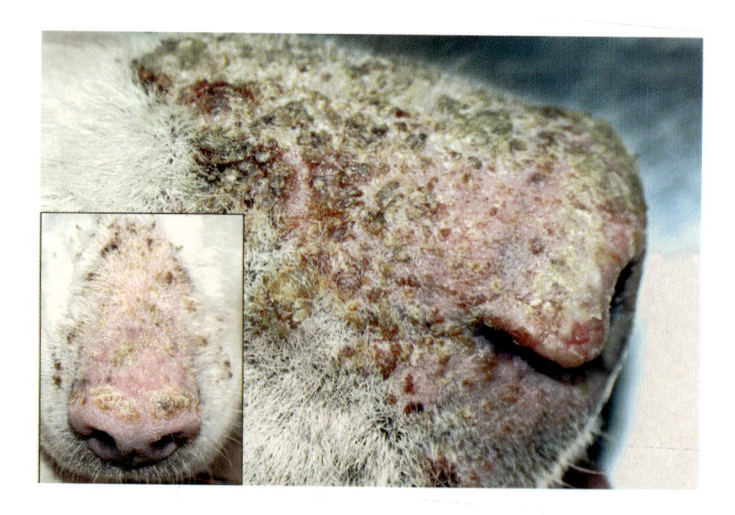

Figura 13.6 – Pênfigo foliáceo. Cão. O pênfigo foliáceo é a forma mais comum e branda de pênfigo em animais domésticos. É um exemplo de hipersensibilidade tipo II, na qual anticorpos são dirigidos a antígenos do próprio indivíduo, no caso, da camada superficial da epiderme, causando lesões tipicamente exfoliativas, que inicialmente aparecem como vesículas superficiais que se rompem e transformam-se em crostas. No *detalhe*, uma foto do mesmo cão após alguns dias de terapia. Fotos: Dra. Juliana Werner.

Doenças Imunológicas   353

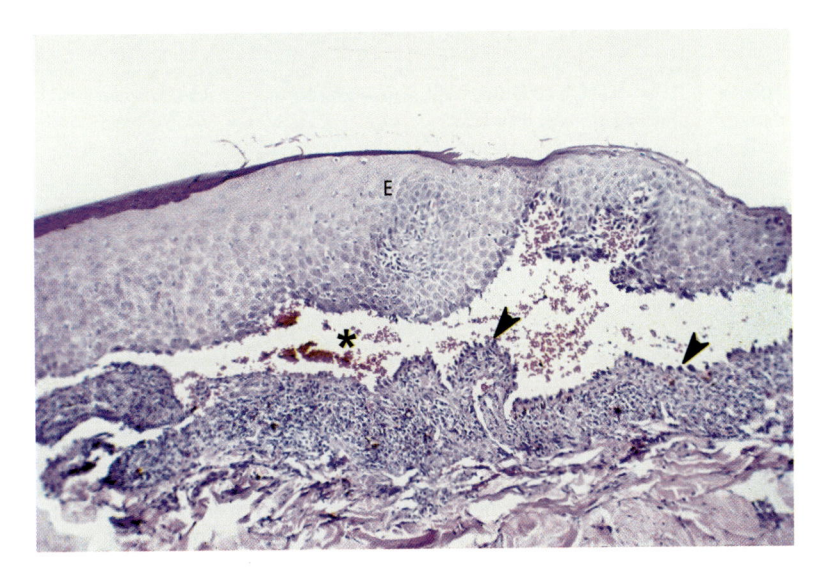

Figura 13.7 – Pênfigo vulgar. Cão. Nessa forma de pênfigo, os anticorpos são dirigidos a proteínas dos desmossomos da camada basal da epiderme, estruturas responsáveis pela adesão entre as células. Assim, ao contrário do pênfigo foliáceo, as lesões são mais graves e profundas, localizadas entre a epiderme e a camada basal. Note, na fotomicrografia, o destacamento da epiderme (E) da membrana basal, formando uma vesícula suprabasilar (*). Tipicamente, algumas células basais permanecem aderidas à membrana basal (pontas de setas) e, em virtude da semelhança, são referidas como "células lápides" (*tombstone cells*). Hematoxilina e eosina. Objetiva de 20×.

enzimas e destroem os tecidos periféricos. Na reação tipo III, o tecido destruído não é o alvo da reação imunológica, mas sofre suas consequências como o espectador inocente que se vê envolvido em uma briga. Os complexos imunes podem ser formados no próprio local de deposição ou ser formados na circulação e depositados no local em questão.

A formação de complexos imunes é um processo normal e contínuo. Sob condições normais, os complexos formados são eliminados por fagocitose também continuamente. Sob certas condições, contudo, os complexos se depositam nos tecidos, provavelmente quando o volume de antígenos supera o volume disponível de anticorpos e a fagocitose não se processa adequadamente, ou então quando o sistema fagocítico mononuclear é sobrepujado pelo volume dos complexos a serem eliminados. Os locais onde são depositados dependem da concentração e do tamanho dos complexos imunes. Vasos sanguíneos, membranas sinoviais, corpúsculos renais (Fig. 13.8) e plexo coroide são locais extremamente vulneráveis à deposição.

As doenças causadas por hipersensibilidade tipo III são mais comumente associadas a situações nas quais existe:

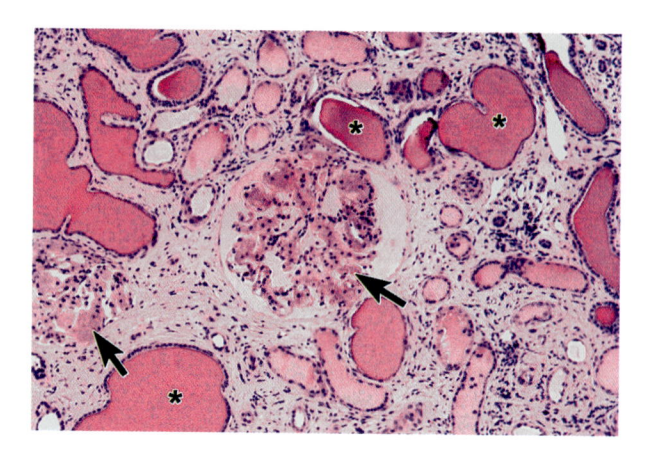

Figura 13.8 – Glomerulonefrite. Bovino. Hipersensibilidade tipo III. Os complexos antígeno--anticorpo depositam-se nos corpúsculos renais, onde aparecem como massas eosinofílicas (setas), causando insuficiência renal. Em consequência, os glomérulos perdem a capacidade de reter proteína, que aqui aparece preenchendo a luz de túbulos renais (*). Hematoxilina e eosina. Objetiva de 10×. Foto: Dra. Juliana Werner.

- Exposição única a grande quantidade de antígenos, como na administração de soro heterólogo ou no curso de uma grave infecção sistêmica.
- Exposição contínua a pequenas quantidades de antígeno, como numa doença autoimune, a artrite reumatoide.

São muitos os exemplos de doenças em animais caracterizadas como hipersensibilidade tipo III: lúpus eritematoso sistêmico (LES), artrite reumatoide, anemia infecciosa equina, glomerulonefrite aguda, reação de Arthus e doença pulmonar obstrutiva crônica (DPOC) em equinos. A reação de Arthus caracteriza-se por uma úlcera que se forma no local de injeção intradérmica de um antígeno contra o qual o paciente fora previamente sensibilizado. A úlcera resulta de isquemia causada por trombose vascular local precipitada pela reação antígeno-anticorpo. Na DPOC em equinos, o dano aos alvéolos é causado, em parte, por reação tipo III desencadeada pelos esporos de fungos inalados.

Hipersensibilidade Tipo IV

É uma reação da imunidade celular. Ao contrário dos demais tipos, a sensibilidade tipo IV não depende de anticorpos para acontecer, mas da interação dos antígenos com linfócitos T, juntamente com células dendríticas, macrófagos e citocinas. Uma vez que as respostas não são imediatas, demorando 24 a 48h para aparecer, a reação também é chamada de hipersensibilidade *retardada*.

Os exemplos de doenças caracterizadas por hipersensibilidade tipo IV são muito numerosos. O mais clássico é a reação à tuberculina (Fig. 13.9), na qual, devido à pequena quantidade de antígeno, a resolução da inflamação ocorre em 5 a 7 dias. Em outras doenças, como tuberculose, lepra, paratuberculose, micoses profundas e outras, a persistência local do antígeno resulta na formação de granulomas, um tipo específico de reação inflamatória caracterizado pela presença de macrófagos modificados e chamados *células epitelioides* circundando o agente causal (Fig. 13.10). Em alguns granulomas, pode haver muitas células gigantes formadas pela fusão de macrófagos. Outros exemplos de hipersensibilidade tipo IV são as dermatites de contato crônicas, a rejeição de transplantes alogênicos e a imunidade contra certos tumores.

Doenças Autoimunes

Doenças autoimunes são aquelas nas quais a resposta imunológica é dirigida a antígenos de células e tecidos do próprio indivíduo. As doenças autoimunes podem ser mediadas tanto por anticorpos quanto por linfócitos T e se caracterizam pela perda de tolerância a antígenos *self*. É um processo muito complexo e não de todo entendido. Os episódios autoimunes costumam ser cíclicos, mais comuns em indivíduos do sexo feminino e tendem a exibir manifestações autoimunes múltiplas no mesmo indivíduo. Para entender as doenças autoimunes, é necessário entender alguns aspectos da tolerância e da perda de tolerância aos autoantígenos.

A falta de reação imunológica aos autoantígenos (*self*) chama-se "tolerância", e ela não acontece simplesmente porque o sistema imunológico os ignora, mas porque há um bloqueio à resposta imunológica contra eles. As doenças autoimunes

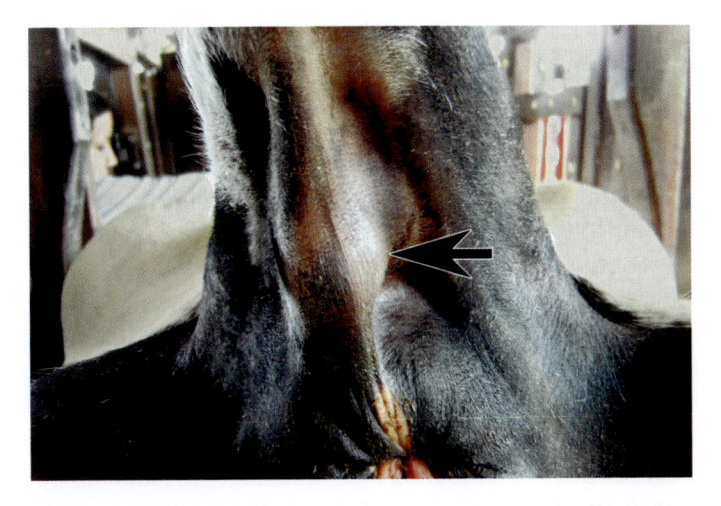

Figura 13.9 – Reação à tuberculina. Bovino. Hipersensibilidade tipo IV. O aumento de volume localizado na pele da região ventral da cauda (*seta*) representa reação positiva à tuberculina injetada de forma intradérmica no local. Foto: Dr. Angelo Antonio Beraldo.

356 Doenças Imunológicas

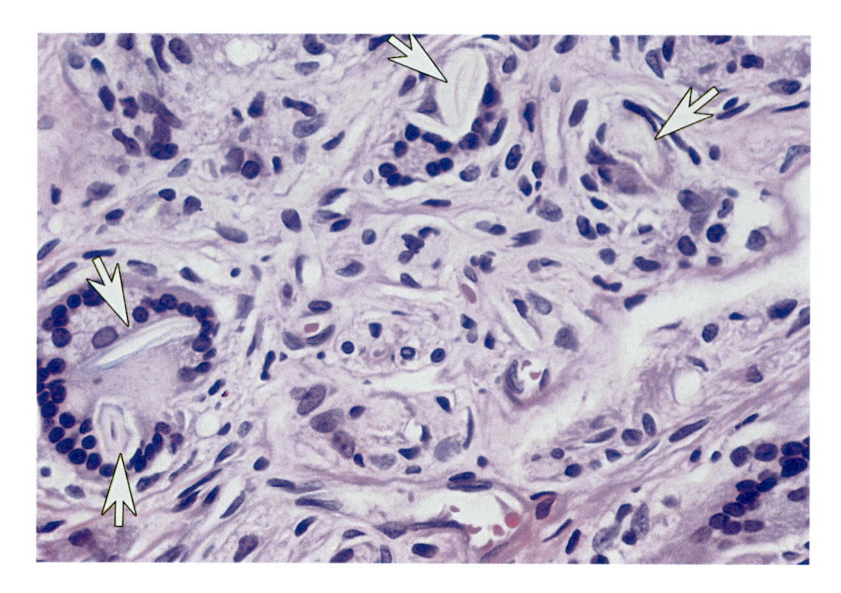

Figura 13.10 – Granuloma por corpo estranho. Hipersensibilidade tipo IV. Esse tipo de reação foi desencadeado pela presença de corpos estranhos, provavelmente restos de sutura (*setas*) e, como no caso da reação à tuberculina, não depende de anticorpos circulantes, mas da interação de linfócitos T, macrófagos e citocinas. Algumas células gigantes multinucleadas podem ser vistas. Hematoxilina e eosina. Objetiva de 40×.

acontecem quando os mecanismos que mantêm a tolerância imunológica deixam de funcionar. A tolerância imunológica é mantida, basicamente, por três processos: deleção, anergia e supressão. Na *deleção*, os linfócitos T e B que manifestam receptores muito ativos contra algum autoantígeno são eliminados por apoptose e sua linhagem é impedida de se desenvolver, resultando numa população periférica deficiente em linfócitos reativos contra aquele antígeno, os chamados linfócitos autorreativos. *Anergia* é a inativação funcional dos linfócitos autorreativos que eventualmente escaparam do processo de deleção prévio e acontece no momento em que encontram o antígeno específico. A estimulação de linfócitos T requer que as células apresentadoras de antígenos, as células dendríticas e os macrófagos apresentem, ao mesmo tempo, alguns sinais coestimulatórios. Na ausência desses sinais, o linfócito não reage, isto é, torna-se anérgico, e a anergia é irreversível. Já em linfócitos B, a anergia ocorre quando os linfócitos *T-helper* específicos deixam de ser estimulados e não ativam os linfócitos B. Finalmente, a *supressão* é exercida por linfócitos T reguladores que previnem a estimulação de linfócitos efetores e as reações imunológicas contra autoantígenos. Na anergia e na supressão, os linfócitos T são impedidos de agir como T autorreativos e os linfócitos B de se transformarem em plasmócitos produtores de autoanticorpos.

Em medicina veterinária, não são muitas as doenças autoimunes estudadas. Suas causas permanecem obscuras, uma vez que são frequentemente multifatoriais, têm componentes genéticos e podem ser precipitadas por fatores ambientais. Os exemplos mais comuns são LES, artrite reumatoide, algumas miopatias inflamatórias, algumas formas de vasculite e anemias hemolíticas.

Lúpus Eritematoso Sistêmico

O LES é uma das mais bem estudadas doenças autoimunes em seres humanos, e muito do conhecimento adquirido pode ser empregado para animais. O LES também já foi diagnosticado em camundongos, primatas, cavalos, cães, gatos, serpentes e iguanas. Em seres humanos, a doença atinge preferencialmente indivíduos do sexo feminino, o que não acontece em animais. Os principais anticorpos que desencadeiam a reação são dirigidos a vários componentes nucleares e citoplasmáticos inespecíficos e a antígenos de superfície, principalmente nas hemácias. Os anticorpos e autoantígenos formam complexos que se depositam nos corpúsculos renais, nos vasos, na pele e nas articulações, desencadeando reação de hipersensibilidade tipo II e causando, respectivamente, glomerulonefrite, vasculite, dermatite e artrite, que constituem os maiores sinais clínicos encontrados na doença. Poliartrite é a mais comum lesão do LES e se manifesta como lesões não erosivas nas articulações das vértebras, do carpo, do tarso e temporomandibulares. O fato de as lesões articulares não serem erosivas diferencia o LES da artrite reumatoide, cujas lesões são erosivas. Nos rins, as lesões concentram-se nos corpúsculos renais, onde causam uma forma de glomerulite membranosa, e na membrana basal dos túbulos renais. Como resultado, o corpúsculo renal perde a capacidade de reter proteína, causando intensa proteinúria. Existe uma forma de lúpus eritematoso cujas lesões restringem-se à pele, o *lúpus eritematoso discoide* (LED). As lesões cutâneas concentram-se na face, nas orelhas e nas extremidades dos dígitos. Esse padrão de distribuição sugere que a irradiação ultravioleta possa ser um fator determinante. As lesões do LED caracterizam-se por eritema, ulceração e dermatite exfoliativa (Fig. 13.11). Histologicamente, a pele exibe degeneração hidrópica da camada basal da epiderme (dermatite de interface) com infiltração da derme superficial por células mononucleares, necrose de ceratinócitos isolados e, ocasionalmente, vasculite e necrose fibrinoide da parede vascular.

Anemia Hemolítica Autoimune

A anemia hemolítica autoimune é uma reação de hipersensibilidade tipo II e caracteriza-se por destruição aumentada de hemácias, causada por aderência de imunoglobulinas, principalmente IgG, a antígenos na superfície das hemácias. A doença já foi diagnosticada em cães, cavalos, bovinos e gatos. Em cães, é uma condição muito séria, frequentemente fatal e mais comum em fêmeas jovens e

358 Doenças Imunológicas

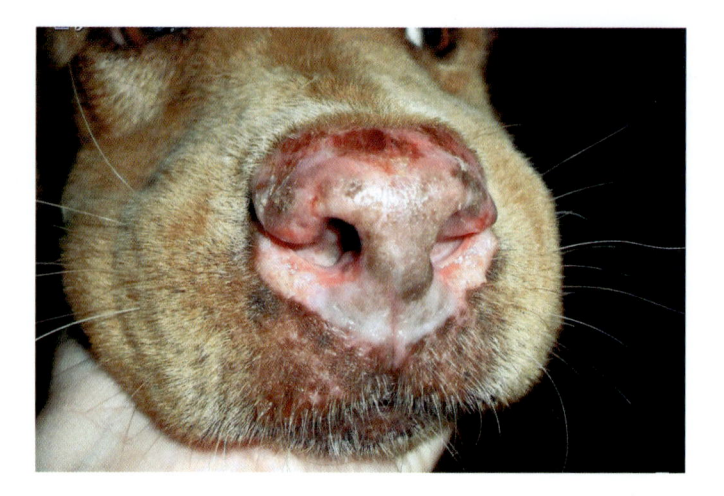

Figura 13.11 – Lúpus eritematoso discoide, considerado uma forma mais branda de lúpus. Ao contrário do lúpus eritematoso sistêmico, as lesões são confinadas à pele. Foto: Dra. Gisalda Bortolotto, Curitiba/PR.

de meia-idade. A hemólise é extravascular, geralmente no baço, onde as hemácias modificadas pela aderência de anticorpos à sua superfície são retidas e fagocitadas. Embora a reação imunológica seja dirigida a um autoantígeno, existe certa restrição em considerar essas formas de anemia como doenças autoimunes clássicas, pois não se devem a uma perda da tolerância imunitária, como descrito anteriormente. Por isso, muitas vezes, elas são referidas mais genericamente como "anemias hemolíticas imunomediadas".

Quando a anemia ocorre sem nenhum fator aparente que a desencadeie ou por causas desconhecidas, ela é considerada *idiopática* ou *primária*. Na anemia hemolítica *secundária*, os casos são precipitados por infecções, administração de drogas ou vacinas, presença de neoplasias ou picadas de abelhas. Em geral, o diagnóstico das anemias hemolíticas é apenas circunstancial e baseia-se na eliminação de outras causas de anemia.

Isoeritrólise Neonatal

É uma forma de anemia hemolítica autoimune cuja patogênese já está bem determinada. Nela, as hemácias do recém-nascido são atacadas por anticorpos maternais que ele recebeu pelo colostro.

Isoeritrólise Neonatal do Potro

A isoeritrólise neonatal é uma reação de hipersensibilidade tipo II entre anticorpos da égua presentes no colostro e antígenos herdados do garanhão presentes nas hemácias do potro. Equinos têm sete grupos sanguíneos e as reações mais intensas acontecem caso o potro seja do grupo Aa ou Qa. A sensibilização da égua acontece se sua circulação entra em contato com o sangue do feto por meio da placenta ou caso tenha recebido transfusão de sangue com o mesmo tipo sanguíneo do feto. É rara em éguas primíparas, ocorrendo sempre no 2º ou 3º potro filho do mesmo garanhão. Potros com isoeritrólise neonatal nascem saudáveis, mas, entre algumas horas e alguns dias após ingerir colostro materno, desenvolvem intensa anemia potencialmente fatal.

Isoeritrólise Neonatal do Bezerro

É muito mais rara que em potros. Ocorre em vacas que sofreram premunição contra babésia/anaplasma ou receberam transfusões em que o sangue dos doadores era incompatível com o sangue da vaca. Se o touro pai do bezerro tiver o mesmo tipo sanguíneo do bovino doador do sangue utilizado para a premunição da vaca, o bezerro terá os mesmos antígenos e, ao receber o colostro com anticorpos contra esses antígenos, a hemólise acontece.

Isoeritrólise Neonatal dos Leitões

Também é muito rara. Como na égua, podem ocorrer hemorragias transplacentárias focais que sensibilizam a porca contra algum componente do sangue do feto e, da mesma maneira que em bezerros e potros, o leitão desenvolverá a hemólise ao ingerir o colostro. Antigamente, era relativamente comum em leitões de porcas que haviam recebido vacina Cristal-Violeta contra a peste suína, que era feita com sangue de porcos infectados com o vírus e que poderia sensibilizar a porca. Se o leitão tivesse o mesmo tipo sanguíneo do porco doador do sangue para a vacina, os anticorpos passados a ele pelo colostro provocariam a ruptura de suas hemácias.

Amiloidose

Amiloidose é a deposição de *amiloide* nos tecidos. É incluída aqui por se tratar de uma alteração direta ou indiretamente relacionada com o estímulo imunitário. Alguns autores a incluem no capítulo das "degenerações e acúmulos", como fizemos ao discutir amiloidose brevemente no Capítulo 6. Amiloide é uma glicoproteína de aspecto fibrilar à microscopia eletrônica, que se deposita entre as células, na membrana basal de vários tecidos ou órgãos.

Os aspectos históricos dessa doença são interessantes. O termo *amiloide* foi criado no século XIX por Rudolf Virchow, considerado o "pai da patologia celular", para designar uma substância observada ocasionalmente, em geral no baço, em pacientes portadores de doenças caquexiantes, como tuberculose, osteomielite, neoplasias, etc. O nome amiloide veio da sua semelhança macroscópica e bioquímica com o amido, pois reagia positivamente ao teste do lugol para o amido (substância testada + Lugol → cor marrom; + H_2SO_4 → cor azul). Por muito tempo, a lesão foi denominada *sago spleen*, ou "baço (com) sagu".

Em medicina veterinária, as formas mais graves são observadas em animais que sofrem estímulo imunológico intenso e prolongado; por exemplo, nas doenças infecciosas crônicas, como a tuberculose, em animais utilizados na produção de soro hiperimune, ou em portadores de neoplasias com abundante necrose de tecido. Acredita-se que a inflamação crônica causada pela destruição de tecidos estimule a produção do amiloide. Animais com neoplasias de plasmócitos, o plasmocitoma, também desenvolvem amiloidose. Nesse caso, o amiloide resulta da produção de imunoglobulinas alteradas pelos plasmócitos neoplásicos. Macroscopicamente os órgãos contendo amiloide exibem coloração pálida (Fig. 13.12). Histologicamente, o amiloide aparece como massa amorfa eosinofílica que comprime e causa atrofia das células vizinhas, o que é muito evidente no fígado. A demonstração histológica do amiloide é feita pela coloração do vermelho congo, em que o amiloide adquire coloração alaranjada típica (Fig. 13.13) e o amiloide assim corado apresenta birrefringência esverdeada quando examinado sob luz polarizada. Normalmente, a presença do amiloide não representa perigo, a menos que atinja, por exemplo, o corpúsculo renal, quando animais com amiloidose renal morrem de insuficiência renal e uremia.

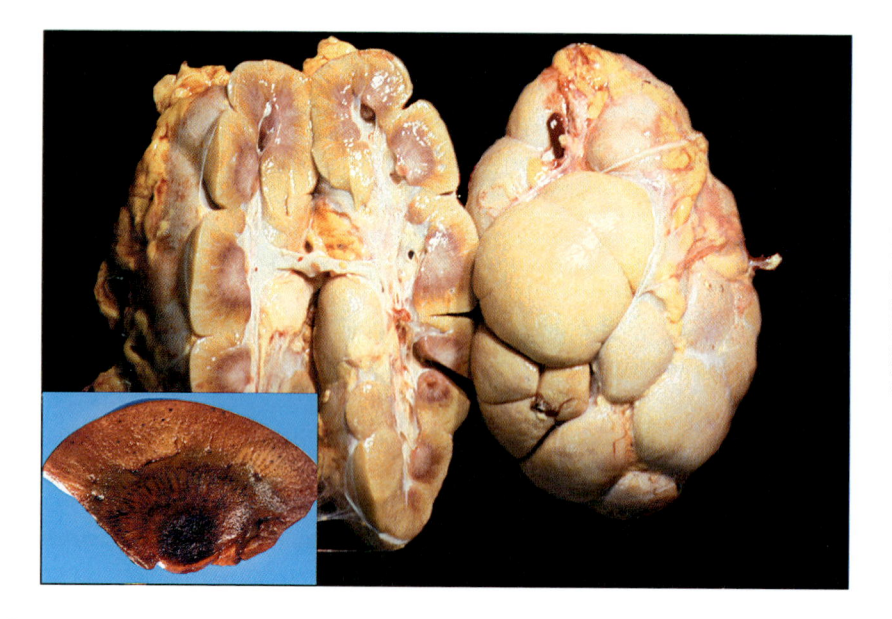

Figura 13.12 – Amiloidose renal. Bovino. O rim com amiloide é extremamente pálido e aumentado de volume. A presença de amiloide pode ser comprovada aplicando lugol à superfície cortada do órgão. Similarmente ao amido (daí o nome amiloide), o amiloide reage positivamente ao iodo contido no lugol, corando-se de negro (ver *detalhe*). Foto: Dra. Juliana Werner.

Doenças Imunológicas 361

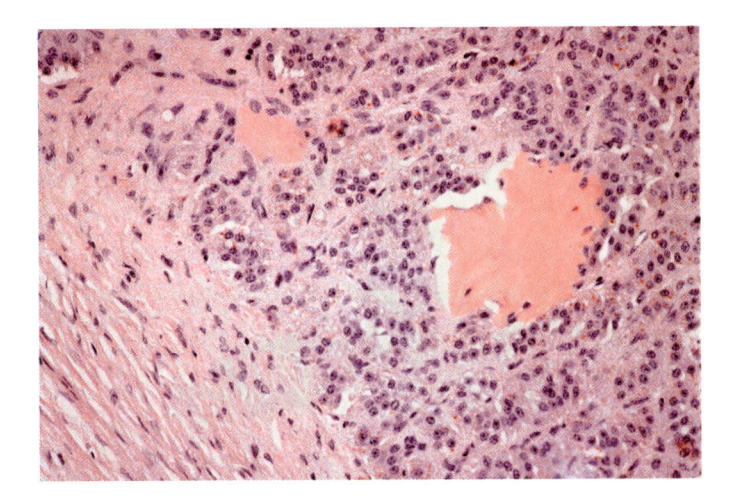

Figura 13.13 – Amiloidose na glândula suprarrenal. Bovino. Demonstração histológica do amiloide. Quando corado com vermelho congo, o amiloide adquire cor alaranjada. Se essa lâmina assim corada for examinada sob luz polarizada, o amiloide produz birrefringência esverdeada. Objetiva de 20×. Foto: Dra. Juliana Werner.

Bibliografia

ABBAS, A. K. Diseases of immunity. In: KUMAR, V.; ABBAS, A. K.; FAUSTO, N. *Robbins and Cotran Pathologic Basis of Disease*. 7. ed. Philadelphia: Elsevier Saunders, 2005. Cap. 6, p. 193-267.

ALBERTON, L. R.; PACHALY, J. R.; WERNER, P. R. et al. Use of chlorobutanol in the treatment of mixed equine sarcoid – Case report. *Arquivos de Ciências Veterinárias e Zoologia da Unipar (Umuarama)*, v. 5, n. 2, p. 313-313, 2002.

FOSTER, R. A. Female reproductive system. In: MCGAVIN, M. D.; ZACHARY, J. F. *Pathologic Basis of Veterinary Disease*. 4. ed. St. Louis: Mosby Elsevier, 2007. Cap. 18, p. 1263-1315.

GAVA, A. Intoxicações por plantas de ação anti-hematopoética e mutagênica. Intoxicação por *Pteridium aquilinum*. In: RIET-CORREA, F.; MÉNDEZ, M. C. *Intoxicações por Plantas e Micotoxicoses em Animais Domésticos*. Montevideo: Editorial Agropecuaria Hemisferio Sur SRL, 1993. Cap. 12, p. 247-258.

JONES, T. C.; HUNT, R. D.; KING, N. W. Immunopathology. In: *Veterinary Pathology*. 6. ed. Ames: Blackwell Publishing, 2006. Cap. 7, p.177-196.

MCGUIRE, T. C.; BANKS, K. L.; DAVIS, W. C. Alterations of the thymus and other lymphoid tissues in young horses with combined immunodeficiency. *Am. J. Pathol.*, v. 84, p. 39-54, 1976.

PERRYMAN, L. E.; BORESON, C. R.; CONAWAY, M. W. et al. Combined immunodeficiency in an Apalloosa foal. *Vet. Path.*, v. 21, p. 547-548, 1984.

SNYDER, P. W. Diseases of immunity. In: MCGAVIN, M. D.; ZACHARY, J. F. *Pathologic Basis of Veterinary Disease*. 4. ed. St. Louis: Mosby Elsevier, 2007. Cap. 3, p. 193- 251.

SOMBERG, R. L.; TIPOLD, A.; HARTNETT, B. J. et al. Postnatal development of T cells in dogs with X-linked severe combined immunodeficiency. *J. Immunol.*, v. 156, p. 1331-1335, 1996.

SUTER, M. M. Immunopathology. In: SLAUSON, D. O.; COOPER, B. J. *Mechanisms of Disease*. 2. ed. Baltimore: Williams & Wilkins, 1990. Cap. 5, p. 302-376.

TIZZARD, I. R. *Veterinary Immunology: an introduction*. 6. ed. Philadelphia: W.B. Saunders, 2000. 482p.

WERNER, P. R.; SLEIGHT, S.D. Toxicosis in sows and their pigs caused by feeding ratins containing polybrominated biphenyls to sows during pregnancy and lactation. *Am. J. Vet. Res.*, v. 42, p. 183-188, 1981.

Índice Remissivo

A

Abscesso, 260
Ácido
  graxo livre, 106
  láctico, 52, 56
  úrico, 123
Acondroplasia, 100
Adaptação celular, 63
Adenosina trifosfato, 51
Adipocitoidose, 109
Aflatoxina B1, 194
Agenesia, 86
Agentes fotodinâmicos, 24
Algor mortis, 150
Alterações
  adaptativas básicas, 63*f*
  no fluxo sanguíneo, 314
  post mortem, 145
Amiloidose, 117, 359
Anaplasia, alterações morfológicas, 217
Anatomia patológica, 1
Anemia hemolítica autoimune, 357
Aneurismas, conceito, 315
Anomalias no desenvolvimento, 81
Anóxia estagnante, 47
Antioxidantes, 60
Antissépticos na cicatrização, 291
Antracose, 126
Aplasia, 87
Apoptose, 163
  morfologia, 165

As letras *f* e *t* que se seguem aos números de páginas correspondem, respectivamente, a *figuras* e *tabelas*.

Índice Remissivo

Artefato, conceito, 4
Asbestose, 128
Atresia, 87
Atrofia
  aspecto
    macroscópico, 71
    microscópico, 71
  causas, 64
  serosa do tecido adiposo, 68
Autólise *post mortem*, 145
Autópsia, conceito, 11

B

Bezerro, isoeritrólise neonatal, 359
Bile, embebição, 154
Bilirrubina, 138
  excesso, 140
Biópsia, conceito, 11
Bovinos, esteatonecrose abdominal, 177

C

Cães, imunodeficiência, 344
Calcificação
  distrófica, 117
  metastática, 117
Calo ósseo, 273
Câncer, 189
Carcinogênese
  por
    agentes
      infecciosos, 200
      químicos, 193
      implantação homóloga, 203
      radiação, 197
    química, 193
Caroteno, 129
Catalase, 60
Cavalo, imunodeficiência, 344
Célula
  agressão, 49
  da insuficiência cardíaca, 302
  de Kupffer, 249, 273
  de Langerhans, 250, 341

Célula (*cont.*)
  de Langhans, 250
  dendríticas, 251, 341
  estáveis ou quiescentes, 276
  gigantes multinucleadas, 250
  inflamatórias, 243
  lábeis, 276
  musculares
    cardíacas, 276
    esqueléticas, 276
  natural killers, 341
  permanentes, 276
  redondas, neoplasia, 206
  -tronco, 277
Ceratose actínica, 24
Cetose, 108
Choque, 325
  anafilático, 327
  classificação e causas, 326
  decorrente de
    hipovolemia absoluta, 326
    insuficiência cardíaca, 327
    vasodilatação, 327
  diagnóstico *post mortem*, 329
  fases e progressão, 328
Cíbalos, 38
Cicatrização
  antissépticos, 291
  coagulopatias, 290
  corpos estranhos, 291
  deficiente, 286
  drogas
    anti-inflamatórias não esteroidais, 290
    antineoplásicas, 291
  esteroides, 290
  estresse, 291
  granulocitopenia, 290
  infecções bacterianas, 290
  metionina, 290
  neoplasia, 291
  oxigênio, 290

Cicatrização (cont.)
por
primeira intenção, 282
segunda intenção, 284
terceira intenção, 285
temperatura, 291
uremia, 291
vitamina C, 290
Ciclopia, 94
Cistos gordurosos, 112
Citocinas
ações, 342
características, 342
efeitos, 343
Citocromo-oxidase, 58
Cloreto de trifeniltetrazólio, solução, 324
Clostridium
chauvoei, 8
perfringens, 51
tipo D, 161
Coagulação
intravascular disseminada, 313
necrose, 171
Coágulo
cruórico, 153
lardáceo, 153
misto, 153
post mortem, tonalidades, 317
Colágeno, tipos, 281
Colecalciferol, 119
Colestase, 140
Colesteatomas, 122
Colesterol, cristais, 122
Colher e coletar, conceitos, 11
Colostro, falta, 347
Congelamento
das extremidades, 22
intencional, 22
Congestão
hipostática, 305
por
insuficiência cardíaca, 306
obstrução do efluxo venoso, 305
relaxamento vascular, 306

Coprólito, 38
Coristomas, 96, 213
Corpos
apoptóticos, 165
estranhos, cicatrização, 291
Corpúsculos
de inclusão viral, 115
de Russel, 115
Corrente elétrica, lesões, 25
Crescimento neoplásico, biologia, 190
Criptorquidia, 101

D

Deficiência de zinco, cicatrização, 290
Degeneração hidrópica (espongiose), 56
Deiscência, causas, 286
Dermatite actínica, 142
Diabetes melito, 112
Diagnóstico, tipos, 3, 4
Distopias, 41
Distúrbios hidro e hemodinâmicos, 293
Doenças, 12
aspectos, 2
autoimunes, 355
da Gordura Amarela, 131
de "caisson", 22
de Cushing, 112
dos músculos brancos, 173
espichadeira, 119
fatores
determinantes, 19
predisponentes, 15
imunológicas, 337
infecciosas, 345
Drogas
anti-inflamatórias não esteroidais, 290
antineoplásicas, 291

E

Ectopias congênitas, 41
Edema
causas, 295
cerebral, tipos, 302
conceito, 295

Edema (*cont.*)
　diagnóstico, 297
　pulmonar, causas, 158, 300
Efluxo venoso, congestão por obstrução, 305
Eletrocussão, 25
Embebição
　bile, 154
　hemoglobina, 154
Embolia, 318
Êmbolo, 38
　em sela, 318
　fibrocartilaginoso, 321
　gasoso, 320
　gorduroso, 319
　iatrogênico, 322
　neoplásico, 321
　parasitário, 321
　séptico, 321
　simples ou fibrinoso, 319
Emigração leucocitária, processo, 238
Empiema, 260
Encefalopatia hipóxica, 330
Enfisema *post mortem*, 162
Enterocele inguinal, 46
Entorse, 34
Enzima, 60
　mieloperoxidase, 245
　P450, função, 59
　protease, 245
Eosinófilos, 246
Equipamento de proteção individual, 13
Espaço
　extracelular, 293
　intersticial, 293
　intracelular, 293
　intravascular, 293
Espermatocele, 41
Espermiostase, 41
Espongiose, 56
Esquistossomia, 92
Estase, 38
Esteatonecrose abdominal de bovinos, 177

Esteatose, 105
　causas, 108
　patogênese, 107
Esteroides, 290
Estrangulamento, 47
Estresse, 291, 346
Exame histopatológico, 214
Exsudato, 238
　fibrinoso, 256
　hemorrágico, 263
　linfocítico e/ou plasmocítico, 266
　mucoide ou mucoso, 265
　purulento, 259
　seroso, 255

F

Fagopirina, 142
Febre
　características, 20
　do transporte, 347
Ferimentos
　externos, 282
　reparação, 282
　resistência, 286
Ferro, 136
Fibrina
　moldes, 257
　organização, 259
　resolução, 259
Fibrinólise, 312
Fibroplasia, 233, 280
Fibrose, 280
Fígado, regeneração, 273
Filoeritrina, 25, 141
Fitofotodermatites de contato, 141
Flegmão, 260
Fluxo sanguíneo, alterações, 314
Forças de Starling, 294
Formol *versus* formaldeído, 148
Fotossensibilização, 140
Fratura
　em
　　espiral, 33
　　ramo verde, 34

Fratura (cont.)
  espontânea, 33
  incompleta, 34
  patológica, 33
  reparação, 273
  traumática, 33

G

Gangrena
  causas, 184
  seca, 183
  úmida, 184
Glicogênio, 112
Globina, 136
Glutationa peroxidase, 60
Gota, 123
Granulocitopenia, cicatrização, 290
Granulomas, 268

H

Habronemose, diagnóstico, 288
Hamartomas, 96, 213
Hematina, 134
Hemiterias, 86
Hemoglobina
  cor, 132
  embebição, 154
Hemomelasma ilei, 134, 156
Hemorragia, morfologia, 308
Hemossiderina, 136
Hemostase, 312
Hepatocele diafragmática, 46
Hermafroditismo, 98
Heterólise, 146
Hialina extracelular, 115
Hipercoagulabilidade, 315
Hiperemia, 236, 304
Hiperplasia
  difusa, 74
  fisiológica, 77
  focal, 74
  patológica, 77
  pura, 72

Hipersensibilidade, tipos
  I, 350
  II, 352
  III, 352
  IV, 354
Hipertermia, tipos, 19
Hipertrofia, tipos, 73
Hipocalcemia, manifestação, 121
Hipoplasia, 91
Hipoproteinemia, causas, 295
Hipostase, 151
Hipotermia, 21
Hipovolemia
  absoluta, choque, 326
  cicatrização, 290
Hipóxia, 52, 108
  cerebral, 330
  consequências, 53
Homeostase, 49

I

Icterícia, 140
Imunidade
  adquirida, 338
  celular, 338
  humoral, 338
  inata, 337
Imunodeficiência
  cães, 344
  cavalos, 344
  primárias, 343
  secundárias, 345
Imunoglobulinas, classes, 340
Índice mitótico, 229
Infarto
  fatores, 324
  hemorrágico, 172
  morfologia, 323
  pálido, 172
Infecções bacterianas, 290
Infiltração gordurosa, 104
Inflamação, 233
  aguda, 234, 236
  catarral, 265

Inflamação (*cont.*)
  crônica, 241
  estímulos, 236
  granulomatosa, 267
  mediadores químicos, 239
  proliferativa, 267
  ulcerativa ou necrótica, 261
Insuficiência cardíaca
  célula, 302
  choque, 327
  congestão, 306
Involução, 64
Isoeritrólise neonatal
  do bezerro, 359
  do potro, 358
  dos leitões, 359
Isquemia, causas, 53*f*, 323

L

Leitões, isoeritrólise neonatal, 359
Lesão
  actínicas, 22
  aguda, 9
  bioquímica, 50
  celular, causas, 52, 61
  contração, 281
  corrente elétrica, 25
  crônica, 9
  descrição, 5
  distribuição, 8
  evolução, 9
  falsas, 4
  funcional, 50
  irreversível, 50
  local, 51
  por
    radicais livres, 59
    reperfusão, 57
  reconhecimento, 4
  reversível, 50
Linfedema, 296
Linfócitos
  B, 251, 339
  T, 251, 339

Linfonodo sentinela, 223
Linhas de Zahn, 316
Lipídios, 112
Lipofuscina, 129
Lipólise, 106
  excessiva, 108
Livor mortis, 150
Lúpus eritematoso
  discoide, 357
  sistêmico, 357
Luxação, 34

M

Macrófagos, 247
  epitelioides, 250
  funções, 340
  intravasculares pulmonares, 249
Malformações
  causas, 81
  congênitas adquiridas, 82
  genéticas, 81
  letais, 81
  não letais, 82
Manguitos perivasculares, 252
Margens cirúrgicas, 229
Mastócitos, 253
Melanina, 131
Melanoma, 17*f*
Melanose, 131
Mesotelioma, 129
Metaplasia
  epitelial, 78
  mesenquimal, 78
Metástases
  implantação, 222
  via
    hematógena, 222
    linfática, 222
Metionina, cicatrização, 290
Monócitos, 247
Monstros
  separados, 82
  unidos, 85
Mucosa ruminal, destacamento, 159

N

Necrobiose, 165
Necropsia
  conceito, 11
  importância, 12
Necrose, 163, 219
  de caseificação, 179
  de coagulação, 171
  de liquefação, 173
  de Zenker, 172
  do tecido adiposo, 176
  fibrinoide, 180
  gangrenosa, 183
  morfologia
    macroscópica, 167
    microscópica, 168
  tubular aguda, 333
Neoplasia, 77, 189
  benigna e maligna, 214*t*
  cicatrização, 291
  classificação e nomenclatura, 204
  de células redondas, 206
  efeitos locais, 225
  epitelial, 205
  estadiamento, 229
  etiologia, 192
  graduação, 228
  mesenquimal, 206
  origem, 205
Neoplasma, 189
Neurônios vermelhos, 331
Neutrófilos, funções, 243

O

Obesidade, 104
Obstrução, tipos, 37
Opsoninação, 252
Órgãos
  deslocamento, 95
  pares, fusão, 94
Ossos
  doentes, 34
  heterotópicos, 118
  saudáveis, 34

P

Papilomatose
  esofágica, 202*f*
  oral, 201*f*
Paratopias, 41
Paratormônio, 117
Patologia, divisão, 1
Pérolas córneas, 219
Pigmentos
  endógenos, 126
  exógenos, 126
Piloro, tórulo, 4
Piodermite, 11
Plasmina, 313
Plasmócitos, 252
Pneumoconiose dos mineiros
    de carvão, 127
Porfiria, 143
Porfirina, 136, 142
Potro, isoeritrólise neonatal, 358
Pressão
  coloidal osmótica, 295
  hidrostática venosa, 296
  localizada, 22
Psamomas, 118
Pseudomelanose, 134, 156
Psoralenos, 142
Pteridium aquilinum, 348
Pulmão
  de choque, 333
  encharcado, 333
Puncturas, tipos, 29
Purinas, 123
Putrefação, 162

Q

Queimaduras, classificação, 20
Queloide, 288
Quilomícrons, 107

R

Radicais livres, ações, 60
Reação
  à tuberculina, 354
  de Arthus, 354
  inflamatória, componentes, 234
  técnica, 138
  vitais, 157
Relaxamento vascular, congestão, 306
Reparação
  de fraturas, 273
  fases, 278
  por
    fibroplasia, 278
    regeneração, 271
Respostas adaptativas, formas, 50
Rim polposo, 161
Rouleaux, 154
Rubor facial, 305
Rudolf Virchow, 2, 359

S

Samambaia, ingestão, 197
Sangue
  acúmulo, 304
  coagulação, 153
Sarcoide, 344
Sequestração, 185
Silicose, 128
Sinal do cacifo, 297
Síndrome
  da vaca gorda, 108
  dilatação/torção/vólvulo gástrico, 44
  felina do fígado gordo, 108
  paraneoplásica, 226
Sistema
  complemento, 338
  fagocítico mononuclear, 136
  imunológico, 337
Solução de cloreto de trifeniltetrazólio, 324
Subluxação, 34
Substâncias
  acúmulos ou deposições, 103
  imunossupressoras, 348
  tóxicas, 58
Suicídio celular, 163
Superóxido dismutase, 60
Supuração, 260
Surfactante, função, 301

T

Tecido
  adiposo, 103
    necrose, 176
  branco, 104
  deslocamento, 96
  marrom, 104
Teratomas, 207
Teste do lugol, 359
Tetracloreto de carbono, efeito tóxico, 59
Timpanismo
  formas, 158
  ante mortem, 159
  post mortem, 159
Tolerância imunológica, processos, 356
Torção, 42
Tóxico, conceito, 58
Transudato, 237
Trauma, mecanismos, 26
Tríade de Virchow, 314
Tromboembolia, 319
Trombos
  arteriais, 316
  e coágulos *post mortem*, diferenciação, 317
  venosos, 316
Trombose
  fatores, 314
  significância e consequências, 317
Tuberculina, reação, 354
Tumefação
  celular aguda, 54
  turva, 54

Tumores
  benignos, 210
  malignos, 211
  mistos, 207
  venéreos transmissíveis, 192

U
Uremia, 291

V
Vasodilatação, choque, 327
Veneno, conceito, 58
Veratrum californicum, 94

Vias aéreas, espuma, 157
Vísceras
  deslocamento, 156
  distenção, 156
  ruptura, 156
Vitamina C, cicatrização, 290
Vólvulo, 42

Y
Yellow-fat disease, 131

Z
Zinco, deficiência, cicatrização, 290

NOTAS

NOTAS

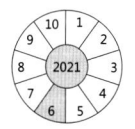